Treating Traumatic Stress in Children and Adolescents
How to Foster Resilience through Attachment, Self-Regulation, and Competency

実践
子どもと思春期の
トラウマ治療
レジリエンスを育てるアタッチメント・調整・能力（ARC）の枠組み

マーガレット・E・ブラウシュタイン，クリスティン・M・キニバーグ 著

伊東ゆたか 監訳

岩崎学術出版社

Treating Traumatic Stress in Children and Adolescents:
How to Foster Resilience through Attachment, Self-Regulation, and Competency
by
Margaret E. Blaustein, Kristine M. Kinniburgh

Copyright © 2010 The Guilford Press
A Division of Guilford Publications, Inc.
Published by arrangement with The Guilford Press
through Japan UNI Agency, Inc., Tokyo

推薦の言葉

混迷する日本の子どもの臨床現場に，待望の書が邦訳されました。原著は米国の M. E. ブラウシュタインと K. M. キニバーグ共著の「実践 子どもと思春期のトラウマ治療 Treating Traumatic Stress in Children and Adolescence」です。著者は，トラウマを早いうちにケアするために，子どもと養育者にトラウマ反応をよく説明し，主体的にトラウマを克服する力を促すトラウマ・インフォームド・ケアの米国のリーダーです。

訳者は，長年東京都児童相談センターで虐待の臨床に取り組んできた伊東ゆたか先生とその仲間です。伊東先生らは，米国で著者の指導を受け，レジリエンスを育てるアタッチメント attachment（A），調整 regulation（R），能力 competency（C）つまり ARC の枠組みを日本に広めるために，渾身の熱意で本書の翻訳に取り組まれました。

ARC の枠組みとは，安全安心の土台としての愛着，現実に適応するための感情調整，ストレスに耐えて生き抜く能力の 3 つを基本とします。この ARC の 3 軸は，人が生きぬく普遍的なサバイバルの原理として，脳科学的にも検証されたものです。複雑性トラウマの難しさを克服するには，人間存在の基本に立ち戻り，一人ひとりに適した方法を探らなければなりません。

今，日本全国には，虐待，DV，いじめにあう子や，被災，家庭崩壊，貧困を体験する子どもが増えています。発達期に耐えがたいストレスを受けると，やがてトラウマ反応が生じます。恐怖の記憶がわきあがるため，じっとできず，集団に溶け込めず，ささいなことで癇癪や暴力や引きこもりがおきます。誰よりもその子自身が一番苦しみ，生きていること自体が辛くなります。子どもと家族，身近な幼稚園，保育園や学校の先生に，トラウマ反応について理解してもらうことで，子どもを取り巻く関係性は改善します。

子どもの複雑性トラウマに適切に取り組む専門家は，日本はむろん世界にもそう多くはいません。好むと好まざるとにかかわらず，親（養育者）子を尊重し，その主体性を育み，地域集団の人的資源を掘り起こし，一歩ずつ着実にできるところから手をつけていくほかありません。悪循環が生じる前に少しでも穏やかな関係性が生まれることが大切です。それだけで子どもは生きやすくなります。

著者らは米国で，親の薬物やアルコール依存，精神疾患や抑うつ，虐待や DV，殺傷事件や暴力沙汰，家庭崩壊，貧困や難民などの想像を絶する問題に取り組んでいます。そして子どもの周りのコミュニティーの力にも早くから気づいていました。この ARC の枠組みは，多様な場で実践できる有効な方法であることが学問的に実証されています。

子どものトラウマは放置すれば治りにくくなり，その子を苦しめ続け，次世代にも深刻な影響を及ぼします。問題行動や症状を示すと，今の日本ではまず生まれつきの発達障害が疑われ，そこでその子の内面の苦しみへの支援はストップします。しかし実際には人生早期からのストレスが人知

れず重なっている場合が多いのです。子どもの問題の意味や由来が子ども自身にも周囲にも理解されることで，おのずと適切な対応が生まれます。小さな物音でびくっとするのは，この子がこわい体験を思い出すからだと知ると，周囲はその子を応援しやすくなり，その子も自分の反応を克服しやすくなります。

　トラウマを抱えた子どものケアは容易ではなく，特に複雑性トラウマは，予想外に治療が困難です。ミイラ取りがミイラになるリスクもあるため，心の専門家も敬遠しがちです。しかしトラウマは放置すればその子を長期に苦しめ，精神障害のリスクを高め，トラウマの世代間伝達を引き起こすこともあります。そこで地雷を撤去するような慎重さで，地雷のありかを考え，地雷を踏まないような慎重な安全策を講じながら，一歩ずつその子の一番やりやすいところから問題に取り組みます。トラウマを体験した子どもには，何よりもまず思いやりが必要で，その子自身の気持ちやペースを尊重しながら，じっくりと取り組みます。

　本書の第1章には，心にトラウマを受けると発達がどう歪むかが，わかりやすく説明してあります。次いで第2章には，トラウマ反応がどのような能率の悪い反応や行動を生み出すかを，ステップ1, 2, 3で示しています。

　最新の脳科学は，人の脳の発達が，胎生期から環境により大きな影響を受けることを明らかにしています。今，WHOやユニセフでは「受胎から始まる最初の1000日間 The first 1000 days」というスローガンを掲げて，母子と家族を守ろうとしています。無理なことばかり強いられると，脳はストレスがたまり，幼い時ほど発達が歪み，不安定で適応力の悪い，自信のない心を生み出します。乳幼児期こそ安心して親に甘え，困ったら親にたより守ってもらえることが大切であり，それが愛着の本質です。子どもの愛着要求やその時々のニーズに，まごころで答える親（養育者）の情動応答性があると，子どもは「自分は大丈夫だ」というゆるぎない自己肯定感が生まれ，逆境を生きのびるレジリエンスが育つのです。

　本書は，親の役割を尊重し，積極的に親，家族，養育者の能力を掘り起こします。自信をなくした親を励まし，「養育者の感情管理」（第4章）を育み，「波長合わせ」（第5章）を教え，「養育者の一貫した応答」（第6章）を促します。失われた親子の愛着関係を，日々の生活の中で周囲の人々との関係性の中で育み直すのです。

　本書はユーザーフレンドリーです。わかりやすい症例が紹介されています。子どもにも大人にも役立つヒントがたくさん記載されています。巻末の付録に含まれた資料A～Eは，どれも治療者，養育者や子ども自身が手にとり使いやすいものです。自分から選び，使ってみて，よりよいスキルを練習していけます。一人ひとりが柔軟に自分にあったアプローチをみつけていきやすい本です。

　本書が全国の児童相談所や養護施設や里親の方々に日常的に読みこなしていただけることを願います。それだけではなく，家庭，保育園，幼稚園，子ども家庭支援センター，学校や地域の医療機関で，広く読まれることを願います。トラウマ反応への理解が増し，トラウマを抱えて生きる子どもへの思いやりが社会に広がることにより，深刻なトラウマ反応が予防され，すでにトラウマで苦しむ子どもと養育者の心にも暖かい光が灯されていくことを希望します。

渡辺　久子
世界乳幼児精神保健学会理事

日本語版への序文

　私たちの本が,『実践　子どもと思春期のトラウマ治療』として日本語に訳され,ここに序文を書かせていただきますことを,たいへん光栄に思います。このアタッチメント,調整,能力（ARC）の枠組みの開発の中心には,いつも多くの異なる背景,文化,養育システムの中にある仲間がおり,私たちは協力しながら学んできました。そしてこの日本語版により,子どもと家族に献身的な支援・養育をされている日本の皆さまとも,今後パートナーになる機会が得られることをたいへんうれしく思います。

　本書に書きましたように,このARCの枠組みは,トラウマティックストレスを経験した子どもたちへの,介入の手引きを意図して作られています。特に,対人関係の中での慢性的に繰り返す,幾重にもわたるストレスを経験した子どもたちです。トラウマの経験というものは,ほとんどの社会で,文化的,宗教的,民族的背景,さらに経済的階層,地域を超えて普遍的に見られます。そして例えば虐待,ネグレクト,家庭内暴力,貧困,不適切・有害な養育,コミュニティの暴力,そしてより急性のストレスである自然災害など,様々なトラウマにさらされた子どもたちは,子どものためのサービスのあらゆる場面にいるものです。このトラウマによる影響は,子どもの情緒面,生理的側面,人との関係を築く能力,また行動のコントロールに現れ,家庭やクリニックをはるかに超えて波紋を広げます。このためARCはどんなサービスの場でも適用できるように作られています。これが何を意味するかと言えば,このARCの主な目標が治療や臨床場面にあったにしても,それはより広く養育家庭,学校,病院や児童福祉施設での治療プログラム,保育所・幼稚園,他の地域の施設にも向けられるということです。そしてこれは私たちの強い信念なのですが,子どもや若者を対象とし,ケアや支援を行う場であれば,どこであっても,トラウマについてよく知り,それに応答する手法で活動すべきと考えます。そして本書が,臨床家だけではなく,この子どもや若者たちに関わるすべての専門家を支援するものであることを望んでいます。

　トラウマティックストレスによって起こる波紋は,子どもたち自身に有害な影響を与えますが,彼らを守ろうとしている大人の養育者や養育システムも,強い衝撃を受けてしまいます。トラウマを抱える子どもたちは,深刻な苦痛を経験し,しばしば圧倒されるようなその内的体験を,なんとか管理し,理解し,うまく対処しようと苦闘しています。そしてそういう子どもたちをケアしている親,教師,臨床家,児童福祉のワーカーなどは,彼らを支えることにストレスと極度の疲労を感じています。それ以上に,支援者であれ親であれ,私たちの多くは,自分自身のストレスを体験してきています。ARCの視点による介入の重要な目標の一つは,子どもとその養育システムの両方に,"ほどよい"あるいは"そこそこの"安全を確保することです。これを成し遂げるために,協働しつつ養育者を支援することは,当事者である子どもや若者自身への直接的な支援と同じくらい

重要である，と強調いたします。

　子どもと養育システムに安全がもたらされるようにする最も重要な方法の一つは，支援者である私たち自身の体験に気を配ることです。多くの場合，トラウマにさらされた子どもたちにかかわっていくことは，それ自体はギフト（恵み）となるものです。なぜなら社会の中で最も弱いメンバーたちの素晴らしい力，レジリエンス（回復力），そして魂を目撃する無数の機会が与えられるからです。しかし，もちろん，このかかわりはたいへんな難題であることも多く，支援しようとしている若者や家族のニーズや痛みに，無力感，絶望感，そして圧倒される感じを受けない人は，おそらくほとんどいないでしょう。このため支援者にとってのセルフケアは，必須のものとなります。私たちが最善の仕事をするために，自分の反応，感情，苦痛の体験，代理受傷についてよく考え，ルーティンとして，自分と同僚が倒れないように支える計画を立てることがとても大事です。

　本書で述べているように，このARCの枠組みの根底には，「人はレジリエンスを持つ」という強い確信があります。それは，かかわっている，すべての子どもとすべての養育者は，持っているリソースを使って最善のことをしており，最も"病理"があるかのように見える行動であっても，その人の世界の中で，まあ妥当な適応を示しているのだと，わかっているからです。人は皆，この世界に存在していくために，自分が住んでいる特有の世界に合わせて，人との関係を築いたり，覚醒状態や感情を管理する戦略を立てたり，自分自身のレンズ（見方）を持つなど積極的に自分なりのやり方を作り上げています。そして例えば，脅かされ，無力感に陥らされる環境では，自己防衛を優先させ，他者を敵とみなし，自分の感情をコントロールするためにおびただしいエネルギーを注ぎます。一方でその取り巻く環境に，愛される関係や包み込んでくれる大人がおり，共感的で反応のよい養育システムがあって，その世界がより安全なものならば，その子どもが他者を尊重し自分に価値があると感じ，肯定的で愛情こまやかな関係を築き，発達上の能力を伸ばす可能性は高まっていきます。

　トラウマを受けた子どもにかかわる皆さま一人ひとりが行っておられるどんな仕事も，実は子どもにとって非常に価値のあるものです。トラウマインフォームドケアを提供する皆さまのすべての努力は，その子どもたちの前向きで健康的な世界を一緒に築き，大人になっていくことに貢献しているのです。

　皆さまとその子どもとの旅路を，本書が支えるものとなるよう切に願っています。

マーガレット・E・ブラウシュタイン

著者紹介

　Margaret E. Blaustein, PhD は臨床心理士で，小児期の複雑性トラウマとその後遺症の理解と治療について研究し，キャリアを積んできました。博士の研究は，子どもと家族，それにかかわる援助者の重要性について強調しつつ，広い治療の場における介入の原則を確認し応用することに焦点を当て，その原則は，小児期の発達，アタッチメント，トラウマによるストレスの基本的な理論から作られています。博士は Kinniburgh 氏と共同で本書のアタッチメント・自己調整・能力（ARC）の治療の枠組みを開発してきました。そして米国はもとより，カナダ，ヨーロッパにおいて広範囲の研修とコンサルテーションを行っています。現在はマサチューセッツ州ブルックラインにある，The Trauma Center at Justice Resource Institute の研修・教育部門のディレクターをしています。またトラウマを持つ子どもたちへの情熱的で丁寧，かつ効果的なサービスを提供している地域，地方，国の共同グループにも，積極的に関与しています。

　Kristine M. Kinniburgh, LICSW は，マサチューセッツ州ブルックラインにある，The Trauma Center at Justice Resource Institute の児童思春期部門の前のディレクターでした。現在，臨床ソーシャルワーカーとして，また組織・団体のコンサルタントとして活動しています。その中でサービスを提供するすべての領域で，トラウマの理解の浸透とトラウマに特化した実践ができるよう，関係機関とともに努めています。氏は過去15年にわたり，幅広い臨床のフィールドでトラウマを受けた子どもたちと家族の支援の実践に打ち込んできました。それにはクリニックの外来，学校，施設プログラム，病院が含まれます。その臨床の中で深く探究を続け，トラウマ治療の中心となる構成要素を明らかにしてきました。そしてそれらはトラウマを受けた子どもたちを対象とするたくさんの治療の場で実行できるものです。Kinniburgh 氏は ARC 治療の枠組みの創始者であり共同開発者でもあります。そして最近は，これについて米国全土と海外の機関で研修会を開いたり，コンサルテーションをしています。

序　文

　自分の研究分野について今まで学んできたすべてのことを，他の人と共有する機会を持てるのはめったにない光栄なことです。この後に続くページの中で，子どもの複雑性トラウマの理解と治療について知り得ていることをみなさまに紹介します。私たちがこの臨床の世界に足を踏み入れたのは，子どものトラウマについての知見がかつてなく拡大し，社会的認知が高まり，研究，協働，訓練，介入の機会が継続的に展開していた時代でした。これはきわめて幸運なことだったと感じています。

　子どものトラウマ治療の取り組み方や手法は数多く存在します。昔に比べて治療に関するコンセンサスは得られていますが，トラウマを抱える子どもたちに対するいわゆる"適切な"治療法に関してはかなり多くの違いが残されたままです。実はそうなるのは無理もないことです。なぜなら，"トラウマ"というものは一つだけではないし，トラウマを経験した人も同一ではありません。そして私たちそれぞれの生活状況や文化は野原の草の葉と同じくらい多様であるため，このテーマはとても複雑なものであるからです。トラウマのあるなしにかかわらず，今までまったく同じ経験をした子ども，家族，コミュニティは2つとしてありません。また個人，主観的経験，その予後がみなそれぞれ異なるという複雑さがあるために，ある子どもにはすばらしい結果をもたらす一定の取り組みでも，別の子どもには違った結果をもたらすことは理解できます。一つの治療法が，すべての子ども，すべての家族や環境，すべての状況，すべての時期に効き目があるとは，とうてい信じられないことなのです。

　そうしたトラウマ治療の複雑さの理解の中でアタッチメント・自己調整・能力（ARC）の治療の枠組みは開発されてきました。これは構成要素に基づく枠組みですが，単にすでにある素晴らしい治療法を構成要素に置き換えたのではなく，それらを体系づけて網羅し，導入しやすくなるように作られています。本書には多くの方法が載っており分厚くなっているものの，仕組みはいたってシンプルです。ARCの枠組みは10個の「積み木」とカギとなる治療目標で構成されています（第3章図3-1を参照）。これらの積み木のうちの9個はアタッチメント・自己調整・能力の3つの主要な領域に入っています。10個目の「トラウマ体験の統合」はこの枠組みの他のすべてのスキルの上に統合して置かれている包括的な目標です。それぞれの積み木で，カギとなる治療目標，それらの理論的根拠，主な「スキル」と焦点を当てる領域，可能な介入技法，発達・文化の上で配慮する点，状況に合わせた応用の仕方を明らかにしています。第4章から第13章では，それぞれの積み木の詳細について説明します。それらは，私たち自身の治療の理解を形作った実際の臨床場面での取り組みに基づいています。またそれに先立つ最初の3つの章では，この枠組みが作られた理論的根拠と実践を考える時のポイントについて説明します。

この枠組みはさまざまな環境で適用できるように作られています。私たちの望みは，本書がトラウマに影響を受けている子どもや家族にかかわる，個人や組織の皆様に役立つことです。それには，外来，地域や施設の臨床家，ケアプログラムの管理者，教育関係者，児童福祉のワーカー，施設のカウンセラーと現場スタッフ，実親，里親，養父母などの方々が含まれます。この枠組みはどのような場面でも適用できるように作られており，私たちはこれを使ってこれまでたくさんの異なる機関とプログラムでともに仕事をするという大きな特権を得ました。そして，そのなかで同じやり方を適用したものは2つとしてありませんでした。私たちは，この協力者の方たちの取り組みから多く学んできたので，この本にはそうした創造的な取り組みの適用例が含まれています。

　私たちの治療アプローチは，子ども，家族，組織が持つ究極の強みへの深い信頼に基づいています。子どもや思春期が示すいわゆる"症状"というものは，ほとんどの場合，彼らが世の中に適応するために行い結果としてうまくいったやり方が表現されているもので，トラウマの有害な影響はその"症状"が起こった状況の中で理解されなければならないと強く信じています。すなわち病理の一つとしてではなく，むしろ発達上の適応という視点で捉えるということです。そして治療の最終的な目標は，現在と未来のレジリエンス（回復力）を支えるポジティブな発達上の道筋と能力を築きあげることです。長年にわたり，私たちは多くの子どもや家族，組織の人々のレジリエンスが展開することに立ち会い，その全員から学べたことは，とても大きな喜びでした。これまで私たちが得て，今もさざ波のように広がり続けているこの学びが，本書を通して皆様に伝わっていくことを心から願っています。

謝　辞

　アタッチメント・自己調整・能力（ARC）治療の枠組みを開発し，最終的に本書の出版に到達したことは，過去7年にわたる心の成長の軌跡であり，多方面の多くの皆さまの貢献や助け，知恵をいただき，また多大な影響を受けました。

　私たちは，マサチューセッツ州，ブルックラインにある The Trauma Center at Justice Resource Institute（司法資源協会トラウマセンター：TC-JRI）の力強く活気ある臨床チームの一員として働いていることを大変うれしく思っています。過去何年にもわたり，私たちの仲間から，サポート，協働，貢献を受けられたことを感謝いたします。すべての仲間についてお名前を出して謝意を述べたいのですが，おそらく1人，2人はお名前を挙げ損じてしまうことが必ずあるとわかっていますので，私たちの同僚の皆さま全員を，1つのグループとして感謝し，「特別に」何人かのお名前をここに出したいと思います。まず初めに，このセンターの創立者である Bessel van der Kolk 先生とシニアマネージメントチーム（Alexandra Cook, Richard Jacobs, Joseph Spinazzola, Marla Zucker）の皆さまには，激励と管理的な面からの支援をいただき，またセンターを創り，維持するリーダーシップを発揮されておられることを感謝します。このセンターは，卓越し革新的であることを目指しながら，トラウマからの有害な影響を受けてきている人たちを助けるという，まさに現場での仕事に励んでいます。その内部の私たちの小さな ARC チームのメンバー，Leticia Buonanno, Marissa Gold, Michelle Harris, Kristina Konnath, Eva Lambidoni, Kelly Pratt, Jessica Shore, Dan Williams にも，そのすべてのサポート，創造性と地道で完璧な仕事を過去何年にもわたって行ってくれたことに感謝します。他の TC-JRI のスタッフ，スーパーバイザーの皆さますべてと一緒に働き，その知恵と献身から学べたことは，大変な光栄と喜びであります。

　2005年に私たちのセンターが，すばらしい非営利団体である The Justice Resource Institute に加われたことは，またとない恩恵でした。JRI は社会正義を目指し，社会で最も恵まれない人たちにサービスを提供するという使命を持った団体です。共同作業をしている団体の中でも，JRI の多くのプログラムは，とても重いトラウマ被害を受けてきた若者たちのための施設の場で，ARC 治療の枠組みを適用することを私たちのチームと行いました。Glenhaven Academy, Cohannet Academy, the Butler Center, the Susan Wayne Center for Excellence の各施設に所属する次の方々が，ARC を発展させ適用するに当たっての支援と創造性をくれたことに謝意を述べます。Laurie Brown, Rick Granahan, Ligia Hammiel, Bryan Lary, Beth Anne Lundberg, Candy Malia, Tracy Moore, Mike Morrill, Leah Newton, Molly Ober Fechter-Leggett, Abby Perham, Chritine Robitaille, Alicia Straus, Karen Vincent, Cohannet の「トラウマチーム」のメンバーの皆さまです。

ARCの治療の枠組みの最も初期のルーツは，Alexandra CookとMichele Hendersonとの共同作業によって開発されたモデルにあります。私たちは，この初期の概念化へのご協力に感謝しています。また文化のニュアンスについての考察は，The Cultural ImperativeのBeau Stubblefield-Taveとの中身の濃いディスカッションとフィードバックにより大変促進されました。Dawna Gabowitz, Erika Lally, Jodie Wigrenは，この本の初期の原稿に意見をくださり，感謝しています。Wendy D'Andreaは文献検索に協力をしてくれました。Erika Lallyは絵を2つ提供してくれて，本書の資料に入れることができました。またJanina Fisherは，その活動の一つを載せることを認めてくれました。その寛大さに感謝します。

ARCの治療の枠組みを私たちのコミュニティに適用する研究の一部は，国立子どもトラウマティックストレスネットワーク（NCTSN）によってサポートされました。NCTSNは，the Substance Abuse and Mental Health Services Administration（薬物乱用・精神衛生サービス局）によって創設された機関であり，地域のシステムとチームに機会を与えてもらい，また米国全土からの秀でた研究者の方たちと協働する機会を与えてくれたことに大変感謝しています。この方たちは，私たちの考えを柔軟にし，この仕事への理解を拡大させてくれました。特に複雑性トラウマワーキンググループのメンバーの先生方と一緒に仕事をし，多くを学ばせてもらったことに謝意を述べます。

NCTSNの他には，アメリカ合衆国内外の数々の機関と共同研究ができたことは大変な光栄でした。そのすべての方々の勤勉さ，創造性，その対象としている子どもたちと家族への貢献に感謝します。皆様から多くのことを学ばせていただきました。特に長期にわたり共同研究をしたAnchorage Community Mental Health Services, Bethany Christian Services, La Rabida Children's Hospital, Lower Naugatuck Valley Parent-Child Resource Centerの皆様に感謝します。

私たちのアイデアを本にするという作業は，とてもハードルの高いものでした。The Guilford PressとKitty Moore編集長は，このプロジェクトを信じ，私たちが何度も締め切り日を変更したにもかかわらず，いつも暖かく接してくださいました。改めて感謝いたします。また同僚のGlenn Saxeは，私たちの考えを次の高いレベルに持ち上げるよう励ましてくれました。

著者2人にとって，それぞれの家族からは，計り知れぬほど貴重なサポート，愛，ユーモア，知恵の基礎を与えられ，また人生の訓練や困難に頑張る姿を見守ってもらいました。MBから：私の両親，Donna & Arnold Blausteinに感謝と愛を伝えます。「何に感謝か？」と言えば…そう，すべてのことです。でもその私に示してくれたことの中では，困難をやり過ごす人間の素晴らしい能力，人生の中に放り込まれてくる変化球を上品に，思いやりとユーモアを込めて打ち返し乗り越える姿を見せてくれたことに感謝します。Rich, Keri, Josh, Megan, Nicoleへ。皆が私の人生の中にあり，家族の中で健康，愛，喜びとはどんなものかを教えてくれたことは，とても幸運でした。そしてVera Rosenbaumへ。無条件の愛と，たくさんの，たくさんの人生のレッスンに感謝します。KKから：Toddに感謝と愛を伝えます。すべてにおいて私のパートナーでいてくれること，静かな強さとしっかりとした忍耐力，何よりこの人生の旅路を通して一貫した愛とサポートを差し出してくれることに感謝します。両親であるMaureen & Bjorn Jentoftへ。私が何にでもなれること，なんでもできること，そして人生の中で起こりうるどんなことにも打ち勝てることを，じっくり教えてくれました。そして私のすべての努力をサポートしてくれたことに感謝します。姉妹のWendyへ。

友達として，楽しさや笑いの大切さを教えてくれてありがとう。娘のLexiへ。他にない経験をさせてくれたこと，あなたが学び，育ち，変化していくことを見守る幸福，そしてあなたが私の人生に登場した時から毎日与えてくれる純粋な喜びの贈物に感謝します。

　最後に，私たちと一緒に難題に取り組んでくれたすべての子どもたち，思春期の子どもたち，その家族の皆様に深く感謝いたします。最初にあなた方から学んだことでなく，私たちが治療で行ったりこの本に書いたことはありません。すべてはあなた方から学んだものなのです。

目 次

推薦の言葉　　　　　　　　　　　　　　　　　　　　　　　　　　iii
日本語版への序文　　　　　　　　　　　　　　　　　　　　　　　v
著者紹介　　　　　　　　　　　　　　　　　　　　　　　　　　　vii
序　文　　　　　　　　　　　　　　　　　　　　　　　　　　　　ix
謝　辞　　　　　　　　　　　　　　　　　　　　　　　　　　　　xi

はじめに　　　　　　　　　　　　　　　　　　　　　　　　　　　1

PART I　概　観　　　　　　　　　　　　　　　　　　　　　　7
第 1 章　トラウマの発達への有害な影響　　　　　　　　　　　　8
第 2 章　子どもの発達，人の危険反応と適応——子どもの行動の理解のためのスリーパーツモデル　　22
第 3 章　アタッチメント，自己調整，能力（ARC）の枠組み　　34

PART II　アタッチメント　　　　　　　　　　　　　　　　　51
第 4 章　養育者の感情管理　　　　　　　　　　　　　　　　　54
第 5 章　波長合わせ　　　　　　　　　　　　　　　　　　　　67
第 6 章　養育者の一貫した応答　　　　　　　　　　　　　　　81
第 7 章　ルーティン（習慣）と儀式　　　　　　　　　　　　　98
アタッチメントを超えて——「自己調整」と「能力」を形成し支援することへの養育システムの役割　　115

PART III　自己調整　　　　　　　　　　　　　　　　　　　117
第 8 章　感情の認識　　　　　　　　　　　　　　　　　　　　123
第 9 章　調　整　　　　　　　　　　　　　　　　　　　　　　142
第 10 章　感情表現　　　　　　　　　　　　　　　　　　　　169

PART IV　能　力　　　　　　　　　　　　　　　　　　　　183
第 11 章　司令塔（前頭葉）機能を強化する　　　　　　　　　190
第 12 章　自己の発達とアイデンティティ　　　　　　　　　　207

PART V　統　合	225
第 13 章　トラウマ体験の統合	226

あとがき	259

付　録	261
資　料　A　治療用シート	261
資　料　B　養育者へのハンドアウトとワークシート	265
資　料　C　グループ活動	290
資　料　D　子ども向けの参考資料とワークシート	325
資　料　E　施設向けのハンドアウトとワークシート	355

追加の参考資料	377
参考文献	379

監訳者あとがき	385
索　引	387

はじめに

　ライアンは好感の持てる，とてもおもしろい10歳の男の子です。たいていの場合，大人とはうまくやれており，特に一対一の会話の場面では問題ありません。そしてまわりの子たちは「彼はクラスのお調子者になれる」と請合うほどです。しかし，それにもかかわらずライアンには親友が一人もいません。学校が終わればすぐに家に帰り，週末も決して他の子どもと遊びません。5年生の彼は学校では少し支援を受けていますが，ほとんどの時間は普通級で過ごします。興味があることであれば授業に参加するものの，よくわからないとすぐにイライラしてしまうためクラスではうまくやれません。そして彼は絶対に宿題を提出しません。権威や対峙されることには抵抗し，先生から強く押し付けられればシャットダウンするか爆発するかのどちらかです。その結果頻繁に居残りの罰を受けるため，スクールカウンセラーがかかわることになりました。カウンセラーは，問題行動があるにもかかわらず，ライアンはかわいくて真面目な子であり，加えて用心深いことに気づきました。愉快で笑えるような瞬間にはたいてい静かで，自分の周りに起こっていることをつぶさに観察しています。また彼はビクビクすることが多く，集中するのが難しいので，6歳の時，小児科医にADHDと診断されました。薬物療法を続けていますが，教室の中で落ち着いて過ごすのは難しいままです。

　ライアンは放課後，バスで祖父母の家に行くのが好きです。祖父母は身体の病気を多く抱えており，ものわかりもよくないのですが，いつも愛情を持って優しく接してくれます。祖父母の家に行けない時は，ほとんどの時間を自宅の自分の部屋で過ごします。ゲームの世界に没頭するのが好きです。夜になると，二段ベッドの自分の周りをぬいぐるみで囲みます。ぬいぐるみで安心するのはばかげたことだと薄々思ってはいますが，何か危険なことがあればそのぬいぐるみたちが守ってくれるとも信じています。また，より安全でいるためにプラスチックのバットを布団の下に隠し持っています。おそらく，それを使うことはないでしょうが，持っていることでほんの少し安心できるのです。寝つくまで時間がかかり，真っ暗な中で何時間も横たわっていることがあります。

すべての子どもはあらゆる可能性を持っており，発達の道筋が開かれていくのを待っています。子どもがたどる発達過程の全ての道筋は，また次の新たな道筋や可能性に続いていきます。これらの道筋は無限ではありませんが，子どもが生まれた時にその後の人生を予測するのはたいてい不可能です。私たちの人生は多くの要因が交差することに影響されます。その要因には，生物学的なもの，気質，経験，人間関係があります。また生来的に持っているリソース[訳注1]や身の回りにあるリソース，そして私たちが直面する数々の難題や逆に難題から私たちを守ってくれるものがあり，それらに影響されます。

訳注1　リソース：資質，資源。

人は皆，置かれた世界で適応することを学びます。これは人間の驚くべき特質の一つです。生き延びるために，自分を取り囲む環境に適応することを学びます。多くの場合，私たちの人生には強みと難題，リソースとストレスのバランスが"ほどほどに"与えられています。子ども時代には，私たちはほどよく安全なシステムの中で生きてきました。そこでつながりを築く下地を作り，両親，先生，仲間，そしてより広い世界とともにこれを育ててきました。私たちは自分の強みと限界を理解することを学びました。ストレスに直面し，そこから学び，さらに成長を続け，新しいスキルを身につけ，新たな要求をかなえるために適応力を進化させてきたのです。

　私たちは周囲の状況，またそこにあるもの，ないものから，自分，他者，そして世界についての情報と考え方を吸収してきました。活気と愛情で満たされた騒々しい家庭では，おそらく静寂を大切にすることと無秩序な中で耐えることも学びます。静かで秩序を大事にする親に育てられると，枠組みに頼ることを学びますが，仲間との世界では自発性を楽しみます。母子家庭の勤勉な母親に育てられた第一子は，責任感と勤労の価値を学び，その一方でひそかに子どもじみた面白さや逃避の瞬間を大切にします。

　のどかな人生などはほとんど存在しません。この世の中にいてストレスや難題，ときに圧倒されるようなストレスに直面しないことはまれです。私たちの4人に1人は子どもの頃に逆境体験に遭遇します。そのストレスは大変大きいため，その人の利用可能なリソースを酷使してしまうことが研究から示されています（Centers for Disease Control and Prevention〔CDC，アメリカ疾病管理予防センター〕，2005）。それにもかかわらず，人間のレジリエンス（回復力）は驚くべきものです。最も圧倒される体験があっても，それに対処し，消化し，克服したり変えていく，個人，家族やコミュニティ，社会全体の能力を，私たちは毎日目撃しています。

　しかしほどほどによい環境にはいなかった子どもたち，1回ではなく，2回，3回，4回，あるいは7回の逆境を体験した子どもたちには何が起こるでしょう。助けてくれるものより困難なことを多く体験した子どもたちの発達はどんな衝撃を受けるでしょう？

> 　ライアンは今13歳です。学校での困難はずっと増え続けています。ぎりぎりで小学校を卒業して中学生になり，すぐに"問題児"と教師にレッテルを貼られていました。中学の時間割の複雑さに悪戦苦闘し，何回もかんしゃくを起こして攻撃的になり，教師たちに教室に戻るのを拒まれました。その行動のために副校長から指導される時は，いつも無表情で身体は強張っているようでした。何人かの教師にはきつく言い返して反発しても，このより権威のある人に直面する時は，ひきこもって凍りついたように見えました。教室でのトラブルが増えたために，今ではほとんどの時間を特別支援学級で過ごしています。相変わらず個別の場面では適切にふるまうので，そのクラスの先生と一緒の時は，普通級にいる時よりも行動は改善しています。しかし，彼は退屈そうでそわそわしているようにも見えました。検査を行って，知能は高く，集中困難がある以外には学習障害の兆候は見られないことがわかっています。特別支援学級の先生は，ライアンが疲れていて顔も青白く目の下にくまがあることに気づきます。ビクビクする傾向は激しくなり，授業の移動で廊下が騒々しくなることを嫌って，しばしばヘッドフォンを付けてよいか聞いてきます。

　この世界には数多くの"ライアン"がいます。ライアンのような子どもは学校場面では"問題児"とレッテルを貼られてしまいます。頻繁にかかりつけ医のところで身体的不調を訴えたり，反

抗的行動，注意の問題，気分障害の治療のために精神科を紹介される子どもたちがいます。最も紹介されやすいのは，他人とトラブルを引き起こす場合，すなわちなんらかの行動上の問題を持つとみなされる子どもたちです。しかしながら，多くは「目立たないよう行動」します。彼らは静かで，あるいは用心深く，まわりの大人たちの出す手掛かりに従うことを学び，それに応じて行動を変えます。彼らは厳しく自分の行動をコントロールし，かなり後になってから，うつ，摂食障害，物質依存，自傷といった形で問題を現します。ライアンのような子どもの多くは，抑制あるいは爆発の両方の姿を見せます。彼らは均衡を保つために苦闘しているのです。

　皆と同じように，ライアンも環境に適応することを学びます。一般に"病理"と呼ばれているものは，彼らの頭の中では"サバイバル"と呼ばれます。私たちが**観察している**のは，気性，勉強でのトラブル，集中の問題，厳格な自己コントロールなど外側に現れる行動です。けれども，その背後には，脳の驚くべき働きがあります。脳は本来他のことに向けられる役割を犠牲にして，生き残る（サバイバル）ためにベストをつくしているのです。

発達性トラウマとは何でしょう？

　ライアンは，精神保健と児童福祉システムの中で相当の時間を過ごしてきた両親のもとで育ちました。父は 10 歳の時に感情の起伏の激しさと行動上の問題で児童養護施設に措置されました。躁うつ病の診断が付いたのは，ずいぶん後になってからでした。母はその両親に見捨てられ，里親，グループホーム，児童養護施設の 3 カ所で育ちました。2 人は思春期に出会い，10 代後半で結婚しました。ライアンは母が 21 歳の時に第一子として産まれ，後に 3 人のきょうだいが続きました。両親は混沌とした生活を送っていました。父は整備工として働きますが，失業している時のほうが仕事のある時よりも長いです。仕事中にかんしゃくを起してよく解雇されるからです。母はウエイトレスとしてパートの仕事をしています。両親ともに毎日飲酒し，マリファナを吸います。父はときどきコカインも使います。ライアンは，自分は"間違って"偶然産まれた子どもだと気がついています。母は下の妹たちに優しく，父は乳児の弟とときどき遊びますが，彼らのライアンへの態度はたいてい気まぐれです。かかわることはまれで，いつも彼を無視するか非難しています。

　ライアンの父は短気です。よく母は怒鳴り返していますが，父のことを怖がっているのをライアンは知っています。父が母のことを平手打ちしたり拳骨で殴るのを多くの場面で見てきました。8 歳の時の最悪の出来事の中では，両親のけんかの仲裁に入ろうとし，バットをつかんで父を脅そうとしました。その時，近所の人が警察を呼び，両親の和解が成立するまでの 4 カ月間，ライアン，母，きょうだいは DV シェルターで過ごしました。父は子どもたちにも同じように怒りを向けます。ライアンも父が怖いのですが，その怒りがエスカレートしたり，矛先がこちらに向いてきたと察知したら，下のきょうだいを 2 階に逃がすのが常でした。しかし可能な時はいつでも，父に存在を気づかれないようにしています。そして弟にも父に近寄らないように，またどんなサインに注意したらよいかを教え始めています。

　まれに父がライアンに関心を向けることがあります。ライアンはいつも傷ついた気持ちでいますが，実はこの時をひそかに大事にしており，もっとこのような時間があるとよいと思っています。このような時の父は，とても素敵でおもしろく，まわりをわくわくさせる方法を知っています。ライアンは父に，釣りや友達が働いている整備場に連れていってもらうのが大好きです。でもこうい

う機会は滅多になく，父のことを"よい父"と"悪い父"の2人のまったく違う人と見るようになっています。彼は何も感じないようにし，遠くから自分の生活を眺めている気分でいることが多いです。

残念ながら，圧倒される体験をした子どもたちは数多く存在します。DSM-IV-TR（精神障害の診断と統計マニュアル第4版テキスト改訂版）の心的外傷後ストレス障害（PTSD）の定義で，トラウマ体験については，実際にまたは危うく死ぬまたは重傷を負う，あるいは身体の保全に迫る危険を，体験あるいは目撃すること（American Psychiatric Association, 2000），その結果恐怖心，苦痛，無力感に至るものとされています。しかしながらこの定義は限定的で，他の小児期の愛着関係の中で多く起こる圧倒される体験，すなわちネグレクト，心理的虐待，愛着対象との分離，養育環境の崩壊も含める方向での見解が多く存在します。これにはエキスパートの研究者が検討している，より新しい「発達性トラウマ障害」という診断も入ります（van der Kork, 2005）。交通事故や自然災害のような急性で特に非対人的なトラウマを経験している子どもと，慢性的な対人間でのストレス経験をした子どもを比べると，予後に質的な違いがあることが広く認められています（Cook et al., 2005）。

トラウマが個人の予後に大きな有害な影響を与える可能性があることは，疑いの余地がありません。1万7千人近くの成人を対象とした米国の疫学調査では，子どもの頃に逆境体験にさらされると，きわめて多方面の成人期の健康のリスクが増し予後も悪くなることを，CDC（アメリカ疾病管理予防センター）が明確に証明しました（Anda et al., 1999, 2006; Felitti et al., 1998）。これにはうつ病，物質使用，喫煙，肥満，10代での妊娠や父親になること，および成人期のDV被害，加害のような社会的なリスクも含みます。トラウマ的な出来事にさらされた人の5～13%だけがPTSDに罹患しますが（Breslau, 2001），この診断を受けた人の合併症の発生頻度は80%にも届くといわれます（Solomon & Davidson, 1997）。感情コントロールの困難さ，対人関係における障害，自己や他者についての意味づけの体系の障害，健康上の症状や身体的愁訴，記憶と意識の分断化を示したPTSDより複雑な適応をした人たちがいます。このような成人と，PTSD罹患者との違いについて，この領域のエキスパートが検討したところ，子ども時代に始まる，慢性的なストレス経験の役割を明確に示す結果が出されています（van der Kolk, Roth, Pelcovitz, & Mandel, 1994）。

ライアンのような子どもは，不明確なストレスと，明らかなストレスの両方が幾重にも重なる体験をしてきています。彼のこれまでの生活史の中での身体的虐待とDVの目撃，この2つは「トラウマ」としてDSM-IV-TRで定義できるものですが，それはライアンの経験のほんの一部分でしかありません。これまでの彼の人生は，混沌と予測不能なことで彩られていました。祖父母以外で，彼のことに反応を示したり，認めてくれる人はほとんどいませんでした。彼の行動は退けられ，無視され，批判されてきました。それは両親によることが一番多かったのですが，恐ろしいことが身の回りで起きた時にライアンを守ってくれるものは何もありませんでした。その人生は産まれた瞬間からずっとそうでした。こうした経験の積み重ねの衝撃は，一つやいくつかの出来事であれば彼の能力で受け入れて処理することができるかもしれませんが，それをはるかに超えていました。他のみんなと同じように，彼の人生経験は，彼を形作っています。自分自身，他者，そして自分が生きている世界についての理解，内的な体験，身体，感情，行動をコントロールする能力，そして

生き延びることの上にある発達課題をまっとうする力は，トラウマによる影響を受けています。

　トラウマの体験は複雑です。その種類，原因，慢性であるかどうか，衝撃度は多様です。また体験は，さまざまな発達段階，家族・コミュニティ・文化の多様な状況，そしてさまざまな内的・外的なリソースや難題の有無のなかで起こります。このため私たちのトラウマについての理解，影響の出方，その適切な治療について，差異が存在することは驚くことではありません。

　本書で焦点を当てているのは，ライアンのような子どもたちです。それは養育環境の中で慢性的に何回もストレスを経験してきた，つまり養育環境そのものがストレスであった子どもたちのことです。私たちはこれを複雑性発達トラウマを経験してきた子どもと分類しています。すべての子ども，すべての養育システムに効果のある単一の治療様式や治療のポイントは存在しないと私たちは信じています。同じ子どもは2人といないし，その家族，養育システム，支援者も皆それぞれ違います。しかしトラウマの有害な影響の中核についての研究とエキスパートのコンセンサスは存在します（Cook et al., 2005）。同様にレジリエンスと発達上の能力を高める要因に関する重要なデータも存在します（Cicchetti & Curtis, 2007; Masten, 2001）。このARCの枠組みは，これらの考えをもとに，慢性的で複合的なトラウマ体験による有害な影響と発達の中でのレジリエンスに関連することの両方を中心に作られています。

　この本は複雑性発達トラウマを抱える子どもとかかわる広い範囲の人を対象に書かれています。対象は臨床家だけでなく，児童養護施設や学校，シェルターの関係者，里親，主たる養育者，その他の人々も含みます。私たちは，子どもや家族がケアを受けているすべてのシステムに伝えることのできる，介入の核となる目標を確認するために研究してきました。第3章にこの理論が生まれた背景と適用方法の詳細を載せています。

PART I
概観

第1章
トラウマの発達への有害な影響

　一人の女の子を想像してみましょう。この子は愛情に満ちた両親と居心地のよい家に住んでいます。住む地域は安全で，よい学校に通い，仲間もおおむね前向きで社会資源は使えるように整っています。またこの女の子は白人で，地域の子どもたちのほとんどは，見た目は彼女と同じで，同じ言葉を話しています。そしてすべての子どもと同じように，彼女は生まれつきの強さと弱さを持っています。社交的で感じのよい子なのですが，実は，学習障害で苦労しています。両親は彼女の強力な代弁者で，娘のニーズに合う教育計画を作成するよう学校と調整していました。彼女は教室での学習や成績にときおりフラストレーションを感じてはいましたが，その学習障害が確認されて以降は，支援と励ましを受けていました。

　それでは，同じ子どもについて一つの要因だけ変えてみましょう。例えば，快適な中流の近郊住宅地に住んでいるのではなく，家族は貧困に喘いでいるとします。父親は最近失業し，母親は2つの仕事を掛け持ちして家族はかつかつの生活をしています。こういった状況は，この女の子の発達の経過をどう変えていくでしょう？　たくさんの難題が幾重にも待ち構えていることと同じように，子どもに力をもたらすことも想像できます。もしかしたら，女の子の学校は使える資源が乏しいかもしれません。また親が働いている時間に兄弟たちの面倒をみることを期待され，宿題をしたり遊ぶ時間が少なくなるかもしれません。こうなることで，自主性が高まることもありますが，同時に学校場面でうまくやれなくなったり，非行性の高いグループに近付かれるリスクを高めることもあるでしょう。女の子を愛している両親は，このストレスフルな体験について，子どもの盾となったり，受け止めるという重要な役割を継続して果たそうとするでしょう。しかし，現実には親が子どもにかかわる時間が取れなかったり，親自身がもっとストレスを受けているかもしれません。たった一つの，しかし強力な「貧困」というリスクファクターの存在で，これらすべての難題が生じていますが，安全なアタッチメントシステムの中で，この子どもは課題とともに育っていくのです。

　さて，変数をもっと変えてみましょう。その子が地域の多数派の文化に属するかわりに，少数民族の文化に属しているとしたらどうでしょう？　その要因は，社会資源の得やすさや自己像にどう影響するでしょう？　そしてその子が達成できていることや脆弱さについての，他の人からの見方に，どのように影響するでしょう？　例えば，同じ子で同じ内的特性を持つのに，片親に障害があったり，そもそも親がいない場合を想像してみましょう。さらに地域が危険で暴力がある場合の影響を加えてみましょう。養育者から身体的暴力を受けたり，住居や養育者が頻繁に交替する影響を加えたらどうでしょう。これら一つひとつの要因は，この子どもの発達にどう影響するでしょうか。

　発達はダイナミックなものです。子どもがある段階の発達的課題ができるようになり熟練するこ

とは，その後の発達を促し自己効力感を導く基礎となります。例えば，幼児期に養育者との関係をうまく築けた子どもは，次の児童期で仲間関係をやりこなすための大変重要なスキルを学んだことになります。つまり，仲間からの言語的・非言語的な手がかりの理解，効果的なコミュニケーション，順番を守ったり喜びを先送りすること，子ども同士の衝突に耐えたり折り合うことを身につけたことになります。これらのスキルは次の新しい関係での成功を保証するものではありませんが，さらに新しく複雑なスキルを発達させる基礎となっていきます。

　すべての発達的スキルは，はじめ，人生最初の対人関係と環境の中で成長します。その発達の仕方は目的にかなったものです。私たちのスキルはその環境から与えられる情報の反応として育てられ，その環境とうまく折り合うことに成功するようになります。この意味からすれば，すべての発達というものは適応的と考えられるのです。

使用依存的発達

　私たちが特定のスキルをどの程度発達させるかは，多くの要因によって変わります。その要因には，そのスキルがどのくらい必要なものであるか，使える資源，そして環境からの情報やフィードバックが含まれます。例えば，ある感覚に障害を持つ子どもでは，別の感覚がより高度に発達します。聞こえの障害があれば，目で見る感覚が研ぎ澄まされていきます。二ヵ国語が飛び交う家庭で育つ子どもは，その2つの言語の力をたやすく伸ばすかもしれませんし，同じ子どもでも，別の言語を学校場面で，しかも年長になってから習ったとしたら身につかないかもしれません。愛情深い両親にたくさん世話をされた末っ子は，他者から落ち着かせてもらうことを期待するため，自分で気持ちをコントロールする力は育ちにくいでしょう。その一方で，親から距離を置いて育てられた一番年上の子どもは，感情的な体験を最小限にすることを学んでいるかもしれません。

　人の発達を理解する上で主要な概念となるのは，**神経の可塑性**の役割です。可塑性とは，経験への反応として変化し適応する脳の性質のことです。人は脳の構造やつながりが完全にでき上がってから生まれてくるわけではありません。むしろ，脳は経験と成熟への反応によって発達し変化していきます。私たちの脳の発達は，**使用依存的**といわれます。これは情報を受けたり一定のパターンが繰り返される反応として，特定の脳に変化が起きることを意味します。生まれた時の脳には，潜在的なシナプスの連結の可能性が無数にあります。その中で使われるものは結びつきが強められ，より効率的な機能となり，逆に情報が入らず使われなければ，刈り込まれて取り除かれます（Abitz et al., 2007）。

　例として，「外国語を習う」という目標を考えてみましょう。私たちの多くは，思春期や成人になって第二外国語を学ぶ経験をしているでしょう。この新しい言語の単語の発音をしてみると，それを母国語としている人に直されてしまいます。「これはね，ラシラーと発音します。ラシーヤじゃないのよ」「え？　でもそれは私が言ったことと同じじゃない！」とあなたは反論します。すると彼女は笑いを押し殺して頭を振り「いいえ，同じじゃないわ」と言います。話しことばというものは，文化によって異なり何千という言語音を含みます。生まれた時に子どもは**人の話す言葉のすべての音**を聞き分ける能力を持っています。それが生後10〜12ヵ月になるとこの能力は退化し，聞こえた話し言葉の音や自分を取り巻く言語の音のみ聞き分ける力だけが残ります（Werker

& Tees, 1984)。聴覚からの情報の受け取りに限定して考えてみても，私たちの脳は母国語に含まれる，特定の聴覚経路を変化させ，使われなかったつながりを取り除いていきます。このようなやり方で，発達は目的にかなう特有のものになっていくのです。

他のすべての変数と同じように，トラウマや逆境は，人の発達を研ぎ澄ましていきます（Cicchetti & Toth, 1995, 2005; Pynoos, Steinberg, & Wraith, 1995; Streek-Fischer & van der Kolk, 2000)。子ども時代の複雑性トラウマ（慢性的で複合的なトラウマ）の経験は，予後の悪さとリスクをたくさん伴っており，その詳細については「はじめに」で述べたところです。これらの予後は「病理」と位置付けるよりも，その多くが中心的な発達領域の障害から生じていると理解できます。その発達領域には，その**個人の内面の能力**（例えば，自己と自己発達の感覚)，**対人的能力**（他の人との関係を作り交流する能力)，**調整能力**（感情と生理学的な体験を認識し調整する能力)，**神経認知的能力**（司令塔〔前頭葉〕機能や他の認知力にかかわる，その世界の中で意味ある行動をする能力）が含まれます。発達の上で複雑性トラウマが有害な影響を及ぼすメカニズムについて，以下の2つが考えられます。

1. 特定の発達の課題やスキルの優先順位が混乱されること。典型的には，子どもの生存のためのスキルが優先されます
2. 他の正常な発達課題を妨害すること。しばしば，安全なアタッチメントシステムを背景に達成される発達課題が妨害されます。

ARCの枠組みは，この両方のメカニズムに焦点を当てていきます。ARCの治療は子どもたちや養育者に働きかけて，危険シグナルを認識し，現在と過去の危険を区別し，これらの反応をうまく処理するスキルを作り，全領域にわたる能力の発達の基礎を作るために行います。子どもたちがこの枠組みにある間，治療者は安全な環境を提供する養育者を支えていきます。

発達へのトラウマの有害な影響について，私たちが理解しているところは，本章と第2章で説明しています。この理解に基づいてARCでの介入の目標が作られています。まず第一に，正常な発達について説明し，その発達の中で課題の達成をトラウマがいかに妨害するかを論じます。そして第二に，今の行動と反応を理解するためのスリーパーツモデルについて述べますが，これらは本来適応的なスキルと反応であること，それが子どものサバイバルを確かにするために築かれたものであると位置づけています。

子ども時代の課題とトラウマの発達への有害な影響

乳幼児期の正常発達

人の一生の中で，最初の1年間は，他のどんな時代よりもはるかにたくさん，やらなければならないことがあります。この時期の子どもは，その後の発達のために最も基礎となる，いろいろなことを身につけようとしているからです。まず周りの人たちとは別の者として自分は**存在する**ことを学んでいます。そして養育者との二者関係や家族の中で，最も早期の関係を築くため，人との**かかわり方**の基礎を学んでいます。また養育者と一緒にいて整えられることを通じ，早期の**感情耐性**や**調整**を得るための道筋を作っています。さらに自分のまわりの世界を**探索**し，問題を解決するこ

とや，物と空間に気づくことに役立つ基本的な理解を得ようとしています。そして自分が持っている**主体性**の基本的な感覚，あるいは周りの世界に影響を与える能力があることへの気づきを発達させています。

　最も早期の自己，他者，そして関係性における自己の理解は，愛着関係がある中で育っていきます。生まれた時，子どもは自分が分離した存在であるとの認識はほとんどなく，内的な欲求と状態を区別する能力もありません。養育者が乳児からの合図や欲求を繊細に区別するように反応していくと，乳児は次第に自己感覚と身体からの手がかりに気づけるようになります。乳幼児はアタッチメントシステムの中で基本的な人との触れ合い方を習います。これには，他者の表情をどう解釈するか，自分の欲求をどう効果的に伝えるかも含まれます（Kelly, Morisset, Barnard, Hammond, & Booth, 1996）。効果的なコミュニケーションの試みは，子どもの欲求がかなえられた時，そしてその子がコミュニケーションを使って徐々にスキルを発達させる時に強化されていきます。同じように，子どもが養育者の顔の表情，発声，行動や他の手がかりの解釈を学んでいくと，他の人のコミュニケーションの仕方についての理解も発達していきます。この予測が合ってくると，子どもはその養育者とのコミュニケーションを理解する枠組みを発達させます。そして子どもが徐々に他のたくさんの関係性に触れるようになると，コミュニケーション理解のレパートリーが育つことになります。同時に，純粋に非言語的で感情に基づいた方法ではあるのですが，自己，他者と世界についての意味づけのシステムが成長します。ある程度一貫した繊細な反応を養育者から受けている子どもは，世界は安全であるとする基本的な感覚，他の人は応えてくれて信用できること，自分はケアされるに値する人間であるとの理解を発達させていきます。

　早期の調整は，誰かと一緒にいて整えられる中で起こります。乳児は養育者から気持ちをなだめられ，心地よさや刺激を与えられてそれに依存します（Schore, 2001b）。すぐに欲求が叶えられない時，しばしば急速に覚醒レベルが高まり，繊細な感情的体験は**破壊**されてしまうようです。すなわち乳児は静かであるか，もしくは，動転しているかのどちらかで，一般的にその中間にいることはありません。しかし安心させるための一貫した働きかけにより，乳幼児は感情状態の揺れ動きの中に身を置くという，一番最初の自分をなだめるスキルを発達させますが，それには時間がかかります。重要なことに，乳児が感情状態の耐性を学ぶのはこの過程を通してなのです。覚醒レベルがエスカレートして高まる時，乳児はこの状態は永遠に続くものではないこと，そしてこの状態が落ち着いたり，なくなったりするやり方があることを理解し始めます。

　ほどよく安全な環境の中にいると，幼い子どもはその世界を探索し始めます。探索は，感覚的なものから身体的なものに移行します。つまり，子どもははじめ，見たり，触ったり，味わったり，においをかいだりしますが，次第にその環境の中で行動し始めます。子どもが自分には**主体性**があるとする感覚や世界に何か影響を与える能力があるとする信念を発達させ始めるのは，この探索を通してです。よちよち歩きの子どもがブロックの塔を叩いて，それが倒れた（！）時，子どもは自分の行動が世界の**反応**を引き出したことを学びます。そしてもう一度同じことをして，それがまた倒れたなら，自分の力は維持できるもので，外の反応は一貫性と予測性があることを学びます。

　自分の行動が外界の反応を引き起こしたと関連づける中で，乳児とよちよち歩きの年代の子どもたちは，感覚による刺激とその意味についても，結びつけていきます。お母さんの匂いは，心地よさと結びついているかもしれません。お父さんの声は遊びの時間と，また犬の吠え声は怖い感じと

つながっているかもしれません。言語を獲得する前からあるこれらの早期のつながりは，言葉を介さない状態で子どもの内面で強固となり維持されます。そしてその後の人生の中にあっても，記憶と反応が引き出されるかもしれません。私たちの多くは，道を歩いていて，何かの匂いを嗅いだ時，強い情緒的衝撃を受ける経験を持っています。それはしばしば匂いに結びついた特定の記憶にたどりつかない中で起こります。人生早期に作られた感覚の結びつきは，しばしば強固で長く続くものです。

　幼い子どもが幼稚園の年代になり，大人から示された行動範囲の限界と同じように，自分の力の限界を探索するようになると，主体性と自立に焦点が当てられることが増えていきます。幼稚園児たちは，生活の構造，繰り返し，安全に特に順応します。これは子どもたちが同じ映画を繰り返し見たり，毎晩寝る前の同じ本読みを好んだり，「規則」は破ってはいけないと強く意識することからもわかります。繰り返しは気持ちを落ち着かせるだけでなく，世界がどう働くかを理解する重要な情報を提供してもいるのです。

　幼稚園児は，時間と空間についての感覚はほとんどなく，世界についての理解は具体的で直接的です。もし何かうまくいかなかったら，それは「**相手が何かをした**」か「**自分が何かをしたか**」のどちらかで，抽象概念は遊びの中には現れません。過去の目立った体験は，それが昨日起きたように話され，その一方で実際には昨日起きた印象的でない体験は，幼い子どもの意識の中からは急速に失われます。「明日」，「一週間後」，そして「一年後」という言葉は，具体的な説明をしない限り，同じ意味になってしまいます。

乳幼児期のトラウマによる有害な影響

　最も幼い子どもたちへの虐待やネグレクトの有害な影響について研究しているブルース・ペリーは，こう述べたことがあります。「これは究極の皮肉だ。トラウマの影響を最も深刻に受けるのは幼児期・児童期なのに，一般には最も抵抗力がある時期だと，大人は思い込んでいる。」（Perry, Pollard, Vlakley, Baker, & Vigilate, 1995, p. 272）。

　前に述べた発達的課題を念頭に置き，例えば家庭内がひどく混沌としている場合を重ねてみましょう。そこで子どもは，不適切で，次に何が起こるか予測ができないような養育を受けています。子どもの欲求が応えられることはたまにしかなく，その子のコミュニケーションの努力が効果を持たないような家庭です。養育者からの応答は予想できず，その表情や言葉の手がかり，行動には一貫性がないかもしれません。するとその子どもは，コミュニケーションの体験を判断する枠組みがないままになってしまいます。特に，コミュニケーションの努力がよい反応をほとんど引き起こせなかったり，逆に罰を受けることにつながる場合には，子どもはその場で適応するために，例えば頻繁に騒ぐとか，注意を引くために常に奮闘するなど，もっと強くコミュニケーションをとろうとしたり，あるいは逆にすべての意思疎通のための努力をあきらめてしまいます。これらの対人関係上のコミュニケーションの欠如は，この子どもがよちよち歩きの頃から幼稚園の時代まで続いていきます（Coster, Gersten, Beeghly, & Cicchetti, 1989）。この子どもは，危険や怒りに関しての友達や先生の表現に非常に警戒的になり，得た手がかりの解釈を誤り，この早期の対人関係でうまく折り合うことが困難になるかもしれません。また感情的な体験をすることや他の人とつながりを持つことに抵抗し続けるかもしれません。あるいは自分の欲求をかなえようと，周囲の人に過度に

しがみついたり依存心が強くなるかもしれません（Egeland, Sroufe, & Erickson, 1983; McElwain, Cox, Burchinal, & Macfie, 2003; Vondra, Barnett, & Cicchetti, 1990）。

　このようなストレスの高い環境で子どもが感情的・生理学的に高い覚醒状態を体験し，気持ちを落ち着かせたり調整されることが不規則に（気まぐれに）行われるか，まったく行われないと，事実上子どもは怒りや恐怖の感情の中にさらされます。自分自身を落ち着かせる適切なやり方がなく，外界からの調整も得られないと，その子どもは圧倒的な覚醒状態にさらされることになります（Shore, 2001a）。すると，経験のつながりとその理解について考えることをあきらめ不適切に落ち着いてしまった子どもは，感情というものは，それ自体が怖いもので，身体が覚醒することは，潜在的な危険であると学んでしまいます。そして身体的体験を切り離したり，警戒し始めます。あるいは，覚醒状態と感情を行動とふるまいによって示すでしょう（Erickson, Sroufe, & Egeland, 1985）。その子どもが幼稚園時代を経る中で，自分を落ち着かせる方法は，原始的なままであり，正常発達にみられるような，どんどん洗練されていくやり方が身につくことはありません。はなはだしい覚醒状態に直面しながら，子どもたちはこの旧式のスキルに頼り続けなくてはならないのです。

　この幼い子どもは，安全システムがない中での探索から，有害な影響を受けてしまいます。例えば，反応が不安定な養育者の子どもは，養育者の傍にしがみついて探索をあきらめてしまうでしょう。その一方，常に拒否的な養育者の子どもは，環境の危険が示されていても探索をするでしょう。探索から悪い影響を受けるのと同じように，子どもの主体性も影響を受けてしまいます。ストレス環境下にいる子どもは，自分をコントロールする力がなく，周りに影響を与えることも少なく，その取り巻く世界について予測する力は小さいのです。そしてしばしば無力感を内在化し始めます（Crittenden & DiLalla, 1988）。この子が探索を断念したり，年齢にふさわしくない自立性を発達させはじめれば，そのパターンは幼稚園時代を通して継続するでしょう。そしてこの発達段階での中心テーマである構造と安全が失われると，不安に対処するのに融通の効かない自己コントロールの仕方を発達させることになります（Main & Cassidy, 1988）。行動としては，横柄，嘘つき，あるいは「操作的態度」が現れるかもしれません。

　混沌とした環境，暴力やネグレクトにさらされた乳児や幼い子どもでは，感覚刺激の解釈は危険に満ちたものになるでしょう。この発達段階で非言語的な処理が行われると，危険であるかもしれない手がかりは広く適用されるようになり，言葉として表現されないまま強固なものとなります。後年，その人がその由来を知らなかったり理解しない中で，この同じ手がかりが危険な反応を引き起こすことになるかもしれません。

児童期の正常発達

　児童期の子どもたちは，その取り巻く家族の範囲を越えて世界を広げていきます。徐々に学校，コミュニティ，そして友人仲間の世界とのつながりを深め，そこにエネルギーを傾注するようになります。養育者は愛着の最大の対象として残るものの，仲間の重要性は次第に増していきます。

　この時代の子どもたちは，勤勉であることや個人としての成果に多くの努力を傾けながら，自立心を高めていきます。家族の範囲を超えた世界にさらされると，自分の内的な力を使いながら何かを引き起こし，作り出し，成し遂げられることを発見していきます。そしてこれらの達成によって

得られる自尊心の発達は，自己同一性の発達を続けていくことに大きな役割を果たします。自分自身の理解が深まるのは，例えば，「私は女の子だ」「私は頭がよい」というような具体的，絶対的な考えから，「私は，算数はまあよく出来るけど，読むことは苦手だ」，「みんなは自分のことを面白い子と思っている」という，より抽象的で微妙なニュアンスの考えに徐々に成長していくことによります。この年代，子どもたちは自分の「フィルター」を積極的に築き，それを通して後に体験を意味づけするようになります。概して学校でよい成績を取る子どもには，「自分は勉強ができる」との信念が作られ，仲間とよい関係を作れる子どもには，「自分は人づきあいがうまい」との信念が作られます。経験が継続されることは順応や同化[訳注1]の過程を経て発展し，統合され，あるいはこれらのフィルターで排除されます。

　認知スキルは継続して発達しますが，児童期を通して子どもたちは意味理解を具体的情報に頼り続け，世界についての解釈は依然としてすぐ目の前にあることだけになります。同じように，時間・空間についての初期の理解はできていますが，子どもたちは多くの場合，依然として現在の経験に集中することになります。抽象的思考は，この発達段階の最後でしか完全には現れてこないのです。

児童期のトラウマによる有害な影響

　発達を通して機能する領域は広がりますが，トラウマによる有害な影響も同様であり，子どもたちは各領域にわたって能力の発達の障害を示すことになります。この発達段階では仲間関係と学校という主要な領域での機能が損なわれることがよく知られています。人生早期に，養育者とよい関係を作る経験をしなかった子どもたちは，妥当で適切な関係を仲間や先生など他の大人たちとの間に作ることが大変難しくなります（Anthonysamy & Zimmer-Gembeck, 2007; Shields, Ryan, & Cicchetti, 2001）。また幼児期に探索活動ができなかったり，自分が持つ力の感覚を発達させられなかった場合，学校場面での活動やそれを継続する能力に悪影響を示し始めます（Shonk & Cicchetti, 2001）。

　この年代になると，よい成果はきちんと整理されたスキルによって得られることが増えてきます。例えば，学校での好成績は，認知的能力を必要とするでしょうが，加えて集中力，覚醒レベルを調整する能力，行動や衝動をコントロールする力，欲求不満に耐える力，そして対人関係を築く能力もかかわってきます。トラウマを経験した子どもたちは，このどれかの領域，あるいはすべてにわたって障害があるかもしれません。ここで力量を試されることは，ますます自分はダメだとする体験につながってしまうでしょう。そして子どもたちが自分の能力のなさを過大に評価してしまうと，これらの体験は他の場面でも一般的なものとなっていきます（Vondra, Barnett, & Cicchetti, 1989）。

　発達が継続して妨げられることは，子どもたちの自己感覚をますます損ない，ネガティブな自己概念の始まりとなり，自責感が内在化していきます。一般の子どもたちと同じように，ストレスの多い環境で育った子どもたちも，自分，他者，そして世界についてのフィルターを積極的に築いていきます。対人関係能力，学習能力そして他の発達領域で繰り返し失敗したり，力が足りないという体験をすると，「自分は無能だ」という信念が育ってしまいます（Runyon & Kenny, 2002; Toth

---

訳注1　同化：新しい情報を既存の認知的枠組みで解釈すること。

& Cicchetti, 1996)。安定した愛着を築いている子どもたちとは異なり，ストレス環境下で育った子どもたちの信念体系はしばしばもっと硬直しています。この融通の利かなさは，生き抜くために安全か危険かを頻回に明確に見分けることが必要な時には適応的な力ですが，同化と調節[訳注2]の入る余裕がないことをも示しています。自己の否定的感覚に葛藤する体験は，本人の中に受入れられるよりも，むしろ異常や例外として排除されてしまうでしょう。そしてこの発達段階の後半には，無力感や絶望感の初期の徴候が明らかになってくるかもしれません（Kim & Cicchetti, 2006）。

　他者と関係を築くことについても同様にかたくなことがあります。安定した愛着を築いている子どもたちの関係性は柔軟で，異なる関係の相手には異なる形で臨むのに対し，ストレスのあるアタッチメントシステムで育った子どもは，新しい関係に早期の愛着の様式，すなわち人への不信を基本とするやり方を再現するかもしれません（Kim & Cicchetti, 2006）。もしある子どもが，他者との関係で何回も危険を感じた経験から「他人は危険である」という信念を発達させたのなら，他の証明がないかぎり，その子どもが「**すべての他人は危険である**」と信じることは，少なくともその時点ではその子の最もためになることで，適応的と言えます。しかしこれは，基本的に安全な友達や先生，他の大人たちとの関係を築くのには，明らかに障害となるものです。その子どもが表現する自己防御的シグナルに直面した他の人たちは，同じような反応をするかもしれません。例えば，明らかにその行動，言葉，表情から「口出しをするな！」と表現している子どもに，誰も手助けしたいとは思わないでしょう。このような形で，この悪循環は永続化し，その子どもは「自分は他の人から拒否されている」という信念を留め，強固なものにしていきます。そして一方で，子どもを取り巻く人々は，「この子は他の人との関係を築くのに興味がない」という信念を発達させていくことになります。

　子どもの機能する範囲や一連のスキルの成長に限界があるため，この年代で感情的，生理学的な体験を処理し表現する際，多くは行動と周囲とのかかわりでなされます。行動での表現の範囲は潜在的に広いものです。子どもたちは，行動化し，攻撃的になったり暴れ者になったりするかもしれません。多動で思慮がなく，調子の高さをコントロールできないかもしれません。あるいは逆に引きこもり，萎縮し，かかわることをやめてしまうかもしれません（Alink, Cicchetti, Kim, & Rogosch, 2009; Ford et al., 1999; Hebert, Parent, Daignault, & Tourigny, 2006）。

思春期の正常発達

　思春期は，急速な変化が特徴的な時代です。認知能力が発達し，ソーシャルスキルと見通しを持つ能力が成熟し，生理学的変化が急速に起こります。思春期の子どもたちは，これらすべての変化を乗り越えて意味あることとして統合していかなければなりません。他の主要な課題の中でも，首尾一貫した自己の感覚，すなわち**自己**の複雑な理解を特に積極的に築こうとしています。

　アイデンティティ（自己同一性）の形成は，比較し対照を目立たせることで起こります。「私は，ここのところが友だちと同じだ」「私のここは両親と異なる」のように考えていきます。思春期の子どもが内省や自分の評価に引き込まれると，とても幼い子どもたちのように，自己陶酔に陥っているように見えるかもしれません。しかしこの発達段階では，乳幼児期のような外界についての**認**

訳注2　調節：新しい情報を組み込むために認知的枠組みを拡張したり変化させること。

識の欠如は少なく，むしろ外界が自分を見たり注目しているかもしれないことに苦しんでいます。

自己の感覚の成長とともに，早期の養育システムからの健康的な分離と個体化^{訳注3}が起こります。これを完成するため思春期の子どもは，徐々に仲間を参考にしたり，情報や援助の源として頼りにするようになります。しかし仲間グループの存在が重要となる一方，健康的な養育システムの中で親と主な養育者は，子どもに不確実なことが起き窮地に陥った時の重要な「セイフティネット」として留まります。

自己について明らかにしたいとの欲求から，思春期はしばしば極端な時代でもあります。自分自身の「アイデンティティ」の発見を求めて，思春期の子どもたちは異なる役割を実験し，自分に合うかどうか試し，そして捨て去ります。彼らはボディイメージ，性的イメージ，自己概念を漠然と抱きます。しばしば強硬な意見や判断を持ち始めますが，それは成人期に移行するにつれ調整されていきます。

思春期はその将来についての見方が現実的で意味あることになる初めての発達段階です。より低年齢の子どもたちとは異なり，過去・現在と将来についてのつながりをつけることができ，また将来のある時点での自分自身について考えることができます。しかしながら，直近の行為とその結果を結びつけたり，それが目標の達成に果たす役割につなげて考えることがまだうまくできません。これらのスキルは，長い年月をかけて認知構造がより成熟する時期に発達するものです。

思春期のトラウマによる有害な影響

思春期はトラウマにさらされた子どもたちにひときわリスクの高い時期です（Appleyard, Egeland, van Dulmen, & Sroufe, 2005）。急速な変化，自己評価と自己非難，極端な経験を重ねるこの時期，まだ自分の経験や他者との相互作用を調整するスキルを発達させていない者は，ますます他者から分断され居場所を奪われてしまうかもしれません。早期の経験から，すでに自分は他者と違う，傷つけられていると感じている子どもでは，自分が自分を吟味するように他者も傷ついている自分を熱心に点検しているとの信念があります。そしてそれは痛みを伴う自意識とネガティブな自己同一性を導く可能性があります。

思春期の強い感情は，トラウマを受けた子どもたちに高いリスクをもたらします。通常発達する洗練された方策を持たないため，より原始的なコーピング^{訳注4}の方策に引き続き頼ることになるかもしれません。ある子どもたちは，過度の自己コントロールや完璧主義に頼り，自分の感情体験や他者との相互作用を抑制してしまうかもしれません。またある子どもたちは，薬物使用，自傷，興奮を求める行動や性的関係など外からの調整に頼るでしょう（Kilpatrick et al., 2003; Lansford, Dodge, Pettit, Crozier, & Kaplow, 2002）。思春期に伴う独立心の高まりは，利用できるコーピングの方策が危険性をはらむことを意味します。著しい調整不全がある場合，5歳の子どもではかんしゃくを起こすもしれませんが，17歳では多量の飲酒から常軌を逸した運転につながりかねません。

分離と個体化は，内的自己感覚がばらばらになっている思春期の子どもには，難しいことです。慢性の，あるいは人生早期に始まったトラウマを持つ場合，継続して解離的なコーピングに頼

訳注3　分離と個体化：子どもが親との一体感から徐々に分離していく過程。
訳注4　コーピング：ストレスへの対処行動，ストレスを少なくする行動。

るため，この年代では離人症[訳注5]と現実感の喪失が中心になるかもしれません（Haugaard, 2004; Putnam, 1997）。さまざまな経験の側面がつながらず，自己と世界が切り離されているような感覚は，自分自身の目標，意見，価値を独りよがりなものにさせてしまうかもしれません。仲間との悪い付き合いや影響を受けるリスクも高いかもしれないし，仲間から自分を遠ざけたり引きこもったりするかもしれません。極端な場合，仲間と大人の両方から再被害を受けるリスクがあります（Barnes, Noll, Putnam, & Trickett, 2009）。結局，その子どものアイデンティティはばらばらになった自己で，それは一貫したものとして統合されません。

若年成人期の正常発達

本書は，主に子どもたちに焦点を当てたものですが，今日の子どもは明日の大人でもあり，多くの臨床家や社会システムは若者，若年成人期に至るまで関与しています。ですから，成人期に至るこの移行期についても短く注目していきましょう。

正常発達においてこの成人期への移行は，アイデンティティの感覚が強固なものになることに特徴づけられます。20代から30代では，自己の見方の意識と安心感が増していきます。しばしば，この自己感覚は，置かれている状況や多様な役割，すなわち娘や息子，伴侶，親，働き手，友達としての役割への気づきを導きます。彼らは環境や役割が異なる中で，多かれ少なかれ，異なる自己が表現されることを意識してはいるかもしれませんが，一般的に自己とアイデンティティの理解は首尾一貫しています。

若年成人期には，意味ある職業や生産的な成果に関与することが次第に強調されるようになり，時間を経る中で，人生の選択の評価と再評価が行われます。仕事上の進路，対人関係での選択，そして他の人生の中での決定事項への正常な時間軸の中での「責任」は徐々に変わっていきますが，20代終わりから30代はじめにかけて，多くの成人は，一般に人生の選択を思い描いたり明確に定めることができます。

この時代，健康な大人は，しばしば他者を，手助けしてくれる人，情緒的援助者として利用しながらも，一般に独立して機能することができます。愛着対象は，パートナーや子どもたちに移行します（Dinero, Conger, Shaver, Widaman, & Larsen-Rife, 2008; Simpson, Collins, Tran, & Haydon, 2007）。そして健康的な愛着パターンは，典型的には次世代にも引き継がれます（Benoit & Parker, 1994; van IJzendoorn, 1995）。認知と対人関係能力は複雑性を増し，健康な大人では見通しを持ち，抽象的思考を使い，過去と現在そして将来の行動と経験を結びつけることができます。事実，司令塔（前頭葉）機能と他の認知能力が完全に発達し，なんらかの現実的な老化現象が始まる前，20代の最後にそれはピークに達すると考えられています（Ostby et al., 2009; Tamnes et al., 2009）。その結果，その人は「自分の足で立って考え」，問題を解決し多くの仕事をうまくやりこなし，注意集中することができるのです。

若年成人期のトラウマによる有害な影響

子ども時代の発達課題は複雑に成人期の機能とも一体化しているので，人生早期の慢性的なト

訳注5　離人症：自己が存在しない感じ，自分でない感じ。

ラウマを経験した者では，多くの領域の機能に重篤な悪い影響が示されるかもしれません。自己の感覚とアイデンティティは，ますます引き裂かれてばらばらになり，時間・経験・内容を通した統合が欠如しているかもしれません（Ogawa, Sroufe, Weinfield, Carlson, & Egeland, 1997; Reviere & Bakeman, 2001; Wolff & Ratner, 1999）。また自己概念は，子ども時代早期に発達した自責感，罪悪感，恥，自己棄損感，無力感を含むネガティブな枠を強固に組み入れているかもしれません（Brock, Pearlman, & Varra, 2006; Liem & Boudewyn, 1999）。

対人関係能力は成人期に至っても継続して影響されるでしょう。安全な愛着パターンが世代を超えて繰り返されるのと同じように，不安を伴う愛着パターンも繰り返されます（Lyons-Ruth, Yellin, Melnick, & Atwood, 2005; Main & Goldwyn, 1984; van IJzendoorn, 1995）。そして早期の対人関係上の難題を経験した大人は，健康で成熟した関係を作ることが難しくなるかもしれません。その若年成人の対人関係は，過度の依存と極端な欲求によって特徴づけられ，また逆に，自分を孤立させたり，他者を「手の届く範囲」に置き，表面的なあるいは締めつけるような関係性を持つかもしれません。

感情的，生理学的状態の制御困難は若年成人期でも続き，事実，より極端で強化されたものになるかもしれません。圧倒される感情や覚醒にさらされ続けて，若年成人はさらに硬直した原始的なコーピングの方策に頼るようになるかもしれません（Fortier et al., 2009; Lyons-Ruth, Dutra, Schuder, & Bianchi, 2006; Min, Farkans, Minnes, & Singer, 2007）。また環境への警戒と強い覚醒反応の後に，麻痺と回避が起こり，その人は強い過覚醒と低覚醒，あるいは幅広く揺れ動く気分変動の中に生きることになるでしょう（Ford, 2005; Ford, Stockton, Kaltman, & Green, 2006）。この発達段階での認知機能は一般に複雑で微細なニュアンスを持つものですが，トラウマを経験した若年成人は，司令塔機能と記憶などのカギとなる能力に重大な欠陥を示し続けるかもしれません（Bremner, 1999; Bremner et al., 1995; Navalta, Polcari, Webster, Boghossian, & Teicher, 2006）。さらに，生き延びるための反応は他の能力よりも優先されるため，危機や圧倒的なストレスに直面する中で，これらの認知処理は崩壊するかもしれません。その結果，主としてその人が成人レベルの内的制御により成し遂げる能力や肯定的機能を持っている場合，すべての領域での機能は状況依存的になるでしょう。逆に内面で，あるいは他の文脈の中では，著しい調整不全や崩壊を経験していても，成人期の認知能力の高まりによって，いくつかの場面で明らかに首尾一貫した方法や能力で機能しながら，それを「まとめておく」ことができてしまうかもしれません。

発達の中でのレジリエンス

子どもの発達におけるトラウマ体験の有害な影響を論じるのに，人間のレジリエンス（回復力）の驚くべき本質を強調しないでいることは私どもの怠慢になるでしょう。レジリエンスの概念はストレスと絡み合っています。そしてその研究は，圧倒されるストレス体験の予後への有害な影響の研究から発展しました。高度にストレスを受けた人たちの**あらゆる**集団で，ただ生き延びただけではなく丈夫に育った人たちがいることが調査の中で知られ，強調されてきました。どの要因がよりよい予後を予測できるかを理解するための試みから，レジリエンス研究は発展してきています。

レジリエンスに関して多くの定義が存在しますが，私たちが用いるのは次の定義です。「難し

い，あるいは脅される状況の中でも，適応に成功している過程，能力，予後」(Masten, Best, & Garmezy, 1990, p. 426)。この定義によると，私たちが会ってきた子どもたちはすべて，ある観点，あるレベルではレジリエンスがあるといえます。もし相談室に子どもが座っていれば，少なくともそれまでの状況で十分長く身体は生き延びてきたのですから，その子は世界にうまく適応していることになります。適応に成功している例は，多様な方法，しばしば直観で認識されないかにみえる方法で現れるでしょう。例えば，「操作的」とか，ネグレクトを受けた子どもにつけられがちの「嘘つき」と呼ばれる場合は，しばしば欲求が満たされない世界の中で，その欲求を満たすために見つけたやり方でうまく適応した子どもと言えます。また情緒的にシャットダウンしたように見える子どもは，情緒的体験に触れることを最小限にすることで養育環境の不全にうまく適応しているのかもしれません。次の章では，子どもたちが育った背景を理解しながら，なぜその行動がたいてい意味をなすのかについて論じます。

　最終的に子どもたちがただ身体的に生き延びている以上のことに私たちは目標を置いており，危険や剥奪を超えた世界で，彼らが適応に成功してほしいと考えています。レジリエンスを促進する要因を理解することで，それを目標にしたり，それに向けて支援することができます。トラウマによるストレスにさらされた子どもたちにかかわっていくと，トラウマが健康な発達を狂わせていると理解できます。私たちの主要な治療目標は，核心のところで，正当で健康的な発達を導くそのレジリエンスを促進する要因を作っていくことであると信じます。

レジリエンスの積み木

　重篤なストレスにさらされた子ども達に健康的な発達をもたらす要因は，大きく2つに分類されます。一つは**内的なもの，個人／子どもの要因**，例えば，気質，特定の発達スキルなどであり，もう一つは，家族や環境／システムを含む**外的**あるいは**背景上のもの**です（Masten & Coatsworth, 1998）。理想的には，私たちはこの両者を対象にしていきます。驚くことではありませんが，要因の相対的な重要性は発達過程の中で変わっていきます。すなわち，乳児にとってきわめて重大なことが，思春期の子どもにとってさほど重要なことではなくなるということです。高リスク集団の中での予後の違いの研究や若者一般集団の発達上の強みの防御的役割の検討など多くの研究が，リスクとレジリエンスの理解に重要な貢献をしてきました（Cicchetti & Curtis, 2007; Cicchetti & Rogosch, 2009; Cicchetti, Rogosch, & Toth, 2006; Haggerty, Sherrod, Garmezy, & Rutter, 1996; Masten, Best, & Garmezy, 1990; Masten & Coatsworth, 1998; Urban, Carlson, Egeland, & Sroufe, 1991; Werner & Smith, 1980, 2001; Wyman et al., 1999）。私たちはこれらの文献を参考にしてレジリエンスの積み木のいくつかを作り上げています。

個人／子どもの要因

　子ども時代の発達上の強みを検討する時，重要で強調したいのは「個人的」あるいは内的と述べられている要因であっても，周りを取り囲む養育システムの安全な土台の中で最もよく成長することです。発達の全期間を通じて，**ワーキングモデル**[訳注6]の決定的な影響を認めます。それは，それ

訳注6　ワーキングモデル：発達初期に養育者との関係の中で形成される認知的枠組み。

ぞれの発達期間が**自己モデル**（例えば自己効力感と自立心），**他者モデル**（例えば社会的適応，肯定的関係を作る能力）に直接関係のある要因を強調するからです。また発達段階全般にわたって強調されるのは，子どもの経験を調整する能力の役割（例えば，欲求不満耐性，認知的調整，行動制御）です。それらは正常発達の中では，外からの援助でおおかたは身につけられる一連のスキルです。

乳児期

乳児期の子どものよい予後を予測させる最大のものは，肯定的な気質（例えば，優しさ，人のよさ，規則正しい睡眠／食事習慣）（Smith & Prior, 1995; Wyman et al., 1999）と安定型の愛着スタイルです。後者は予測因子でもあり結果ともみられています（Cicchetti et al., 2006; Kim & Cicchetti, 2004; Rothbart, Ahadi, & Evans, 2006）。この年代では，養育システムが私たちの介入の主な対象となります（Lieberman & van Horn, 2008; Scheeringa & Zeanah, 2001）。

幼児期

主に2つの要因がこの時代のレジリエンス（回復力）のある子ども達に出現します。それは，自律の感覚と社会的順応に関するある程度の能力です。回復力のある幼児は，自己感覚を持つことと，年齢相応の程度ながら，自分なりの枠組みを作る能力があると言われます（Mendez, Fantuzo, & Cicchetti, 2002）。感情を管理する能力は重要で，特に欲求不満耐性の存在は予後を左右します（Mischel, Shoda, & Rodriguez, 1989; Shoda, Mischel, & Peake, 1990）。また回復力のある子どもは他者との関係においては，助けを求め引き出すことができます。

児童期

自己効力感と自分には能力があるとする感覚は，この段階で最もよい予後を予測させるものです。研究を通じ，良好な予後を示す児童期の子どもたちでは，自尊心と自己効力感の領域で発達が認められます（Bolger, Patterson, & Kupersmidt, 1998; Kim & Cicchetti, 2003）。また衝動的に反応するよりもむしろ時間をとって考える反応的認知スタイルを利用することができます（Cicchetti, Rogosch, Lynch, & Holt, 1993; Shoda et al., 1990; Zelazo, 2001）。彼らはある程度，内的なコントロールの核を持ち，周りの世界に影響を与える自身の能力を信じています（Wyman, Cowen, Work, & Parker, 1991）。また逆境の中で，コーピングの方策を使うことに柔軟で，ユーモアも含めたスキルの幅を備えています。レジリエンスの低い子どもたちに比べ，他の子どもたちと一緒の社会指向性を持ち，仲間や大人とより肯定的な関係を築いています。

思春期

思春期の子どものよい予後を予測できる主な要因には，個人的責任感と社会的成熟が含まれます。うまくやれている子どもは，自分には運を多少コントロールする力があると信じ，またそうしたいとの希望を抱いています（Campbell-Sills, Cohan, & Stein, 2006）。彼らは，ある程度達成指向的であり独立して機能できます。一連の価値感を内在化させ，これを意志決定の参考にすることができます。他者と影響し合うことができ，社会的な見通しがあり，対人関係を築くことができます

(Resnick et al., 1997)。

システム／背景上の要因

　外的要因には家族状況や関係性，仲間，学校の要因，そして地域の支援やリソースが含まれます。関係性の役割は非常に重要です（Werner & Smith, 2001; Wyman et al., 1999）。多くの研究で，高リスクの集団の最も一貫したよい予後の予測因子として示されているものは，おそらく安全で愛情深い特定の一人の人（例えば祖父，教師，きょうだい）との絆です（Chandy Blum, & Resnick, 1996; Dexheimer Pharris, Resnick, & Blum, 1997; Flores, Cicchetti, & Rogosch, 2005; Wyman et al., 1991）。仲間関係も同様に重要で，少なくとも一人の親友がいたり，長期間友情を維持できる子どもたちではよい予後を予測できます。

　家族に価値を認めることや社会性を持たせる訓練は防御因子となるかもしれません。研究では若者にポジティブな期待を伝えることの重要性が強調されています。それには，家族からの年齢相応の役割，責任への期待も含まれ，これは子どもの自己効力感を育てる訓練でもあります（Lipschitz-Elhawi & Itzhaky, 2005）。他の家族要因としては，信仰，宗教的習慣，養育者からの信頼できる情緒的支持，感情的表現の奨励が含まれます（Werner & Smith, 2001）。

　子どもの学校での体験は，レジリエンスの形成に重要な貢献をすることが，たくさんの研究から示されています。一般に学業成績は能力の指標と見られますが，レジリエンスの研究では学校の活動への参加とそこでの関係性が同程度に重要であるとされます（Resnick et al., 1997）。驚くことではありませんが，学校やそこでの人とのつながりについて肯定的に感じる子どもは，感じていない子どもに比べうまくやることができます。このつながりを強める学校側の要因には，子どもの力の強調，子どもへのフィードバックや賞賛の重要性の認識があります。また子どもへの信頼や責任を高める役割と課題を考慮すること，勉強や行動の基準や期待を示すこと，子どもと教師の肯定的な関係があることが挙げられています。

　子どもたちと家族は，家や学校を超えたより大きなコミュニティから支えられ，つながりがあるとうまくやることができます。また親族の支援や近隣のリソースが利用できると，ストレスを受けている子どもたちやその家族の衝撃を和らげられるかもしれません（Jaffee, Caspi, Moffitt, Polo-Tomas, & Taylor, 2007）。若者への期待の重要性は，より広い世界の中での彼らの役割へと広がり，自分がコミュニティに貢献できると感じる若者にはよい予後が期待できます。

第2章
子どもの発達，人の危険反応と適応
子どもの行動の理解のためのスリーパーツモデル

　前の章では，人生早期の慢性的ストレスのある環境が，子どもの正常な発達を妨げる可能性があることについて論じました。念頭に置いておかなければいけない重要なことは，子どもの発達は環境と状況に反応して起こり，ある課題やスキルの重要性が減ると，代わって別の課題やスキルの重要性が増して磨かれていくことです。この章ではスリーパーツモデルについて解説します。子どもが危険に直面した時に身体の中で瞬時に起こる変化と，内在する安全への欲動が，発達上の困難と相互に影響し合い，通常複雑性トラウマによる反応と分類される行動，適応，そしていわゆる"症状"が形成されることについて論じます。このモデルの要約を図2.1に示しました。

ステップ1：意味づけのシステム——危険が起こるとの予想

　すべての人は意味づけのシステムを持っています。それは，自分たちを取り巻く世界，自分自身と他者の行動，感覚から入力された情報を解釈し，理解していく時に参照する枠組みです。私たちはこれを子ども時代を通して発達させます。はじめは愛着システムの中で，そして後には周りの世界と触れ合ったり，働きかけたりする経験を通して発達させます。成長するに従い，私たちは細かいニュアンスや複雑なものを理解する枠組みを育てていきます。この枠組みの多くは同方向に働きますが，まわりの世界を見る時，誰も同じような見方はできないようです。私たちは生き物としてのあらゆる側面を使って，情報を多様なレベルで処理し意味づけをします（Tronick, 2007）。すなわち，認知，感覚情報，生理的反応，感情的理解を通して世界を解釈し理解するのです。

　私たちは発達するに伴って，世界についての理解が成長し変化します。そしてそれは，経験に大きく影響されます。認知の**シェマ**[訳注1]や，概念をまとめたり理解する道筋の多様性について考えてみましょう。シェマは発達の要因に影響されるかもしれません。例えば，幼い子どもは4つ足の動物をすべて**ワンちゃん**とみるし，大人は**牛，猫，犬**と区別するということです。あるいは，例えば「**犬に対してのウェルシュ・スプリンガー・スパニエル**」のように高度の専門的知識の領域，「**家畜に対しての友達**」のような背景，「**怖い動物に対しての愛玩ペット**」のような個人的経験に影響されるかもしれません。ピアジェの著作が原典となりますが，発達の過程で，これらの意味づけをする方法は**同化**（新しい情報を既存の認知的枠組みで解釈すること）や**調節**（新しい情報を組み込むために認知的枠組みを拡張したり変化させること）を通して成長し変化します。これらの認知

訳注1　シェマ：思考の枠組み。

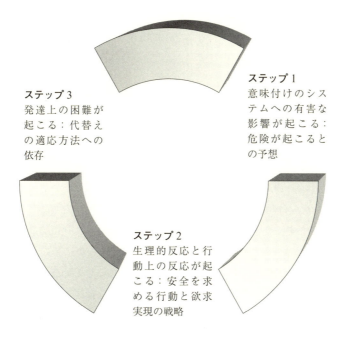

図2.1　子どもの行動を理解するためのスリーパーツモデル

の変化はでたらめに起こるのではありません。私たちは身体的，社会的世界からの情報の入力の反応として，また認知のバランスを取りながら作業し，これらの認知的枠組みを適応的に築いていきます。このやり方で，すべての子どもたちは活発に世界についての理解を築き上げていきます（Piaget, 2003, 2008; Piaget, Garcia, Davidson, & Easley, 1991; Piaget & Inhelder, 1991）。

　意味づけをする方法は，自分の経験からの信念の上に築かれ，その信念に強く影響を与えます。この信条は治療の認知モデルの核心にあります。それは多様な精神疾患（例えばうつ病）では変化した適応的でない認知や仮説を持ちますが（例えば，ささいな事柄を「これはひどい」と大災害のように扱う傾向），その仮説に働きかけ，それに挑戦するようクライエントと活発に作業します。それは心理療法の関係性と来談者中心療法の基礎でもあり，自己と他者に関するクライエントのワーキングモデルを変化させる時の関係性の役割を強調するものです。意識的であれ無意識的であれ，私たちの信念というものは，解釈，感情的反応，そして行動に影響すると広く受け入れられています。次の状況を考えてみましょう。

　　ジミーは11歳で小学校6年生です。ある時，事前に予告されていない火災訓練で，担任教師は授業を止めクラスの子どもたちに素早く並ぶように伝えました。子どもたちは出口にダッシュし，ジミーは列に並んだ時，後ろから誰かがドンとぶつかってきたように感じました。それは彼が体勢を立て直す前に，前方につんのめるほど強いものでした。

　さあ，この状況は，正確にはどのようなことだったのでしょう？　可能性のある2つのシナリオを考えてみます。

　　シナリオA：ジミーはドアに腕を当てて自分を支え，列の前の生徒にぶつかることを避けま

した。後ろを振り返ると，新しく来た一度も話したことのないマイクという生徒がいました。「ちょっと…注意してよ。でも，火事はどこなんだろう？」と言い，2人で笑い，ジミーは列の前方に向き直りました。

シナリオB：ジミーはドアに腕を当てて自分を支え，怒りが沸き上がるのを感じました。誰かがわざと乱暴に押したと確信しました。他の生徒たちは，いつも何かしようと企んでいます。彼は向き直って，後ろにいたのが新しく来たマイクであるのを見て，強く押し返しました。そして「おい，なんだよ！ 気をつけろ！」と言いました。

この2つのシナリオでは，得られていた情報は同じです。それは誰かが後ろから押してきたということです。でもその状況は曖昧です。この行動は，たまたま起きた可能性もあるし，意図的に起こされた可能性もあります。シナリオAでは害のない，あるいは中立的な意図が想定されています。一方，シナリオBでは，相手の悪意を考えています。明らかに，これらの仮説は，まったく違う感情の沸き上がりとそれから導かれる異なる行動をもたらしています。

私たちは皆，自分を取り巻く世界で経験したことから蓄積した仮説を持っています。それは最も初期の愛着関係から発達させた自己と他者についてのワーキングモデルから始まっています。上記のシナリオにあるように，これらの仮説は出来事についての解釈を導きます。特に，その出来事が曖昧で不確実な時には，これまでに築かれた仮説に頼ります。つまり迷った場合は，すでに発達している意味システムに導かれるということです。

危険がある中で作られた信念は，特に強固かもしれません。もしある食品を食べた後で食中毒になったら，食べ物に対しての見方はまったく変わってしまいます。**すべての**ハマグリが中毒を招くわけではないことを頭で知っていたとしても，ハマグリによってたった1回引き起こされた苦痛，不快感，そして恐怖感は，嫌な経験をやり過ごすことを困難にします。同様に，ある人が車の運転手や乗客として何百回もの安全な体験があったとしても，たった1回の深刻な事故で，車は本質的に危険であるとする信念が作られてしまいます。**認知レベル**で「その信念はばかげている」と理解していても，**生理的レベル**で身体は反応し続け，「危険である」とする信念は持ち続けられるでしょう。進化のおかげで，私たちの脳は生活経験でサバイバルし続ける驚くべき能力を持っています。

繰り返すストレス，混沌，危険や傷つきを関係性や環境から経験している子どもたちでは，これらの仮説は強固で一般化するものであるかもしれません。例えば，「**誰か一人を危険**」とするのではなく，「**すべての人は潜在的に危険**」と捉えることです。トラウマを経験した子ども達の信念体系には，次のようなものがあります。

- 「私は安全でない」
- 「人は私を傷つけたいと思っている」
- 「人は信用できない」
- 「世界は危険だ」
- 「もし私が危険な目に合っても，誰も助けてくれないだろう」
- 「誰かがかまってくれるほどには，私は十分に良い子でない／十分に賢くない／十分に価値がない」

- 「私には力がない」
- 「絶対によい方向にはいかない」

「世界は危険である」とする基本的，永続的信念を持つ子どもたちにとって，防衛的な態度や危険の徴候への継続的な警戒心を維持することは，適応的で自分を守るものです。多くの慢性的なストレスを経験した子どもたちにとっての危険の手がかりは，広範囲にわたっており，明白なものかもしれないし，かすかなものであるかもしれません。食中毒の例での食物，あるいは交通事故の例での車のように明確で具体的な手がかりとは異なります。これはトラウマを人生早期に経験した場合には特に当てはまります。なぜなら，意味システムの中核と危険に伴う手がかりは，言葉よりもむしろ，感覚，感情，そして身体的体験に基づいているからです。例えば，不適切な養育を受けてきた子どもでは，危険の手がかりとして，欲求がすぐ満たされないこと，奪われる感覚や求める感覚，生理的覚醒の高まりや拒否されたり捨て去られたような感覚が含まれます。言葉による虐待を受けた子どもでは，その手がかりには，怒りの徴候，他者から支配される感じ，大きな音や大声があります。私たちは，これらの手がかりを**トリガー**と呼びます。それは生育歴の中でのトラウマ経験に基づき，危険が起こるかもしれない警告として働くもの，そして安全に生き延びようとする中で起こる一連の感情的，生理的，そして行動上の反応です。一般的に発達の中でトラウマを経験した子どもたちにみられるトリガーには以下のようなものがあります。

- 力の欠如やコントロールできないとの知覚
- 予測できなかった変化
- 脅されたり攻撃される感覚
- 脆弱さや恐怖の感覚
- 恥の感覚
- 剥奪されている感覚と欲求の感覚
- 親密さと肯定的注目

これら多くのトリガーの主観的な性質に注目することは重要で，危険の手がかりは絶対的なものではないのが普通です。ジミーが列に並んでいた例を思い出しましょう。ジミーはたまたま押されたのでしょうか，それともわざと押されたのでしょうか？　この状況の「事実」は，彼の解釈や反応を述べたものではなく，彼が出した仮説なのです。これらの仮説が「危険である」と予測すれば，「安全である」と感じる人はほとんどいないでしょう。言い換えれば，何か他のことが証明されない限り「危険である」とみなすのです。

これらの手がかりに関する信念と仮説は，意識レベルあるいは言語レベルで保たれているとは限りません。前に述べたように，私たちの脳は，最も頻繁に行う作業については，どんどん効率的になるようにできています。ストレスや暴力にいつもさらされていた子どもでの，危険の判定やラベリングも同様です。これらの関連性は，言葉が発達するまで長く潜在するか，本能的，生理的レベルに置かれます。この無意識，非言語的な土台により，トラウマによる仮説と関連付けはひどく固定化し，多くはとても自動的なものとなるのです。

子どもたちの引き金と危険反応への理解，対処法は，第5章（養育者と子どもの波長合わせ）と第8章（感情の認識），第9章（調整）に詳しく書かれています。

ステップ2：生理的反応と行動上の反応——安全を求める行動と欲求を実現するための戦略

　この枠組みでは，人間の行動は無秩序に起こるものではないということが中心的な信条になっています。行動，行為は，まだ効果的で洗練された適応方法が存在しないため，多くの場合本来備えている働きとして，あるいはある機能を果たすために起こり継続されます。最も「病的」に見える子どもたちの行動でさえ，それがその子どもに果たす目的を理解すれば，意味あるものに思えるかもしれません。

　早期の慢性的トラウマを経験した子どもたちでは，その行動上の反応を方向づける2つの重要な要因があります。①継続的な危険の存在や脅威，②身体，情緒，関係性，環境のニーズが十分に満たされていないことです。その結果として，潜在的な危険を察知した子どもの多くに見られる行動は，非常に単純化され，①安全を求めたり危険を回避する行動，②欲求を実現する戦略のいずれかになると考えられます。

安全を求める行動

　圧倒されたり苦痛の感じをもたらすストレスは無限にあっても，それらストレスによる子どもの脳と身体の反応は有限です。── Michael De Bellis（2001, p. 540）

　何百万年にも及ぶ進化の過程の中で，人の高次の脳皮質構造は発達し，機能が高まり，極めて洗練されたものとなりました。私たちは計画する，反応を遅らせる，注意の集中，多数の感覚からの情報を統合する，問題を解決する，新しい解決法を生み出す，長期間複雑な記憶を形成したり保持する，そして時間と空間の中での経験を統合することができます。しかし，脳の皮質下構造はもっと原始的で他のいろいろな作業の中でもサバイバルにかかわる作業を優先します。人間と他の哺乳類ではこれらの脳構造にほとんど違いがなく，それが活性化すると，すでに組み込まれている一連の反応を引き起こします。

　行動や行為は多くの時間，高次の大脳皮質にコントロールされています。まわりの世界に従って行動する時，私たちは生活の中で目的にかなうようにします。その時，脳は周囲の世界からの情報やデータを吸収し，フィルターをかけ，解釈し，そして行動するか，その情報を捨て去るか，など絶え間ない処理を実行しています。的外れの情報は消去され，作業に関連する情報については，それに基づいて行動したり「整理保管」されます。

　情報が「危険」と判定されると，身体に急速な変化が起こります。脳は覚醒を早急に高めるための神経伝達物質放出の信号を出します。神経伝達物質が全身に送られると，心臓の拍動は増し，感覚器は危険の手がかりに過敏になります。他のすべての重要でない作業，つまり，緊急のサバイバルに関係のない作業は取り止めになります。作業の中でも複雑な思考は，緊急の脅威に直面した時には重要でないと考えられています。なぜでしょう？　次の例で考えてみましょう。

　　　それは夜の遅い時間でした。あなたは駐車場に向かってカーブした歩道を歩いていました。忙しい一日で疲れており，あまり周りに注意を払っていませんでした。歩道の先は雪が積もって通

れなくなっていましたが，車はほとんど来ないため雪のない車道の真ん中を歩きました。突然，「キーッ」というタイヤの音が聞こえ，振り返るとあなたに向かって疾走してくる車が見えました。

この瞬間，自分のどの脳に動いてもらいたいですか？ **考えることも通りから飛びのくことも**できます。当然ですが，ほとんどの人は，初めに飛びのいて，それから考えます。

危険に直面した時，覚醒と感情に関係する脳である**大脳辺縁系**が活性化し，より高次の脳，特に司令塔機能をもつ脳の一部である**前頭前野**は活動を低下させます。このため一瞬のうちに私たちの身体は動くのです。

しかしこの危険が，実は本当の危険でない場合はどうなるでしょう？ 前の例で，車があなたに向かって走ってくるのではなく，道を相当のスピードで走り，突然右折して脇道に入り去ったとします。客観的には，あなたはまったく危険にさらされませんでした。運転手はあのままあなたに向かって道をずっと走り続けようとはしていなかったのです。でもそのことであなたの心臓のドキドキは収まりますか？

人間の危険反応が活性化されるには，必ずしも現実の身体的危険が必要なわけではありません。ただ危険を**感知する**ことが必要なだけです。いったん脳がある物を危険であると分類したら，「客観的事実」にかかわらず，身体は反応します。前の章では，子どもたちの「危機システム」ではしばしば固定化と一般化の性質があることを論じました。混沌，暴力，ストレスを継続して経験してきている子どもにとって，潜在的に「危険である」と分類される周囲の兆候は数々あり広範囲に及びます。その結果，危険反応はしばしば見境なく活性化し，その子どもの覚醒レベルは高まり，急速な生理的変化が起こります。しかしより高次の脳機能を呼び出すことはできません。これらの変化は適応的で，あなたが道で車に突撃されそうになる時，おそらく命を助けてくれるでしょうが，算数の学習中や友達とかかわっている時には明らかに役に立ちません。

危険反応は行動としては，どのように見えるのでしょう？ 人の危険反応は**闘争，逃走**，そして**フリーズ**の3つの主要なカテゴリーに分類されます。私たちに起こる反応は，多くはその脅威の性質により異なります。まず多くの場合，逃走することによって生存する可能性は最も大きくなります。大きな太刀打ちできない脅威，前の例での走ってくる車に対して，可能性があるかぎり，人は逃げようと試みます。逃げることができない場合，私たちは戦うかもしれません。例えば攻撃されている大人であれば，結果的に脅威を鎮圧したり，窮地から逃れることを期待して攻撃者を撃退しようとするでしょう。フリーズは，危険反応の中でほとんど論じられてこなかったもので，子どもたちでは最もよく使われる反応です。これは，闘争も逃走もできない時に使われる防御方法です。ジャングルで攻撃を受けた小動物や，身体の大きな養育者に攻撃された時の小さな子どもたちが最も使いやすい危険反応です。フリーズ反応とは，身体的には静止しているので動きは認められないながら，極度の警戒と覚醒にある状態です。

私たちは**闘争，逃走，フリーズ**という用語を使いますが，子どもたちが脅威を感知し，あるいは覚醒が亢進した時の実際に示される行動は多様です。子どもたちによく見られる行動の例は次のようなものです。

闘争：生理的覚醒
- 攻撃性

- イライラ感／怒り
- 集中困難
- 多動あるいは「ばかげた行為」

逃走：引きこもりと逃避
- 社会的孤立
- 他者を避けること：授業中や休み時間に一人で座っていること
- 家出

フリーズ：静止と縮こまること
- 感情表現の抑制
- 行動の静止
- 過度の従順さと欲求の否認

欲求実現の戦略

　私たちがかかわる子どもで，その行動変化を起こすストレスが直近の身体的危険だけであることはきわめてまれです。身体，情緒，関係性の中での欲求，そして環境にかかわる欲求が予想どおりに実現されないという状況は，他のストレスにしばしば重なっていたり，ストレスそのものを形成しています。養育者の養育能力を阻害する多くの要因が存在し，それには極端な貧困とホームレスなどの環境上のストレス，家庭内あるいはコミュニティの暴力などの社会的ストレス，そして薬物使用やメンタルヘルスの課題など個人的要因が含まれます。それに加え，多くの子どもたちは愛着対象の喪失と居所の変遷や崩壊にさらされてきています。

　第1章の「子ども時代の課題とトラウマの発達への有害な影響」のところで，子どもの一連の能力の発達は養育者の繊細で一貫した反応に依存することを詳しく述べました。この養育者からの反応が得られなかったり一貫性がないと，幼い子どもは養育者の反応を大きくしようとしたり，他の方法で欲求を満たそうとの独自の戦略を発達させることになります。

　次の例を考えてみましょう。

　　4歳のスーザンは母子家庭で育っています。若い母は重度のうつ状態で，日中のほとんどをソファの上で丸くなり，テレビを見るか眠って過ごしていました。スーザンが母の注意を引こうとすると，だいたいは母に無視されるか退けられていました。スーザンが母の上に乗ると，ときには抱いてくれることもありましたが，ほとんどの場合押しのけられ「そっちで遊んでね」と言われました。それでもスーザンは母のそばを離れたいとは思いませんでした。なぜなら悪いことが起こるのではないかと心配していたからです。スーザンが不安になったり憤ったことは，母にはわからないのですが，大声で泣いたりかんしゃくを起したりすれば母はようやく目を覚ましてスーザンをなだめてくれるのでした。

　スーザンにとって，うつ状態にある母から関心とケアを受けられないことは，危険であり重大なストレスです。4歳児には外からの慰めや安心感，ケアが必要で，スーザンはそれがわかるようになってきたところでした。スーザンの情緒的欲求が満たされる唯一の方法は，愛着対象のなるべく近いところにいて最大限つながっていることと，かんしゃくの大声で欲求を知らせて意思疎通を図

ることでした。

　スーザンの2年後を想像してみてください。幼稚園に入っており，そこは一人の先生の注意を引こうと大勢の子どもたちが張り合っています。ある日，スーザンは悲しい気持ちになって先生の膝に登ろうとしました。先生は短くハグしてくれましたが，その後，自分の席に戻るように言われました。スーザンにとってこの拒否された感覚は引き金となり，注目されなかったという危機に，これまで身につけた方法で対処します。つまりひどく腹を立てて自分の席に戻ることを拒否したのです。先生は状況を収めるために距離をとろうとしましたが，それはスーザンの危機感を増すだけでさらに混乱してしまいました。

　この領域で働く臨床家であれば，苦痛に満ちたアタッチメントを経験した子どもについて「操作的だ」「依存心が強い」「要求が多い」と描写されるのを聞いたことがない人はいないと思います。これらの行動は表面的には魅力ないものですが，それには他の一面があります。「操作的」にその状況，環境，他の人たちをコントロールしようとしている子どもは，一般的にある欲求を満たそうと試みているのであり，大人はその欲求を自主的には満たしてくれないだろうとすでに学んでいるのです。

　早期の苦しい養育環境にあった子どもたちは，しばしば**欲求を実現する**試みと分類される行動を取ります。欲求を互いに代用することもあります。例えば注目とケアを渇望する子どもは他の身体的なかかわりや感覚を求めるかもしれません。また身体的に満たされてこなかった子どもは，情緒的接触を通して欲求を満たそうとするかもしれません。次に示したものは，不適切な，あるいは一貫しない早期の養育を受けてきた子どもたちによく見られる，欲求を実現しようとする行動の例です。

情緒的／関係性の欲求
- 情緒的な欲求行動（めそめそする，邪魔をする，芝居がかった行動）。
- 否定的な注目を求める行動（行動化）。
- 対人距離が適切でない行動（例えば近すぎる距離）。
- 環境を支配しようとする試み。「嘘つき」「操作的」と表現されます。

身体的欲求
- 身体的に優しく大切にされることを求める行動（例えば，過度の身体接触，適切な身体的距離がとれないこと，性的な行動）。
- 食物，衣類，物をため込んだり盗んだりすること。

ステップ3　不適切な早期養育によってもたらされる発達上の困難と代替えの適応方法への依存

　これまでスリーパーツモデルについて，広くある危険を仮定し警戒する**意味システムの役割**とその手がかりに直面して起こる**適応的な生理的，行動的反応**について示しました。このモデルのステップ3では，不適切で苦痛を与える早期養育システムに根差した，発達上の困難さの役割について取り上げます。

　すでに詳細に述べたように，発達上のトラウマを経験した子どもたちは，能力を発達させるより

も，むしろサバイバルに多くのエネルギーを使ってきており，その結果として発達の広い領域に有害な影響を受けています。

調整と感情の発達

慢性的トラウマを経験した子どもたちは，生理的，感情的経験を調整する能力の中心部分が抜け落ちています。自分がどう感じているのか，なぜそう感じているのか，どう対処したらよいか，またどう表現したらよいかを理解することが難しいかもしれません。快適な覚醒状態を維持する能力にも悪影響が及び，低い覚醒レベルから高い覚醒レベルまで上下し，急に高揚したり抑制したり，感情と経験を結びつけないかもしれません。どのような場合でも，結果として感情状態が分裂して推移し，首尾一貫したり関連づけることができなくなります。

個人（自己）の発達

子どもの自己に対する理解と認知は，悪い影響を強く受けるかもしれません。早期から子どもたちは否定的な自己認知を発達させ，自己効力感が低下し，主体性も影響されます。彼らは「自分には力がない」，「生き方や行動をコントロールできない」と感じ，自分の行動を「失敗」と受け止め，それを外的要因によるよりも「自分のせいである」と自責的になりがちです。そして時がたつと，首尾一貫した自己，自己の感覚を築くことが困難になります。経験を統合することができず，アイデンティティについてのばらばらな理解と表現があり，将来の方向付けができなくなります。

対人的（社会的）発達

人生最初期の人との関係でのつまづきに続いて，子どもたちの多くは対人関係を築くこと，あるいはそれを継続することに苦悩し続けます。子どもたちには①社会的手がかりを把握することの困難，②身体的，情緒的な距離の取り方での過度の窮屈さや奔放さ，③他者への基本的な不信，あるいは極端な依存が認められます。対人関係における健康的なモデルがないため，子どもたちは人との関係や愛着対象を求める中で，再び被害を受けたり否定的な影響を受けやすい脆弱さがあるかもしれません。

認知の発達

トラウマは脳に毒であり，慢性的なトラウマを経験した子どもたちの神経認知的発達は，構造レベル，生物学的レベルそして機能的レベルで有害な影響を受けるでしょう。子どもたちは注意集中を維持することが困難であることと同じように，早期の言葉の理解と表現に遅れを示すかもしれません。また時とともに計画，問題解決，秩序立てること，反応を遅らせることを含む司令塔（前頭葉）機能に，発達の遅れや障害を示します。意識状態の変化と構造的障害は子どもたちの記憶に影響し，経験の統合（例えば短期記憶から長期記憶に変換すること）を妨げ，最近の問題解決への関係ある情報を回復することが困難となります。行動上，子どもたちは難しい課題がうまくできないことに直面して欲求不満が増大し，指示に従えなかったり，否定的な感情反応を示します。そしてトラウマを経験してきた子どもたちは，時とともに学校でのルール違反や留年，退学のリスクが高くなります。

これらの領域での能力の変質は，危険の徴候に直面した時，子どもの行動・感情と影響し合います。トリガーによって過度の覚醒状態や調整不全がもたらされ，また発達的に適切なスキルや外からの援助がない中で，子どもは，代替えの適応方法や一連の行動，そして内的・外的経験に耐えられるように計画されたやり方に頼らざるを得なくなります。一般的な代替えの適応方法は，以下のようなものです。

- 感情鈍麻／狭窄
- 他者からの引きこもり／回避
- 無差別的愛着
- 環境の過剰支配／かたくなさ
- 薬物利用／依存
- 食事パターンの変化
- 抑制的，あるいは過度の性的行動
- 自傷行為
- 感覚を求める行動
- 攻撃的あるいは外に向かう他の行動

皮肉なことに，子どもが治療者に紹介されてくる理由や治療の目標は，これらの代替えの適応的方法なのです。その結果，未熟な臨床家は，障害されている中心の領域，すなわち発達上の能力，意味づけのシステム，そして周囲の状況に安全がないことよりも，むしろ子どもが代替えとして身につけている対処スキルの治療に，努力を傾けてしまいます。

モデルを統合する

それでは，ジャネーについて考えながら，このモデルの多様な構成要素を統合してみましょう。

> ジャネーの母親はヘロイン常用者で，気まぐれで多くの場合怯えている人でした。その行動は急激に変わりました。ある時はほとんど反応なく，別の瞬間には出しゃばりで感情的になり，また別の時には，突然気まぐれに激怒するという具合でした。このためジャネーは絶えず用心深く警戒することを学んでいました。特に母が怒りの中にある状況では，自分が生き延びるための最適の戦略は，「見えなくなる」ことだと幼い時に学んでいました。もし動かずフリーズしていれば，母の怒りの標的になることは少ないからです。
>
> 8歳になり，ジャネーは母の家から里親家庭に移されました。そこの里親は，彼女が「冷たい子」で，自分たちとの関係作りに興味を示さないと表現しました。里親の家には子どもが5人おり，ある意味無秩序でした。ジャネーはいつも敏感でイライラしているように見え，頻繁に自分の部屋に逃げ込んでいました。自分の持ち物を守ろうとする意識は強く，ある日里姉の一人がジャネーの洋服箪笥を物色しているのを見つけると，怒りを爆発させました。そして里母の叱責を受けてフリーズした後，家から逃げ出そうとしました。

ジャネーの早期の体験は，無秩序で不適切な養育環境の中にあり，そこには突然の暴力もありました。実母の行動は予測できない性質のものであったことから，ジャネーは常に危険の手がかりを

求めて警戒することを学びました。また自分の感情や行動に対する母親の反応から，表現と行動を抑制して活動停止するようになりました。この明らかな窮屈さにもかかわらず，危険反応は頻繁に活性化しており，その後に慢性的な生理的調整不全が続くため，ジャネーの身体は高い覚醒水準にありました。

　ジャネーにとって危険を察知する手がかりは，たいへん広い範囲から得られるものでしたが，特に予測できない事柄と女性から示される怒りには非常に敏感でした。またこれまで重大な身体的，情緒的な剥奪があったため，ジャネーは自分の空間と持ち物を必死に守ろうとしました。これらのトリガーに直面すると，その覚醒は急速に高まり，3つの危険反応である闘争（すなわち激怒），逃走（逃避），そしてフリーズの間を揺れ動くのでした。彼女の内面での覚醒に対処する能力には限界がありました。早期の愛着システムが機能していなかったので，生理的・感情的体験を調整する能力は有害な影響を受けました。また突然の覚醒の高まりによって，感情は圧倒されました。頼れるコーピング戦略はわずかしかなく，他の人を潜在的なリソースとみなすことはできませんでした。その経験から，他の人は信頼するに足らないし潜在的に危険であることを学んでおり，自分の気持ちを表現したり助けを求める練習はほとんどしたことがありませんでした。頼れる内的な戦略や信頼できる外からの支援がないため，苦痛の感情を衝動的行動として頻繁に示すしかなかったのです。

　このジャネーの物語から，重大な早期のストレスにさらされることの有害な影響についてみてきました。そのストレスは，無秩序で，多くの場合危険な愛着システムを含むものです。ジャネーの意味システムには危険と混沌が持ち込まれ，自らの主体性やコントロール力はわずかしか育ちませんでした。彼女の生理的，感情的経験は，いろいろな点で，外的出来事と同じくらい危険で，適切なコーピング戦略を持たないため，ほとんどいつもこの内的体験に左右されてしまいます。そして新しい，表向きはより安全とされる養育システムを得ても，ジェネーの行動，行為は誤って解釈され，里親は彼女との波長合わせができませんでした。それは自分と他者についての彼女の信念を強固なものにし，以前発達させた安全戦略に引き続き頼ることを強いたのでした。

発達の停滞は固定化されてしまうのでしょうか？

　慢性の早期トラウマにさらされると子どもたちの発達の道筋は深刻で重篤な脱線を起こし，変えられてしまうことに疑問の余地はありません。この傷つきは，子どもの人生を通して続くだけでなく，次の世代にまで及びます。なぜなら，ストレス，混沌，逆境は親から子へ引き継がれてしまうからです（Noll, Trickett, Harris, & Putnam, 2009）。これらに暴露されることの有害さを示す豊富な研究結果が得られると，次はこの発達の道筋は変えられるのかとの疑問がわいてきます。人生を通して，もしかしたら生まれる前から，混沌，逆境，虚弱，無関心を知っており，危険と困難な状況を超えて生き残ろうとする中にあった子どもたちは，果たして平和，健康，喜びを見いだせるのでしょうか？

　実は，見いだすことはできるのです。これは私たちの動かしようのない確信であり，この分野で働く多くの専門家の確信でもあるのです。レジリエンス（回復力）の研究報告から証拠が得られ，私たちが臨床現場で出会う多くの子どもたち，大人たちの生活を見てもそう思われます。レジリエ

ンスの潜在する力は驚くべきものなのです。その人の生活史や経験からこの絶望と障害が今後も続くと予想されたとしても，内的性質，外的リソース，自分の力と能力を利用し，この負の要因を成長と健康に変換してきた多くの人たちに，私たちは出会ってきました。

　複雑性トラウマの有害な影響についての理解が進むと同時に，その予後を変えていくという私たちの能力も成長しています。子どもの脳の可塑性と適応性というものは，もちろんトラウマが有害な影響を及ぼす要因であるのですが，それは同時に肯定的な変化をも及ぼす要因ともなる可能性があります。すべての子どもたちは，喜ばしく健康的な生活を自らの能力の限り続ける力と，それを得る権利を持つと，私たちは確信します。そして治療ケアの究極の目標は，子どもの**病理を減らす**ことではなく，むしろ核となる発達上の能力，すなわち意味システムと安全な養育環境に焦点を当て構築することであると考えます。そしてそれにより，その子どもはよい将来を築くことができるようになると信じます。

第3章
アタッチメント，自己調整，能力（ARC）の枠組み

　デショーンは10歳。集中力に欠けて成績が悪いため，特別支援学級に移りました。もともと在籍していた4年生の普通級には25人の生徒がおり，彼はその中の，家で暴力や虐待を受けたことのある6人のうちの1人でした。また今在籍している10人のクラスでは，幼い時に暴力，ネグレクトや貧困のような大きなストレスにさらされた9人のうちの1人です。デショーンの担任は生徒の詳しい生育歴をまったく知りません。とても誠意のある人ですが，この難しい子どもたちの学習環境を作るために悪戦苦闘しています。

　リンジーは6歳で，母，2歳年長の兄と一緒にシェルターで暮らしています。4カ月前に頻繁に母を殴る暴力的な継父から逃れて，シェルターにやってきました。ここには9組の家族，21人の子どもたちが住んでおり，母親は子どもたちといつでも一緒にいなければならないことになっています。さもないとこのシェルターから出されてしまう危険性があります。リンジーの母は一日の終わりには疲労困憊になることが多いのですが，何か助けを求めれば"弱い親だ"と見られてしまうのではないかと恐れています。施設スタッフの中に専門家はいません。

　ジェイミーは14歳で，ちょうど地域保健センターでセラピーを始めたところです。学校は母にジェイミーに治療を受けさせるよう強く求めてきました。うつ状態の様子があり，イライラした時にリストカットすることをスクールカウンセラーに告白していたからです。セラピストは面接の初期の段階で，母がアルコール依存であること，ジェイミーが過去に叔父から性的虐待を受けていたことを知りました。ジェイミーの家族は必要な他の支援は受けていません。

　フランキーは少年法で裁かれた少年のための入所施設の利用者16人のうちの1人です。他の14人と同じように，幼い頃から混乱と暴力を経験してきました。父は彼が幼な過ぎて記憶がないくらい昔に，いなくなりました。母は相次いで4人の暴力的な男性と関係を作りました。フランキーはそのうちの2人の男性から身体的虐待を受けました。12歳の時にギャング集団に入り，14歳の時に捕まりました。そして今年，15歳になってこの施設に来ました。ここに来て2カ月の間に，突然の攻撃的な行動で拘束されたことが6回あります。

　ストレスやトラウマを経験した子どもと家族は，多くの精神保健，社会福祉の支援機関に姿を見せます。また彼らは病院，かかりつけ医，DVやホームレスのためのシェルター，地域保健センター，特別支援学校で対応されます。トラウマ経験のある者の多くは特別な支援は何も受けていませんが，公立学校，学童保育，地域センター利用者の中では相当な割合を占めています。そして専門

機関,すなわちトラウマに特化した治療機関にたどり着く人は,本当にわずかしかいません。
　現実的には,一般の子どもと家族に役立つプログラムというものは,複雑性トラウマにさらされてきた人たちにも役立つものです。社会の中でトラウマへの暴露は広がりをみせており,子どもと養育システムへのリスクを高めていますが,多くの支援機関では,トラウマに鋭敏でその知識に通じたケア(トラウマインフォームドケア)を提供するトレーニングや経験を積むことは十分にはできていません。同様に,これらの子どもと家族にいろいろな場面で出会う臨床家も,クライエントの状態にその早期のトラウマ体験が影響していることに触れるのをためらっています。こうした限界があるにもかかわらず,すべての支援の場には豊富な知識や熟練の技が存在し,支援者の間に,よい仕事をして自分たちのシステムの利用者を支援していこうとする持ち前の熱意があることを,私たちは経験上知っています。
　これら気づきから,アタッチメント,自己調整,能力(ARC)の治療の枠組みは,育まれてきました (Blaustein & Kinniburgh, 2007; Kinniburgh & Blaustein, 2005; Kinniburgh, Blaustein, Spinazzola, & van der Kolk, 2005)。筆者は二人とも,普通校,特別支援学校,病院,児童養護施設,シェルターで働いてきた臨床家で,一緒にトラウマ専門のクリニックに勤めていました。ARCの枠組みとは,今行われている治療を取り込んで翻訳する試みです。そうすることで,子どもたちや家族にサービスを提供している無数のシステムすべてが意味あるものになるのです。
　3つの重要な要素が私たちのARCの概念化と開発に影響しました。それは,①臨床場面で実際に起こっていることに沿いながら,学術論文やエビデンスに基づいた理論を構築したいこと,②すべての援助機関に翻訳して伝える治療原則の明確化を重視すること,③理論の柔軟で幅広い構造を示しながら,臨床現場の固有の技と創造性をそのまま残したいことです。

ARCは他と何が違うのでしょう?──柔軟な枠組みの役割

①エビデンスに基づいた実践──どうやって現場の子どもたちを科学の箱に収めるか

　マニュアル化された治療プロトコール(手順)というものは,臨床治療の最高水準を示していることが多いものです。統制された場面で構造化されたプロトコールを注意深く検討することは,臨床家・研究者に特定の臨床症状や,人々をターゲットとした治療効果の研究を可能にしています。しかし,これらのプロトコールを臨床現場という"現実世界"に翻訳するのは難しいことです。クライエントは今あるプロトコールでは十分対応できない複雑な症状を持って現れるかもしれません。そしてこの統制された集団で研究された多くの治療法が,実際の臨床場面にそのまま適用できるものなのかという疑問も提示されています (Spinazzola, Blaustein, & van der Kolk 2005)。臨床家は構造化され過ぎたこの治療形式に抵抗するか,悪戦苦闘するかのどちらかになってしまいます。そのうえ,複雑性トラウマを経験した子どもたちは,相当な割合で個別面接を含む"古典的な"外来治療を経験したことがありません。それよりもむしろ,これらの子どもと家族は,学校,児童養護施設,シェルター,かかりつけ医などの幅広い場面に登場しているのです。

そこで，次第に"万人に効く"治療モデルを強調するのではなく，治療の核となる構成要素を明確にすることの重要性が認識されるようになりました。このARCの枠組みは核となる構成要素を組み込むために作られています。ARCはトラウマにさらされてきた子どもとその養育環境に介入する際のカギとなる治療目標を明確にしています。これらの治療目標は，トラウマを抱える人々の順応性のある回復力を導く要因と複雑性トラウマの有害な影響について，広範囲の文献を概観することから作り上げられました。また私たちは幅広い場面でこれらの人々を対象にした臨床経験を数多く積み重ねてきました。そして，そこから選び出された原則は，この分野で働いている臨床家や他の専門家らによって吟味され，それをもとに修正されてきました。

②さまざまな場での臨床の原則の翻訳──向こうが来ないならこっちから行こう

子どもや思春期の子どもたちはさまざまな援助場面に現れます。そして私たちは"システム全体"で治療していくことの重要性を理解しているため，ここで選んだ原則は，すべての援助の場で使えるよう翻訳されたものとなっています。例えば，外来診療場面にARCを適用する時，ARCの原則を子どもへの個別面接，養育者と子どもの合同面接，養育者への心理教育や養育スキル向上のためのプログラム，子どもと養育者のグループ療法に用いることができます。施設に介入する場面では，アタッチメントの原則を職員のトレーニングや環境の構築など，施設全体への介入に用いることができます。ARCの治療目標を，治療グループに用いたり，より"自然な"方法に当てはめる（例：教室の中に自己調整の道具を置いておく）こともできます。今のところARCの原則は，種類の異なる機関でもうまく適用されています。それには，地域や自由診療の場で治療する場合はもちろん，外来診療，児童養護施設，少年院，専門里親，若者支援機関，ホームレスのシェルターなどさまざまな場が含まれます。

③臨床家としての自分に忠実であり続けること──治療の中の技（アート）を保ち続けること

すべての専門家は異なっています。またすべてのクライエントも異なっています。優れた治療は技（アート）と科学が組み合わされているものです。柔軟性と"その場で素早く判断する"能力の価値を認めない援助者はほとんどいません。よい治療ケアには，クライエントのニーズと強みの丁寧なアセスメント，カギとなる治療目標の明確化，そのクライエントのその時に最も効果的に治療目標に近づけるようにする柔軟性が含まれています。

ARCの枠組みは，万人に効くやり方で臨床の知恵を置き換えたり，個々の技術に取って代わろうとするものではありません。むしろ，多くの道はあるけれど，みんなうまく同じ目的地にたどり着くのだという考えのもと，カギとなる治療目標，これらの目標に届くための技術，その技術の身につけ方の例を明らかにしていきます。今まで私たちが受けたフィードバックのなかで最もよかったものの一つは，「この枠組みは，置き換えるためのものではなく，今の実践を援助し整理してくれるものですね」というものでした。

では ARC とはどんなものなのでしょう？

　ARC は構成要素を基にするモデルで，トラウマを経験してきた子どもとその養育システムのために，核となる治療領域を明確にしています。それは，「アタッチメント」「自己調整」「能力」の3 つです。そしてこれらの 3 領域の中には，9 つの治療目標の「積み木」が組み込まれています。10 個目の治療目標「トラウマ体験の統合」は，外的なリソースと個々のスキルの両方を含む，他の全ての治療目標の上に成り立っています。図 3.1 にこのモデルを示します。

アタッチメント

　どのように定義されたとしても，養育システムというものはすべての文化で子どもの健やかな発達の基礎となっています。安全で健康的な愛着関係は，重いトラウマによる有害な影響を和らげることができます（Cohen & Mannarino, 2000）。また逆に，愛着関係がストレスとなるものであれば，それ自体が大きなリスクとなります（Crittenden, 1995; Wakschlag & Hans, 1999）。

　子どもの発達にアタッチメントが果たす役割の大きさを理解していると，トラウマを経験した子どもや家族にかかわる時は，アタッチメントを提供する養育システムそのものを治療目標にすることが重要であると思えます。私たちは養育システムを幅広く定義しています。複雑性トラウマを経験してきた子どもの多くは，さまざまな養育環境にさらされてきました。それは実親や親戚，里親や養父母，学校，児童養護施設，ケースワーカーやこれらの子どもにかかわる無数の専門家などが含まれます。今まで述べてきたように，私たちはシステム全体をターゲットにして介入することを勧めます。それは子どもはその周囲のシステムと同じ程度にしか安全になり得ず，また子どもが安全になるまでは発達の他の側面はずっと犠牲になり続けてしまうと予測しているからです。

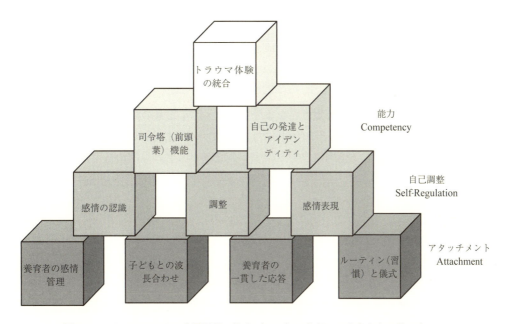

図 3.1　アタッチメント，自己調整，能力（ARC）の枠組みの中心となる積み木

アタッチメントの「積み木」は，2つの主な要素をターゲットにしています。①子どもと養育者の間で「ほどほどに安全」で「ほどほどに健康」な関係性が築かれること。そしてそのためには，養育システムそのものが安全と感じられる必要があります。②養育システムが子どもの健全な発達を支えるのに役立つスキルを構築し養育環境を整備することです。

アタッチメントの積み木
養育者の感情管理

ARC の枠組みの中でずっと強調されているように，養育者は子どもの発達の重要な役割を担います。さらに，ストレスに直面した子どもを支える養育者の能力は，子どもの予後の重要な予測因子となります。子どもを支える能力は，養育者が自分自身の体験をどのくらい効果的に管理することができるかによって変わります。この章では，子どもの予後への養育者の感情管理の役割，養育者の感情管理能力に影響を与える要因，養育者支援の重要な役割，養育システムを対象とした重要なスキルについて詳しく述べています。

この治療目標の重要なスキルと焦点となる分野には，①トラウマの本質についての心理教育と養育者の反応をよくあることとして認めること，②養育者の自分自身をモニターするスキルを構築すること，③養育者が自身の感情管理スキルを構築すること，④養育者支援の強化，が含まれています。家族，施設，その他の代理となる養育システムへの応用だけでなく，治療者自身が感情管理することについても論じられています。

子どもとの波長合わせ

子どもとの波長合わせとは，養育者が子どもからの合図を正確に読み取り，適切に応答することを指します。大人が子どもの合図を読み取る時に行いがちな注意したい間違いがあります。それは，行動の背後にある感情的なメッセージを"読み取る"のではなく，その合図をことごとく見逃したり，逆にあからさまな行動に反応してしまうことです。幼い頃に重いトラウマを経験した子どもは，自分の感情，欲求，ニーズなどを効果的に把握するのにとりわけ苦労します。この2つ目の積み木の治療目標は，複雑性トラウマを抱える子どもの養育システムの中で，正確に波長を合わせることがいかに重要かを強調しています。

この治療目標の重要なスキルと焦点となる分野には，①子どもの持つ警戒心の役割についての心理教育，②トラウマのトリガーとその現れ方についての心理教育，③子どもの出すメッセージを（"気持ちの探偵になって"）理解する方法の習得，④応答的リスニングのスキルの習得が含まれています。

一貫した応答

育児の研究は子育てに一つの"正しい方法"はないと強調していますが，「一貫した応答」の重要性は数々の調査から明らかにされています。子どもはルールが明確な時と，ある程度親や環境の反応を予測できる時に，よりよくふるまうことができます。しかし，重いトラウマを体験した子どもを養育する時には，多くの厄介な問題が生じてしまいます。かなりの混乱を体験してきた子どもは安心感を得ようと周囲を支配しようとするでしょうし，課されたルールには抵抗するか憤るでし

ょう。感情調節が苦手な子どもには，一般的な子育ての仕方がむしろトリガーとなって，強い反応を引き出してしまうことがあります。養育者はひどく傷ついている子どもに結果を求めるのは気が進まないかもしれませんし，子どもが安全でい続けられるように強く抑えつけてしまうかもしれません。養育者は自分自身が育った家族の中で重いトラウマを体験しており，安全な子育てのモデルを持っていないことがあります。

　この章では「一貫した応答」をするためのカギとなる治療目標を明らかにしています。古典的な行動療法を用いた子育て技法（例：限界設定，正の強化と褒めることの多用）と，この戦略を使う時に生じるトラウマ反応についての心理教育を組み合わせています。すべての子どもでうまくいく養育方法というものはないので，この実施については養育者に"実験"として示し，技法よりもそれをやってみる過程が強調されます。養育者が技法を実際に使って手応えを感じると，その技法は欠くことのできないものとみなされ，さらに熟練するための戦略が与えられます。

ルーティン（習慣）と儀式

　ルーティンと儀式は，私たちの毎日にメリハリを与える目に見えない本立てのようなものです。ほとんどの人が歩き方，食べ方，寝方，時間の調整の仕方に自分なりのスタイルを持っています。ルーティンは何気なくこなしているものなので，それがなくなった時にその存在に気づきます。ルーティンは日々の生活に一貫性と予測可能な感覚を与えてくれます。そしてルーティンが混乱すると，私たちの気分は不安定になります。複合的なトラウマにさらされた子どもと家族は，ひどく混乱して次が予測できない生活を送ってきました。そのような生活が続くかぎり，子どもはいつ起こるかわからない危険に対して警戒し続けるために，それに多くのエネルギーを注ぎ込まなければなりません。予測できる機会を増やすことで安心感が生まれ，子どもたちはリラックスして自分のエネルギーをサバイバルから健全な発達のために使うことができるのです。

　この治療目標では，トラウマを抱える子どもと家族の生活のなかでのルーティンと儀式の役割を強調しています。ルーティンを確立する際の留意事項が説明されており，家，セラピー場面，移動中の場面，その他の大事な場面でのルーティンの例が示されています。また発展例として，多くの子どもたちと養育者の双方が難しい時間の一つとして挙げた，就寝時のルーティンの作り方も示されています。

自己調整

　概論が書かれているこのはじめのいくつかの章で詳しく述べられているように，発達性トラウマは，子どもの生理，感情，行動，認知のそれぞれを調節する能力に大きな影響を及ぼします。子どもは自己調整を習得する最も早い機会である愛着形成がうまくいかなかったことや，大きなストレスによって調整システムが受ける衝撃，そしてこの2つが組み合わさったものに影響を受けます。結果として，自分の内的な体験をまったく調整できず，体験したことの理解や識別，表現が困難な子どもたちを治療の対象とすることになります。

　自己調整の「積み木」は，内的な体験に対する子どもの気づきと理解，その体験を調節する力，他者とその体験を安全に共有する力を治療目標にしています。

自己調整の積み木
感情の認識

　幼い頃にトラウマを体験した子どもは，多くの場合，自分自身をその感情や身体感覚から切り離す術を身につけています。養育者から適切な反応や感情を表す言葉を与えられない環境で育ったため，多くの子どもが感情の区別の苦手さ（「なんか嫌な感じ」）や，身体や感情への気づきの乏しさ（「自分の気持ちがわからない」），感情とそれを引き出した体験との間につながりがあることへの理解の乏しさ（「なんでこんな気持ちなのかわからない」）の課題を抱えています。感情や生理的な体験を健全なやり方で調節するためには，まず初めに自分の内的な状態に気づき，理解しなければなりません。

　この治療目標はたくさんのスキルと介入のポイントを明示しています。治療目標には感情を表す単語の習得，人間の危機反応とトラウマのトリガーについての心理教育，さまざまな感情が混ざった体験を自然なこととして認めることが含まれています。子どもたちは"気持ちの探偵"になるよう教えられます。さまざまなエクササイズや情報によって，自分や他者の気持ちを識別する力を身につけ，感情を身体感覚や思考，行動に結びつけて，気持ちと内的・外的な要因がつながっていることを理解させていきます。

調整

　複雑性トラウマは生理的な反応や感情体験をうまく調整するための子どもの能力に大打撃を与えます。圧倒されるような慢性的ストレスのために，子どもはいつも過覚醒になり，覚醒水準の調節ができなくなります。本来子どもの心の衝撃を和らげたり，外からの調整装置として機能するはずの養育システムそのものが役割を果たさないので，幼い子どもはたった一人でとても強い感情と生理的な体験に悪戦苦闘することになります。ほとんどの子どもは，自分が体験していることになんとか適応力を発揮させます。しかし，こうしてその状況に適応してしまうことで，現在進行中の難題の中に子どもは脆弱な状態のまま取り残されてしまうことになるのです。

　ここでの治療目標で強調しているのは，子どもが最適な覚醒レベルを保てるようにする援助とさまざまな感情を抱えられるよう"快適なゾーン"を広げることです。具体的なスキルには，①感情の度合いの理解を深める，②覚醒水準を楽に，効果的に増減させるやり方で，異なる覚醒水準の間を耐えてやり過ごす手法の導入，が盛り込まれています。治療者には直接感情のエネルギーを扱う特定のスキルや戦略を用いながら，子どもと"気持ちの道具箱"を大きくすることが勧められています。

感情表現

　自分の感情体験を他者と共有することは人間関係を築く上での重要なポイントです。自分の状態を共有することに心地よさを感じなければ，親密な対人関係を築けないし，自分の基本的な欲求を他者にかなえてもらえないことが多くなります。トラウマを経験した子どもたちのほとんどが，自分の内的な体験を安全に，また効果的に表現することに四苦八苦しています。それは，幼い頃に人と意思疎通しようとした時，怒り，拒絶，あるいは無関心な対応をされてきたからかもしれません。感情を共有すると自分は隙だらけになると子どもはいち早く知り，自分をコントロールするために

感情を隠すか遮断する方法を身につけています。その結果，自分の経験についてまったくやり取りができなかったり，役に立たないやり方でしか感情や欲求について意思疎通することができなくなります。そして，人間関係を築く上でのモデルや実際の経験がないまま時が経ち，トラウマにさらされた子どもは，安心できる人間関係の作り方がますますわからなくなってしまうのです。

この治療の主なねらいは，感情的欲求あるいは実際の欲求をかなえるために，子どもが他者と効果的で安全な感情を共有するスキルを身につけられるようにすることです。具体的なスキルには，①安全なコミュニケーションのリソース（人）を確認すること，②"タイミングをみて"会話を始める方法など，リソースを効果的に利用すること，③身体空間や境界線，声のトーン，アイコンタクトを含む効果的で非言語的なコミュニケーションの戦略，④"Iメッセージ"の利用も含めた言語的なコミュニケーションスキル，⑤自己表現の手段のレパートリーを増やすことが含まれます。

能力

私たちが治療している子どもと家族の最終的な到達目標は，内的，外的両方のリソースを手に入れることです。リソースを持つことで，健全な発達が促され，社会的なつながりや地域活動，学校での活動などあらゆる分野でうまく適応できるようになります。ここでの治療目標で強調されているのは，子どもたちが何かを達成して成功した感覚を持つことの重要性，自分の人生の生き生きとした担い手として機能し続けるためのスキルを手に入れること，肯定的でまとまりのある自己感覚がより強固に育まれることです。トラウマに焦点を当てた治療について論じる時，発達に応じた能力を高めることは"支持的精神療法"や補助療法の分類の中に追いやられてしまい，今まであまり重視されてきませんでした。しかし，私たちは幼い頃に発達性トラウマにさらされた子どもたちにとって，能力を高めることは治療の核となる重要な構成要素になると考えています。

能力の積み木
司令塔（前頭葉）機能

幼児期の最も重要な発達課題は，主体性の発達と自分には世界に影響を与える力があると思えることです。主体性は，私たちが何かに**挑戦**し，何かを**行い**，何かを**選択**する時に育ちます。ある程度まで，主体性は司令塔（前頭葉）の適切な働きに頼っています。これらの認知スキルは前頭前野でコントロールされています。前頭前野は反応を遅らせたり，結果を予想したり，起きたことを評価したり，積極的に決断することによって，私たちの活動をコントロールします。慢性的なトラウマにさらされた子どもたちの脳は常に"警報モード"にあり，前頭前野のコントロールの発達を不十分なものにさせてしまいます。こうした子どもたちの司令塔機能は，同年代の対照の子どもたちと比べて損なわれていることが研究で示されています（Beers & De Bellis, 2002; Mezzacappa, Kindlon, & Earls, 2001）。レジリエンス（回復力）のある子どもを対象とした研究では，良好な予後に果たす問題解決スキルの役割が強調されています。当然のことながら，効果的な選択ができたり，自分の人生に主体的に取り組んでいる子どもは，そうでない子どもよりも，うまくやれています（Cicchetti et al., 1993; Werner & Smith, 2001）。

この治療目標では，積極的に状況判断する能力，自分の反応を抑制する能力，思慮深い決定をする能力など，問題解決スキルの発達を強調しています。また古典的な問題解決技法をこれらのスキ

ルの枠組みとして使い，そこにトラウマ反応の役割に関する知識を付け加えています。**考えて行動することとパッと反応すること**が対比させられており，この章のスキルは子どもが自分で**選択する**ことへの気づきに焦点を当てています。問題解決スキルについては形式的に述べていますが，臨床家や他の専門職向けに，日常会話の中にある多数の解決への糸口に関するアドバイスも載せています。

自己の発達とアイデンティティ

　肯定的でまとまりのある自己感覚の成長は発達の過程の中で達成されます。幼児は徐々に他者からの典型的な反応や環境について内在化し，児童期の子どもはさまざまな分野での経験を合体させ，自分なりの価値観や意見，他の特性を統合し始めます。そして思春期には，自分の可能性への気づきなどの複雑で繊細な同一性を育てながら，積極的に自分自身を探って作り上げていきます。しかし，慢性的なトラウマにさらされた幼児はしばしば，ネガティブな体験と低い自尊心を内在化します。体験は断片化し，その場の状況に依存する形になってしまいます。またトラウマを抱えた多くの子どもたちは，未来の感覚がなく，たくさんのばらばらな"今"があるだけです。

　この章では自己とアイデンティティの4つの面を治療目標とします。① **自分らしい自分**では，好き嫌いや価値観，意見，家族の規範，文化などを含む個人的な特質を探索し，その特質を尊重します。② **肯定的な自分**では，自分の中にリソースを作り，自分の強みと成功体験を見つけます。③ **まとまりのある自分**では，経験の多様な面を通して自分を吟味することを強調します。トラウマを受ける前と受けた後の自分，実親といる時と養父母といる時の自分，外側に現れている自分と内面の自分などで違いを吟味します。④ **未来の自分**では，未来の自分を想像したり，自分の可能性を探る能力を築くことを意味します。

トラウマ体験の統合

　ARCの枠組みに記された最後の目標は「トラウマ体験の統合」です。目的をもって今の生活を過ごそうとする子どもの能力を，過去の経験はしばしば妨げて無駄なものにさせています。過去の影響は自己を断片化し，小さい頃に繰り返された体験に関する知覚が特定の行動パターンを引き起こします。さらに，その体験に関連した感情，認知，身体の状態，埋め込まれた対人関係モデルと一緒に特定の記憶が侵入するといった形でよみがえるのです。

　ここでは，ARCの9つの積み木の中に記されたスキルとリソースを利用し，子どもたちが首尾一貫したまとまりのある自分を理解し，今の生活を送る能力のための，支援方法を明確にします。特定の記憶と断片化された自己の統合は，養育システムの中に組み込まれており，治療の中で長い時間をかけて進行します。

ARCの積み木の章の読み方

　私たちがARCの理論を開発していた時，早い段階で一緒に働いた臨床家や他の専門職から，たくさんのフィードバックをもらいました。それを参考にしながら，私たちはARC導入の章をできるだけ使いやすいものになるよう工夫していきました。それぞれの「積み木」の章は以下の項目で

構成されています。

★キーコンセプト

ここは「なぜ」の部分です。このコンセプトは治療の原則の理論的根拠と養育者に教える際の重要なポイントを示しています。

📦セラピストの道具箱

ここは「するべきこと」の部分に当たり，3つの内容で構成されています。

🎬セラピーの舞台裏

この部分ではセラピーの場面や環境の中に治療の原則を取り入れる際の方法，覚えるべき重要なポイント，包括的な原則について述べています。

📋養育者への教育

養育者への心理教育の重要なポイントと治療の原則を導入するための詳細な戦略が述べられています。アタッチメントの領域では，養育環境の中で安心感を築く方法に焦点を当てています。自己調整と能力の領域では，養育者が子どものスキル獲得を支援するための方法について論じています。また養育者と同様に支援機関・施設職員のトレーニングのための個別面接やグループ活動の手引きも載せています。

🔧道具

この部分では何度も具体的なやり方（道具）が出てきます。これらの道具は個別面接やグループでの治療の中に組み込むことができます。例として挙げられている活動内容を読むと，創造性が治療の大事な要素であることを改めて思い出すことでしょう。セラピストはこれらの例を応用してクライエント個人にぴったり合うように変えていくことが奨励されます。

👪発達段階に応じた配慮

この部分では，特に幼児期，児童期，思春期の3つの発達段階での応用と配慮する点について論じられています。例えば，思春期後期では，アタッチメントの原則は幼児期に適用されるものとは異なりますが，どのように関連しているかを考えることを読者は求められます。子どもたちは発達の途中でトラウマの影響を受けているので，治療戦略を立てる時は，実際の年齢よりも発達段階に合ったものを用いることをお勧めします。

🏠応用

ARCは柔軟な枠組みであるため，すべての治療場面で適用できる原則が示されています。この部分では個別治療，グループ治療，組織への介入の際の各原則の応用例を記しています。

🌐 現実に根ざした治療

セラピーは「現実世界」で行われています。この部分では実際の子どもや家族にこの原則を用いてセラピーを行う時に，陥りやすい誤りや配慮する点について論じています。

🚩 文化的配慮

すべての章で，文化的な配慮がこの印と共に示されています。**文化**とは「思考，コミュニケーション，行動，習慣，信条，価値観，人種・民族・宗教もしくは社会集団」を含むものです（Cross, Bazron, Dennis, & Isaacs, 1989, p. 13）。私たちは文化を広く定義し，人種，民族，言語，生まれた国や文化，ジェンダー，性同一性，性的志向，コミュニティ，宗教等といったカテゴリーを含めています。また文化はクライエントが育った地域，生まれ育った家族特有の伝統，世代や今の社会の特徴のような微妙な差異も含んでいます。今まで指摘されてきたように，私たちは同時に複数の文化のなかで生きています（B. Stubblefield-Tave, 私信, May 18, 2006）。

ARCの資料

巻末に教育用の配布資料，臨床場面でのワークシート，個別面接やグループ活動での応用例など多数の資料が載せてあります。これらの資料はタイプや対象となる分野ごとに整理され，積み木の章の中でも言及されています。これらの資料は特定の分野での使用例として載せていますが，この本を読んでいる人がより創造的に使うことも推奨します。私たちが治療の対象とする子ども，グループ，家族への最もよい介入というものは，その瞬間や治療の流れの中で思いつくものです。

ARCの使い方——ARCを施行するための基本戦略

ARCは構造化されたプロトコールというよりも，柔軟性の高い枠組みであるため，これを実施しようとする人はどこから始めればよいか疑問に思うことでしょう。複雑な子どもや家族とかかわる時，どこから始めればよいのかと思うのと一緒です。「この理論はよいね。でも，**どうやってARCを使えばいいの？**」今まで何度もこういう言葉を聞いてきました。

ある程度の答えは，積み木の各章の「応用」の項目の中に載せています。この項目では，個別治療，グループ療法，組織への介入の中でARCの原則を用いる際に配慮する点が記されています。例えば，個別面接で親とかかわる時と施設のスタッフとかかわる時とを比較して，「養育者の感情管理」の原則を適用する方法を説明しています。この本を利用する臨床家には，できるだけARCの枠組みの原則，スキル，キーコンセプトを使う以下の方法を取り入れることをお勧めします。

外来診療での施行

ARCの積み木の原則は多くの外来診療の臨床家にとって，個々の治療目標と治療計画を決めるための指針になっています。10個の積み木の文脈の中で子どもや家族／組織のありさまを観察す

ることによって，それぞれの分野の具体的な治療目標を立てることができます。

たとえば，もし突然激しく怒り出す子どもに直面して圧倒されている養育者をアセスメントするなら，治療目標は以下のようになるでしょう。①養育者自身の対処スキルや養育者への支援を増すことで，子どもへの包容力を向上させること（養育者の感情管理），②トラウマと感情表出の発達に関する心理教育を通して，子どもの激しい感情表現の理由を養育者に理解してもらうこと（子どもとの波長合わせ），③子どもが自分の身体で苦痛のサインを"読み取って"，それがどこから生じているのか理解するための力をつけること（感情の認識），④子どもが苦痛をコントロールする対処法を持てるようになること（調整，子どもとの波長合わせを使ったサポート），⑤自分を支援してくれる養育者や他のリソースを使える力を作り上げること（感情表出，子どもとの波長合わせによるサポートをもう一度使う）。

他のARCの積み木も上記の目標に結びつくでしょう。例えば，ストレスのかかる状況で最もよい方略と進め方を明らかにするには，問題解決技法が必要となるでしょうし（司令塔機能），内的な体験や行動を管理する子どもの達成感を目標にするのであれば，子どもの自己効力感を高めることになるでしょう（自己の発達とアイデンティティ）。自分の"トリガー"を知ることで見通しを持てるようになると，覚醒水準は下がるでしょうし（ルーティンと儀式），養育者に限界設定と対になる調整の手段として"タイミングを考えて介入する"ことを学んでもらうには，養育戦略が介入目標になることでしょう（一貫した応答）。資料Aにある「実践チェックリスト」は各章に載っているARCの原則とスキルを確認するのに役立つことでしょう。私たちは著しく変化させることよりも，まずコツコツと積み重ねることを治療者に勧めてきました。セッションの中で"選択ポイント"を確認することは，クライエントとともに目標にしていること，そしておそらく，私たちが見逃しているものも明らかにして知らせてくれます。

各積み木の章には，個別面接や親子合同面接で原則を適用するための多くの例が含まれています。治療者には，治療としてのエクササイズも，会話，遊び，やりとりといった手軽に"波長を合わせること"も同じように考えることを勧めます。また実際にこれらの原則を用いてどう治療を組み立てるかを検討することも勧めています。例えばセッションが一貫性のあるものとなるように決まりごとを作る場合，セッションの最初と最後に調整のための活動を取り入れることや，感情を識別して表現するスキルを身につけるためにセッションのはじまり，あるいは終わりに毎回"気持ちのチェックイン"を行うこと，能力を高めるさまざまな活動を組み込む等が考えられます。

グループ療法

「自己調整」と「能力」の章に載っているARCの原則は，グループ活動に簡単に応用することができます。各章に例として載っているエクササイズの多くは，グループの形でも使うことができますし，資料Cには追加の活動も載せています。グループを行う際には他の要因もある中で，子どもたちについての発達段階，介入場面，文化的な背景，治療の焦点，選択制の発展グループを作る時のグループ間の安全性などに配慮することを治療者に勧めます。私たちはARCの原則を使って開発されたたくさんのグループのプログラムと協働してきました。そこではARCのカギとなる原則を統合しながらもグループそれぞれの形式，構造，ねらいがあり，その多様性は目を見張るものでした。特定のARCの原則を治療目標として取り入れることに加え，子ども，思春期，養育者

のグループを作る際には「ルーティンと儀式」の役割を考慮することをお勧めします。

養育者への支援と教育

　4つのアタッチメントの「積み木」は養育者への教育と支援を明確な目標としています。さらに，すべての積み木の章で「キーコンセプト」，「発達に応じた配慮」，「養育者への教育」の情報が記されています。この情報は養育者への教育セッション（個別またはグループ）と養育者向けのワークショップを行う際の手引きとなるでしょう。資料Bにはたくさんの養育者の教育用のハンドアウトとワークシートが載っています。そのいくつかは，養育者とのセッションのなかで役に立つことでしょう。これらは手引きとして考えましょう。私たちの経験からは，書かれている情報というものはある養育者たちには有益ですが，全員に当てはまるわけではありません。同じ原則について文書だけでない他の方法で気づかせることも考えましょう。"教育のための集まり"で使う時でも，子どもや思春期の子どもが相手の時のようにちょっと応用して使う時でも，工夫の余地がないか十分考慮してください。

　教育より先に，治療者と養育者との間にアタッチメントの原則を適用し，養育者が安心して支援を求めたり，養育者自身が自分の能力を感じられるよう気を配ることが大切です。介入システムの中であれ外であれ，養育者を支援するリソースを増やすことに取り組みましょう。それは，養育者のスキルの練習，応用，成功と挑戦の過程を支援する場となります。そして，治療者自身が養育者の反応や行動に，より波長を合わせられるよう努力しましょう。

施設のトレーニング，コンサルテーション，職員への支援

　施設職員のトレーニング，コンサルテーション，支援にARCの原則を使う際の戦略と配慮する点は，養育者に使う時と同じです。養育者に適用したこの枠組みの原則を結びつけるのであれば，「養育者」をその組織に合った名称（例：**先生，カウンセラー**）に置き換えればよいのです。またこの枠組みの教育的な内容は，職員研修を企画する際の手引きとなるでしょう。しかし私たちの経験では，最も大きな組織の変化が起こるのは，形式的な研修を超えて，学んだことが現実に起きた時です。だから例えば，ただ単に職員にトラウマのトリガーについて教えるだけではなく，特定の子どもの行動についての日常的な会話，教育計画を立てる時，また毎週のスタッフミーティングの中で，トリガーによる反応について話し合い，統合していきましょう。

　家族をサポートする場合と同様，心理教育を超えて，職員への支援と彼らが安心感を持てる方法を組織的に考えることが重要です。本書を通して繰り返されていますが，子どもはその環境と同じだけの安全感しか持てないというのが私たちの主張です。つまり主要な治療目標は，いつでも養育システムの安全，安心なのです。あなたの組織の職員はすべてのレベルで適切なサポートを受けているかどうか考えてみてください。個人と組織の両方で感情体験をコントロールする力を持っていますか，小事件が起きたらそれについて議論し改善する話し合いの場があるでしょうか，ある程度一貫した日々の予定を持っておりそれに基づいて子どもや職員が見通しを持てるように援助する力を持っているでしょうか。

施設環境への応用

　ARC の原則は個別療法を含まない場あるいは個別療法を超えた組織の視点からの介入など多くの場面に適用することができます。各 ARC の原則の「応用」の項目に施設環境の中で配慮する点を載せています。しかし，トラウマを抱えた子どもと家族が支援を受ける場は広範囲であるため，これらの原則を実現するための方法をすべて記すのは不可能でしょう。さらに，特定の組織について，そこで治療を実施する最もよいやり方も含めて，一番よく知っているのは，一般にその組織の中の人々であると私たちは強く信じています。そういうわけで……もしあなたがこの本を読み，ARC の原則を組織レベルで実現しようとしているなら，以下の 2 つの点に気を配って目標を考えることをお勧めします。①原則が書かれているキーコンセプト，②あなたの組織の中でこの領域がどう示されるか（例：クライエントの様子や，日課の構造の中で）。これらの 2 つの点に配慮しながら，組織に原則を適用する方法を考えてください。

　例として，「**自己調整**」の領域の 2 つ目の積み木である「**調整**」を挙げてみましょう。調整の主な目標は，子どもが内的な体験を，生理的，感情的，行動的に調整するスキルと戦略を持てるよう援助することです。すべての組織が"セラピー"の中で行うのと同じように特定の子どもたちに個々のスキルを身につけさせることはできませんが，組織が調整を教え，支援し，励ます方法はもちろん存在します。教室の場面であれば，生理的な調整を支援する方法として，例えばストレスボールや粘土など，手の中に入る大きさのいじる物を入れた籠を用意し，子どもたちが利用できるようにすることもできるでしょう。また児童養護施設であれば，古くからある"タイムアウトの部屋"の代わりかそれに加えて，例えばチェーンブランケット[訳注1]や柔らかい枕など感覚を調整するものを置いた"センソリールーム（感覚の部屋）"を作ることを考えてもよいでしょう。家族のためのシェルターであれば，子どもの調整を促す日々のルーティンを設けることも考えられます。この例としては，夜のお話の時間を作ることで，穏やかな曲，薄暗い明かりの下で養育者は子どもに個別で愛情細やかに接します。すべての戦略がすべての場面でうまくいったり適切だったわけではありません。上記の例もそうですが，今までで最もうまくいった例は，私たちが一緒に取り組んだ個別のプログラムや組織から得られており，そこでは組織のニーズに合うようにそこの職員自身がその戦略を組み立てたものでした。

あなたは誰を治療しているのですか？――フォーミュレーションから始めることの重要性

　この枠組みは，それぞれの家族や組織の状況のなかで，子どもたちの個々のニーズに柔軟に対応することの重要性に焦点を当てています。そのため，「じゃあ，どうやって ARC を使うの？」という質問に対して，「じゃあ，あなたは誰を治療しているの？」と互いに質問をすることは大事なことだと感じています。言い換えれば，クライエントの個人的なニーズをできる限り目標に組み込

訳注1　チェーンブランケット：加重ブランケット。毛布の中に鎖が縫い込まれているもの。重い毛布の圧迫刺激で発達障害児が落ち着く場合があり，用いられている。

むために，私たちはまず誰がクライエントなのかを理解しなければならないということです。どんな行動，どんな症状にも，多くの要因の可能性があるでしょう。だから行動を確認することは終点ではなく，ただ単に最初の一歩に過ぎないのです。**フォーミュレーション**というものは，勢ぞろいした情報（生育歴，観察内容，医療的な提案，行動，関係のとり方，うまくふるまえる分野）から，クライエントを一貫性のある一人の人間としてまとめて理解するためものです。例えば，フォーミュレーションは，ただ子どもが学校で**苦労している**というのではなく，**なぜ**子どもが学校で苦労しているのかを理解するのを助けてくれます。ある子どもは集中するのが難しいからかもしれません。別の子どもは覚醒水準を調整できないからかもしれません。また学校での複雑な対人関係をやりくりするのに悪戦苦闘しているせいかもしれません。他にはもともとある学習障害による場合かもしれないし，要因がいくつか混ざっているのかもしれません。もし私たちが根本的な原因を理解しないで，ただ単に**現れている状態**，つまり学校でうまく取り組めないということを目標に定めているのなら，私たちの介入は少なくともしばらくは，失敗することでしょう。

　よいフォーミュレーションは，人がすることは本質的に道理にかなっているという前提に成り立っていることが多いです。すべての人は理由があって，そのような行動をとっています。これらの理由はしばしば複雑で多面的なものです。それゆえ，すべての人を，彼らを構成するさまざまな要素の総和として分析できると決め込むのはおこがましいことでしょう。しかしフォーミュレーションは，私たちがこれらの複雑さを理解するための入り口になってくれます。そして，なぜ子どもが敵対的だったりべったりくっついてくるのか，なぜ養育者は専門家を疑ったり，でたらめな方法をとろうとするのか，なぜ家族は治療に取り組むことに抵抗するのかなどの疑問を私たちが共感的に理解するのを助けてくれます。

　なぜを理解することは，**どのように**探るかという柔軟な能力とともに，自然に**何か**に気づかせてくれます。それゆえ，フォーミュレーションは私たちの治療の技量を高めてくれます。言い換えれば，**なぜ**子どもが頻繁にかんしゃくを起こすのかの理由が覚醒水準の調整困難だった場合，強いトリガーによって引き起こされた反応に子どもはコントロール力を失い，養育者は圧倒されるためにうまく反応できない状態が続いていきます。その時，治療がターゲットにするであろうことは**何か**というと，調整の戦略（対処スキル）を習得すること，子どもが自分で選択したと感じられる機会を増やす試みを養育者と行うこと，養育者が内外のリソースを作り上げたり，自身の感情経験をコントロールするのを支えることなどでしょう。**どのように**そこまでたどり着くかというのはとても難しいことで，しばしば実験的な取り組みをすることになるでしょう。私たちの願いは，この枠組みがこうした段階を踏む治療者に，何かのヒントを与えることです。

　問題に関する一連の質問に対して私たちのアセスメント結果を答える時，フォーミュレーションが役に立つことに気づきました。アセスメントは，フォーミュレーションと同様ですが，前の時点で完成されたものではなく，今も続いているダイナミックな過程と捉えるべきです。トラウマを体験した子どもや家族を治療する時，フォーミュレーションを形作るために以下の質問を参考にしてください。

1. この子ども／家族は何を体験してきたのでしょう？　ポジティブな体験とストレスの大きかった体験の両方に注意を払いましょう。
2. この子どもと家族に影響を与えている他の要因は何でしょう？　以下を考慮しましょう。

- 子どもと家族の文化（多次元）
- 養育者のかかわり（現在と過去），世代間の影響
- 気質を含む，生物学的／器質的な強みと弱み
- 経済的な要因
- 家族の中での子どもの役割

3. これらの経験と状況因子はこの子どもにどのような影響を与えてきたのでしょう？　家族にはどう影響したのでしょう？　以下を考慮しましょう。
   - 発達的な影響：アタッチメントの型，自己調整能力と自己のまとまり，他者との関係のとり方，運動能力
   - 信念（自分，他者，世界について）
4. 私たちが観察しているパターンは，子ども（もしくは家族）がこうした体験に適応しようとして学んできたことについて何を示唆するのでしょう？　過去の体験から考えて，今の行動はどのような意味をなすのでしょう？　ただ単に表面上の行動（例：かんしゃく）だけを考慮するのではなく，核となるそれを駆り立てている問題（例：覚醒レベルの急騰）も同様に考慮しましょう。
5. 現在の行動パターンは，私たちに潜在的な危険性のトリガーや合図について手がかりを与えてくれますか？　もし得られないなら，過去の体験から考えて，この子どもの危険な反応のトリガーについて予測できることは何ですか？
6. トリガーに直面した時，子どもはどのような行動をしていますか？　私たちが**最も**心配する今の行動はどれでしょう？　これらは過去の体験に（どのように）関係しているのですか？
7. 他のどのようなストレスが今の様子に有害な影響を与えているのでしょう？　他のどのようなリソースがそれを和らげる働きをしていますか？
8. 子どもが持つ強みはどのようなものですか？　体験を和らげるために，こうした強みを生かせる方法はあるでしょうか？

　これらの質問への答えは，子どもと家族についての物語（ナラティブ）を与えてくれます。「はじめに」にあるライアンの話，第2章のジャネーの話を，これらの質問を念頭に置きながら読み返してみてください。また第1章で説明されている，発達の領域とトラウマの有害な影響という観点から子どもの機能を考察し，それと同じく第2章で説明されているトラウマの影響のスリーパーツモデルも考察してください。これらの質問への答えと私たちが子どもと家族について理解したことを記録しましょう。その記録は，治療すべき領域の明確化はもちろん，支援するための強みの部分にも導いてくれます。

終わりに

　本書のはじめのほうではARCの理論が作られた背景，前後関係，根拠について説明しています。そして第4章以降にはARCの枠組みの3つの主要な領域と10個の積み木について，内容を適用していくことも含め述べられています。それぞれの積み木や治療目標のために，理論的根拠とキー

コンセプト及び，提案する治療を踏まえた手引き，養育者教育の構成要素，発達的配慮を記載しています。子どもの特性，トラウマにさらされた生育歴，内容，今現れている状態は，それぞれ独特なので，治療が子どもごとに異なってくるのは必然的なことです。このような多様性があるため，行われる臨床的評価は，どのような治療にも大事な要素となります。

　いくつかのスキルは前もって必要になりますが，この枠組みは段階的に進めるように作られているわけではありません。よい治療では，カギとなる領域を回復の過程の異なる時期に再びテーマとするものです。子どもは成長するにつれて，新しい発達段階に到達したり，さらなるストレスにさらされたりします。それゆえ，以前学んだスキルを復習したり，新しいスキルを身につける必要があるのです。

　この本に載っているエクササイズの多くは臨床の知恵から集められたもので，古典的なプレイセラピーのワークブックや講座と同様，他の治療マニュアルの中にも見つけられることでしょう。中にはトラウマ体験のある子どものニーズに対応できるよう修正されているものもありますし，私たち自身がトレーニングの中で教えられたことや，臨床の中で使ってきたものもあります。本書を通してイメージが沸くようにエクササイズを提示していますが，治療者には想像力を発揮して子どもや養育者のニーズに合わせて修正して使うことをお勧めします。

PART II
アタッチメント

アタッチメントとは何でしょう？

- 最も基本的な人間のニーズの一つは，他の人たちとかかわってつながることです。私たちは人生の最も初期の段階から他者とつながりはじめ，生きている間ずっと，そのつながりに頼り続けます。
- 子どもがその最初の養育者との間で築いた最も早期のつながりは「アタッチメントシステム」と呼ばれています。なぜこのシステムがそんなに重要なのでしょう？
  - ◆ アタッチメントシステムは**他のすべてのつながりのモデル**となります。この初期のつながりから，子どもたちは**自分**と**他者**について把握していきます。例えば，
    - 愛され，大事に世話され，自分の話に耳を傾けてもらえる子どもは，自分は魅力的で価値ある人間だと思えるでしょう。他者はたいてい信頼できる人たちで，必要な時は助けになってくれると信じられることでしょう。
    - 常に拒絶され，注目してもらえない子どもは，自分はどうでもいい，もしくは愛されそうにない人間だと思うでしょう。他者は冷淡で役に立たず，助けを求めても拒否されそうだと信じているかもしれません。
    - 頻繁に傷つけられたり，過剰に罰せられた子どもは，自分は悪い子だと思うでしょう。他者は危険な存在で，危害を加えられる可能性があると信じているかもしれません。
    - 一貫した対応ができない両親（例：アルコールや薬物等の依存症やメンタルヘルスの問題）を持つ子どもは，大人は物事にうまく対処できないし，大人の反応は予測不可能なものだと信じていることでしょう。これらの子どもたちはしばしば，他者の幸福に対して過度に責任を感じています。そして，相手をコントロールしたり，かかわりにしがみついてしつこい相互関係をとるかもしれません。
  - ◆ アタッチメントシステムは**感情に対処し表現する**ための最も早期のトレーニングの場となります。
    - 生まれたばかりの子どもは，自分自身の感情に対処するスキルを持っていません。苦痛があれば，親からの慰めや手助けを頼りにします。親から愛情に満ちた世話を一貫して受けた子どもは，気持ちはいつも同じではないこと，苦痛は抱えておけること，そうした気持ちもやがては和らぐことを学びます。最初に外部からサポートが与えられると，子どもはこれと同じ対処スキルを，時間とともに自分のものにしていくでしょう。そして最終的に自分の力で感情体験を調整できるようになります。

- 対応に一貫性がなかったり，ほったらかしにされたり，拒絶される養育を受けていた子どもは，この難しい体験に立ち向かうのにほとんどサポートがありませんでした。ですので苦痛を感じると，原始的でほとんど役に立たないか不十分な対処スキルに頼らなければなりません。このため2つの主な結果が生じます。
  - 第一に，そうした子どもはより高度な対処スキルを持つことができなくなります。他の子どもたちが時間とともに気持ちの扱い方がだんだんうまくなっていくのに，この子たちは苦痛に直面した時に，同じように行動し続けるため，もっと幼い子どものように見えてしまいます。
  - 第二に，気持ちというものは，すべて潜在的に恐ろしく圧倒されるものと受け止めるので，一般的な感情体験をも怖がり用心深くなります。
- **アタッチメントシステムは健全な発達のための安全な環境をもたらします。**
  - すべての発達段階には，子どもたちが成し遂げるべき主要課題があります。アタッチメントシステムが安全をもたらせば子どもたちはこれらの課題に安心して取り組むことができるのです。人との関係性，学校，アイデンティティ，そして最終的には自立して機能することがうまくいくのは，アタッチメントシステムが最初にもたらしたサポートにすべてが根差しているのです。
  - しっかりしたアタッチメントシステムのセイフティネットがない子どもたちは，他の子どもたちが発達段階を達成するために注ぎ込むエネルギーを，自己防衛や生き残りのために注ぎ込まなければならないのです。

養育システムとは何でしょう？

- 慢性的／複雑性のトラウマを抱えた多くの子どもたちは，代わりのケアの枠組み（例：児童養護施設，入所型治療施設，グループホーム，里親，特別支援学校）の中で多くの時間を過ごします。主要な養育者が一貫している場合もあるし，変わる場合もあります。
- 主要な養育者（例：実親，養父母，里親）の協力が得られる場合，安全な環境を提供する養育者をサポートすることに治療の焦点が当てられ，そこで子どもの治癒過程が促進されることになります。
- 社会的養護の枠組みの中で育つ子どもたちにとって，専門の職員が代理の養育者の役割を担います。この養育システムは子どもの回復のためにたいへん重要なものなので，子どもと職員双方に安心できるシステムにすることが大切です。そのため，介入する際は必然的に職員の理解，行動，支援に焦点を当てることになります。
- 子どもと触れあい，それを取り囲む養育システムの一翼を担う大人の範囲をよく考えることも，すべての子どもにとって重要なことです。例えば，これには臨床家，教師，学童保育やデイケア，保育所のスタッフなどが含まれるでしょう。理想的には，養育システムの中の多様なレベルの人々を治療目標にすることです。

なぜ子どもと養育者双方にとって安心感を作ることが重要なのでしょう？

- トラウマを体験した子どもたちは，世界と他者は危険だとの思いを根っこに抱えています。そして慢性的な自己防衛モードにあります。つまり危険なことが起こると予想しており，それが現れたと思ったらすぐに反応します。これまでの人生でこうした反応モードは，サバイバルするのを助けてくれていました。しかしこの自己防衛的な姿勢は，本来の健全な発達を妨げてしまいます。
- 子どもが自己防衛モードを乗り越えて進むためには，ある程度の安心感が得られる環境にいなければなりません。これらの子どもたちが体験してきた危機は**人との関係の中で生じた**場合が多いので，自分にかかわる人が危険かどうかのサインに大変敏感になっています。そのため，子どもたちの"危険に違いない"という想定に対処するために，すべての養育者がスキルを磨くことは特に重要なことになります。
- 絶えず危機を想定している子どもと安全な関係を維持し続けることは大変な難題であり，それは親，職員，教師，臨床家，仲間，その他のかかわる人々を疲れさせてしまうことがあります。そのため子どもの安心感と同じくらい大人の安心感にも注意を払うことが重要です。そして最終的には，これらの2つが相伴って進んでいくことになるでしょう。

第4章
養育者の感情管理

> **ポイント**
> 親および専門職を含めた子どもの養育システムをサポートしましょう。養育者が自分の感情的な反応を理解し，調整し，うまく対処することで，子どもたちをよりよくケアできるように援助します。

★キーコンセプト

★なぜ養育者に感情管理のスキルを身につけてもらうのでしょう？

- 愛着関係における養育者の重要な役割は，子どもが自己調整のスキルを学ぶように手助けすることです。
- しかし子どもが自分の感情を引き受けて調整することを，養育者がサポートできるようになるには，その前にまず養育者自身も自分の感情的な反応に耐え，調整し，対処できるようになる必要があります。
- 子どもの情緒を大きく左右するものの一つは，養育者の感情です。子どもたちは，養育者の感情表現から手がかりを得て，この世界を理解し学んでいきます。

★養育者の感情調整の壁となるトラウマ反応

- トラウマを経験した子どもや，混乱したアタッチメントを経験してきた子どもの多くは，激しい感情や，対人関係の難しさ，意味理解の混乱，行動の不安定さに苦しみます。この子どもたちの切実なニーズが，時に養育者を疲れさせます。子どもの行動や対人関係の持ち方で養育者の感情調整の障害となるのは，次のようなことです。
  - ◆養育者に向けられる，トリガーに引き起こされた反応
  - ◆怒りや反抗
  - ◆注目の要求
  - ◆接近と拒絶を繰り返す行動パターン
  - ◆ストレスへの極端な感情的な反応
- 養育者の感情は，子どもの警戒心の働きで複雑になります。トラウマ体験のある子どもたちは，他者の表情に特に警戒していますので，養育者の感情を，非常に極端な考えに基づいて理解しようとします。それは安全か危険か，認めてくれているか認めてくれていないか，受け入れてくれるか拒絶されるかです。この「警戒心」のために，養育者が自身の感情を観察し調整することは

大変重要になるのですが，持続的にこれを行うことは，養育者にとってきわめて難しいことです。
🚩（文化的配慮）　養育者や家族が，さらなるストレスに直面することを心に留めておくことが大切です。そのストレスによって，養育者や家族の感情は揺さぶられ，子どもがトラウマ体験にさらされる以上の体験をすることがあります。民族主義や人種差別，経済的な問題など，養育者と家族にとって衝撃となる経験のことも併せて考えておく必要があります。

★一般的な養育者の反応

養育者がとりがちな反応を，すべて把握することは不可能です。しかし，次のような反応を例として考えてみましょう。

- 養育において，困難な場面では，次のような**感情や考え**になるかもしれません。
  - ◆養育者としての**役割が果たせていない**のではないかという感覚
    - ○親：「どうして子どもは私を拒否するのだろう」
    - ○教師：「どうして子どもに言うことを聞かせられないのだろう」
    - ○施設職員：「どうして子どもを静かに落ち着かせられないのだろう」
  - ◆子どもの経験についての**罪の意識と恥**：「どうして私の子どもにこんなことが起こったのだろう」
  - ◆子どもへの**怒りと非難**：「わざとやっているんだ！　私を操ろうとしているんだ」
- このような激しい感情に直面すると，子どもと同様，養育者も，対処するために防衛的な応答をするのは珍しいことではありません。その場合一般的には次のような**行動反応**になるでしょう。
  - ◆**シャットダウンするか抑え込む**：感情を切り離して身を守ります。この反応は子どもやそのニーズを無視したり軽視することになります。
  - ◆**過剰に反応する**：過剰に懲罰的または権威的にふるまって，子どもをコントロールしたり保護しようとします。このような応答は，子どもの表現を抑制し，トリガーに引き起こされた反応を増やすでしょう。
  - ◆**過度に寛容になる**：子どもがエスカレートしないように，すべてを受け入れようとします。この反応が起きると，子どもの感情に言いなりになってしまうでしょう。

🧰セラピストの道具箱

🎬 セラピーの舞台裏

基礎を作る

- 養育者自身の感情に焦点を当てることは，養育者が本質的に傷つきやすい状況を作ります。養育者の多くは，養育システムに焦点を当てるのではなく，子どもに焦点を当てた治療法を知りたいと思っています。
- 養育者の感情管理に焦点を当てるためには，**どうしてこの目標が重要であるか**について，それは普通のことであり，かつ非常に大事なことであると理解することが大切です。
- 支援者は，批判的でないことが非常に大切です。理想的には支援者が養育者（養育システム）と

協働します。それは，私たちが，養育者と子どもが協力してほしいと思うのと同じことです。そうなるためには，養育者の考え，気持ち，アイデア，経験に対して，率直で受容的，寛容的であることが必要です。例えば，養育者が「子どもが嫌いになる時があるんですよ」と話したとしても，支援者は養育者の発言を自然なこととして認め，その話を進めていくように応答できることがきわめて重要です。

- 本質的には，ここでの治療目標は養育者の経験を自然なこととして認め一般化し，その養育システムが子どもをサポートできるように支援することです。
- 養育者の感情管理は，ARC の枠組みにおける他のすべてのスキルの基盤となるものです。例えば，養育者がうまく感情管理することができれば，養育者は子どもにもっと上手に波長を合わせられ，一貫した応答ができるようになり，子どもの自己調整を支援して，子どもの能力を伸ばすことができるでしょう。

アセスメント

- どんな特別の状況が養育者にとって最も困難と感じられるのでしょう？　また養育者が最も心地よいのはどんな時でしょう？　養育者と一緒に，子どもの行動や感情のパターンを明らかにすると同時に，養育者のいつもの反応についても明らかにしましょう。
- 養育者は自分自身の反応が果たしている役割をどの程度わかっているのでしょう？　養育者の気づいていない点について，必ず心理教育を行いましょう。
- ⚑（文化的配慮）背景にある文化や家族の歴史が，養育者の感情のあり方にどのように影響しているのでしょう？　その家族が「普通」と思っていることを理解することは大切です。例えば，ある家庭では，激しい口調や荒げた声は，普段と違う感情を伝えるかもしれませんが，別の家庭では，同じようなことを，普段のやりとりで使っているかもしれません。

特に困難なことを養育者が明らかにするための支援

- 多くの養育者が苦労するのは，継続的ないつも繰り返されている混乱ではなく，なんらかの形で困難になる特定の状況です。
- 養育者に困難と感じる点を見つけてもらう時，以下を考えてみましょう。
  - ◆養育者が育児や他の役割を果たす上で不安定さを感じる領域
  - ◆過去に危機的な状況や重大な出来事に伴っていた子どもの行動（例：入院，暴行，自傷）
  - ◆養育者自身のトラウマ歴とトリガー
  - ◆子どもと養育者の間でギャップのある領域（例：文化，世代，価値観）
  - ◆外部ストレスの存在（例：経済的問題，仕事のストレス）
- これら困難な状況それぞれにおける養育者自身の反応について，一緒に取り組みます。その際，"典型的"な反応というものは，ストレスに応じて大きくばらつくかもしれないことを心に留めておきます。
- 調べた結果明らかになった困難な状況に対して，どのように対応するかの特別な作戦計画を立てます。
- この点を説明するために，次の例を考えてみましょう。

2人の男の子の養母は，普段は穏やかで，子どもの波長に合わせその要求に協力的でした。どちらかの男の子が悲しんでいたり何か心配していれば，冷静を保ちつつその子が心地よくなるように接していました。しかし，男の子たちの行動が，より一層活発になる時，とても不安になります。子どもたちは過去に激しい興奮から性的で攻撃的な行動を示したことがあり，養母はその行動への対処は難しいと感じ，無力感と自責感を抱えるに至ったのでした。そして活発な行動ならどんなものでも，同じような過度の覚醒反応に至るのではないかと不安になりました。そしてその結果，子どもたちがエネルギッシュに動き始めると，それが6歳や8歳の男の子では普通の程度であっても，干渉し2人を引き離そうとするのでした。

この例では，養母の心配は妥当で現実的なものですが，子どもたちに介入して引き離そうとすることから，活発な遊びは安全でなく受け入れがたいことを知らせています。遊びは幼い子どもたちにとって健全な発達のための重要な要素です。この親と話し合う時，以下の点が大切になるでしょう。①養母自身の感情とその感情の結果としての行動について確認し理解するよう援助します。②標準的で健全な子どもの興奮と活動状態を，養母が受け留められるように支援します。③子どもたちが安全に遊べるように，サポートできる手段を考えます。④興奮して，混乱した行動を招くかもしれない場合に対処できる作戦のレパートリーを増やしておきます。

セラピストの場合はどうでしょう？　セラピスト自身の感情管理

- この章では**養育者**の感情管理について多く述べており，親に焦点を当てていくことは容易です。しかしセラピストや他の支援者が，自分自身の感情的な反応に注目し，観察して管理するスキルを持つこともそれと同じく大切なことです。
- 養育者と子どもそれぞれに並行して起こっている次の過程を考えてみましょう。例えば，ある子どもは，「自分は傷ついていて人から愛される価値がない」と感じ，「誰も信用できない」と確信しています。新しい家庭に連れていかれ，恐怖と不安を感じています。「この新しい養育者も，きっと自分のことを拒絶するに違いない」と確信しているので，その子は腕の長さより近くには養育者を来させず，自分を守っています。反対に，養育者は親としての役割を果たせず，子どもから拒否されていると感じています。そして挫折感と無力感を持った養育者は，その子どもとかかわらなくなるでしょう。一方このような家族を支援している専門家はどうでしょうか。困難な場面で対応を求められることが増え，専門家も挫折感や心細さを感じ始めるでしょうし，自分が役に立たない無力な存在であると考え始めるでしょう。専門家は，何度もそこから離れることや，最悪セラピーをやめてしまおうと思うかもしれません。こうして，子どもの最初の予測「私は拒絶されている」は，現実になるのです！
- この章を通して，養育者に教えるためのテクニックを取り上げます。それは養育者が，自分自身の経験をどうモニターするか，自分自身の弱さや典型的な対処の仕方を理解すること，またセルフケアや他の対処方法について注意を向けることなどのテクニックです。専門家のみなさんも，これらのテクニックを自分で実践されることを強くお勧めします。

三者それぞれの過程　　　　　　　　　　　　　　　　（「トラウマのサイクルを理解する」p. 276 参照）

	子ども	養育者	専門家
認知	「私が悪いんだ，愛してもらえない，傷つけられた」「誰も信じられない」	「親として無能だ」「子どもは私のことを拒絶している」	「臨床家として無能だ」「この家族はもっと頑張る必要がある」
感情	恥ずかしい，怒り，恐れ，絶望	挫折感，悲しみ，無力感，心配	挫折感，無力感，無関心
行動（対処戦略）	回避，攻撃，自分から先に拒絶する	過剰反応，支配，拒絶（シャットダウン），過度の寛容さ	切り離し，忘れる，無視，セラピーの終結
悪循環	「どうせまた拒絶されるだろう。かかわらないほうがいい」	「私とかかわることに興味がないのだろう」	「この家族を変えることは誰にもできないだろう」

大切なこと

- 支援者も含めた養育者たちは，それぞれ自分自身のトラウマの歴史を持っていることが多いものです。子どものトラウマ体験やその結果としての反応に注目することが引き金となり，養育者自身の過去のトラウマが思い出されるかもしれないことを承知しておきましょう。
- **基本的な安全**に注意しましょう。養育者は，自分自身と子どもの安全を保つことができるでしょうか？　危険なサインはないでしょうか（例：明らかな養育者の抑うつ，物質使用，爆発的にまたは過剰に懲罰的な反応）？
- 危険サインや他の心配なことが生じていれば，養育者に**さらなる**サポートが必要かどうか考えましょう（例：養育者自身への個人セラピー，スーパーヴィジョンの回数を増やす）。

トラウマの代理受傷の理解

- トラウマ体験者へのケアにあたる人は，専門家だけでなく養育者でも，すべて**代理受傷**のリスクがあり，もし適切に取り組まれなければ**バーンアウト**に至ります。
- **トラウマの代理受傷，あるいは二次的外傷**は，ケアに当たる人自身の内的な経験が，子ども（またはクライエント）のトラウマに関連した事柄にかかわることで，変容していくことと定義されています（MacCann & Pearlman, 1990）。
- トラウマ代理受傷の反応は各個人で異なりますが，代理受傷は直接トラウマ体験にさらされた時の有害な影響と同じ中心部分の崩壊を招きます。それには安全感の喪失，信頼することの困難さ，自尊心や自己効力感の低下，親密な関係を作ることの障害，コントロールを失った感覚，または無力感が含まれます（Pearlman & Saakvitne, 1995）。
- 支援者にとっては，この代理受傷の兆候についての理解，認識，予防，取り組みは，支援者自身の感情管理をターゲットにした組織レベルでの介入そのものです。支援者自身の反応についてのすぐれた研究があり参考にできます（e.g., Pearlman & Saakvitne, 1995; Saakvitne, Gamble, Pearlman, & Lev, 2000; Stamm, 1999）。

養育者と取り組む時に考慮すべきこと
- 養育者の感情調整については，個別または親グループにおいて，まず最初にアセスメントし説明するべきです。
- 基本的なスキルが習得された後で，学んだスキルを使ってみる練習やコーチングを，個別または家族の治療場面で活用すると効果的でしょう。

施設で取り組む時に考慮すべきこと
- どんな施設体制においても，個別のスーパーヴィジョンとグループ／チームレベルの支援の両方の役割を考慮します。
- スタッフの感情管理に焦点を当てて介入する場合，支援者はことさら懲罰的な感情になりやすいものです（例：「そんなふうに感じるべきではありません」）。しかし，養育者に対するのと同じようにこの取り組みで非常に重要なことは，スタッフの感情を一般的な自然なものとして認めること，スタッフをサポートすること，そして彼らが特定の対処スキルを身につけられるようにすることです。

この積み木の基本的な構成要素
この積み木の基本的な構成要素には次のものが含まれます。
- 心理教育
  - ◆ 子どもの行動の客観化
  - ◆ トラウマ反応についての教育
  - ◆ 養育者の経験の確認
- セルフモニタリングスキル
- 感情管理のスキル
- 養育者へのサポートとリソースを作ること

養育者への教育
- **思い出しましょう**：養育者にキーコンセプトを教えましょう。
- **思い出しましょう**：養育者に子どもの発達段階に配慮することを教えましょう。
- 養育者の感情調整の目的は，養育者が自分自身の感情を"偽ったり"，感情的な反応などないふりをしたり，内的な体験を否定することでは**ありません**。むしろ，自身の感情をモニターし，適切な境界を維持し，破壊的ではなく建設的な応答をすること，そして子どもたちに対しては，「周りにいる大人は，安全で，穏やかで，難しい経験を取り扱うことができるんだよ」と伝えられることです。

教えるポイント：養育者の感情的な反応を自然な一般的なものと認めます

目　標	重要なポイント
客観化：トラウマの有害な影響について教える	養育者に子どものトラウマ反応とトラウマが家族に与える有害な影響の基本的知識を教えます。養育者へのハンドアウト「子どもたちとトラウマ」（資料B，p. 267）を参照。 養育者が子どもの反応を，一般的で適応的なものと理解するように支援します。養育者に子ども**のトリガーで引き起こされた反応，それに対する**反抗・拒否などの行動を区別するよう支援します。明らかにすること：この子どもの行動が**果たしている役割**は何でしょう？　考えること：子どもに情緒的あるいは身体的ニーズがあるのでしょうか？　それとも危険な事態を察知してそれに対処しているのでしょうか？　トリガーについての教育と一緒に考えましょう（第2章参照）。 適当であれば，養育者にこのトリガーで引き起こされた反応と，一般の反応・拒否の違いについて教えます。
養育者の感情的な反応を認める	養育者の感情的な反応を認めましょう。子どもにとってそうであるように，どんな感情を持っても大丈夫です。感情管理の目的は，感情経験に気づき，それに効果的に対処することにあります。

🛠 道具：養育者に感情管理について教える

- **目標1：セルフモニタリングスキルを身につける**。養育者にとって困難な状況とそれに対する養育者の典型的な反応について明らかにするよう支援します。ハンドアウト「**あなた自身への波長合わせ**」（資料B，p. 284）を参照しましょう。

セルフモニタリングスキルを身につける

目　標		重要なポイント
困難な状況を明らかにする		養育者と一緒に困難な状況を検討しましょう。次の問いを考えてみましょう。 ・あなたにとって，特別に扱いにくい，またはあなたの「地雷を踏む」ような子どもの行動はありますか。 ・あなたが特に扱いにくい，応答しづらい，またはあなたに強い感情を引き起こす子どもの感情はありますか。 ・これまでに非常に困難かひどく危険だった感情表現や行動にはどのようなものがありますか（例：家族の危機を招いた，自分や他者への危険があった，危機介入的治療が必要となった）。このような感情や行動はまだ起きていますか。それはどのようなものですか。 ・あなたのこれまでの人生の辛い時期を思い出させるような，特別に困難な状況はありますか。 ・どういう状況に対してあなたは最も無力感を覚えますか。 ・子どもの感情，行動，また経験で，あなたが特に理解しづらいものはありますか。 ・あなたが不安定になるような他の要因はありますか（例：仕事でのトラブル，人間関係での難題，外部からのプレッシャー）。
セルフモニタリングスキルを身につける：養育者がさまざまな場面で，自分自身の反応に気づくよう教える	生理	養育者は**身体**に何を経験しているのでしょう。自分の心拍数，呼吸，筋肉の緊張，無感覚などに注意を向けるように教えます。養育者が，"コントロールを失う"，または危険域に突入する時，どのような身体からの警告サインがあるでしょう。

目　標	重要なポイント
認知	困難な状況に直面して養育者は何を**考える**でしょう。子どもに対しての考え（「あの子はわざとやっているに違いない」）と同時に，自分自身についての自動思考[訳注1]（「自分は役立たずだ」）について扱いましょう。
感情	確認したそれぞれの困難な状況に反応する時，養育者は何を**感じる**でしょう。上に述べた一般的な養育者の反応をチェックすることを思い出しましょう。
行動	養育者が強い感情に直面した時，どんな**行動**をとるでしょう？　懲罰的になりますか？　引きこもりますか？　フリーズしますか？　養育者自身の対処行動を理解するよう話し合います。

- 目標2：感情管理の戦略を身につける。「第9章　調整」では，子どもたちの「気持ちの道具箱」について述べます。養育者も子どもと並行して，自分の感情管理を支えるための「道具箱」を持つことは役に立ちます。これから述べるスキルも含め，この「調整」の章ではさらに多くのスキルの詳細について扱います。また，養育者のワークシート「**あなた自身のケア**」（資料B，p. 285）を参照して下さい。
- 養育者に対処方法を身につけてもらう際，予防の方法や回復の方法（例：継続して養育者のセルフケアに使っている方法）と同じように，「ポケットのテクニック」を考えておくことが重要です。ひどい苦痛や激しい感情を調整するために，その場ですぐに使えるテクニックを考えておきましょう。

養育者の感情管理に便利なスキル

スキル	重要なポイント
深呼吸	腹式呼吸の方法を教えましょう
筋弛緩法	養育者が，指導を受けながら，または自分が主導する形で，順番に筋肉をゆるめるやり方を教えます。ヨガや太極拳などの実習を取り入れることも考えてみましょう。
気晴らし	今すぐには助けとならない考え，心配事や行動のサイクルにはまるなど，"行き詰った"時，自分が自分であるための方法を一緒に考えます。 気晴らしの考えや活動などを使って，行き詰っている時の焦点をずらすことを学べるように支援します。
自分を落ち着かせる	養育者にとって楽しいこと，心が落ち着くことを確認するよう助けます。 小さな「ポケットのテクニック」（例：小さなすべすべした石を持ち歩く）とより積極的な活動（例：編み物，散歩，温かい風呂に入る）の両方を確認します。 養育者がセルフケアの活動を日常的に行うよう励まします。

訳注1　自動思考：瞬間的に浮かぶ考え方の癖。

スキル	重要なポイント
タイムアウト	激しい感情状態や葛藤場面の最中に，養育者が感情管理のスキルを使うには「一時休止」をする必要があるかもしれません。 養育者が安全な状況と危険な状況を区別し，これらの現場から離れる方法について確認することを支援します。 養育者が，自分のタイムアウトの必要性について適切に子どもに説明できるように支援します（例：「今，お母さんはとてもイライラしているから，少し落ち着くために時間が必要なのよ。一人になる必要があるので，自分の部屋に行くよ。部屋から出て来たら，このことについて話し合うからね」）。

- 目標３：サポートシステムを作るために養育者と話し合う。養育者と専門家のどちらでも，サポートシステムを持つことは重要です。利用できるリソースの範囲を積極的に確認しましょう。

養育者のサポートシステムを作る

目　標	重要なポイント
リソースの確認	**養育者**：自分自身のサポートシステムについて確認します。利用可能なリソースについても検討します（例：他者，仲間，親戚，聖職者，地域支援，専門家）。特定の状況で適切な支援を利用できるように援助します（例：心配な時，確認したい時，励ましが必要な時，情報がほしい時に利用できる人）。養育者が困る点に特に注目します。 **支援者**：支援者は，専門的，個人的の両方の支援のリソースについて注目することが大切です。システム内に，例えばスーパーヴィジョン，ピアサポートグループ，研修などの専門的なサポートがあるかどうかを調べます。養育者と同じように，支援者はその特定の状況に，どの専門的，個人的リソースが有効かを見きわめる必要があります。
養育者同士の支援の役割について考える	養育者同士による養育者サポートは特に効果があります。トラウマは，子どもを孤立させますが，同じように養育者も孤立させてしまいます。トラウマを抱えた子どもを養育するという難題で，養育者が孤立感や圧倒される感じを持つことはよくあります。「かつてそういう経験があった」，あるいは今まさにそういう状況にある養育者からのサポートは，治療にとって価値ある場合が多いです。
適切な境界線を教える	サポートシステムが不十分な時，養育者は子どもにサポートシステムの役割を担わせてしまうことがあります。しかし，養育者の感情をすべて子どもと共有することは適切ではありません。子どもの発達段階やその状況を考慮した時，共有するのが適切でない感情を特定するのを助け，他のより適切なリソースを見つけるよう支援しましょう。

発達段階に応じた配慮

発達段階	養育者の感情管理の配慮
幼児期	トラウマを受けた幼児は，大人からの調整にすべてを委ねています。そのため養育者は，自身の感情を観察し調整することについて支援を得ることが，とても大切になります。
児童期	他者の経験を観察する力がついてくると，大人の調整スキルをモデリングすることが重要になってきます。養育者と一緒に，何を感じているか，またどのように対処するかについて言語化し，感情調整スキルを示していきましょう。例えば，「ちょっとイライラするので，深呼吸をするわ」「あなたのことが心配よ」など。

発達段階	養育者の感情管理の配慮
	子どもが大きくなるにつれ，子どもにその態度や行動について話す前に，養育者が自分自身を調整するための時間をとりやすくなるものです。養育者と一緒に，応答を遅らせるための安全な方法を見つけておきましょう。
思春期	この発達段階は，自立に向かう時期でもあり，養育者にとっては特に試練となる時期です。思春期の子ども達が，自立しようと模索する中でできることは，養育者への反抗に限られており，そのために養育者の不安や欲求不満，他の強い感情は高められてしまいます。 **養育者が理解できるよう助けましょう：** 思春期の子どもは，次第に自分の態度が他者に及ぼす影響について理解できる力をつけてきます。ですから，養育者が子どもの態度や行動について経験したことを，選択的に正直に伝えることは，適切であるばかりでなく重要なことです。 多くの傷ついた中高生にとって，言葉でほめられることは大事で，また恥ずかしい思いをすることにかなり過敏です。養育者が正直であることと共感することのバランスが取れるように支援しましょう。

応用

個別面接／親子合同面接

　子どもたちや家族と一緒に取り組む際，養育者の感情体験を自然なこととして認めて支え，注意を向けることは，重要な出発点となります。最初の面接から，以下の点について話し合いながら，養育者に感情管理について注意を向けるように促します。すなわち，①トラウマとトラウマ反応についての理解，②子どもと家族が支援を得られると信じられること，③この治療において養育者と一緒にチームを組みたいこと。特に，養育者の感情管理に焦点を当てる場合，養育者と個別で面接することが重要です。そうすることで，養育者は十分に安全に自分の経験について考え，言語化することができます。一方で臨床家は，養育者個人や家族のこれまでの経過の観察を統合していくかもしれません（例：「以前お会いした時，ジェニーが事務所で大騒ぎを始めて，あなたはとても怒っていましたね。あれは他の場面でもあることですか？　あのような状況は，あなたがつらく感じることですか？」）。

　感情管理のスキルを身につけてもらうことは，能動的な過程です。この一番の目標は，養育者が積極的にほめるスキルを持てるよう支援することです。つまり，困難な状況から距離を置くことで，その場面に圧倒されるのではなく，その時のことを観察することができるのです。養育者の困難な状況，それに反応するパターン，使った（あるいは不足している）対処戦略について積極的に検討します。そして養育者がその中で，たとえ些細なことでも何か成功したことがあれば，臨床家はその成功の瞬間を知り，それに名前をつけ，ほめたたえることが大切です。その例として，養育者がかんしゃくを起こしたことに悩んでいると自覚した場面を考えてみましょう。この養育者は自分の弱さを認め，助けを求めたという成功の瞬間を経験したのです。養育者が特別の困難を経験している場合，次のことを調べてみましょう。対処戦略の邪魔をしたものは何でしょう。まだ何か残っているのでしょうか？　将来同じような状況に対処するのに，修正できることはないか調べましょう。

主たる養育者が2人以上いる場合，異なる反応に注目しこれを自然なこととして認めることは重要です。2人の養育者がまったく同じ強みや弱さを持っていることはめったにありません。それぞれの養育者の反応には，お互いを支える可能性があり，また逆にそれぞれの反応がお互いの反応を駄目にしてしまう可能性もあることに注意を払います。チームを作りましょう。例えば，一方の養育者が特定の「地雷」を持つタイプであれば，もう一人に助けてもらいましょう。同じように，一方の養育者に特別な強みがあれば，その強みを養育の細心な計画を作る時に活用します。

グループ

　特定の養育者に適当と判断される場合，サポートグループや教育ワークショップなどは，養育者の反応を普通のこととして認める自然な場として，特に役に立つでしょう。私たちの実践から，一つの例を紹介します。

> 　この枠組みを作っていく初期の段階で，私たちは里親グループのワークショップを計画していました。それは，カリキュラムの応用編として提供されていました。11月末のトレーニングだったので，「クリスマス・正月を生き延びる」に焦点を当て，養育者の一連の反応，喜びから，興奮，怒り，葛藤，無力感に至るまで，自然な気持ちであるとして認める時間を作りました。参加者には，自身の経験を共有するようにと誘いかけていましたが，私たちの見たところ，その部屋は耐え難いほどの重苦しい沈黙が続きました。最後にようやく一人の里母が手をあげ，うながされてこう話しました。「私の名前は_____です。4人の子どもの里親です。子どもたちを愛しています。でも白状しますと，ときどき本当に子どもたちのことが嫌いになるのです」。この話の後，急に部屋は息を吹き返しました。養育者たちは次から次へと手をあげ，養育していて傷つくことや他の人と共有しづらい気持ちを話し始めました。困難な感情や反応を支援者である私たちが自然なこととして認めるのは確かに役に立つかも知れませんが，許可を与えるだけでは不十分です。他の養育者たちが，「ここでは話しても大丈夫」とお互い認め合うことができて，初めて安心して語れるのです。

　養育者サポートグループは，最も共通してみられるトラウマによる有害な影響のいくつかを減らす潜在的な力があります。それは，孤立，他者とつながっていない感覚，秘密主義，恥の感覚です。この章で示されているスキルは，他の3つのアタッチメントの「積み木」（波長合わせ，養育者の一貫した応答，ルーティン（習慣）と儀式）で述べられることとともに，グループの話し合いや活動のテンプレートとして用いられるかもしれません。資料Bのハンドアウトが役に立つでしょう。

施設

　施設において感情管理の構築に取り組む場合，組織や支援者レベルで応用します。組織の中で，トラウマにさらされた子どもたちや家族を支援する者は，自分達の平静を保ち続けることができなくなるような，たくさんのストレスに直面します。それには次のようなことが含まれます。①多くの異なるクライエントと対峙しなければならないこと。彼らにはそれぞれ違った症状，ニーズ，困難があります。これらすべてに対して自分の感情を調整し，適切に応答しなければなりません。②危機的状況にある子どもを支援している時頻繁にある予測不能性。③組織自体からくる無力感。それは支援者の力が及ばないものです。より高いリスクのクライエントを支援する入所施設や病院の

ような組織の場合，感情管理は特に難しいでしょう。実際そのような現場では，支援者や他のクライエントの安全性をおびやかす脅威が存在するのです。こういった困難な状況があるため，養育者と同様，支援者がさまざまな感情的な反応を経験したり，反発する瞬間を持つことは避けられません。

　施設や組織レベルの介入は，批判よりも支援を感じられることが大切です。すなわち，スタッフに「そんな風に感じてはいけません」というメッセージを届けることが**目的ではない**のです。私たちのクライアントと同様，支援者も生まれつき感情を持ち，危険反応のシステムが備わっている人間であることを受け入れる文化を構築していきましょう。適切でしっかりと守られている場を，スタッフの支援のために設定することで，これらの感情や反応が相談者とのかかわりの中で表れてしまう可能性を減らせます。スーパーヴィジョンや，事例検討，スタッフミーティング，研修といった専門的な支援を検討しましょう。**仕事内容**と同時に，**仕事の過程**を検討することを心掛けましょう。これは，拘束が必要であったりスタッフ又はクライアントが暴行されるような事件直後の，困難で潜在的にトラウマとなりうる状況において，特に大切になってきます。スタッフが，肯定的にも否定的にも自分自身の反応や行動を探求できるような，安全な場所（会）を構築することは，未来の成功のための「積み木」を積み上げていく時，非常に重要なことになります。

　専門的な会だけではなく，チームを作り上げていくことに注意を払うことも大切です。トラウマに関する現場で仕事をすることは非常に困難で，一人で取り組むことはできません。組織のメンバーが，同僚を支えようとする意識があり，同僚に支えられていると感じることが大切なのです。こういった努力によって，さらなる探究の道を探り，共通の目標を理解し，同じ目標に向かってともに働きながらすべてのスタッフがその役割を理解していきましょう。チームの中で，あらゆる職層において，それぞれ誰が誰を支えているのか，確認しましょう。"楽しい"活動（例：仕事から離れたリフレッシュ目的の会合，お祝い会）を企画し，支援して，スタッフの貢献について改めて認識し強化し，セルフケアの大切さについて奨励しましょう。

🌏現実に根ざした治療

- 🌏**現実的な見通しを持ちましょう**：「感情管理は難しい」ことを忘れないでください。養育者，特に自分自身のトラウマ治療をしていない人は，子どもと同じ状況から始めることになるでしょう。

- 🌏**成功を積み重ねましょう**：成功とは，相対的なものです。現実的な目標を決め，目標に到達するように，スモールステップで取り組みます。成功への道筋の途中でも，ほめていきましょう。養育者も子どもが必要としているのと同じくらいに，ほめられること，励まされることが必要です。

- 🌏**共感を活用しましょう**：養育者の反応に困難を感じたら，その子どもと一日24時間，1週間の7日間，一緒に生活することを想像してください。ほとんどの養育者はよかれと思ってやっており，その持てるスキルで，最善を尽くしているのです。

- 🌏**養育者へのあなた自身の反応を自覚しましょう**：子どもを護る役と養育者をサポートし教育する

役の二つを担っていると，特になかなか進まない養育者に欲求不満を感じたり，責めたくなります。あなた自身の反応に注意を払いましょう。またチームに，さらなる臨床家を加えるのが有効な時期についても考えましょう。

🚩**文化の違いに配慮しましょう**：文化の違いは，あなたの養育者に対する期待，その行為への反応，また養育者のあなたへの反応，この取り組みでの傷つきやすさに影響を与えます。共通認識があることと同じように，捉え方の違いを探索して認め合うことにオープンになりましょう。

第5章
波長合わせ

> **ポイント**
> 親および専門職を含めた子どもの養育システムをサポートしましょう。養育者が子どもの行動やコミュニケーション，要求，感情を正確に，共感的に理解し，応答できるように援助します。

★キーコンセプト

★波長合わせとは何でしょう？

- 波長合わせとは養育者と子どもが互いのサインを正確に読み取り適切に応答する能力のことです。
- この能力には，養育者と子どもがさまざまなレベル（認知，感情，行動，身体）で合わせられることが求められます。
- 正しく波長合わせができると，養育者は子どもの行動の背景にある感情に応答できるようになります。そして最も厄介で悩まされる症状に単に反応するだけはでなくなります。

★波長合わせが難しいトラウマ行動

- トラウマを経験した子どもは往々にして自分の要求を伝えたり，難しい感情に気づいて対処する力が損なわれています。
- 子どもは言葉よりも行動を通して，頻繁に感情や内的な体験を伝えます。波長合わせをする時，養育者（臨床家，親，代替の養育者）にとって最も難しい課題の一つは，行動の背後にある，行動の果たしている役割を読み解くことです。
- 往々にして養育者が最も苦痛に感じるのは，単純に"前面"に現れている行動ですが，それは特にトラウマに関連した子どもの満たされないニーズや調整できない感情の表れであることが多いです。
- トリガー，すなわち過去のトラウマ体験を呼び起こすものは，強烈な感情や麻痺した反応を引き出すかもしれません。トリガーになるものが何かはわかりにくいため，養育者にトリガーにつながる出来事やその特異的反応を，どのように見きわめたらよいかを教えることは特に重要です（詳細は以下の「養育者への教育」の項目を参照）。

🧰セラピストの道具箱

🎬 セラピーの舞台裏

アセスメントする点：養育者

- 養育者の子どもへの反応はどのように一貫しているでしょうか。例えば養育者は日常的に子どものサインを読むことに困難を抱えているでしょうか，あるいは，特定の状況においてのみ難しいと感じるのでしょうか。子どもと養育者双方の必要な部分に介入することを目標としましょう。
- 養育者の距離の取り方に配慮しましょう。養育者の中には，子どもとの距離が近すぎて子どもに巻き込まれたり，逆に距離を取り過ぎたりひきこもる人もいます。子どもの発達に見合った関与の方法を養育者が身につけられるようにしましょう。
- 養育者はどのように子どもの症状を捉えたらよいのでしょうか？　下の例を考えてみましょう。

    > 13人の里子を持つ養母は9歳の息子の調査担当者と面談しました。子どもに注意や衝動性の問題があるかと問われると，里母は「ありません」と答えました。しかし調査員がより詳しく日々の様子を尋ねたところ，「いつも動いています」と述べ，特に夕食時には20回以上も食卓を立ったり座ったりするとのことでした。「問題はないとおっしゃっていましたが，実際には動き回っているのですね」とこの矛盾を指摘されると，里母は驚いた表情を浮かべ「問題になる行動だとはまったく考えていませんでした」と言いました。

    この例の里母は，子どもの行動は普通であると捉えているので，治療の対象になるとは思っていませんでした。しかし家庭以外の場面では，この行動がもとで深刻な事態を招き，病院を紹介される主な理由となるかもしれません。実際，この子どもは学校で注意持続が困難なため，最近落第していました。このケースは，治療にはバランスが必要であることを示す好例です。治療を通して，養育者が子どもの行動と典型的な反応を受け止める能力を強化し，一方でその行動が別の状況ではどんな影響を及ぼすかについて配慮できる力をつけることが必要なのです。
- 養育者は子どもの難しい行動の背景に何があるかについて，どの程度思いを巡らせているでしょうか？　養育者はトラウマの影響を理解しているでしょうか？　もし理解していないのなら介入に当たっては心理教育が重要となるでしょう。
- 🚩（文化的配慮）養育者が子どものトラウマ体験とそれによる有害な影響を理解するために，文化はどのような役割を果たすでしょう。例えば，文化によっては，性的被害を受けた者は永久に消えない傷があると見なされ，地域社会から追放されるかもしれません。その子どもや養育システムと一緒に，行動や体験がその文化の中でどのように意味づけられ，解釈されるかを理解する取り組みは重要です。

アセスメントする点：子ども

- 波長合わせの第一の目標は，養育者が子どものサインを正確に読み取れるよう支援することですが，次の目標は，子どもが養育者の反応を正しく読み取れるようにすることです。

- トラウマを受けた子どもは養育者に**過剰に**合わせてしまいがちで，年齢不相応に大人をケアしなければならないとの責任感を抱きます。また現実にはそうでないのに，怒りや拒絶，見捨てられ感のサインを読み取って，**波長合わせに失敗する**かもしれません。または，人とかかわらず引きこもること（**波長合わせをしない**）を生きる術として学習しているかもしれません。
- 感情を正しく認識する能力は，「PART III　自己調整」の各章で詳しく扱われますが，子どもに合わせて養育者が反応することを支援するために，子どもがどのように養育者と波長合わせするか，そのスタイルをアセスメントすることが重要です。

家族の規範

- 「波長を合わせた」行動というものは家族によって多様であり，その波長合わせの程度は，表にあらわれた行動では測りきれないかもしれません。次の2つの例を考えてみましょう。

    例1：ひとり親家庭の父親はひどく感情を抑制していて，10歳の息子と気持ちが通じあえていないようでした。父親は子どもに対して情緒的なかかわりをほとんどしていないことが，観察や記録から示されていました。しかし，父親は生活上のスキルや釣り，園芸などを教えるのに多くの時間を費やしていました。その後，臨床家はこの父親が温かみや愛情に欠けた幼少期を送っていたことを知りました。父親として子どものニーズに応じようと心に決めて，子どもといつも時間をともにするようにしていたのです。子どもは，最近父親からエンジンの分解の方法を教わったというエピソードを話す中で，父親のことを細やかに応答してくれて思いやりがあると表現しました。

    例2：5歳の女の子の母親は子どものニーズに，とてもよく応じているように見えました。子どもをしきりと確かめては，表現する前にその気持ちを述べていました。その後臨床家は，子どもがめったに母親の言葉に反応せず，母親が子どもに反応すればするほど子どもは引きこもることが多いことに気づきました。

- 両方の例において，表に現れている行動は，波長合わせのあるべきレベルとは対照的です。最初のケースでは，父親は一見子どもと通じ合っていないように見えますが，実は息子のニーズによく気づいており，2人で課題に取り組むことを通して愛情を注いでいます。そうした活動の場は親子双方に心地よいものです。2番目のケースでは，一見反応のよい母親ですが，感情を読み違えたり，子どもに侵入的過ぎて子どもが距離を取っているサインを見逃しています。波長合わせにおいてカギとなるのは，**養育者が子どものニーズを正しく把握できているか**，そしてそのニーズに合った方法で適切に応答しているかということです。
- 🚩（文化的配慮）文化的な背景というものは，あらゆる場面で家族が規範として持っている，養育者と子どものかかわり方に影響を与える要因の一つです。例えば，その養育者自身の家族の，愛情，尊重，身体接触，遊びなどについて信条として持っているものを含めた，つながり方の影響を考えましょう。支援者は，うかつに仮説を作ってしまうのではなく，クライエントからその文化的規範に関する情報を引き出すことが重要です。

治療者の波長合わせ

- 養育者の子どもへの波長合わせを支援するのと同時に，治療者も同じスキルを実践するべきです。トラウマを経験した子どもとその家族は，難しい行動を次々とくり広げるでしょう。治療者としては，根底にある感情よりも表に現れた行動に照準を合わせる方が簡単です。また子どもたちは対人関係における主要な力関係を治療者との間で再演したり，行動を通して苦悩を表現するかもしれません。そして養育者に行うのと同じようなやり方で治療者を試すかもしれません。次の例を考えてみましょう。

　　例1：治療者は複雑性トラウマのある5歳の男の子とセッションを行っています。感情のチェックインが終わった後，その子は次第に不安定になり，遊んでいるおもちゃのトラックを壁に叩きつけました。治療者は騒音や安全を心配してトラックを叩きつけるのを止めるよう注意しました。その結果，子どもはより一層トラックを激しく叩きつけ，治療者はもしそれを止めないのなら，セッションを終わりにしなければならないと警告しました。

　この例では，治療者が子どもの安全を心配するのは適切なことでしたが，隠れたメッセージである「僕はイライラしている」に応えようとするよりも，行動に制限をかけて子どもとぶつかる羽目に陥りました。言うまでもなく第一に配慮すべきは安全性です。しかし，治療者が子どもの行動に不安を感じたことによって，子どもの行動をかき立てるに至った混乱した感情に，適切に波長を合わせられなくなっています。

　　例2：15歳の施設入所中の女の子は，母親と電話で話した直後，部屋に戻っていました。通りがかった職員は，彼女がベッドに座って洋服ダンスを蹴りながら大声でわめいているのに気づき，「怒鳴るのをやめなさい。蹴るのは，危ないからやめなさい。やめないとペナルティになるよ」と警告しました。1分後，大きな衝撃音が聞こえたので部屋に入ってみると，強い力で蹴った結果，洋服ダンスのてっぺんからランプが落ちたことが見て取れました。女の子は職員をののしり「ほっといてよ！」と言いました。状況は悪化し，最終的にその子は，体を抱きかかえられ抑制されるに至りました。

　この例では，最初の職員は制限をかけることによって，治療の枠組みと子どもの安全性を適切に維持しようとしています。しかしこの職員は，なんらかのきっかけ（トリガー）によって引き起こされた情緒的混乱が，その行動を招いたことを見逃しています。女の子の感情とエネルギーの具合を観察し，その体験した感情は当然のものと認め，支え，感情調整スキルを使うことを促していたら，その後に状況が悪化するのを防げたかもしれません。

- 養育者の場合と同様に，専門家にとって感情調整は，自身の波長合わせのスキルを身につけるのに重要な最初のステップとなります。セルフモニタリングを含めた，「第4章　養育者の感情管理」で扱ったスキルを心に留めておきましょう。あなたにとって子どもへの応答力を阻み，反射的に「スイッチが入ってしまう」事柄や行動とはどのようなものであるかを知りましょう。またセルフケアとその他のすぐ使える対処スキルを意識しておきましょう。治療者が感情を調整し応答できれば，養育者の波長合わせの重要な手本となるでしょう。

- 本章で強調されているスキルに，「気持ちの探偵」になることと応答的リスニングがあります。

これらのスキルは親子間のみならず治療的な関係にも応用できます。以下に挙げた例を含む非言語的な波長合わせの活動も，治療者と子どもの間の波長合わせの構築に役立ちます。そして，それらは共に調整しあうための基盤として働きます。

- 子どもの治療において難しい点は，治療者が子どもの養育システムを構成しているさまざまな人たちとかかわることにあります。子ども支援の役割を取ることによって，私たちは養育者を悪者にしたくなる罠にはまる恐れがあります。養育者に波長を合わせることは，子どもに波長を合わせることと同じくらい重要です。私たちがかかわる親や養育者は難しい状況で最善を尽くしている人たちです。子どもの場合と同様，養育者が治療に取り組む意欲を失ったり，新しいスキルを学び実践することや子どもへの適切な応答につまづいたりしている時には，養育者の体験と視点を理解できるように波長合わせのスキルを使いましょう。
- 感情調整できない子どもとのセラピーは往々にしてダンスのようなものです。子どもによって人との関係を持ちこたえたり，関係を結んだり，遊んだり，話し合ったりできる力のレベルはさまざまです。子どもが苦痛を感じた時，興奮した時，悲しい時，怒った時などに，どのような行動や身体的サインを示すかに注意を払うのを忘れないようにしましょう。そしてその手がかりによってセッションを適宜修正していきましょう。

🚩（文化的配慮）波長合わせは感情以外のものにも配慮を要します。私たちのクライエントに対して繊細であることは，彼らを心から迎え入れ，その多様性に合わせる環境をつくる意識をもつことでもあります。トラウマを経験した子どもと家族は，しばしば「何か違う」という感覚を抱いています。新しいクライエントごとに治療の部屋を変えることは不可能ですが，クライエントが探索し，創造し，貢献するのを促す環境，そして一定のレベルで子どもや家族の体験を伝え返す環境を作ることに取り組むことはできます。またさまざまな文化の人形，男女のパペット，人形の家に加えて木の家，伝統にとらわれない形態の家族についての本などの利用も考えてみましょう。

養育者への教育

- **思い出しましょう**：養育者にキーコンセプトを教えましょう。
- **思い出しましょう**：養育者に子どもの発達を適切に考慮するように教えましょう。
- 心に留めておくこと：波長合わせはいつでもどこでも行えます。子どもの強烈な体験を観察したりそれに反応するだけでなく，日々のかかわりの中で行います。遊びや会話，なにげないやりとりなど，すべての場面での子どものサインに応答することを教えましょう。

教えるポイント#1：子どもの警戒心（覚醒）の役割

- 子どもが養育者の表情に敏感に反応しすぎると，子どもと養育者の波長がうまく合わないかもしれません。子どもの警戒心の役割を知ることで，養育者がそのような瞬間を理解し適切に応答できるようになります。

子どもの警戒心（覚醒）と波長合わせ

養育者の表情に敏感なことで，次のことが起こりやすくなります。
- 養育者によるしつけのサインを誤解する（例：怒りを過剰に読み取る）。
- 養育者のニーズを優先させるため，自分自身のニーズを最小限にしたり否定したりする（例：子どもが親の「親」になる）。
- 養育者の感情のサインに圧倒されたり恐れを感じたりする。

養育者が次のように応答するようサポートしましょう。
- **子どもの視点を理解するため時間をかけます。**もし子どもがあなたのささいな言葉に強く反応したら，何が過剰反応のきっかけとなったかを考えてみましょう。子どもはあなたが感じたことをどう思ったのでしょう？ あなたが言ったことをどう考えたのでしょう？ あなたに見えたものを伝え，子どもの考えや感情を引き出しましょう（例：「私がそう言ったら，君はすぐにとても心配になったように見えたよ。どうしてだか教えてもらえないかしら？」）。
- **子どもが感じていることを尊重します。**「間違っている」と言って，子どもと言い争いをしてはいけません。子どもが感じたのは子どもにとって事実なのです（例：「私が怒っていたと君が考えたとしたらすごく心配になるのは当然だと思うよ」）。
- **子どもの誤解を訂正します。**養育者が子どもの反応を理解したら，子どもの誤解を訂正しましょう（例：「私が怒っていると思わせて，すまなかったね。私は，もし～なら，どうなるかが心配だと言いたかったんだ」）。

教えるポイント＃2：トリガーを理解する

- 波長合わせを身につけるための第一歩は，子どもの危険反応を理解し，それに気づけるようになることです。子どもがトリガーに引き起こされた反応で不安定になることは，往々にして養育者を苦しめる主な原因となります。
- さらなる情報と教えるポイントについて　養育者の教育ハンドアウト「**トリガーを理解する**」（p. 268）とワークシート「**子どものトリガーを知る**」（p. 289），「**子どもはトリガーにさらされると，どのように見えますか？**」（p. 288）（資料B）を参照してください。

トリガーを理解する

トリガーとは何か？	トラウマティックストレスの分野で「**トリガー**」とは，圧倒された過去の体験を呼び起こし，その時と同じ行動や感情を再現するものと定義されています。もともとは，その圧倒的な体験に対処する試みとして発達した行動や感情です。 トリガーは外的なもの，内的なもの，あるいはその両方の組み合わせの場合があります。**外的なトリガー**とは，例えば子どもにとって過去の虐待者を想起させる顔の表情，失った親を思い出させる匂いなどです。**内的なトリガー**とは，例えば，空腹や恐れを感じること，過覚醒になることです。またその**組み合わせのトリガー**は例えば，子どもに傷ついた気持ちを起こさせる人との交流です。
トラウマを体験した子どもによくあるトリガー	見通しの持てなさ，または突然変わること 場面の切り替え コントロールを失うこと 無力だと感じること 拒否されたと感じること 向きあわされること 孤独を感じること 過剰な感覚を得ること（外界からの刺激が多すぎる） 親密さ（安全，愛，安心，家族）を感じること 平和・穏やかさ・静かさを感じること

アタッチメントとトリガーが交わるところ（養育者が知っておくべきこと）	強い感情に直面すると，過去に危険，拒絶，ネグレクトを体験した子どもは次の行動を示すかもしれません。 • 養育者を避けたり引きこもる • 過度にしがみつくようになり，サポートを受け入れられない • 凍りつく（フリーズ） • 養育者を「あやつる」もしくはコントロールしようとする • 葛藤的に接近したり回避する行動 ストレスにさらされた（例：トリガーによる反応が起こる）時，人間には生物学的にももともとのアタッチメントの対象（例：養育者）から安心感を得ようする働きがあります。しかし上記に挙げたようにトラウマを受けた子どもが身につけてきた代わりの戦略により，他者にサポートを求めて支援してもらうことが妨げられてしまいます。 それゆえ養育者にとって，子どもたちが圧倒されているとか苦痛を感じているというサインに波長を合わせることが特に重要なのです。

教えるポイント＃3：子どものコミュニケーションを理解するためのレパートリーを増やす

- 波長合わせのスキルには，親や養育者が「気持ちの探偵」になることが必要です。
- 親が子どものサインやパターンを「読める」ようになると，行動そのものではなく，目に見える行動の背後にある感情に，よりうまく応答できるようになります。養育者は「**応答的リスニングスキル**」（**教えるポイント＃4参照**）を使い，年齢にふさわしい方法で，自分には何が見えているかを子どもに伝え返すことができます。
- 養育者は，子どもの個々のコミュニケーションの方法について学ばなければなりません。その子どもは怒った時，どのように見えますか？　悲しい時は？　興奮した時は？　心配な時は？　その子のサインは何でしょう？　それぞれの感情について，養育者が以下をおさらいするのを手伝いましょう（養育者の教育用ハンドアウト「**子どもの言葉を理解する**」p. 271 と「**子どもの感情表現を知る**」p. 287参照）。

子どもたちはどのようにコミュニケーションをとるのでしょうか？

（「子どもの感情表現を知る」p. 273, 287参照）

顔の表情	激しい感情の時の表情と無表情の両方を含みます。
声のトーン	高い調子，騒々しい，大きい，甲高い，柔らかい
話し方	とても多弁，とても静か，早口，ゆっくり
話の質	まとまり，年齢相応か（例：退行）
姿勢・身体表現	子どもの身体はどのようになっていますか？　縮こまっていますか？　こぶしを握っていますか？　筋肉は緊張していますか，緩んでいますか？　姿勢は硬いですか，リラックスしていますか？
接近するか回避するか？	子どもはひきこもってしまいますか，べたべたし過ぎていますか，あるいは両方ですか？

感情調整の能力	子どもは気持ちを静めてもらったり，自分自身で静めるとより困難な状態になりますか？ 子どもは外側からの心地よさを与えられる必要性が出てきましたか？ 気持ちを静めてもらうのを，子どもはどのくらい受け入れるようですか？ これはストレスに直面する時変化しますか？
気分	子どもの気分は明らかに変わりますか？ 例えば普段は落ち着いている子どもが，激しい感情に直面した時に不安定になりますか？ もしそうであれば，その不安定さは親にとって，警告のサインとなります。

教えるポイント#4：応答的リスニングスキル

- 応答的リスニングは養育者が積極的に子どもの話を**聞き，認め，サポートを伝える**のに役立つもので，ロジャースの来談者中心療法がもとになっています。（例：Rogers, 1951）。言語的であれ非言語的であれ，子どもが伝えることに積極的にまた共感的に応答する能力を身につけるのに使われます。
- 養育者に応答的リスニングスキルを教えましょう。セッションの中で治療者や子どもと練習してもらいます。

養育者のための応答的リスニング　　　　　　　　　　　　　　　　　　　　（p. 274-275 参照）

ステップ	説明
1. 子どもの気持ちのすべてを受け入れて尊重します	子どもの気持ちを"変える"秘策はありません。（例：「あなたは怒るべき**じゃないわ**」とは言いません。）
2. あなたが子どもの言葉に耳を傾けていることを示します	傾聴スキルを使いましょう。アイコンタクト，うなずき，言葉で応答するなど。
3. 子どもの言葉を繰り返します	あなたが聞いたことを伝え返し，それはその子どもにとって大事なことと認めます。（例：「…ということは，その先生があなたの話を聞いていると思えなかったんだね。そうなんだ。それは本当につらかっただろうね。」）。どの部分で子どもが動揺したかが不確かな時には，子どもに尋ねましょう。
4. 子どもの気持ちに名前をつけます	子どもの気持ちを伝え返しましょう。もし子どもが気持ちについて述べないなら，想像して言ってみます。この時，少なくとも2つの可能性を伝え，それが間違っている可能性も想定しておきます（例：「あなたは心配なのかな，あるいは怒っているのかもしれないね。合ってる？」）。あなたは，**なぜ**子どもが心配，あるいは怒っていると思ったのか手がかりを示しましょう。子どもにはいつでも訂正する余地を与えましょう。
5. 子どもがどう感じているかを表現できるようにした後でのみ，アドバイスや提案，保証，別の意見を伝えます	子どもが言わなくてはならないことをあなたが聞き取る前に，一足飛びに問題解決に進んではいけません。**最初に**その時の状況と感情を確認してから，適当であれば解決策を考えることを子どもと一緒に取り組みましょう。解決策はどのように感情を表し，それに対処するかが，簡単に含まれるだけのものかもしれないことを心に留めておきましょう。

教えるポイント#5：まとめ——子どもにトリガーによる反応が出た時，何をするか

- この枠組みで取り上げるすべての養育者のスキルは，「自己調整」と「能力」の各章で説明され

る子どもが学ぶスキルの土台と支えになります。
- 養育者による繊細な波長合わせは，特にトリガーによる反応が出た時に，子ども自身の自己調整スキルを高める重要な道具となります。
- 自己調整スキルについて子どもと取り組む時，養育者に子どもの自己調整を手助けするために次の手順を踏むことを教えます。以下の各ステップが，子どもの感情認知，調整，表現のワークとどのように並行しているかに配慮しましょう。

子どもの自己調整をサポートするステップ

ステップ	説　明
1. 波長を合わせます：「探偵」の帽子はかぶったままで	子どもの感情が転換するのを意識します。子どもがどう感じているか定かでない時は，そのエネルギー状態に目を向けましょう。エネルギーは高いですか，低いですか？　引きこもっていますか，活動的ですか？　特にトリガーによる反応が出ている子どもについては，p. 272「子どもの言葉を理解する」の「"探偵"になりましょう」，本章の教えるポイント#3を通して手がかりを探しましょう。
2. 自分を中心に置きます	自分自身を点検しましょう。あなた自身の感情管理スキルを使います。何もコントロールできていないと感じたとしても，自分の感情と行動のコントロールを試みることはできます。
3. 自問します	子どものエネルギーはどのくらいでしょう？　それは上げる方向，あるいは下げる方向に向かう必要がありますか？
4. 簡潔に何が見えているかを伝え返します	あなたに見えているものを，簡潔に伝えましょう。子どもの脳のどの部分が作動しているのかを心に留めます。子どもがひどく混乱している時に伝え返しを行うのは，子どもに調整スキルを使う手がかりを与えるためです。(例：「あなたのエネルギーは，今，本当に高くなってしまったね。お話しできるように，エネルギーを少し低くできるか一緒にやってみよう」)
5. スキルを使う手がかりを与えます	治療の中で取り組んでいる調整スキルを，子どもがどのくらい持っているか意識しましょう。あなたと一緒か，子どもが単独で使えるツールを簡単に提案しましょう(例：深呼吸，静かに座る，落ち着ける場所，ストレスボール)。治療の初期に，調整の方法の練習とよい手本を示すために，子どもと一緒にこのスキルを行ってみるとよいでしょう。
6. セルフモニタリングの手本を示し，一緒に取り組みます	この段階での主要な目標の一つは，自分の生理的体験に子ども自身が合わせて感じられるよう支援することです。このスキルをサポートするために次の例を考えてみましょう。 「あなたと一緒に，このストレスボールを，ものすごく速く握ったり開いたりしたら，心臓の鼓動が少し速くなったってわかったよ。顔が熱くなったのも気づいたけど，あなたは何を感じたかな？」 「もう少しゆっくりにしていったら，どうなるか見てみましょう。まず，大きく深く呼吸をしましょう。今，何かが変わった気がするけど，あなたはどうかな？」
7. 調整スキルを使うことを強化します	子どもが自己調整を試みていることに，波長を合わせましょう。(例：「あなたが，エネルギーレベルを落として落ち着かせようとしているのは，本当にすばらしいと思うわ」) 何が成功かは子どもによって異なることを覚えておきましょう。感情が乱れた時にそれに気づくだけでも一部の子どもによっては成功になりうるのです。

ステップ	説 明
8. 表現を促す	子どもが落ち着いたら,コミュニケーションや表現を促しましょう。残りの応答的リスニングスキルを使ってみましょう!

道具:養育者と子どもによる波長合わせのエクササイズ

- 次の活動は個別面接,養育者と子どもの合同面接の両方で使えます。合同面接では,臨床家も,観察者やファシリテーターの役として養育者や子どもと一緒に活動することになります。
- 養育者と子どもの波長合わせの練習に先立って,「養育者への教育」に網羅されている教材を養育者に教えることが特に重要です。

養育者と子どもによる波長合わせの活動例

活 動	展 開	説 明
気持ちのなぞなぞ	基本	養育者(または臨床家)は,ある感情状態を演じ,子どもはその気持ちが何かを当てます。次に役割を交代して子どもが演じ,養育者が当てます。
	役割交代	養育者は,特定の感情状態の時の子どもの様子を演じ,それを子どもが当てます。次に役割交代して養育者の様子を子どもが演じます。
	トリガーによる反応が起きた状況(展開1)	一つの感情を選びます。養育者か子どものどちらかは,その感情が引き起こされやすい状況を演じ,相手はどんな場面かを当てます。
	トリガーによる反応が起きた状況(展開2)	養育者は難しい場面を演じます。子どもはどんな感情が潜んでいるかを当てます。それから役割交代します。
	人物を特定する	養育者と子どもで一緒に一つの感情を選びます。演じる側は,その感情状態に,ある特定の人物(例:家族の誰か)を演じ,相手はそれが誰であるかを当てます。
		このゲームにはもっと多くの展開例があります。家族のニーズに見合ったものを使いましょう。
リーダーについていくゲーム	音楽	ドラムか他の楽器を使いましょう。一人がリズムを打ち,もう一人がそのリズムを続けて打つか,元のリズムに自分のリズムを重ねて打ちます。
	ダンス・運動	一人が身体を動かし,もう一人はそれを真似たり,最初の動きを土台にして別の動きを付け加えます。
	ミラーリング	互いに向かい合います。一人はゆっくりした動きをして,もう一人はそれを真似します。見ている人どちらが先導し,どちらがそれについていっているかが見分けられないくらい,両者の動きの波長が合っていることがこの活動のゴールとなります。

活　動	展　開	説　明
	リーダーについていく	小さな子どもに対して行う際には楽しい動きを取り上げましょう。（例：あひるになって部屋を歩く）部屋にいる全員がリーダーの動きを真似ます。
	古典的「リーダーについていく」ゲーム	「サイモンセッズ」[訳注1]，「だるまさんがころんだ」など，波長合わせができるようになるためのゲームを考えましょう。
『全部私たちのこと』の本		養育者と子どもと合同で『全部私たちのこと』と題した本を作ります。その本には養育者と子どもが並列に記入する事柄があります。例えば，この一週間に起きた出来事を一つ選び，それぞれが自分の気持ち，その出来事の中でよかったところ，よくなかったところなどを書いていきます。
遊び		養育者が**子どもと一緒**に遊ぶのを手伝いましょう。どんなタイプの遊びでもよいでしょう。ボードゲーム，空想あそび，アートなど。養育者は指示したり，先導したりせずに子どものリードについていくよう，養育者に教えましょう。養育者に応答的リスニングスキルを使うことを教えます。

発達段階に応じた配慮

発達段階	波長合わせの配慮
一般的配慮	年齢によって標準的なこととそうでないことが何かを教えましょう（例えば，2歳児にとって「いや」と言うことは自立を主張する点で標準的で，適切で健全な発達であり，より年長の子どもが同じことを言う時のような「反抗」ではありません）。 🚩（文化的配慮）養育者が標準的な行動を理解する時に，難しいことの一つは，その年齢の子どもたちの経験が文化によって異なるということです。1975年の15歳の子どもが経験したことと，2010年の15歳の子どもが体験することは大きく異なるでしょう。これらの違いを認め，うまくいきそうな時には対話に導きましょう。養育者と子どもに互いの生活について教え合う機会を与えます。 年齢にかかわらず，言葉を使うことはトラウマを受けた子どもにとって難しいことです。なぜなら彼らは安全な表現方法を練習しておらず，欲求不満耐性が低いからです。トラウマを受けた子どもは往々にして行動による以外に自分のニーズを伝えることができません。 🚩（文化的配慮）社会的養護の枠組みで育てられている子どもは，養育者と異なった文化的背景を持っているかもしれません。社会的相互作用と感情表現の方法は文化の影響があるので，波長合わせは養育者と子どもの双方にとって特に難しいかもしれません。この場合でも，違いを認め対話に導きましょう。
幼児期	小さな子どもは，言葉を使ったコミュニケーションが急速にできるようになります。言葉を通して欲求や要求を伝えられますが（例：「リンゴジュースが欲しい」，「あのおもちゃが欲しい」），感情は依然として言葉ではなく，行動や身体の状態として伝えられます（例：欲求不満のサインとしてかんしゃくを起したり，不安や心配のサインとして「お腹が痛い」と言う，承認を求めるサインとして黙り込んだり引きこもるなど）。

訳注1　サイモンセッズ：リーダー役が動作を示す命令の前に，「サイモンさんが言いました」を付けた時のみ参加者が動作に従う遊び。

発達段階	波長合わせの配慮
	子どもが言葉をうまく使いこなせるようになると，大人は彼らの内的表現能力と推理力を過大評価してしまうかもしれません。そのため養育者が子どもの現在の発達段階を理解すること，および行動上の手がかりを読み取れるようになることが特に重要となります。 小さな子どもたちにとって，波長合わせは，感情の認識，表現，調整のスキルを身に付けるための土台となります。子どもの状態を言葉でラベリングすることによって，養育者は感情の知識の「積み木」を積み上げます。 子どもの感情に波長を合わせ，彼らが他者の体験に波長を合わせるのを手伝うことも，共感と対人交流のスキルを構築する基礎となります。
児童期	この年代の子どもたちは，養育者の表情や感情状態に波長を合わせることがより一層できるようになります。これは共感と見通しを持つことに役立ちますが，重いトラウマを抱え過覚醒にある子どもにとっては複雑な落とし穴でもあります。 小学校時代は身体症状（頭痛，胃痛など）の表現のピークとなる時期です。養育者は子どもの身体が抱え，伝えている感情のサインに注意を払うべきです。
思春期	思春期における波長合わせのキーワードは**バランス**です。すなわち，「つながりと自立」，「子どものプライバシーと親の気づき」などのバランスです。このハイリスクの時期においては，養育者は子どもについて**もっと知りたい**と思いがちですが，思春期の子どもが**コミュニケーションをとりたがらない**のは普通のことです。この時期に起こるネガティブな行動・感情・やりとりは，実は10代の子どもたちが大人からの自立と分離を求める戦いであると捉えなおすことができるのです。 思春期の子どもたちは自立への欲求と甘えの欲求という両価的な感情を抱きがちです。養育者はこの両価性があるからこそ彼らが近づくことと離れることの折り合いをつけていることを尊重しつつ，大人と子どものつながりの機会を与えることが重要です。 この時期の波長合わせの重要な部分は，プライバシーを尊重することです。積極的にこのことについて話し合いましょう。思春期の子どもはどこまではプライバシーを維持できるのでしょう？　養育者はどこから「知らなくてはならない」情報という点で線を引くのでしょう？

応用

個別面接／親子合同面接

　養育者の個別教育セッション（もし必要ならば電話でも）を行いましょう。適当であれば，ARC養育者のハンドアウトとワークシート（資料B）を活用しましょう。この章での介入は，心理教育だけにとどまらず，実生活の中で積極的に探索したり，練習したり，宿題に取り組んだりしていきます。例えば，養育者に子どもがコミュニケーションに使う方法を単に教えるというよりも，その週の子どもの怒りや混乱がどうだったかを振り返ってもらったり，子どもがどのように特定の感情もしくは体験を表すかを「気持ちの探偵」ワークシートを使って記入してもらいます。養育者にトリガーについて教え，どのような反応が実際に子どもに起こるのかを生活の中で探っていくことが最も重要な側面です。

　考え方の枠組みについて基本的な理解がなされたら，生活の中の「今，ここ」のタイミングでこ

のスキルを応用することが大切です。例えば，次の例を考えてみましょう。思春期の娘について母親が次のように言っています。「今朝この子は私を怒らせたのです。そこら中の壁を叩いて回っていました。私の言うことにまったく聞く耳を持たず，自分の部屋に行かせようとしたらわめき散らしたのです」。治療者は子どもの行動に焦点づけるのではなく，その行動に駆り立てている感情やその行動を助長させる要因，その行動が子どもにとってどのような機能を果たしているのかについて母親と一緒に考えるでしょう。これを行う時には，養育者が子どもの行動そのものに耐えられないと感じるのは自然なことと一般化して伝えたうえで，養育者自身が感情調整スキルを使えるように支援することが大切です。

　セルフモニタリングと自己調整を実験的に行ってみるのも貴重な方法です。養育者は前の「養育者の感情管理」の章で話し合われたセルフケアの方法に慣れていないのが常です。さまざまなスキルが使いやすくなるために，子どもとの波長合わせの練習と自己調整のための段階的なサポートを，一つのルーティンとして毎回のセッションに組み入れましょう。

🏠 グループ

　養育者グループは重要なスキルと情報を教えるのにとても貴重であり，「同じ経験をした」他のメンバーからのサポートを，同時に提供することができます。「養育者への教育」をカリキュラムのガイドとして使いましょう。参加型の学習が効果的です。子どものコミュニケーションの取り方についてのアイデア，トリガーによる反応を観察した所見などをグループで共有するよう促しましょう。他の人の話を聞くことは，自分の子どもに見られた行動が実はよくあるものなのだと認識する手助けになります。個人教育セッションと同様に，応用や練習が大切ということを心に留めておきましょう。

🏠 施設

　施設養育では，すべての職層における職員，とりわけカウンセラーは子どもにとっての代替養育者の役割にあります。すべての職員に対してのトラウマ反応とトリガーに関する教育，トレーニングは必須です。このトレーニングは，「現実」に即した形で行うことが重要になります。抽象的な話よりも，考え方の枠組みをその施設がかかわっている入居者／生徒／クライエントに応用しましょう。例えば，特定の子どもを取り上げ，職員に次のことを考えてもらいます。①その子どもが「闘争，逃走，フリーズ」反応を示す方法，②その子どもにとってのトリガーとなる状況の観察所見，③助けとなりそうな支援方法（例：子どもが安全だと感じられる支援方法）と悪化させるやり方（特に無力感や危機感を助長させるかかわり方）。また，異なる子どもたちを比較してみましょう。入居児Aには感情が外に表れる行動が多くあり，トリガーによる反応が起きます。それは静かで抑制されているのが常の入居児Bとどう違うでしょう？　子どもたちが感情を表す方法の範囲を，職員が理解できるように手助けしましょう。このような考え方の枠組みを毎日の申し送りや職員のミーティング，または子どもの行動やその行動の持つ役割について話し合う場に取り入れましょう。最終目標は，職員がすべての入居児／クライエントの「コミュニケーション」方法を理解するレパートリーを増やすこと，その場の子どもの行動に反応するのではなく，内的なメッセージを読み取れるようになり，その長期目標をサポートする方法で対応するようになることです。カウ

ンセラーとクライエントの実行性を高めるために，施設の中で自己調整をサポートする系統だった方法を積み上げていくことを考えましょう。具体的には，可能ならば調整の方法（クールダウン）を使うための「安全コーナー」を設置しましょう。職員やクライエントが使える調整のための活動を用意しておきましょう。活動例は，本書の「第9章　調整」でより詳しく取り上げられています。

まとめ──波長合わせの失敗や混乱にも価値がある

すべての介入のレベルで波長合わせを行う時，養育者に感情調整スキルを確実に併用してもらいましょう。また，波長合わせでの「失敗」はしばしば起こるのが普通であると伝えましょう。養育者が四六時中波長合わせの態勢でいることは不可能で，実際，その失敗もうまく取り扱えば，アタッチメントの絆を強化できます。養育者が難しかったかかわりについて振り返り，他の代わりの反応の仕方を考えられるようにサポートしましょう。これを施設組織の中での職員に対するグループスーパーバイザーとして行うのか，個人スーパービジョンあるいは個別の親に対する臨床家としてかかわるのか，いずれの場合でも安全性に配慮することは非常に重要です。養育者が子どもとのかかわりにおいて，「失敗」や「タイミングを外した」ことを認めるには，「安全である」と感じられていなければなりません。建設的に取り扱われれば，これはすべて学びのプロセスなのです。必要な時は，養育者が失敗を償い，解決に進んでいくのをサポートしましょう。波長が合う瞬間と同じくらいそのような瞬間は大切です。子どもにとって大人が自身のかかわりについて後悔の念を述べるのを聞くことはまれで，そのような体験は養育者と子どもの双方にとって，現実生活での関係性を育むに当たりとても貴重なのです。

現実に根ざした治療

ワークを養育者に合わせましょう：アタッチメントの各章の原則と同様に，未解決のトラウマを持っている養育者にとって，波長合わせはより難しいことを心に留めておきましょう。特にこのような養育者は，その子どもと同様に他者の表現に警戒的であったり，子どもの感情に恥や罪悪感などを抱きやすいのです。感情を抱えるワークを波長合わせのワークに組み入れることが重要となります。

現実に見合った期待を持ちましょう：二者関係が始まった時点で成功と見なしましょう。そして一歩ずつ成功を積み重ねましょう。

代理受傷に注意しましょう：強い感情に波長を合わせることで，臨床家と養育者の双方に困難な感情が引き起こされることがあります。あなた自身のセルフケアの必要性に配慮しましょう。

第6章
養育者の一貫した応答

> **ポイント**
> 親および専門職を含めた子どもの養育システムをサポートしましょう。養育者が，子どもの行動に対して，予測でき，安全で適切な応答の仕方を身につけられるようにします。その際，子どもたちの過去の体験が現在の行動に及ぼす影響を繊細に理解しながら行います。

★キーコンセプト

★なぜ一貫性が大切なのでしょう？

- 安全な環境を築いていくためには，養育者の応答を予測可能なものにしていくことが大切です。
- 親からトラウマを受けてきた子どもにとって，これまでの経過から，制限されることは無力感や強烈な傷つきに結びついている可能性があります。親については，コントロールが効かない人，懲罰的で脅威を与える人と見えていたかもしれません。
- 親から傷つけられることがなかったとしても，子どもはトラウマ自体を，しばしば環境からの予測できない罰と受け取ります。
- 行動に対して安全で予測可能な応答を与える養育環境は，子どもに次のことを再保証します。行動にはよくも悪くも大事なルールやペナルティがあり，適切な行動かどうかを決める基準があること，子どもの安全を守ってくれる養育者がいること，子どもには恥ずかしくない行動をする力があると信じられ，期待されていることです。このような応答が続くことで，子どもは警戒心やコントロールを少しずつ緩め，そのエネルギーを健全な発達課題へと注ぐことができるようになります。

★一貫した応答を困難にするトラウマ行動

- トラウマに伴うような，予測できない事態や混乱に直面した時，子どもがよくとる適応的な行動の一つは，自分を取り巻く環境と周りにいる人々をコントロールしようとすることです。この行動は，予測できず危険と感じられる世界にあって，自分が予測できる状況を作ることで安全感を確保しようとする，子どもの最善の努力と言えます。
- 明確で一貫した制限と境界があることは，子どもが安全と感じることを助け，健全な発達に非常に重要なものです。しかしトラウマを経験した子どもは，制限が設けられることとほめられることの両方を，自身のコントロールを脅かすものと受け取り，反応し，それらがトリガーとなるか

もしれません。

🧰 セラピストの道具箱

🎬 セラピーの舞台裏

- 一貫した応答には 2 つの目標があります。①養育者が子どもの行動へのトラウマの役割を理解し，対応に組み込むこと（すなわち，波長合わせのスキルを子どもの対応戦略に組み込むこと）。②子どもの反応へのトラウマの影響を繊細に受け止めながら，子どもの行動に，一貫して適切に応答する能力を築くこと。
- 家庭における一貫した応答について考える場合，介入の対象は一般的には親で，適切な補助や代替機能を担う養育システム（学校場面，里親養育）と協力し，理想的には子どもとも協働します。組織における一貫した応答を考える場合には，典型的には組織全体，すべてのスタッフの間で一貫した応答ができることが目標となります。

🚩（文化的配慮）"適切な"養育の標準と見なされるものは，文化により幅広く異なります。ある状況では虐待と考えられる行為も別のところでは許容され，責任を持ってしつけをしていると考えられます。調査においては，実際に効果的な養育の戦略が，文化やその時の状況により異なることが示されています。治療目標への取り組みに先立って，背景の多様性や，目の前にいるクライエントの信念体系を理解することも重要です。次の例を考えてみましょう。

> キーオンはアフリカ系アメリカ人の 12 歳の少年です。スラム街にある父子家庭で育てられています。キーオンはある日セッションにやって来て，夕べ父から"叩かれた"と怒って報告しました。治療者が話してみると，父は，息子が学校から 1 週間の居残りという悪い通知を持ち帰った，だからベルトで叩いて罰を与えたと認めました。

この例で，治療者はジレンマに陥ります。子どもがベルトで叩かれるのは，虐待通告に値する出来事と考えられるでしょう。しかし，この家族の文化では，父の息子に対する懲罰は適切なことと考えられ，責任ある養育と見なされます。会話の中で，父は自分が子どもの頃に受けたしつけや 10 代での失敗，そして息子はうまくやっていけるはずだとの考えを語りました。多くの状況でそうですが，ここでも治療者はバランスを取る難しさに直面します。すなわち，養育者の持つ価値観，信念体系，そして文化的規準を認めることと，法律やより一般的な社会規範に合わせることとの間でのバランスです。

🚩私たち自身の養育（子どもとして，養育者として）の経験は，自分の"よい子育て"に関する考えに影響を与えているかもしれません。あなた自身の先入観に気をつけましょう。

🚩養育行動について評価する時は，単にその行為だけでなく，行為の背後にある意図を理解することが大切です。次の例を考えてみましょう。

深刻な健康上の問題を抱えた祖父が幼い2人の孫を育てています。この子たちは，最近両親を残してキューバから移住してきました。家族は治安の悪い地域にある公営住宅に住んでおり，祖父の報告ではその建物や周辺に深刻な薬物の問題や暴力事件があるといいます。アセスメントの中で，子どもたちは，祖父がしばしばベルトを持って戸口に座り込み，外に出ようとするとベルトで叩いてくると報告しました。祖父のほうは，子どもたちの安全が脅かされることをとても恐れていて，自分の身体は利かないし勝手に出て行かれたら追いかけられないと心配していました。

　この例では，祖父の**意図**は，近隣の深刻な暴力から子どもの安全を守ろうとするものです。しかし祖父の**行為**は，治療者や児童福祉関係者に深刻な不安を引き起こします。この家族に対応する際，祖父の行為の背後にある意図を理解し，認めることが大変重要となります。

世代間の層

- 慢性的で複雑なトラウマを経験している多くの子どもたちの親，または他の主な養育者は，自身もある程度，原家族でストレスを経験し，適切な養育を受けられずにきています。
- 適切で慣れた養育モデルがない場合，ストレスにさらされた養育者や養育システムは，彼らのできる範囲の効果的なやり方で子どもの世話をし，しつけようと試みるでしょう。
- 私たちの経験では，大多数の親は，利用できるリソース，支援，経験を得て，彼らの最善を尽くしています。これを考えると，支援者が養育者に共感的に波長合わせをしようと努力することはとても重要になります。私たちは専門家として，この支援と子どもを守る義務とのバランスを取らなければなりませんが，本章で述べている非常に重要な基本事項は，養育者に波長を合わせるということです。そして子どもの行動の背後に意味があるのと同じように，**養育者の行動にも意味がある**と理解することです。まずは彼らの立場に立ってみようとすることで，養育者との取り組みは，一番効果的なものとなります。
- 波長を合わせることと一緒に，その養育者が新しいスキルを学び，実践していく時，支援者が彼らの成功体験の重要性に気づいていることは大切です。行動管理の戦略は，初めて試す時には難しいものです。スキルはゆっくりと，取り組みやすいことから身につけてもらいます。
- これらと同じスキルを，治療関係と治療空間の安全と予測性を築くのに用いるのは重要と覚えておきましょう。制限やルールは，当然家庭とは異なりますが，治療の場で期待されることと境界を明確にしておくことは欠かせません。

養育者への教育

- 思い出しましょう：養育者にキーコンセプトを教えましょう。
- 思い出しましょう：養育者に子どもの発達段階に配慮することを教えましょう。

教えるポイント♯1　賞賛と強化のためのガイドライン 　　　（「賞賛と強化」p. 277 参照）

教えるポイント		トラウマは子どもとその養育システムに有害な影響を与える，深刻な苦痛を生み出します。そのため次第に養育者たちが，困難なこと，ストレス，そして症状ばかりに気を取られるネガティブパターンに陥ることは，決して珍しいことではありません。 苦痛に圧倒されると，肯定的な事柄に気づくことができなくなるかもしれません。子どもや養育者はまず「悪いこと」を認識し始めるでしょう。「自分は悪い子だ」「私は悪い親だ」という具合です。 これと同じことは，スタッフがストレスや病理ばかりに目を向けるようになると，施設の治療場面でも起こるかもしれません。 このパターンは無力感や失望，**「これは絶対に変わらない！」**との認識につながります。 賞賛や肯定的な強化を使うと次のことが起こります。 　・養育者と子どもの関係がより肯定的なものになる。 　・好ましい行動が増える。 　・養育者と子どもの波長がもっと合ってくる。 　・より安全と感じられる。 　・子どもと養育者双方が自己肯定感や自己効力感を持てる。 　・子どもと養育者のうまくやれている感覚が増える。 賞賛と強化は意識的な選択でなければなりません。驚くことに，よいことに気づくのは，悪いことに気づくよりはるかに難しいものです！　肯定的なことに気づくには，しっかり意識を向け，ターゲットにする行動を選んでおくことが必要です。
目標を選ぶ	すべてをほめるわけではありません	養育者と一緒にターゲットとする行動を選びましょう。もし養育者が，目にする行動を何でもほめていたら，養育者にも子どもにも，それは嘘のように感じられるでしょう。明白で，大事なこと，目標になることなどを選び，焦点を当てます。
	小さいことから始めます	養育者に注意を向けるべき行動を一つ選んでもらいます。その子どもの行動に意識して波長を合わせ，その行動を認めたらいつでも子どもをほめます。養育者がほめられたかどうか振り返ってもらいます。
	望ましく，たまにでもできている行動を選びましょう	特に増やしたい行動からターゲットを選びます。例えば，思い通りにならない場面でかんしゃくを起こさず我慢することが重要な目標ならば，子どもがそのためにしている行動上のどんなサインにも気づいて強化していかなければなりません。養育者には，特に賞賛を子どもの行動や努力に結びつけるようにしてもらいましょう（例：「よくやったね」ではなくて「そう，あなたはすごい。あなたが出かける前に私は『ちょっと待ってて』って言ったよね。そうしたら『わかった』って言った。それって難しいことだよ。だからあなたがそんなふうに待てたのはすごいって思う」）。 養育者が上手に目標を選べるように手助けしましょう。もし子どもがこれまで一度もできていないことを最初の目標にしてしまうと，親も子どもも成功を経験することができません。
	"成功"とは何かを，もう一度考えましょう	養育者には一晩でパッと成功することを期待するのではなく，徐々にできるようになることを考えてもらいます。例えば「怒った時，壁を叩かない」ということを最終的な目標にするなら，子どもが壁を叩く代わりに叫んだり金切り声をあげたのであれば，その最初の時に強化します。
	"よいふるまい"だけではありません	賞賛はいつも行動に結びついていなくても大丈夫です。賞賛は，行動を修正するだけではなく，自分についての肯定的感覚を身に付けることにも関連します。養育者と一緒に子どもの資質や努力も強化していきます。

ほめ言葉の例	子どもの行動に関するもの	「宿題を終わらせようとして本当に頑張ったね」 「妹と上手に分けっこしてえらいね」 「思っていることをちゃんと言えたね，すごいな」
	子どもの努力に関するもの	「一生懸命やっててえらいね」 「頑張って譲ろうとしてくれているんだね，ありがとう」 「すごくイライラしているように見えるよ。でも大声を出さずにいるのはすごいね」
	子どもの資質	「君はとっても親切だね，素敵だよ」 「勇気があるね，それってすごい！」 「君のユーモアのセンスっていいよね」
	いろいろな場面で使える表現	「君はすごい子だね，一緒にいるととっても楽しいよ」 「君と一緒にゲームをするのが好きなんだ」 「昨日，君が笑っているのを見たらうれしくなったよ」
強化について	教えるポイント	望ましい行動を増やす一つの方法は，具体的に強化することです。
	大人の注目は強力です	養育者に，注目は大人の使えるもっとも強力な強化法の一つだと教えます。具体的に強化していく時には，賞賛の持つパワーを忘れてはいけません。
	ごほうびの表	養育者と一緒に具体的に強化するやり方を作っていきましょう。 賞賛の場合と同じように，最初にターゲットとする行動を一つか二つ選びます。 丸やシールをためていく表，ごほうびのためのポイント制等を考えましょう。子どもの年齢にふさわしいやり方を選びます（後述の「**発達段階に応じた配慮**」参照）。 養育者が適切な強化方法を決めるよう助けます。
	具体的な強化方法の例	養育者とのスペシャルタイム 特別なおまけを与える（例：コンピューターの時間，テレビの時間，消灯時刻の延長） 子どもをリーダーにする（例：家族で見る映画を選ぶ，夕食の献立を選ぶ） 特別な活動（例：公園に行く，カードで遊ぶ，クッキーを焼く，外食に出かける） 実際のごほうび（例：おもちゃ，ゲーム，本）

教えるポイント♯2：賞賛とトラウマ反応

- トラウマを経験した子どもたちにとっては，ごほうびや肯定的注目が否定的反応を引き起こすことがあります。これにはいくつかの理由があります。
  - ◆ ほめられることは，"しっくりこない"のかもしれません。「自分は何か変なんだ」と強く感じている子どもでは，ほめられることは，自分の見方に合っておらず，恐れたり，嘘や罠のようなものと感じるのでしょう。
  - ◆ 肯定的な言い方はアタッチメントへの恐れを引き出します。トラウマの衝撃を受けてきた子どもたちは，しばしば度重なる喪失を経験しており，養育者，生活の場，人生における他の大事な人を失っています。このため大人とのよい関係は，同じことが起こるかもしれないという恐れを引き起こすかもしれません。子どもの心の中には「明日になったら，また誰かに全部取り

上げられるかもしれないのに，なつけるわけないじゃない？」と恐れる気持ちがあるのです。

子どもたちにとって賞賛がトリガーになって反応した時の対応

個人に向けられたとは思わないこと	養育者に，賞賛がトリガーになりうるとわかるように示します。もし子どもがほめられて否定的な反応を見せたら，養育者にアタッチメントにまつわる恐れと，対人関係での拒絶を分けるよう手助けします。
頑張って続けます	多くの子どもたちにとって，トラウマを意味づけるものの一部に罪悪感があります。賞賛や強化では，この罪悪感をすぐに変えることはできません。子どもが自分自身について否定的に言うのを目の当たりにしても，養育者がその時に起きてくる感情（例：恥，罪悪感，葛藤）に耐えられるよう手助けしましょう。
説得はしません	養育者が子どもを説得せずに，「賞賛」する態度を守り抜くことを助けましょう。簡潔な受け答えを続けられるようにしましょう，たとえば，養育者が「あなたはすごいね」と言い，子どもがそれを拒絶したとします。その時，養育者は「そうだね。私はあなたがすごいって思うんだよ。でも，あなたは自分が思った通りに感じていていいよ」と言うことができます。
子どもの感情に波長を合わせ続けます	もし子どもの気持ちが高ぶってきたら，養育者が子どもの抱える感情をあきらかにして応答できるよう，波長合わせのスキルを使ってもらいます。例えば，「君はそういうことを聞くと怖くなるんだね。ハグしてあげたら気分がよくなるかな」

教えるポイント♯3：行動管理の一般的ガイドライン

教えるポイント	トラウマを経験した多くの子どもたちにとって，過去に受けた制限と言えば，ひどい罰とか，一貫性のないもの，あるいは制限がないということでした。 子どもは，厳格に物事をコントロールするやり方を使って，より安全と感じようとしたかもしれません。そのため，はじめは制限されることに抵抗します。しかし，一貫性のある限界設定により，徐々に環境での安全な感覚が増え，最終的にコントロールから解放されるようになります。 養育者は，トラウマを経験した子どもに制限を設けることにためらいを感じるかもしれません。しかし限界設定の失敗は，意図せず次のような多くの否定的メッセージを送ってしまうことになりかねません。 ・この子は自分の行動をコントロールできない。 ・この子は行儀良くできないくらい"ダメージを受けている"。 ・この子は養育者の注目を引くに値しない。 ・この養育者にはこの子どもが手に負えなくなっている。 こういったメッセージすべては，子どもの無力感を増し，ネガティブな行動を**増やす**ことにつながるかもしれないことに注意しましょう。 対照的に，子どもたちへの期待と制限を一貫して設定することは，異なるメッセージを送ります。それは次のようなものです。 ・子どもたちは行動のコントロールを学ぶことが**できる**。 ・子どもたちはその状況にふさわしく行動を変える力を持っている。 ・子どもたちは養育者の注目に値する。 ・養育者は子どもたちの安全を守ることができる。
行動管理の戦略	注目しない 限界設定 タイムアウト

教えるポイント＃4：注目をはずす

定義	"注目をはずす"というのは，差し迫って危険ではないものの望ましくない行動に，積極的に**注目しない**ことです。この積極的な無視は，注目による強化を取り除くことによって望ましくない行動を減らします。
適切なターゲット	注目をはずすのに適した行動には次の例があります。 ・ぐずり ・かんしゃく（子どもやその他の人にとって危険な行動を伴わない場合に限定） ・すねる，ふてくされる このような場合，養育者は次のように行動します。 ・その感情を認める。 ・不適切な行動は何かを教える。 ・より適切な代わりとなる行動は何かを教える。 ・いったん子どもが不適切な行動を止めたら，かかわりたいとの意思を示す。
やり方	養育者は，この初めのステップに続き，次を行うことが大事です。 ・子どもから注目をはずします。最初に一言言った後は，警告したり，行動について教えたり，子どもとかかわることはしません。 ・子どもが他の望ましい行動をとったら，どんなことでも直ちに強化します（例：ぐずっていた子どもが，ぐずりをやめた時にはすぐほめます）。 ・その行為がエスカレートして子どもや他の人にとって危険なものになった時だけ，制限を設けます。その行為が数分以上続いたら，養育者は手がかりを与えます（例：「あなたが普段の声で話せるようになったら，話したいなって思っているよ」）。 ・その行動がおよそ10分以上も続くようなら，養育者は限界設定へ進むべきです（以下を参照）。
例	10歳の男の子は，夕食前にスナック菓子を食べてはいけないと言われています。この子は叫んでスナック菓子を要求します。 養育者：（**子どもの気持ちを認めます**）スナックが食べられなくて怒っているのね。（**望ましくない行動は何かを教えます**）でも，叫んだって，決めたことは変わらないよ。（**より適切な行動は何かを教えます**）あなたはどのくらい頭にきてるかを話すこともできるし，バスケットボールしに外に行って気持ちを落ち着けることもできるよ。でもわめいている間は，話はできません。（**望ましくない行動をやめたら，子どもとかかわる気持ちがあることを示します**）あなたが叫ばないで話ができるようになるまで，私は台所にいるからね。 ボビー：（さらに数分，わめいていますが，養育者は注目しません。そして子どもは叫ぶのを止めました） 養育者：頑張ったね。私の言うことを聞いて，叫ぶのをやめたのはとてもうれしい。私と話をしたかったら，来て教えてね。

教えるポイント＃5：限界設定

定義	限界設定とは，行動に対するペナルティを教え，それをやり遂げることを含みます。ペナルティには通常，特典を失うことや「タイムアウト」があります。
適切なターゲット	限界設定をすべき行動は，家族や養育システムの規範により多様ですが，一般的には，危険で，攻撃的，または家族や養育システムのルールを破った行動に使われます。例えばきょうだいを叩いたりおもちゃを投げつける，警告された後叫んだりわめく，悪口を言って指示に従わないという行動には，制限を設けるべきです。

| やり方 | 初めて限界設定に取り組む時は，養育者が実際にやり遂げられそうな目標やペナルティを選んでもらいます。前もって，特定の行動に対する特定の制限やペナルティを決めてもらいます。次のステップを示します。
- 子どもの行動の背後にある感情を認める。
- 許しがたい行動は何かを教える。
- 制限やペナルティを教える。
- 今，または後でできるような代わりの行動を提案する。 |
|---|---|
| 制限について | 次のようにすると最も効果的な制限になります。
- **すぐに**：望ましくない行動が起きたら，特に幼い子どもではできるだけすぐに制限を設けるべきです。**注意**：制限を設ける時は，子どもの覚醒状態を意識していることが大切です。限界設定の前に子どもが調整できるように手助けしましょう。教えるポイント＃7「**タイミングを選ぶ**」を参照。
- **関連性がある**：特定の制限が，特定の行動と結びついていると，制限とペナルティーの関連が子どもによく理解できるようになります（例：室内でボール遊びはだめと言われてからも遊んだ結果，午後にはボールが使えなくなった）。
- **年齢にふさわしく**：制限は子どもの発達段階に合ったものにするべきです。「**発達段階に応じた配慮**」を参照。
- **釣り合いをとる**：可能なかぎり，制限の程度は行動の重症度に合わせます。それほどひどくない行動に過剰な制限を加えて罰してはいけません。
- **穏やかに**：制限は穏やかな声の調子で伝えましょう。子どもを脅かしてしまうと，効果は減ります。もし必要なら，子どもに制限を言い渡す前に，養育者が落ち着けるように間を取りましょう。 |
| 既に起きている行動に制限を適用する時の手順（例：安全ではない行動） | 既に起きている行動に対応するための以下の手順を示しましょう。
1. 「あなたが_____と感じているのはわかる。でも，_____はダメです」（例：「あなたが怒っているのはわかるけれど，弟を叩くのはダメです」）。
2. **選択肢を示す。**
    ○ 「あなたは今，安全には見えません。だから_____まで（「5分間」「私が迎えに行く」）_____をする（「あなたの部屋に行く」「階段の所に座っている」）必要があります」。
    ○ 「もしあなたが_____したなら_____になると言われていたよね」（例：「もし弟を叩いたら，夜はプレイステーションで遊べないと言われていたでしょう。あなたは弟を叩くという行動を選んだのだから，明日までプレイステーションは使えません」）。
3. 「この次にあなたが_____と感じた時は，私はあなたに_____をしてほしい」（例：「この次に怒った時は，弟を叩く代わりに私に話をしに来てほしい」）。 |
| まだ起きていない望ましい行動を引き出すための言葉かけの手順 | 望ましい行動を引き出す3つのステップを示しましょう。
1. 「_____してください」（例：「おもちゃを拾ってください」）。
2. 「_____しないといけません」（例：「私に言われたらやりなさい。今，おもちゃを拾いなさい」）。
3. 「もしあなたが_____しなかったら_____になります」（例：「私が戻ってくるまでにおもちゃを拾わなかったら，夕食の後，外で遊べません」）。
4. 〔その行動をしなかった時〕あなたは_____するようにと言われたけど，それをしないほうを選びました。だから_____になります」（例：「おもちゃを拾ってと言われたけれど，あなたは拾わないほうを選びました。だから，夜，外で遊べなくなります」）。 |
| 理論的背景 | この手順は次のことを示しています。
- 子どもに，言うことを聞かなかった時のペナルティだけでなく，望ましい行動は何かをはっきり伝えます。
- 子どもに，行動とその結果を結びつけて理解させ，自分で行動を選べるようにします。
- 制限は子どもの行動とはっきりと結びついているため，最終的に主導権争いを取り除き，子どもに責任を持たせることになります。 |

教えるポイント♯6：トラウマを経験した子どもたちにタイムアウトを使う

定義	「タイムアウト」は限界設定の特別なタイプで，子どもを今いる場所（その場にいる人たちの注目）から，決められた時間，一人で過ごす場所に移動させることです。幼い子どもでは，しばしば特別な場所（例：椅子の上，階段）に行って座っていることになります。年長の子どもでも同じ原則が使えます（例：子どもを一定の時間，自分の部屋に行かせる）。
適切なターゲット	タイムアウトは許しがたい行動，ことに衝動的で，安全ではない行動を直ちにやめさせるのに役立ちます。トラウマを経験した子どもにとって，タイムアウトは苦痛の感情から落ち着きを取り戻す「場」を提供することになるでしょう。適切なターゲットには通常，先に述べた限界設定で取り上げたものが含まれます。
やり方	子どもが衝動的，または安全でない行動をしている時には，次のようにします。 1. 警告を与えます：「もしあなたが_____をやめないなら，_____しなくてはいけません（例：「もしわめくのをやめなかったら，どこか別の場所に行くことになります」）。 2. 警告後もその行動を続けている場合は，それがよくない行動だともう一度告げ，タイムアウトのために行く場所とそこで過ごす時間を教えます。 3. 必要なら子どもをタイムアウトの場所に連れていきます。 4. 子どもがいったんタイムアウトに入ったら，決められた時間が終わるまで一切注目を与えません。タイムアウトの時間はたいてい，子どもの年齢につき1分です。「あなたが落ち着くまで」と言うこともできますが，それはどういうことなのかをはっきりさせておきましょう。 もし子どもがタイムアウトに行くのを嫌がったら，養育者は「もし_____するなら_____になるよ」といった言い回しを使い，子どもが従わなかった時のペナルティをはっきり教える必要があります。養育者にとっては，いったんこうと子どもに言ったことは，しっかり実行することが大切です。 子どもがタイムアウトをやり遂げたら，養育者は次のようにします。 1. 指示に従いタイムアウトの場所にいられたことで子どもをほめます。 2. なぜタイムアウトに行ったか，子どもの理解を促します。 3. 行動の背後にあった子どもの感情を認めます。 4. 認められない行動の代わりに，次回子どもができる代わりの行動を教えます（または子どもに代わりのやり方を考えさせます）。
例	7歳の女の子が，「外で遊べません」と言われて怒り，叫んでおもちゃを投げ始めました。 養育者：（**警告を与えます**）ジェミー，おもちゃを投げるのは危ないからやめなさい。やめなかったら別の所に行くことになります。 ジェミー：（**おもちゃを投げ続けます**） 養育者：（よくない行動であることをもう一度伝えます）おもちゃを投げるのはダメって言ったでしょ。さあ，わめかないで私と話せるようになるまで階段に座っていなさい。 （**ジェミーの手を取り階段に向かいます。ジェミーは数分騒ぎ続けますが，養育者は注目しません。ジェミーが落ち着いてきたら養育者が戻ります**）（**指示に従ったことをほめます**）ジェミー，ちゃんとできているね。わめかないで座っているから，落ち着いてきたってわかるよ。（**子どもの理解を促します**）どうして階段に座ってと言われたのかわかる？ ジェミー：わかんない！ 養育者：おもちゃを投げていたね。それは危ないから，階段に座っていなさいって言われたんだよ。 ジェミー：だって外に行きたかったんだもん！ 養育者：あなたが外に行きたかったのは知っているわ。（**感情を認めます**）それで外に出られなかったから頭にきちゃったんだね。でも，おもちゃを投げるのは，危ないし気持ちはうまく伝わらないよ。そう，今は私に気持ちをちゃんと話せてよく頑張ったね。すごく頭にきちゃったのは残念だったけど，もう遅いから外で遊べません。（**代わりの案を与えます**）その代わり私とお絵描きするのはどう？

教えるポイント＃7：限界設定とトラウマ反応

- 限界設定は，ごほうびやほめ言葉を伴うとしてもトラウマを経験した子どもたちに強い感情を引き起こします。
- 限界設定をする場合，養育者は下記の点を考慮することが大切です。

限界設定におけるトラウマについての考慮　　　　　　　　　　　　　　　　（p. 279 参照）

制限が必要な場面を減らす	トラウマを経験した子どもたちは，しばしば，コントロールする必要性を感じています。限られた選択肢を与えれば，大人との主導権争いを避けられるかもしれません。（例：「宿題は自分の部屋でやってもいいし，台所のテーブルでやってもいいよ。どっちにする？」）ここで選べるということは，養育者が子どもの行動に制限をかけているにもかかわらず，子どもに自分がコントロールしているという錯覚を与えます。 子どもが指示に従わない場合，養育者は波長合わせのスキルを使い，その背後にある理由を明らかにします。子どもが課された仕事に圧倒されている時と，単に不従順なだけの時とを区別しましょう。次を試してください ・その子どもがどのように感じているかを引き出すか，養育者には子どもがどのように見えているかを教えます（例：「部屋を掃除しなければいけないので，本当にイライラしているように見えるよ。どうしてなんだろう？」）。 ・大きな作業課題は，より小さな作業課題に分けます。 ・手助けできると伝えましょう。 折り合うようにします。譲れないルールはどれで，どのルールは妥協できるのか，養育者が決められるよう手助けします。
タイミングを選ぶ	トラウマを経験した子どもたちが高い覚醒状態にある時は，より高次の認知機能を活用することができません。論理的に考える，問題を解決する，計画を立てる，期待して待つ，反応を先延ばしすることなどはできないのです。 子どもたちがとても興奮している場合は，養育者は次のようにします。 ・もし安全ではない行動があれば，それを教えます。 ・もし必要なら，子どもが感情調整スキルやコンテイナー[訳注1]のスキルを使うことを手伝います（養育者からのサポートを含みます）。 ・子どもが落ち着いた後でのみ，限界設定を適用します。
トリガーに注意する	どんなやり方をしても，限界設定はトリガーとして作用することがあります。タイムアウトや注目をはずされることは，子どもに，見捨てられたり拒絶される恐怖を引き起こします。限界設定やペナルティは，罰，権威，そして傷つきへの恐れにつながります。このような子どもたちにも，限界設定を避けるべきではありませんが，養育者はこの起こりうる反応を知っておくことは重要です。また，有害な影響は次のようにして小さくすることができます。 ・制限が必要な理由はいつでもはっきりと教え，特定の行動と結びつけます（その子ども自身と結びつけるのではありません）。 ・いつでも，制限がどんなものになるかはっきり伝えます（例：タイムアウトの時間，おまけの時間がどれだけ減るか）。 ・限界設定を続けます。一度始めたら，さらに叱り続けたり，その行動を蒸し返す，過度の感情を現すことはすべきでありません。必要ならば，今までと変わらず愛していることを，子どもにはっきり知らせましょう。 ・特別なトリガーに関する制限には，工夫を加えましょう。（例：以前狭いところに閉じ込められた罰を受けたことがある子どものタイムアウトは，別の部屋に行かせるよりも養育者のそばの椅子に座らせます）。

訳注1　コンテイナー：解決されていない感情や問題等を一時的にしまっておくための実際の，または想像上の入れ物。

🔧 道具：養育者の一貫した応答

- **使えるテクニック**：養育者と一貫した応答に取組む時，次の多くのテクニックを考慮してください。

心理教育	トラウマ反応を起こす子どもたちに，一貫して制限を設けることが難しいのはなぜか。一貫した限界設定を妨げる，標準的な養育者の反応と感情について。
行動療法スキルのトレーニング	強化とペナルティの適切な使い方について知らせます。
練習	養育者がセッションの中で，スキルのロールプレイをすることを助けましょう。トラブルが起きそうな場面と同様に，日々の通常の場面も取り上げます。
養育者のコーチング	養育者がこれらのスキルを使うことをサポートするために，子ども同席の親子のセッションは，特に役立つことがあります。
モデリング	適用することが難しい養育者には，セラピストが同席セッションでスキルを使ってみせ，モデルを示すことができます。
宿題	スキルについて話し合うだけでは意味がありません。養育者には少なくとも週に1つのスキル（前もって決めておきます）を積極的に使い，振り返りをしてもらいます。

- **成功の可能性を高める戦略**：次の幅広い配慮が役立ちます。

小さなことから始め積み重ねる	養育者がうまくやるためには，ターゲットにするスキルを現実的なものにするべきです。そして，ターゲットは1つか2つ以内にします。同時に3つ以上は選べません。 限界設定ではなく，まず強化について教えることから始めましょう。子どもがすでにある程度，取り組んでいる行動をターゲットにします。 限界設定については，一番難しい行動から始めてはいけません。
養育者と協力してターゲットを選ぶ	養育者は，ターゲットの選択に取り組むことが必要です。行動療法のスキルトレーニングを成功させるには，養育者と治療者の協力が必要です。 養育者は，最初に一番困っていていつも繰り返している行動をターゲットにしたがりますが，そうすれば養育者はイライラしますし自信を失いかねません。難しい課題は，いくつもの小さなステップに分けましょう。 養育者が一番「求めている」ことと，治療者自身の家族のニーズに関する見立てとのバランスをとりましょう。
少しずつ目標に近づく	難しい行動をターゲットにする時は，目標に少しずつ近づくというルールに従います。成功はスモールステップから生まれます。一足飛びにはいきません。 例：ある子どもは，怒った時いつもきょうだいを叩きます。ここでの目標は，まず怒りの**危険な表現**を減らすことに置きます。その次に感情調整のツールと健全な表現を使う，より健康的なコーピングを身につけることになります。 **ステップ1**：自分や誰かの身体を傷つけることなく，怒りを表現できた時は，どんなことでも強化します（例：この初めのステップでは，枕を叩いたりドアをバタンと閉めることは成功と考えます）。 **ステップ2**：自己調整のワークで身につけた調整スキルを使ったら強化します（例：子どもの「**気持ちの道具箱**」）。 **ステップ3**：怒っていることを伝えるために，言葉を使うこと，あるいは他の人と安全にコミュニケーションをとる能力について強化します。これは一番難しいステップだということを心に留めてください。

落とし穴を予測する	養育者と一緒に，トラブルになりやすい場面をあらかじめ予測しましょう。トラブルは次のようなことで起きやすいものです。 • 子どものトリガー（例：引っ越し，記念日，特定の場所）。 • 養育者が"（きっかけとなる）ボタンを押してしまう"こと。（例：愚痴を言う，口うるさく言う，嘘をつく）。養育システムでは，システムとしての脆弱な部分同様，個々がボタンを押してしまうことも考慮します。 • 日常が変則的になること（例：休みの日）。 • 複数の養育者がいること。 • 肯定的なことも含めストレスが増えること（例：誕生パーティ，お楽しみ会）。
試してみる	養育者に新しいスキルを使ってみるよう励まします。前もって，うまくいかないこともあると話しておきましょう（しかし現実的な場面で一貫して続けて使ってみないことには，成功は得られないことを覚えておきましょう）。
宿題を出す	新しいスキルを学ぶには練習が必要なことを養育者に知らせます。特定のターゲットを選び，日々その新しいスキルを実践し，振り返ってもらいます。スキルの適用，うまくいったこと，トラブルになった場面について，毎週チェックしていきましょう。 もし可能なら，新しいスキルを使い始めた際，養育者が困ったその時に，電話で相談できるようにしておくと役に立ちます。
強化する	養育者が一貫して子どもの行動を確認し，言葉での賞賛，具体的な強化の両方ができるようにします。子どもが成功したことと同じように，努力したこともほめられるようサポートしましょう。 養育者の成功も確実に強化しましょう。
進行を確認する	難しい行動について，週ごとに変化を追うことは治療者にとって役に立ちます（例：図や表を使う）。多くの場合，小さな変化も具体的な指標があれば把握しやすくなるものです。

発達段階に応じた配慮

発達段階	応答の一貫性についての配慮
幼児期	幼い子どもは，周りの手がかりに強く依存して成功失敗について理解します。まだ内的な自己の感覚は十分発達していないので，自分のしたことが"正しい"か"間違い"なのか理解するのに，周りの人の手がかりを見ているのです。大人とは異なり，幼児の持つ，経験を解釈するフィルターはごく小さいものです。そして周りからのフィードバックを直接内在化するので，そのフィードバックは（現実的で！）肯定的なものであればあるほどよいのです。 就学前の子どもはきわめて具体的で，情報を保持する能力には限りがあります。そのため，強化や限界設定は両方とも（もし特定の出来事と結びつけられるなら）即座に実行すべきです。 ことに小さな子どもにとっては，賞賛と大人の注目が最もパワフルな強化になります。 ペナルティは穏やかな，すぐに与えられるものであるべきです。小さい子どもは，長時間，自分のしたこととペナルティとの結びつきを覚えていることができません。長時間のタイムアウトや過剰な罰を与えたのでは，子どもはすぐにわけがわからなくなってしまい逆効果です。

発達段階	応答の一貫性についての配慮
児童期	勤勉さはとても重要な発達課題であるため，子どもが自分でやり始めたことで成功の兆しがあれば，強化することが大切です。家庭の外で努力していることにも注目しましょう。養育者は自分が見たことだけでなく，人から聞いたことについても強化すべきです。教師や課外活動の指導者，学童保育の担当者などとコミュニケーションを取るよう励ましましょう。 この年代では，自分で自分をほめる，そして自分を強化していけるようにすることが大事です。その**子どもは自分自身について，どんなことをよいと思っているのでしょう？　どんなことを誇りに思っているでしょう？**　子ども自身の肯定的な感覚を強めていきましょう。 高学年の子どもでは，少し時間がたってからほめられてもわかります。ポイント制で報酬を与えるシステムを始めるのにはよい年齢です。 子どもたちは，行動と結果の結びつきがよくわかるようになってきているので，この段階ではペナルティと限界設定がより重要になってきます。 制限は，幼い子どもに対するものよりも，少し長くてより込み入ったものにしてもよいでしょう（すなわち，子どもは学校での出来事について，家でペナルティを受け取ることがあります。また，ペナルティはより長い間続くこともあります）。しかし，ペナルティとして与えられることは，元となった行動とその時の子どもの年齢に釣り合うものにすべきです。
思春期	限界設定でバランスをとることがカギとなります。養育者に，子どもと争いになる場面を挙げてもらいましょう。 自然な成り行きが一層大事になってきます。思春期の子どもの目標は，適切な選択をし，その選択の結果について責任を取ることを学ぶことです。そのため，ペナルティとして与えられることは，言葉の上でも，自然な成り行きとしても，その子どもの選択といつも結びついている必要があります。 思春期の子どもは自立し，アイデンティティを確立し，仲間とつながり，そして個々の能力を高め達成感を得ていく方向に向かっています。子どものこの領域での努力を養育者が強化するよう促しましょう。 思春期の目標は，行動を自分でコントロールする力をつけていくことなので，自分自身の行動とその結果について意識した瞬間を，養育者が強化することがとりわけ大事となります。たとえば，子どもがある仲間との争いからかんしゃくに至ったことを話します。その行為（つまりかんしゃくを起したこと）に制限をかけるよりも，**自分への気づき**を強化します。

応用

個別面接／親子合同面接

　親（実親，里親，養親，または親族里親）と取り組んでいると，しばしば子どもの行動管理の戦略が最大の要望として挙げられます。**理屈**はもう十分とばかりに，日常的に「**何をしたらいいのか教えてください！**」と言われます。無理もないことですが，多くの養育者の願いは，最も大変な子どもの行動を変え，家族の生活をより楽にする何か決まった一連の方式――行動，ペナルティ，言い方――はないのか？，ということなのです。ぴたりとあてはまるやり方というものはありませんが，ただ一つ言えるとしたら，それは**繰り返し**です。行動を変えていく戦略は，応答的で子どもに波長を合わせるやり方で，何度も繰り返し使われる時に最も効果を発揮します。

　どの家庭でもルールは明白ではっきりしていることが大切です。養育者には，年齢に適した言い方で子どもたちとルールについて話し合うように取り組みましょう。そして適当であれば，「わが家のルール」としてどこか目に見えるところに貼るようにします。特に里親や養親の家に来た子ど

もたち，異なる生活の場の経験でルールとそのペナルティが違っていたかもしれない子どもたちにとっては，家庭のルールが目に見える形になっていることは大事です。そのルールとペナルティがはっきり理解できることは，新しい環境に移る時の子どもたちの差し迫った関心事の一つであることが多いです。ルールはシンプルなものにします。ほとんどの場合，「安全を守ろう」と一つのルールにするほうが，「叩かない」「蹴らない」「投げない」等10個のルールを並べるよりもよいです。行動をルールに結び付ける言葉として使えます（例：「あのおもちゃを投げることは，安全を守ることではありません」）。（注意：例外はいつもあります。子どもによっては，ルールを教える時，はっきり具体的に言ったほうがよいこともあります。養育者とセラピストが自らの判断を使いましょう）。

　養育者と一貫した応答を身に付けることに取組む時，養育者の最近の行動管理の戦略，その子どもと家族の状況，養育者自身の育てられ方や信念，子どもの行動と養育者の応答のパターンが重要となります。前述した「成功の可能性を高める戦略」に注目しましょう。小さいことから始めて積み重ねる；養育者には，別のやり方に移る前に，一つのやり方を使って成功を収めてもらいます。セッションで練習する；予測される子どもの応答や，起こり得る問題とその解決についてロールプレイしてみましょう。もし適当なら，いつでも，子どもをこのワークに交えましょう。例えば，もし親が初めてタイムアウトを試みるのならば，子どもに前もって（すなわち**初めて使うその時ではなく**）タイムアウトはどういうもので，いつ，どんなふうに使われるのか，年齢にふさわしい言葉で説明します。またもし可能なら，その場（親子合同セッション）でのコーチングが養育者のスキル活用を助けます。養育者がこれらのスキルを使おうとする試みを強化します。それはちょうど，養育者に，子どもを強化してもらうのと同じです。積極的に宿題を出すことは，行動管理の戦略にとって成功のカギになります。新しいスキルは，練習と一貫性によって完成されていきます。スキルを一貫性なく使うと望ましくない行動を増やしてしまいます。

　養育者が，子どもの生活にかかわりその行動に対応している他の重要な大人たちと協働できるようサポートしましょう。教師や他の大人たちと，その目標について話し合えるよう援助します。同様に教師や他の大人たちが，特定の重要な目標があれば親と話し合うようにします。チームのミーティングがしばしば役に立ちます。

🏠 グループ

　養育者のグループは，他の参加者からサポートと具体的な助言の両方を得ることができるため，行動管理の戦略を教えるには効果的です。私たちの経験では，トラウマにより有害な影響を受けた子どもの養育者は，子育ての戦略を用いるに当たって創造性を求められます。また多くの場合，「うちもそうだった」とする他の養育者からの話を聞くことが大変役に立つものです。グループ学習において示された子育ての戦略の例を考えてみましょう。

　　深刻なネグレクトを受けてきた11歳の女の子は，養母がタイムアウトしようとするといつも行動をエスカレートさせていました。その養母は"タイムイン"と名付けたテクニックを紹介しました。「この子は，タイムアウトの時に一人で座っていられないんです。だから私がどこにいても，私のいるところに座らせます。もし掃除をしていたらその部屋のベッドです。そこで静かに5分間

座っていなければいけません。また，料理をしているなら，そのテーブルのところに座らせます。それはもともとあの子のしたいことではありませんが，そこからなら私が見えるし，ちゃんとそこにいるとわかります。だから違う部屋でタイムアウトになった時のように，注目を引こうと泣き叫ぶことはありません」

重度のネグレクトがあった6歳男児の両親も，似通った戦略について述べています。

「私たちは，子どもの行動を見て見ぬふりしようとしましたが，そうするとこの子はさらに混乱していきました。無視されたりタイムアウトになることが本当にトリガーになるのだと考えました。ただやはり，コントロールを失っている時には受け答えをしたくありません。そこで始めたのは，ソファに座らせ，誰か一人が隣に座ることでした。私たちは注目しませんが，隣に座って，一方の手を子どもの膝か肩に置きました。そうすることで，子どもは大人がいるとわかります。そのままタイムアウトの時間が終わるか，次の段階に進めるくらいに十分落ち着くまで一緒に座っています」

3例目では，ペナルティに直面するにしても，子どものコントロールできている感覚を強めようとしています。

「私たちはテーブルの下に，"落ち着く場所"を作りました。それは毛布と枕のひと固まりで，この子のぬいぐるみも一つ置きましたがおもちゃは置きませんでした。2通りの方法で，子どもはそこを使うことができます。一つは，もし一休みしたければいつでもそこに行けるし，一定のスペースを確保できます。もう一つは，彼女がトラブルに陥りそうな時です。私たちは制限をかけたいけれど子どもはコントロールを失いそうだとわかります。そんな時には選択肢を与えます。『あなたは5分タイムアウトに行ってもいいし，落ち着く場所に行くこともできます』。子どもは少しコントロールを取り戻しますし，その場所が自分を落ち着かせるのに役立つとも知っています。だからこの提案で多くの争いごとをなくすことができています」

これらすべての例に共通しているのは，養育者は子どもの行動の不安定さが示す意味を理解していることです。どの例でも，制限は子どもの調整を助ける目標とバランスを取っています。さらに養育者は，子どもの苦痛を増やさず，減らすような行動管理の戦略を選ぼうとして，波長合わせのスキルを使っています。

施設

入所型施設や他の施設プログラムには，しばしばそれほど細かくなくても理にかなった行動管理の戦略があります。それでもさらに，そのプログラムをトラウマへの理解があり配慮されたものにしていこうと苦闘しているかもしれません。施設のプログラムを考えていく上で，多くの戦略が役に立つでしょう。例えばとても覚醒が亢進している（興奮）かシャットダウンしている状態の子どもたちに制限を設ける時に最も重要で考慮すべきことは，配慮点は，恐らく"2段階の戦略"です。第1段階では，即座に感情を抱えて調整します。第2段階で，問題解決や話し合いとともに制限やペナルティを適用するには，子どもがある程度，感情のコントロールを取り戻した後にするべき

です。

　施設で制限を適用する場合は，スタッフとともに子どもとの主導権争いを最小限にする行動戦略を組み込むことが大切です。たとえば，子どもが主体性の感覚を強め，無力感を減らせるようにするため，スタッフに限られた選択肢（例：「ポイントシートを，今使ってもいいし，セラピーの後に使ってもいいです。どっちにする？」），問題を解決する言い方（「2つの選択肢があるよ。部屋で座っていてもいいし，学校に行ってもいいよ。もし部屋で座っていることを選べば，授業出席でもらえる5ポイントはもらえません。どっちがいい？」）を使うことを教えます。このように対応すると，子どもは主体性の感覚を強め，無力感を減らせます。子どもの行動修正には，できるかぎり制限よりも肯定的強化を使いましょう。

　思春期の子どもの行動に制限を設ける場合は，単純に目先の結果に注目するよりも，長期的な目標を意識することが重要です。つまり，施設が子どもに何を教えようとしているかということです。その場で出すペナルティは，その時には特定の行動を減らせるかもしれませんが，長期的にもっと大事なことは，子どもがよい選択をできるように教えサポートすることです。子どもたちの状態悪化や苦痛のサインを，最悪になる前に早い段階でスタッフが感知し，子どもが肯定的な結果を手に入れられるような選択を導くことに取り組みましょう。このスキルを思春期の子どもの感情調整の戦略と司令塔機能のスキルと結びつけます。

　行動管理の戦略を施設プログラムで適用する時は，スタッフが相互にコミュニケーションを取ることが重要で，それができればスタッフ間，シフト間での子どもへの応答は一貫したものになります。次の例について考えましょう。

> 　ジェイミーは施設で暮らす15歳の女の子で，ここ数週間不安定になることが増えました。混乱すると所有物を壊し，自分を傷つける素振りを見せました。セラピストとスタッフの一人がこれまで彼女にかかわり，そのつらい気持ちに波長を合わせ，混乱した時にはサポートを求めるように伝えていました。そして，混乱を感じたら，自分を傷つけたり物を壊すのではなく，スタッフに個別対応を求めるという計画を立てました。ジェイミーは，昼間混乱した時はこの計画に従うことができ，好きなスタッフのトリシアといる時間を2回持ちました。適切に時間を使い，対処戦略を活用してから普段の生活に戻ることができました。しかし計画を開始して1週間後，セラピストとトリシアの両方が帰宅した夜遅く，ジェイミーは混乱しました。スタッフのサポートを求めても，夜勤シフトのスタッフはこの計画を知らず，自室で朝まで待つように言われました。ジェイミーは混乱をエスカレートさせ，スタッフが介入するまでの20分の間に部屋にあったかなりの物を壊してしまいました。また持ち物を壊したことから，今の特典のレベルを引き下げられるというペナルティも与えられました。

　この例では，行動に介入する計画について，スタッフ間のコミュニケーションを欠いていたことが，ジェイミーの行動をエスカレートさせ，不要な――そして不運な――結果を招いてしまいました。ほとんどの施設プログラムには"変動要因"があり，全部のことについてスタッフのコミュニケーションを図ることは困難ですが，すべての子どもの行動介入計画の**カギとなる一面**については，スタッフ間でどうコミュニケーションを取るか，現実的なやり方を決めておくことが重要です。

🌐 現実に根ざした治療

🌐 **現実的になりましょう**：行動上の戦略は大変有効なものですが，養育者には一貫して努力することと最後までやり遂げることが求められます。多くの養育者にとっては自分たちの行動管理のやり方を変えていくのは難しいものです。たとえ一つの行動，またはスキルであっても新しく課題にして取り組むことは大変で，ぎりぎりまで頑張っているのにさらにもう少し頑張れと言われることのように感じられるでしょう。養育者が新しい課題に取り組むには，多くの支え，励まし，そして周囲の理解が必要です（ごほうびの表作りを手伝ってもらったり，そこに貼るシールを用意してもらうなどの具体的サポートも必要です）。また，「注目をはずす」スキルは，おそらく最も難しいもので，養育者が最初に取り組むべきスキルではないことも覚えておきましょう。

🌐 **自分自身の感情に注意し，解決志向的に**：すべての臨床家は道具箱を持っており，特定の介入を「標準的なやり方」としています。子どもにかかわる仕事では，養育者の行動スキルトレーニングは，そのような標準的なもので，行動上の問題が認められた時に必ず助けとなるツールとして重宝しています。そのスキルが家族を変えられると信じられても，家族にうまく使ってもらえない時，強い挫折感を持ちます。こういう時に，養育者に対して怒ったり非難したりし始めるという罠に落ちる危険があります。家族の視点に立とうとすることは大事です。これらテクニックの失敗には，養育者のテクニックを拒否する気持ちよりも，圧倒されている気持ちのほうが影響しています。家族と一緒に，何が取り組みを阻んでいるのかを明らかにし，問題解決を助け，テクニックを適用していきましょう。

🌐 **問題を予測しながら**：新しい制限あるいはルールが適用される時には，子どもたちは抵抗するかもしれません。彼らの行動は，よくなる前に悪くなることがあります。養育者にはこういった"最悪の事態"を予測して伝え，子どもの行動と養育者自身の応答の両方を扱える戦略が見つかるように手助けしましょう。養育者の応援団になりましょう。

第7章
ルーティン（習慣）と儀式

> **ポイント**
> 子どもたちと家族の日々の暮らしに，ルーティンやリズムを築きましょう。

★キーコンセプト

★なぜルーティンを築くのでしょう？

- トラウマの体験はしばしば見通しのなさ，混沌，そしてコントロールの喪失と結びついています。トラウマの影響により，これらの要素（すなわち，見通しのなさ）を感じた体験は，起こりうる危険を知らせる強力なトリガーや手がかりになるかもしれません。
- トラウマを経験した子どもの生活にかかわる親，臨床家，教師などの人々がよく言うのは，子どもたちが変化に強く反発し，切り替えが悪く，そして自分自身や他者，取り巻く世界をかたくなに支配しようとすることです。
- 一貫したルーティンと見通しがあることは，トラウマを経験した子どもの抱える不安感や脆弱である感じを軽減することに役立ちます。
- 見通しは，対人関係や置かれた環境での安全の感覚を増やします。子どもは安全と感じた時，そのエネルギーをサバイバルから健康的な発達に使うよう移行することができます。皮肉なことですが，見通しがあるということは，結果的に子どものかたくなコントロールを緩め，まず日々の経験を心地よいものにし，最終的には柔軟性と自発性を得させることが多いのです。

★ルーティンとは何でしょう？

- ルーティンは，標準的な発達においては，はじめ愛着のシステムにより生み出され，形作られます。養育者は，食事を与え，あやし，そして寝かすという子どものペースに沿ったスケジュールを通して，リズムを作り見通しを持てるようにして，幼い子どもの生活を形作っていきます。幼児期までに，子どもは生活の枠組みと見通しについての信頼を内在化させ始めます。4歳の子どもが繰り返し同じ話をしてほしがったり，6歳の子どもが「それはママがしているのと違う」と言ってやり方を正そうとする姿はよく見られるものです。この予測ができることは，幼い子どもがその世界について学び，世界観を作り上げていくことを助けます。
- 発達が進むと，幼い子どもの枠組みへの絶対的な信頼は，繊細な毎日の生活のリズムに適用するよう和らいでいくことが多いです。ほとんどの人の生活は，ある程度習慣化された経験により導

かれています。私たちは一定の時刻に起きて一定の時刻に寝て，毎日には，それとわからないほどに組み込まれたなじみのルーティンがあります。
- 私たちはしばしば，失った時にそのルーティンの存在に気づきます。たとえば毎朝のスケジュールが，予期せぬ出来事で崩れたような時です。たいていの人は，日々のルーティンがなくなって"落ち着かない"気持ちになったとしても，うまく折り合いをつけることができます。多くの人々は，分刻みの厳密に決められた日課があって生活しているわけではありませんが，毎日のちょっとした行動は，ルーティンとして根付いているのです。
- 私たちのかかわる子どもたちでは，この"落ち着かない感じ"がしばしば，日々の経験の多くを占めていました。見通しのないことが，例外的なことではなく日常でした。
- このような無秩序な生育環境を経験してきた子どもたちの生活に，ルーティンと儀式を築くには，目には見えないけれど予測できるルーティンの存在を増やしていくようにすることが求められます。
- ルーティンは，就寝や食事のような，傷つきやすく難しい場面をターゲットにすべきです。これは過去に危険や恐れ，喪失を感じた場面に結びついて，トリガーになっていることが多いのです。

★儀式，しきたり，お祝いはどうでしょう？

- 日々のルーティンは，時が経てば見通しと首尾一貫性の一つの型となります。別の重要な一貫性の源としては，**儀式**があります。これは，しきたり，お祝い，行動や経験のパターンが繰り返し行われることを指します。儀式はしばしば，家族，文化，あるいは地域社会において受け継がれ，世代を超えて繰り返されます。
- 🚩（文化的配慮）儀式は，個人それぞれの経験を結ぶだけでなく，同じ儀式を分かち合う家族，地域社会，あるいは文化的背景にある他の人々を結びつけます。儀式は家族（例：特別な機会に特別な歌を歌ったり特別な物を食べる）や，より大きい地域社会（例：クリスマスに夜中のミサに出る）それぞれに，独特なものです。
- 🚩儀式を分かち合うことは，所属している感覚，より大きなものの一部であるという感覚を与えるでしょう。学校，サービス機関，クラブ，宗教上の団体などを含む多くのグループや組織は，歌や聖歌から，握手，伝統的なお祝いと活動など多様な儀式やしきたりを作り上げてきました。
- 子どもや家族と一緒に，自分たちのものだけでなく子どもがしっかり入り込んでいるより大きいコミュニティでの儀式やしきたりについて調べ，ほめたたえ，新たに作っていくことは，その子どもとそれを取り囲むシステムを結びつける方法となるかもしれません。

🧰セラピストの道具箱

🎬 セラピーの舞台裏

家庭や施設でのルーティン
- 最初の目標は，養育者と家庭，または施設の環境でルーティンを築くということです。後述の「養育者への教育」では，ルーティンを築く時にターゲットにする場面の例について説明してい

ます。

- ルーティンを作る時，その目標を考えることが大事です。ルーティンを作り上げるのは，枠組みのための枠組み作りでは**ありません**。むしろ，**調整と安全な感覚を整える中で**見通しを確立するよう子どもや家族，そして養育システムをサポートすることです。この大きな目標があるために，枠組みと柔軟性のバランスをとることが重要になってきます。このARCの枠組みにおけるすべての目標とスキルを使って，次のことを養育者が考えるよう励まします。子どもがなし遂げられるよう手伝おうとしているのは，どんなことですか？ もしあるルーティンを守らせることが，子どもの苦痛や過覚醒のレベルを下げるより，むしろ一貫して上げてしまうのならば，おそらくそのルーティンの変更を考える時です。同様に，もし養育者が柔軟であり過ぎることにより，その子どもの支配的ふるまいが増しているようであれば，枠組みを強めようと考えることが大事かもしれません。ルーティン，枠組み，そして子どもの機能の関連性を時間をかけて観察するには，「波長合わせ」のスキルを使います。

- ルーティンは，時が経てば必然的に変わっていきます。それは，子どもの発達の状況，環境での安全の感覚が増えたり減ったりすること，自然な変化が日々の経験に影響することに伴います。たとえば，幼い子どもは就寝時，養育者に"外側から"自分をなだめて寝かしつけてもらうかもしれません。一方で年長あるいは思春期の子どもであれば，より"内側から"自分をなだめることができたり，それを好むかもしれません。この変化はたいてい自然に即したものですが，ルーティンの変化や変化へのニーズに波長を合わせることは役に立ちます。

- ルーティンはしばしば多くの子どもたちがその下で（例：施設，あるいは家庭で）機能する傘のようなものですが，可能な範囲で個別のニーズを取り入れたものにすることが重要です。例えば，施設の子どもたちは皆，基本放課後は地域活動に移行するとしても，特定の子は刺激の多かった学校の一日から，次のグループ活動にうまく移行するには，20分の「静める時間」が必要かもしれません。同様に，年長の子どもたちでは下校後すぐに宿題を終えることが期待されたとしても，覚醒や注意の問題に苦闘している子どもにとっては，宿題に集中する前に，高いエネルギーを要する活動に積極的に取り組むことが必要かもしれません。子どもたちが最大の成功をおさめられるように，ルーティンを活用する方法とその例外について考えましょう。

- どのような場面でも，ルーティン作りには，発達段階に合わせて子どもを巻き込んでいきましょう。その家庭や施設の現実と同じように，その子ども特有のニーズ，要望，意見，そして好みを考慮します。たとえば，就寝時のルーティンに組み込むには，どのような要素が最も大切となるでしょう？ 予定されている活動をやり遂げるには，どのくらいの自立あるいはサポートを，要望やニーズとして持つでしょう？ 養育者にとって，その特定のルーティンはどの程度重要でしょうか。子どもやそのシステムの他のメンバーに，現実的で役に立つ，毎日／毎週のルーティン作りに取り組んでもらいましょう。

調整の重要な役割

　トラウマを経験した子どもたちと取り組む時の最初の目標は，その経験の調整を手助けすることです。これまで述べてきたように，毎日の生活が見通しのあるものとなるためルーティンそのものは，多くの場合調整に役立ちます。しかし，毎日のルーティンに，より直接的に調整機能を持たせ

るやり方として，**毎日のリズム**に焦点を当てることと，日々の予定に**はっきりした調整戦略を組み込む**ことがあります。

毎日のリズム：多くの子どもたちは，一日を通じて覚醒レベルを効果的に管理することに困難を抱えています。日々の日課を作る上で，子どもの「必要なエネルギー量」を考えることが重要です。たとえば，就寝時刻が近づいたら覚醒を高める（興奮する）活動は制限します。授業や他の枠組みのある時間の始まりには，注意集中を促す活動を加えることを考慮します（例：日課のリハーサル・話し合い，マインドフルネスのエクササイズ）。また逆にそのような時間から切り替える時には，エネルギーを発散させる活動を加えます。

明確な調整戦略：私たちは，多くの家族と養育システムが，特別な調整戦略（例：リラクゼーションやヨガのグループ，深呼吸，ジャンピングジャックス[訳注1]）を，日々のルーティンの切り替え，食事，就寝のカギとなる時間に取り入れたことで，よい結果を得たことを見てきました。その覚醒レベルをターゲットにした戦略を単に子どもがコントロールに失敗した時に使うのでなく，先を見越して使うことで，その子どもは適正な覚醒レベルを効果的に維持できることが増えていきます。

> エレナは9歳の女の子で，ルーマニアの孤児院から養親のもとに来た3歳の時には，過覚醒の状態にありました。養親は「絶えず動いていた」と表現し，毎日の経験では容易に興奮し消耗するようになりました。特に，授業を受けたり宿題をするような集中を要する活動に，落ち着いて取り組むことが困難でした。養親は，毛布を渡してエレナ自身が自分の身体をくるみ静かな音楽を流すという，興奮した時に役立ちそうな戦略をいくつも報告していました。また，必要以上に興奮しそうになりコントロールを失いかけている時に，"スピードダンス"（家の片づいた部屋で，速いテンポの曲に合わせて踊るエレナの好きな活動）がエネルギーを発散する助けになりそうだとも述べました。そして養親は子どもが自分の興奮を調整する助けになればと努力する中で，これらの活動を，毎日のルーティンに組み込むようにしていきました。朝の登校前に，毛布と静かな音楽を使った"抱きしめタイム"を作りました。学校とも連携してお昼，そして混乱した時には必要に応じて保健室を使い同じ戦略で取り組めるようにしました。また放課後の予定に"スピードダンス"の時間を加えました。1カ月後には，養親はこれらの戦略がエレナの日々の調整の助けになるようだと報告してきました。ことに学校ではささいなストレスで容易に混乱することが減り，午後には落ち着いて帰宅できるようになりました。

治療でのルーティン

- 家庭に加え，治療場面でもルーティンを組み込むことができます。
- 治療場面でのルーティンは，待合室と面接室の間を歩いている時に使えるくらいのちょっとしたものでよく，毎回のセッションは，はじめに年齢に見合った「チェックイン」を行い，終わりは次の場面へと見通しの持てる橋渡しをします。後述の「治療のルーティンの例」の表を見てください。子どもによってはセッション全体を構造化することが必要ですし，他の子どもではもっと柔軟なほうがよいこともあります。
- しっかりしたコントロールが必要な幼い子どもたちでは，最初，治療時のルーティンに抵抗して

訳注1　ジャンピング・ジャック：跳躍して開脚すると同時に頭上で両手を合わせ再びもとに戻る運動。

いるように見えるかもしれません。しかし，私たちの経験では，ルーティンがあることで結局は子どもたちを落ち着かせます。治療場面を予測できるものにすることで，子どもたちは何を期待されているかがわかり，安全の感覚とコントロールできている感覚を持てるようになります。治療者が設定するルーティンに不満を言う子どもが，本当にそれを嫌っているとは考えないことです。次の例を見てください。

> 5歳のタミカは，毎週のセラピーの最初の「気持ちのチェックイン」に，いつも不満を言いました。セッションにやってくると，部屋にある小さなテーブルに座り，「今日もあのバカみたいな顔のやつ，やらないといけないの？」と聞きます。治療者が「そうよ」と答えると，タミカは自分の感情とその日の経験のチェックインをすませ，それから大好きなごっこ遊びや他の活動へと移っていくのが常でした。
>
> ある日，治療者はタミカと面接室に入ると，そのまま母が前もって電話で訴えていた問題について話しかけました。するとすぐにタミカは，椅子に移り泣き始めました。治療者が「どうしたの？」と尋ねると「あのバカみたいな顔のやつ，やってないよ！」と激しい口調で言いました。

　この例は私たちに，なぜルーティンに取り組むのかを気づかせてくれました。表面的には子どもに嫌われているルーティンでも，見通しを提供しているのです。ルーティンが変わったり，突然に中断する時は常にありますが，これらの中断についても前もって（例：「来週は，ちょっと違うことをしますよ」），またはその場で（例：「いつもはすぐに自由遊びをするよね。でも今日はお話しすることがあります。最初にお話ししてから，そのあとすぐに自由遊びをします。いい？」），はっきり伝えることは苦痛を減らすために大事です。

- 面接室という空間の一貫性はそれ自体，大事な"目には見えない"儀式としての意味を持ちます。可能ならば同じ場所を使うようにしましょう。もしそれができなければ，いつも同じ持ち運びのできる道具（例：子ども用の治療フォルダー，おもちゃの入ったカバン）を使うのが役に立ちます。
- ルールは治療上のルーティンと安全の感覚を築く上で重要な要素です。ことに幼い子どもでは，何らかの基本的な治療上のルールを決めることを考えます。私たちはしばしば，次のことを目標にルールを提案しています。①安全でいること。例：「あなたがここで激しい気持ちを感じたら，安全でいることが大事です」（安全でいるように努めること）。②子どもが治療での話題と自身の境界線をコントロールすること。例：「私が取り上げることについて，あなたが話したくないと言っても大丈夫です。もし何か話したくないなら，『そのことについては話したくないよ』と私に教えてくれてもいいです」。③その子どもが治療者にフィードバックする権利があること。「もしあなたの気に入らないことを私が言ったら，『間違ったことを言ったよ』って，教えてね」。
- 発達段階と個々のニーズを考慮しましょう。幼い子どもたちはたいていしっかりした枠組み（そしてその枠組みにわかりやすい名前がついていること）を好む一方，年長や思春期の子どもは，微妙な，あるいは"はっきり決められていない"ルーティンを好みます。とはいえ，子どもは皆それぞれ違います。治療場面のルーティンを決めるのに，子どもたちの参加を認めましょう。
- 治療構造では，時間配分に注意を払います。**セッションへの移行**のための時間，特別な治療上の題材や課題に取り組む時間，そして最後に緊張を緩め気持ちを高ぶらせた題材を心の中におさめ

るための時間を取りましょう。
- **切り替えの時間は重要です**。次を覚えておきましょう。
  - ◆時間の使い方に注意します。始まりや終わりが遅くならないようにしましょう。時間を守ることで，治療場面に境界が築かれ予測できるものになります。
  - ◆場所の設定は面接室への移行場面における具体的で重要な要素です（例：いつもお絵かきテーブルのところで始めたい子どももいます）。
  - ◆必要であれば，時間を知らせる手がかりを使いましょう。
    - ○セッションの中での予定表を作る。
    - ○セッションの活動で具体的に区切りをつけるためにタイマーを使う。
    - ○残り時間が限られている時は，手がかりを伝える。
  - ◆子どもたちがセッションの開始，あるいは終了時の移行場面で，儀式を作ったりそれに取り組むことで，安全な感覚を持てるようにしましょう。たとえば，移行対象（家からセッションに持ってきたりセッションから家に持ち帰ったりするもの），開始時・終了時の治療者と子どものやりとり，調整のための活動を使うことを考慮しましょう。

お祝い事と儀式

- この章では，より広範囲の儀式，しきたり，お祝い事よりも，むしろルーティンに焦点を当てていますが，私たちは治療者に，家族，文化，そして施設のしきたりを知り，たたえることを通じて家族や養育システムをサポートするよう勧めています。この取り組みはしばしば，その背景により多様なのです。
- 実親や親族里親からなる家族とこれに取り組む場合，治療者はその家族が今現在（あるいはこれまでに）かかわっているさまざまなしきたり・規範・お祝い事に関心を示し探索していきます。お祝い事が少なく，それがよい経験よりむしろ否定的な経験を伴っていた家族の場合では，家族と一緒に，新しいしきたり，あるいはお祝い事をつくっていくことができます。
- 里親や養親の家族では，子どもや養育者たちは，しばしばたくさんの，そしてときにはバラバラなしきたりやお祝い事を家庭に持ち込みます。幼い子どもたちであれば，それまでのしきたりを維持する力はないでしょう。年長の子どもでは，かかわりが崩壊することへの恐れ，全面的に新しい家族に入りたいとの願い，あるいは養育者の反応を考えて，気が進まないままに取り組もうとするかもしれません。次の例を見てください。

> アフリカ系アメリカ人で14歳のレオンは，12歳の時にユダヤ人夫婦のもとにやってきて13歳で養子になりました。治療の初期，冬の祝祭日が近づき，新しい治療者は，レオンが幼い時に祝ったことがあると言っていたクリスマスに何をするか尋ねました。レオンは素早く首を横に振って答えました。「今僕はそういうことは，何もお祝いしないよ。家族はハヌカ[訳注2]を祝うんだ」。さらに会話を重ねると，今の家に来た時，「家族の一員」になりたいから，「そういうものは全部あきらめると決めた」と話すことができました。

訳注2　ハヌカ：12月頃行われるユダヤ教の祝祭。

この例は，この子の強さと困難さの両方を示しています。レオンが家族の一員になりたいと願い，喜んでそうしたい気持ちは，彼の欲求やかかわりを築く能力を証明しています。しかし気がかりなことは，そうするために彼にとって大事だった（あるいは大事でない）自分のいくつかの側面をあきらめなければならないと感じていることです。

家族とともに互いの伝統を分かち合い，よく知ることに取り組みましょう。新しく幼い子どもを受け入れた両親であれば，自分たちなりに，子どもの属していた文化やしきたりの諸側面を調べ，取り入れていくことが必要になるでしょう。一方，年長の子どもの親であれば，子どもたちと協力して自分たちに共通する体験と異なる体験とを理解し，伝え合っていくことができます。家族は，新しく「融合させた」，あるいはオリジナルのしきたりを作りたいと望むかもしれません。そのしきたりはそれぞれの家族メンバーの最も大事なものをそのままにして組み込みつつ，すべてのメンバーの経験の視点と新しい家族システムのユニークさを組み合わせたオリジナルのものとなります。

- 施設のような組織（例：学校，児童養護施設）はしばしば独自の文化としきたりを持っています。これらを明確に打ち出すことは，そのコミュニティの人々を結び付け，参加を促すことに役立ちます。例えば毎月行うバーベキュー，校歌，今週のベストワンを選ぶ選挙，毎年のハロウィンのお祝いはすべて，子どもたちとスタッフ双方にとって，継続性と結びつきを育む方法となります。家族と同じように施設もしばしば，言語，食べ物，宗教，人種，性別，その他を含む広範な文化的経験を持つ個人で構成されています。施設は独自の文化を打ち立てていくことに加え，さまざまに異なる文化をたたえる機会を融合していくことが重要です。
- **儀式について注意の一言**：トラウマを経験した多くの子どもたちや家族にとって，いくつかの儀式や伝統行事は否定的な経験に結びついています。例えば，父親が酔っ払って帰ってきて乱暴だったクリスマス，母親が訪ねてきてくれなかった誕生日などです。少数派の文化に属していた子どもたちにとっては，社会の主流の文化の儀式に違和感や喪失感を強めるかもしれません。今，苦境にある多くの人々にとっては，お祝い事の時期はことにつらいものとして体験されます。それぞれの個人と家族にとって，特定の祭日や他のさまざまな儀式の意味を理解することが大切です。

養育者への教育

- 思い出しましょう：養育者にキーコンセプトを教えましょう。
- 思い出しましょう：養育者に発達段階に配慮することを教えましょう。
- 養育者とともに適切な日々のルーティンを作りましょう。その際，何をルーティンに入れるかをよく考えて選び，子どもと養育者でトラブルになる場面を見きわめましょう。よくあるルーティンの例を示した下の表を参照してください。

（「日々のルーティンを作る」p. 280 参照）

朝	朝の移り変わりの場は誰にとっても難しいことが多いですが，特にストレスが高く混沌とした家庭や慌ただしい施設の場合はなおさらです。養育システムに一貫性があり現実に即した朝のルーティンを作ることを支援しましょう。

食事場面	食事はコミュニケーションの場であり，家族が「一緒になる時間」です。施設では，ゆるやかな構造での仲間同士の交流や会話の機会となります。食事場面を通してソーシャルスキル，順番を守ること，マナー，他者の活動への興味を伸ばすことができます。日々のルーティンの一部である食事場面に，家族や職員ができるだけ集まれるようにしましょう。 ・食べるものを選ぶことは子どもが欲求をコントロールする格好の場面となります。食事をめぐって子どもと主導権争いにならないように工夫しましょう。柔軟過ぎたり，管理し過ぎたりすることなく，ほどほどの妥協点を見出しましょう。例えば，見通しのつく代替え案を与えます（例：子どもは家族と同じ食事を食べることもできるし，ピーナッツバターとゼリーのサンドイッチを食べることもできる）。
遊び	遊びは子どもの自然な表現手段です。養育者は子どもと積極的に遊びましょう。そしてその時間は一人遊びや友達との遊びと同様に，一週間の中で「家族の遊び」として位置づけられるとよいでしょう。往々にしてお手伝いや宿題，他の課題達成を目的とした活動よりも重要でないと取り扱われやすいですが，遊びは健全な発達には不可欠なものです。加えて，遊びは社会性を発揮し，スキルを身につける場でもあります。 ・「一緒に遊ぶ時間」はご褒美やペナルティに結び付けるべきではありません（例：「もし部屋を掃除しないのなら，ママと遊ぶ時間はなくなるわよ」）。ネグレクトや見捨てられた経験を持つ子どもにとっては，とりわけこのような言葉はトリガーになりかねません。 ・家族全員との時間とともに一人ひとりの子どもと個別の時間を作るよう養育者に働きかけましょう。
お手伝い	お手伝いをすることは責任感や自己効力感を育てるのに役立ちます。もちろん，お手伝いは年齢に合ったものであるべきですが，年少の子どもにも責任を取れる範囲で頼むことはよいことです。このようなアプローチは，「家族やコミュニティがうまく機能するために，メンバー全員は誰も欠くことはできず，子どもも大事な貢献をしてくれる」という考えを伝えることになります。子どもに適した現実的な日常のお手伝いを設定するよう養育者と取り組みましょう。
宿題	学校での成績や成功は子どもたちの能力にとって重要な領域です。養育者は，宿題の重要性を強調したり，宿題を完成できるよう適切な環境を与えたり，手伝い励ます時間を用意したり，成功に勝って努力を強調することで貢献できます。宿題について子どもと家族のニーズを明らかにするよう，一緒に取組みましょう。
家族一緒の時間	形式的にあるいは形式ばらずに，日々の家族のルーティンに，養育者と子どもが一緒に集まる時間を作り，経験を分かち合うことは大切です。例えば，家族によっては重要な出来事を伝えるために毎週「家族会議」を計画するでしょう。それは食事や就寝などの時間帯に組み込まれるかもしれません。どのような場であろうと，家族のメンバーがその体験を伝え合う機会がルーティンにあることが重要です。

・就寝時はルーティンのターゲットとして特に重要です。下の表にある応用例を見ましょう。

就寝時のルーティン

(p. 281 参照)

教えるポイント	就寝時はトラウマを受けた子どもたちにとって難しい時間であることが多いです。特にその同じ時間帯に虐待が起きたり，それが現在の就寝の場所で起きた場合はなおさらです。 日中の覚醒レベルが高い子どもでは，眠りの準備として身体を落ち着かせるのが難しいかもしれません。 就寝時間のルーティンは子どもの覚醒を下げ，眠りへの移行を助けます。

養育者へのサポート	一貫した就寝時のルーティンを作ります。子どもにパジャマを着せ，歯磨きをさせ静かな時間を持たせます。 就寝時間とルーティンをできるかぎり一貫したものに保つために，問題解決していきます。 子どもが寝る場所に注意を払います。毎晩同じ場所で子どもが寝られるように取り組みましょう。また家族や個々にとって妨げになるものに注意します。 夜間の養育者と子どもの境界（バウンダリー）を明らかにし，就寝時の恐怖に対処しましょう。例えば，夜中に子どもが起きたらどうしますか？　養育者が一貫した対応ができるよう取り組みましょう。 就寝前には，子どもが覚醒レベルを上げるような活動は最小限にします。ビデオゲームをしたり，刺激が強すぎるテレビ番組を見たり，大音量の音楽を聞いたり活発な遊びをすること等は減らしましょう。	
一般的な活動	寝かしつけ	読み聞かせ，添い寝，穏やかな音楽を一緒に聴きます。
	入浴	就寝のおよそ1時間前にお風呂やシャワーに入れます。これは覚醒レベルを下げるのに役立ちます。プライバシーや境界（バウンダリー），また入浴がトリガーとなる可能性に注意を払います。
	安全チェック	子どもが安全を感じられるように工夫します。就寝ランプはつけたままにする，ドリームキャッチャー（魔除けのお守り）を吊るす，ベッドの下やクローゼットを確認する，「お化けよけのおまじない」のローションを塗るなどがあります。
	リラクゼーション／静かな時間	本を読んだり静かな音楽を聴く時間を与えます。
就寝時のルーティン：発達段階に応じた配慮	幼児期	この年代のルーティンは養育者と一緒に行います。添い寝の活動（例：本の読み聞かせ）は子どもとの波長合わせやリラクゼーションができるよい方法です。 夜は漠然とした恐怖を感じやすい時間です。見通しのある夜間のルーティンは特にこの発達段階で重要です。
	児童期	この年代の子どもは自立を一層求めますが，就寝時は自然な形で甘えさせられる時間です。トラウマを体験した子どもたちは就寝時間に退行（赤ちゃん返り）するかもしれません。 子どもの発達上の変化は就寝時のやり方を変えるかもしれません。例えば子どもに読み聞かせをしていたのが，**子どもと一緒**に読むことに変わるかもしれません。養育者と一緒の時間（例：養育者が「おやすみ」を言いに部屋に入ってくる）もありますが，子どもが一人で行う活動（例：歯磨き，シャワーを浴びる，パジャマに着替える）も増えてきます。
	思春期	この年代では，バランスをとることがとても重要です。バランスをとるための重要な点がいくつかあります。 • **「自立」**と**「甘え」**：思春期の子どもたちはプライバシーを必要とします。しかし，より幼い子どもたちと同様に，就寝時に退行的になるかもしれません。寝る前に子どもに確認しましょう。例えば，おやすみのハグをしたいかどうか。ある程度のコントロールは必要ですが，「年長だから，もはや甘えを必要としていない」とは思わないようにします。

- **「柔軟さ」と「規則」**：思春期の子どもたちは自立しているとはいえ，規則の必要性について見落とさないようにします。就寝時間のルールは維持しましょう（例：午後10時までに部屋に入る）。またその一方で，ある程度の柔軟性も示しましょう（例：部屋に入った後，本を読んだり，音楽を聞いて静かな時間を過ごすのはOK。寝る準備ができたら電気を消す）。

道具：セラピーのセッションにルーティンを組み込む

- 下の表にはセラピーのセッションを構造化する方法が書かれています。これらのルーティンははっきり行うことも，さりげなく行うこともできることを心に留めておきましょう（例：セラピーの冒頭のチェックインは，とても具体的で構造化されたやり方を取ることも，「今週はどうだった？」程度にシンプルに行われることもあります）。
- 各回のセラピーセッションのバランスや順番は，子どもそれぞれによって必然的に多様なものとなるでしょう。子どもによってはセッションの大部分の時間を構造化された活動に費やすでしょうし，子どもによっては構造化された活動には耐えられず（あるいは必要がない），「自由な」時間を多く持つ必要がある場合もあるでしょう。柔軟にやりましょう。すべてのルーティンはその子ども独自のものです。
- ルーティンを作る時，子どもが自らコントロールしたいという欲求があることに配慮しましょう。各々のセッションに「セラピストのチョイス」と「子どものチョイス」の時間があるのなら，どちらの時間を先にするか子どもが決められるように考えましょう。子どもとの主導権争いを最小限にするために，それぞれの時間はどのくらいかを決めておき，時間の切り替えの際には手がかりを与えるようにします。
- 養育者をセラピーのルーティンに組み入れる方法を考えましょう。例えば，養育者同席のチェックインにしたり，終了時の「治療のまとめ」に招きましょう。

治療のルーティンの例

開始のチェックイン	気持ちの顔 ☹ ☺ ☻	最近の気持ちをポスターやハンドアウトに描かれた顔から選びます。「今日の気分」の絵を描きます。
	ボールトス	交互にボールを転がしたりトスしながら，前回のセッション以降に起こった出来事を話します。
	今日のニュース	今日あったことでよかったことを一つ，それほどよくなかったことを一つ挙げて，絵に描いたり話をしてもらいます。
	親指を上げる・水平にする・下げる	先週の出来事を一つ選びます。それは親指の向きが上のことですか（ポジティブなこと），親指水平のことですか（普通のこと），親指の向きが下のことですか（ネガティブなこと）。親指で表します。どうしてそう思うのか，理由を話してもらいます。
	エネルギーチェック	エネルギーレベルをチェックするのに，温度計，数字，他のスケールを使います。今の子どものエネルギーはどのくらいでしょう？

調整の活動		セッションのはじめと終わりに，年齢に合った調整の活動を行いましょう。子どものニーズを考慮します。例えば，エネルギーの高い子どもは自分のエネルギーを発散した後で集中できるので，それに役立つ活動が必要でしょう（例：指先に孔雀の長い羽を立ててバランスを取る，ジャンプを高いエネルギーレベルで，その後に低いエネルギーレベルで行う）。エネルギーが低かったり引きこもる子どもでは，例えばボールを投げあうなど，治療者と相互の活動が必要かもしれません。ほとんどの子どもは選択することを好むので，2，3の活動から選んでもらうようにしましょう。調整の活動の前後でエネルギーレベルをチェックします。エネルギーは上がったでしょうか，下がったでしょうか。その子どもはそれをどうやってわかりますか？（この概念の詳細は「第9章 調整」を参照）。
構造化された活動（「セラピストのチョイス」）		毎回のセッションで構造化された，あるいは焦点化された課題を行います。「アタッチメント」，「自己調整」，「能力」の領域から，個々の子どものニーズと目標にあったものを選びます。活動は短かいもの，総合的なものもあり，すべてのセッションを通して行うことが多いです。
フリータイム（「子どものチョイス」）		「子どものチョイス」あるいは自由な時間は，セラピーセッションに重要なものです。この構造化されていない自由な時間には，思春期の子どもはおしゃべり，年少の子どもでは豊かな象徴的な遊びを展開することが多いです。またどの年代の子どもでも，この時間は，自然に調整したり，セラピーでより難しいワークに取組むこととのバランスを取るのを助けます（ボードゲームの意義を軽視してはいけません。それは後の「セラピーのワーク」に取り組むのを助けるからです）。
終わりのチェックアウト（終わりのルーティンは開始のものと対応していることが多い）	気持ちの顔	ポスターやハンドアウトのどの顔が今の子どもの気持ちに一番近いでしょう？ 何か変わりましたか？
	ボールトス	ボールを前後に転がしたりトスながら，今日のセラピーの**好きなことと好きでないこと**を，子どもとセラピストがそれぞれ一つずつ挙げます。
	要約ニュース	毎回記録に残しましょう。今日のセラピーで子どもが最も誇らしく感じたことは何でしょう？
	親指上げる・下げる	今日のセッションで子どもが一番気に入ったことと気に入らなかったことは何だったでしょう？
	エネルギーチェック	今の子どものエネルギーレベルはどのくらいでしょう？セッションの始まりと同じでしょうか，違うでしょうか？
調整の活動		子どものエネルギーレベルに応じて，終了の調整の活動をセッションに入れます。適切であれば，養育者に終了のルーティンに入ってもらいましょう。
お片付け	しまいましょう！	片付けは，「しまう」という目的の終了の儀式と同じく，セッションの重要な部分です。子どもに，**毎回積極的に**セラピーで使ったものの片付けを促しましょう。

発達段階に応じた配慮

発達段階	ルーティンと儀式についての配慮
幼児期	ルーティンと儀式を築くために，おそらく最も重要な発達段階です。 　1. 幼い子どもたちでは，ほとんどすべて養育者によって構造が築かれます。

発達段階	ルーティンと儀式についての配慮
	2. 構造はこの発達段階では，特に際立ったニーズがあるものです。年少の子どもは見通しが持てることが大好きです。すなわち壊れるまで何度も何度も同じビデオを見るのがこの時期です。またまだ文字を読めないにもかかわらず，お気に入りの本の言葉やページを養育者が省略するとそれに気づき，同じ物語を何度も何度も聞きたがります。 ほとんどの儀式とルーティンは養育者が取り仕切っており，子どもが一人で行ったり組み立てることは少ないのです。ここでの目標は早まった，年齢にふさわしくない自立を推し進めることではなく，養育者によって与えられた安全な構造の中で，実行力や探求心の成長を促すことです。 とはいえ，年齢にふさわしい自立的なルーティンがあります。例えば，ごく年少の子どもであっても親の指導の元で歯磨きや手洗いなどセルフケアのルーティンを身につけることができます。年齢にふさわしいお手伝いにはおもちゃを片付けたり，親が洗濯かごに服を入れるのを手伝ったりすることが含まれます。これらのルーティンは自立と勤勉の感覚を伸ばし，実行力を発達させるためにはきわめて重要です。しかし，個人の達成の背後には家族からのサポートがあり，この時期のルーティンの多くは親の関与と見守りのなかで達成されるのがベストです。 多くの幼児は注意が長続きしません。ルーティンを展開する際にはこの点を心に留めておきましょう。例えば，よほど子どものやる気が高い場合でなければ，子どもの集中と注意を保つために行う活動は定期的に変える必要があるでしょう。子どもの一人遊びが長続きするだろうと期待するのは最小限に抑えておきましょう。セラピーセッションは（20分でなく）5分ごとのまとまりに分けましょう。
児童期	子どもは大きくなるにつれ，自分の時間についての要求が増します。学校に行き，放課後活動に参加し，友達と過ごすなどします。毎日のスケジュールが緊密な中で，家族が一緒に集まる時間を捻出することは大切です。 年長の子どもは個人や家族の儀式やルーティンを作るにあたり，より積極的な役割を担うことができるようになります。さらに，年長の子どもは毎日のルーティンをより自主的に行えます。しかし，養育者は子どもがルーティンをやりとげるだけではなく，ルーティンを作りあげることもサポートし続ける必要があります。
思春期	思春期の子どもにとって家族のルーティンは一層難しいことになります。通常，十代の子どもたちは，以前よりも家庭外の時間，自由裁量，自立をもっと求めるようになります。そして家庭外の活動について自分なりのルーティンを作ることに力を注ぐようになるでしょう。思春期の子どもと養育者はそれぞれが忙しい毎日を送っており，近くにはいるけどまるで違う"軌道"の上にいるようなものです。しかし，それでも各々の軌道は，ルーティンだけでなく他の面でも，時に重なりあうことが大切です。 日々のコミュニケーションは思春期では重要で，かつ難しくもあります。思春期の子どもには話したいことと，話したくないことの両方があるということを養育者に伝えましょう。家族のメンバーが互いに会えない時も，コミュニケーションを取る方法はあります（例：伝言を残す）。思春期の子どもの活動を適切に見守るように養育者と考えましょう。

応用

個別面接／親子合同面接

外来の相談機関での目標は2つにまとめられます。①子どもの健康な発達を促すための適切な

ルーティンを作り上げ，維持することについて，養育者と子どもを支援する。②子どもと家族とのワークに，ルーティンを設ける。本章では家族とルーティンを作り上げる際の目標や考慮点を含んだ多くの例が書かれています。日常生活においてルーティンがどんな役割を果たすかを探るうえで，現実に即していることと家族一人ひとりのニーズを考慮することが重要です。混沌としていてもなんとかやれている家族の場合，構造を作りすぎると失敗するでしょう。目標を注意深く選び，家族のそれぞれの毎日に適合した自然な構造で，現時点の難しさにターゲットを絞ったルーティンを，家族とともに作り上げましょう（すなわち，ルーティンを作ることだけが目的であってはいけません）。どんなことが難しさを生むかを予測しましょう。いかなる変更においても，新しいルーティンはときどき抵抗に遭います。このルーティンはうまくいく，あるいはうまくいかないと決めつける前に，まずは一貫してやってみることが重要です。

　幼児期から思春期までの発達の中にある子どもたちにとって，共通して苦痛で難しい時間帯は，就寝時と夜間の睡眠時であることが，私たちの臨床経験から見出されています。誰にとっても難しい時間だと仮定すれば，治療の初期段階で，就寝時間近くの家族の典型的な日課と経過をアセスメントし，また子どもの睡眠と目覚めのパターンをアセスメントすることは価値があります。治療には多くのターゲットがありますが，睡眠，食事など基本的な生理的事項の調節は，日常生活をうまく送るのにきわめて重要です。また子どもに特有の，もしくは一般的なトリガーも含め，就寝時に関連した潜在的なトリガーをアセスメントすることは重要でしょう。例えば，覚醒レベルが下がり睡眠状態に移ることに伴い，極度に脆弱な感覚を抱く子どももいます。

　家族と取り組む際には，個人の違いと「ほどよい混沌」の役割を認識していることが大切です。すなわち，私たちの多くは日常の体験に豊かさを加えるある程度の混乱と自発性を持つ環境で生きてきました（そして今も生き続けています）。本来，この自発性を確固とした構造に置き換えてしまうことが目標ではありません。むしろ，継続性の糸で体験を守り囲むことが目標です。幼い頃に危険を体験した子どもたちの生活においてルーティンは特定の役割を果たすこと，発達段階によって見通しの必要性が変化していくこと，見通しを持つことが時を経て柔軟さを心地よく感じることにつながっていくということの，心理教育は重要です。

　他の治療者とルーティンについて話し合う時，決まって似通った話題が取り上げられます。理論的背景や受けたトレーニングがさまざまな治療者の多くは，子どものリードについていくことに力点を置いた，子ども中心の手法を豊富に使ってきました（プレイセラピー，会話，箱庭療法など）。これらの治療者たちは，セッションにルーティンを組み入れることによって子どもたちが自発的な活動を減少させてしまうのではないかと危惧します。一方，この二つは互いを退けるものではなく，事実ルーティンとは名づけられていないものの，目に見えない儀式とルーティンによって，この治療者たちの臨床実践もある程度導かれていることに気づくだろうと，私たちは考えます。実際のところ，ルーティンはセッションに巧みな「周辺の枠組み」を与えてくれることが多いのですが，実践のスタイルによって柔軟に決定されます。特に人との関係に安全を感じるのが困難な子どもたちに対しては，治療の過程を明確にする小さなパターンがないかどうかをよく観察するように治療者を促します。そして，すでに示したように，そのセラピーのルーティンに簡単な付け足しを「試してみる」よう励まします。そして最後にそれらのわずかなパターンや目に見えないルーティンにクライエントを注目させることが，儀式とルーティンを決めるプロセスに彼らを積極的に関与させる

ために役に立ちます。

🏠 グループ

　個人のセラピーと同様に，ルーティンと見通しの要素がセッションの構造に組み入れられた時に，グループの進行は最もうまく進みます。多くのグループは，グループのテーマに関連づけられた一貫性があることでメンバーに見通しを与えています。内容によってもたらされる一貫性に加えて，グループセッションを構造化するに当たりルーティンの重要さを考慮することをグループリーダーやカリキュラム作成者に勧めます。個人セッションと同様に，開始のチェックインやアイスブレイク，調整のための活動，グループ内の構造の役割を考慮しましょう。ルーティンを作り上げるのに，グループが焦点を当てる内容を考えましょう。例えば，対処スキルに焦点を当てたグループにおいては，開始時の活動には自己調整の活動や感情を見きわめるチェックインが含まれるでしょう。アイデンティティに焦点を当てたグループでは，自分自身に関するアイスブレイクの質問が含まれるでしょう。そして対人関係に焦点を当てたグループにおいては，二者，もしくはグループで協力する活動でセッションを始めるかもしれません。

　グループはその特性（構造化，内容重視，プロセス中心，心理教育など）によって多様です。しかしすべてのグループは，始まり，途中，終わりといった共通の要素を持っています。グループリーダーが子どもたちに場面の切り替えについて，微妙にあるいははっきりと伝える方法を考えるよう励まします。それによって子どもは（もしくは養育者は）上手にグループに入り，グループから出る力が伸びていきます。また，グループの時間には，活動についてのバランスをとることも考慮しましょう。すなわち，教材をたくさん使う活動かあまり使わない活動か，エネルギーの高い活動か低い活動か，個人で行う活動か協力して行う活動かです。グループのメンバーが最もうまくやれる方法で（調整，参加，安全の構築などの点で）ルーティンを作り，グループの活動に組み入れる方策を考えましょう。例えば，子どもにとってはグループのセッションの経過が自然な「鐘型のカーブ（正規分布が示す曲線）」に従うのが簡単かもしれません。つまり低いエネルギーレベルから高いエネルギーレベルに進み，また低いエネルギーレベルに戻って終わるというパターンです。これは，急速に低い，高い，そして低い，また高いエネルギーの活動へと展開するセッションよりもうまくいきます。グループの初期段階では，柔軟性があることやグループの特定のニーズに合わせることが大切です。すなわち，あるグループでうまくいった構造が，別のグループではより難しいかもしれません。グループの個人もしくはグループダイナミクスの特定のニーズに対応するために，必要に応じて，構造を調整したり質を高めることを積極的に行いましょう。

🏠 施設

　家庭と同様，施設は見通しを持てる体験が与えられる豊かな環境です。多くのプログラムには日常の経験を形作るルールやルーティン，構造が必要です。そしてこの構造は，かつて構造化されていない緩い環境の中で，十分に能力が伸ばせなかった子どもたちが，成功し能力を築く助けとなります。例えば家庭の環境では極端な行動を示し，学校という構造化された環境ではうまくやっている子どもたちの存在を耳にするのは珍しいことではありません。家庭環境でルーティンを構築するのに話し合われてきたことの多くは，施設のプログラムにも適用されます。それには，ルーティン

を構築する際に焦点を当てる特別のターゲット（例：就寝時，場面の切り替え）を見きわめること，日々のリズムや特定の活動を組み入れる時の調整の役割，日々の経験でカギとなる場面にルーティンと見通しをもちこむことを含みます。

　私たちの観察に基づけば，施設において構造を作り上げる際の難しさは以下の2点です。①子ども個人のニーズを理解することなく，構造やルールに力点を置き過ぎること。②ルーティンの混乱が，子どもの機能に強い影響を及ぼすことについての理解が不十分であること。この2つは難しい課題です。すなわち，大きな集団で混乱の瞬間があることは避けられないでしょうし，多くの子どもたちのニーズと安全を一度に扱おうとしている時に，個々の子どものニーズに柔軟に応じることは難しいかもしれません。このような問題があるにせよ，私たちは（十分に共感を込めて）この2つの側面に同時に焦点を当てるよう施設職員を励まします。

　第一の点に関しては，施設全体としてのルーティンが重要です。なぜなら，それが日常のルーティンに一貫性をもたらすからです。ほとんどの子どもは施設で要求されることに対し，少なくともある程度は調整し適応するでしょう。しかし，一部の子どもたちは，日常のルーティンに多かれ少なかれ苦闘するでしょう。子どもに一貫して難しさがある時（例：行動の切り替え，スケジュールのいくつかの要素），うまくいくことが最終的な目標であることは忘れないようにして，可能な範囲で子ども個人のニーズに見合ったルーティンを考えましょう。

　第二の点については，多くのプログラムが構造化されるほど，日常のルーティンの中に多くの混乱がもたらされるでしょう（時にはめちゃくちゃになることもあります）。すべての混乱の理由を説明することは不可能ですが，変化が生じることで子どもが反応したり困難さが持ち上がったりすることは予期できます。計画された変更の前には，あらかじめ子どもたちに知らせ，起こりうる問題についての解決策を検討することに取り組みましょう。予期していない変化が起こった時には，混乱に敏感な子どもたちの反応が多くなることを予測するよう職員を訓練しましょう。子どもの反応に対する職員自身の応答を制御するために養育者の「感情調整」スキルを使いましょう。また，子どもが心の平静を取り戻すことを助けるために「波長合わせ」のスキルを使いましょう

　施設環境で暮らす子どもたちは，親との分離を経験しているため，拒否されたり，見捨てられたり，喪失を感じるトリガーに対して，共通して脆弱です。もし当てはまるのであれば，電話，訪問，家族からの働きかけに関して，それに伴う覚醒亢進を調整するために，ルーティンを作ることは重要です。養育者の関与がない子どもたちにとっては，他の入所児が家族とのお祝い事を行っている時に，その子に応じた個別の儀式を設定することは大切かもしれません。例えば，特定の子どもに対応する職員を配置したり，グループでのお祝いに参加する代わりの活動の選択肢を与えるなどです。

　「自己調整」スキルを教えることに取り組んでいる施設では，調整を助けるルーティンを構築することは重要でしょう。この考えを組み入れるために，私たちが取り組んできたプログラムでは，施設内の行動管理の構造を修正しました。例えば，「休息システム」（タイムアウトとは異なります）の実施です。混乱した時に子ども主導，もしくは職員主導で休息をとることができるシステムです。休息のプロセスを構造化することは効果的です。休息には，プログラム開始のチェックイン，自己調整の練習，終了のチェックアウトが含まれるでしょう。チェックインとチェックアウトの内容はそれぞれのプログラムのニーズに基づいて変化するかもしれません。「自己調整」の戦略には，

職員との会話，感覚のツールを使うこと，散歩（可能であれば）が含まれるかもしれません。ツールの実用例は「第9章　調整」を参照してください。

より広い意味での文化や儀式に関して，施設はコミュニティ独自の儀式やしきたりを構築するのと同様にさまざまな文化の儀式が組み込まれる場です。多様な文化的背景を持つ個人が集団をなしていることによるメリットに注目しましょう。子どもたちが自分たち，個人，家族，コミュニティ，文化の伝統をより大きい地域社会の他のメンバーと分かち合う機会を設けましょう。コミュニティに特化した伝統を作り上げ，写真や掲示板，週ごとのニューズレターなどによってこれらを具体的に伝えましょう。

🌏現実に根ざした治療

🌏**度を越さないようにしましょう**：目標は子どもの生活のあらゆる瞬間をきっちりと構造化することではありません。むしろわずかでも見通しの感覚を作り上げることです。実際，トラウマを経験した多くの子どもたちはやりとりの時にかたくなになりがちなので，柔軟であることに心地よさを感じることが重要な目標です。儀式とルーティンは日常生活の節目節目に置かれる「本立て」のようなものと考えられるでしょう。

🌏**現実的な期待を持ちましょう**：家族や施設が現在「どこに」いるのかを知りましょう。過剰に広汎で柔軟さを欠いたルーティンを作ろうと試みることは，子どもや養育者が失敗する準備をしていることになってしまいます。子どもや養育者とともにゆっくりと作っていきましょう。いかなる介入であっても，現実的にやりやすいところから手をつけて，治療の初期段階でうまくいく体験をすることがとても大事です。

🌏**がっかりしないようにしましょう**：ルーティンのよくあるターゲットは，子どもの最も奇異な行動，すなわち多くは不安に対処するために身につけた行動が出てくる状況です。一晩で，見通しをつけられるようになると期待してはいけません。子どもにルーティンが根づいたと明らかになるのは，長い間「そこに踏みとどまった」後のことで，しばしば振り返ってからわかるものです。

🌏**ねばりづよく**：見通しがあるということは，いつも型通りといったことではありません。一貫性は，子どものそばに居続けること，私たちの言うことが子どもにとって意味をなすことで，考えを伝えることと同じくらいシンプルであり，複雑でもあります。私たちがかかわる多くの子どもたちは，ある所から，ある所へ，そしてまた別の所へと居場所を変えてきたため，アタッチメントの崩壊は日常の出来事になっています。その中で，他者を拒むことによって子どもたちがさらなる喪失から自分を守ろうとすることは，きわめて適応的です。さらに拒絶されないようにと，敵対的で，好かれない，気まぐれに見える態度を示す子どもたちのそばにいることそのものが，アタッチメント形成の一部なのです。あなたが「また来るよ」と言ってその通りにするのならば，それは子どもにパワフルに響きます。「来週，光るマーカーを持ってくるのを忘れないからね」と言って実行したら，それは子どもにパワフルに響きます。喪失を何度も何度も経験して

きた子どもに，かかわったり一緒に暮らすことは長い距離の航海を最後までともにいるということなのです。ただ「**粘り強くかかわること**」の影響を過小評価してはいけません。

アタッチメントを超えて
「自己調整」と「能力」を形成し支援することへの養育システムの役割

- ARC を構成する「アタッチメント」の最初の4つの積み木は，特に養育システムに焦点を当てています。そして引き続き養育者は，子どもが「自己調整」と「能力」のスキルを獲得していくことを支援する重要な役割を担います。事実，養育者が自分の「感情を調整」し，子どもに「波長を合わせ」，「一貫した応答」をし，「ルーティン」を作っていくことが，安全な基盤となり，残りの6つの ARC の構成要素を積み上げていくことを可能とするのです。
- 以下の養育者の果たす役割を理解しましょう。

アタッチメントを超えて：ARC の治療目標における養育者の役割

目　標	養育者の役割
感情の認識	養育者は，波長合わせのスキルを用いて，子どもの体験を映し出し，伝え返します。その過程において，養育者は，子どもが自分の感情体験に気づき，言葉にしていくよう支援することができます。また適切に波長を合わせて応答することで，徐々に子どもは，自分の感情が生み出された状況に気づき，さらにより複雑な内的／外的な手がかりについて理解できるようになります。
調整	養育者は子どもの生理学的なレベルで働く仕組みのリソースを提供します。それは養育者がモデルとなって，効果的な自己調整をしてみせたり，子どもが調整のスキルを使うよう手助けしたり，調整のリソースとなったり，「一貫性」や「ルーティン」を準備して内的／外的な安全な感覚を育てたりすることです。
感情表現	養育者は，先生として，またコミュニケーションのリソースとしての役割を担うことができます。感情表現のカギとなるスキルを，教え，モデルを示し，強化します。また養育者は，効果的なコミュニケーションの戦略と同様，コミュニケーションの定期的な場を提供して，子どもの自己表現を育てていくことができます。
司令塔（前頭葉）機能	養育者は，穏やかに問題解決をしたり，問題やストレスに直面しても，ただ穏やかであり続けることのモデルとなったり支援をします。さらに，行動に対して，一貫した方法で応答する（賞賛や強化を与えたり，制限やペナルティを守らせる）ことによって，子どもに選択と実行という大切なレッスンを教えます。
自己の発達とアイデンティティ	養育者は，無条件に肯定的な関心を子どもに与えるリソースとしての役割を担います。また子どもが一貫した自己の物語（ナラティブ）を形成する源であり，興味や価値，自己概念を探求することを通して成長していく土台としての役割を担います
トラウマ体験の統合	養育システムは，応答的で支えとなる基盤です。その基盤があって，子どもは圧倒されるような体験を辿り，探索し，トラウマを，より大きな自己の物語に統合することができます。養育者は，外的な調整と支援を与え，トラウマ体験の統合のプロセスにおいて，積極的な参与者となります。

- 養育者（親であれ支援者であれ）と一緒に取り組む際，大切なことは，養育者のスキルが，子どもの健全な発達を支える重要な役割を担っていることを，明確にしておくことです。

PART Ⅲ
自己調整

「自己調整」とはどういう意味でしょう？

- **自己調整**には，さまざまなレベル，すなわち，認知面，感情面，生理面，行動面における体験を効果的に扱う能力が含まれます。
- 体験の上手な調整は，次のさまざまな事柄を含みます。
  - ◆ ある程度の内的な状態への気づき
  - ◆ ある範囲の覚醒状態や感情を抱える力
  - ◆ 覚醒状態や感情を調整するために，行動に取り組む力や認識力
  - ◆ 内的な体験のさまざまな側面のつながりの理解（すなわち，感覚，気持ち，考え，行動）
  - ◆ 内的な体験に影響を与える要因についての理解
  - ◆ 体験を，他者と効果的に情報交換する能力

自己調整における発達的変化

- 乳児期の自己調整の難題には，基本的な生理学的レベルで働く仕組みがあります。睡眠リズム，警戒的な交流，食事，さらには排泄が含まれます。
- 体験の調整は，主に外部によるもの（すなわち，養育者にあやしてもらう）から，徐々に子ども自身の内部でできるようになります。しかし，人生を通して他者による調整は，重要なリソースであり続けます。
- 調整に含まれるすべてのスキルは，きわめて基本的なレベルのものから，次第に複雑なものへと発達していきます。例えば，幼い子どもにとって，内的な状態の気づきは単に「嫌な感じ」というものかもしれませんが，思春期の子どもは「がっかりして不安な気分」と微妙な状態を表現できるでしょう。

養育システムの重要な役割

- 養育システムは，自己調整におけるすべての側面が健全に発達するために，きわめて重要な役割を担っています。
- 養育者の行動の多くは，徐々に子どもの自己調整の健全な発達を促していきます。それには次のような養育行動が含まれます。
  - ◆ **リフレクション**：子どもの体験を伝え返すことは，言葉でも（例：「ねむくなってきたようだね」），または行動でもできます（例：子どもの笑いに，養育者が笑顔で応じる）。子どもの体

験を養育者がその表情や言葉，行動で伝え返すと，子どもに最初のレンズが与えられることになります。そして子どもは**そのレンズを通して自分の体験を解釈することを学んで**いきます。

- ◆ **モデリング**：養育者自身の表現と調整は，**対処方法のモデル**となるだけでなく，感情を理解するために**見える言葉**を与えます。子どもは，顔の表情と言語的・非言語的な感情を表す手がかりを「読んで」理解することを学びます。それには，自分の体験と関連づけての，養育者の行為と表現の観察（例：あやされている時に見る養育者の愛しい表情）や養育者の体験（例：熱いフライパンを触った時の痛みの表現）があります。養育者が，悩んだ表情で行動することは，調整の戦略や感情を抱えることのデモンストレーションとなります（例：養育者が悩んだ表情で深呼吸をし，その後笑顔を見せる）。
- ◆ **刺激することと落ち着かせること**：養育者は波長合わせで刺激を与えたり，落ち着かせたりして，子どもが**最適な覚醒レベル**になるように支援できます。エネルギーレベルのきわめて高い状態（すなわち極度の苦痛）や低い状態（すなわち眠気）に適切に応答することで，養育者の言葉，声のトーン，行為は，子どもの生理学的側面に働きかけます。次第に，幼い子どもはこれらのスキルを内在化させ，心地よい覚醒レベルを自分で維持できるようになります。

- 養育者が応答的ではなく，一貫性がなく，あるいは虐待的である場合，乳児や幼い子どもたちは，自分の感情をなだめる原始的な調整スキルに頼らざるをえません（例：身体を揺らす〔ロッキング〕，指をしゃぶる，解離する）。リフレクションやモデリングが得られないと，子どもは自分の体験や他の人の体験を理解するための感情の言葉がない状態に取り残されます。信頼できる支援がなく，特に継続的にストレスや苦痛にさらされている場合，子どもは原始的な対処（コーピング）スキルに頼り続け，より複雑な自己調整の戦略を発達させられないままになります。

生育歴をふまえて自己調整に取り組む

- 恥，孤立，秘密主義，自分が損なわれている感覚は，トラウマ体験の中心となることが多いです。
- トラウマを経験した子どもや大人は，「自分は何か悪いんだ」，「自分は他の人とは違う」と信じるでしょう。強くわき上がる感情も「頭が狂っている」「悪い奴だ」，「コントロール不能だ」の証拠であると信じます。
- 見て見ぬふりをする：
  - ◆ 治療において，全体的な枠組みや背景を考慮することなく，「障害」や「症状」（例：反抗的行動，不安）に焦点を当てることは珍しくありません。
  - ◆ 今の子どもの姿に，トラウマが与えている影響を理解している治療者や支援者でも，それを指摘することを躊躇するかもしれません。このためらいは，過去の体験を取り扱う前に，子どもは十分に「安全」でなければならないという信念から生じています。
  - ◆ 過去の出来事の役割が理解されないまま治療が行われると，過去の体験と現在の体験の関係性について説明されず，恥や損なわれている感覚，孤立，秘密主義といった自己の認知が，実際さらに増幅していくことになるでしょう。
- 見て見ぬふりをしていたことに気づきましょう：トラウマを経験してきた子どもと取り組む場合，次のことを考えましょう。
  - ◆ **子どもをまるごと認めます**：過去の経験，現状，強み，弱み，可能性，興味などの内容で子ど

もを理解することは重要ですが，子どもたちはそれぞれの経験の総和以上の存在です。最初から，全体としての子どもに興味を持ってかかわっていくことが，私たちには大切なのです。

◆ **行動（多くの場合，苦悩を与える）の適応的な性質を認めます**：これらの行動が子どもの人生において果たしてきた役割を明らかにしましょう。例えば，友達に対して，頻繁に攻撃的な行動をとる子どもに対しては，「他の子たちよりも自分がどれだけ強いかを示すことは，君にとってとても大切なことなんだね」などと声をかけます。

◆ **子どもにトラウマ反応，トリガー，過去の体験と現在の反応に関連があることを教えます**：人間の危険反応の理解，混乱し自己防衛的な最近の行動への危険反応が果たしている役割の理解は，子どもに自己コントロールする力を与えスティグマ（恥，傷）を取り除く重要なステップとなります。特に治療早期には，過去の体験との関連は簡単にしておくこともできます（例：「あなたのお父さんとの間で起きたような，とっても辛い出来事が起こると，子どもは一般に……」）。

◆ **過去と現在を区別します**：子どもが自分の今の感情や行動について理解し，気づき，扱えるように取組む場合，過去において防衛的で適応的であった行動が，今は前ほどには役に立たないかもしれないと説明することが大切です。このことを，子どもや家族と一緒に調べてみましょう。例えば，気持ちを見せないでいることは，以前は暴力的な養育者から自分を守るために役に立ったけれども，今は自分の要求を満たすことの妨げになっているかもしれません。また，依然として子どもが自己防衛的な行動をしなければならない状況はあるかもしれないのでそうした状況にないか確認しましょう。

子どものニーズに焦点を当てる：調整の試みが果たす役割を理解する

- 治療を勧められる原因となった，苦悩の行動や症状の多くは，子どもなりの対処方法の試みと理解できます。例えば，反抗的な行動は，拒絶される予感に対処する先制攻撃かもしれません。自傷行為は，自分をなだめる試みかもしれませんし，性化行動は，相手を支配したりつながりを求める試みかもしれません。

- すべての症状には，さまざまな原因の可能性があります。子どもや家族と一緒に取り組む際の大切な第一歩は，行動の根底にあるその機能について理解しようとすることなのです。そうすることで，子どもの特定のニーズに合わせたスキルを身につけることが可能になります。

- 子どもが表現するすべての様子について把握することは困難ですが，ここでは，例として3つの代表的な姿について述べます。

プレゼンテーション#1：過度に抑制された子ども

様子	過度に抑制された子どもは，大人しく，会話を始めたり，活動したり，一般的な人とのやりとりが難しいです。反抗的ではなく，実のところきわめて従順です。こういう子どもは，どんな感情でも言葉で説明することが困難です。「どう，元気？」と聞かれて「元気」，「うーん。わかんない」とお決まりの応答をします（これらの応答は，彼らにとっては，現実的な応答です）。抑制された子どもは，一般的に感情体験に抵抗しているように見え，他者と情緒的にどうつながればよいかわからないことが多いです。こういった制約を克服する一般的な方法は，「他の人が気に入る」行動をすることです。抑制された子どもは，自分の要求や意見等より他者を優先させます。幼い子どもでは，こういった自己表現の困難さは，ごっこ遊びができないことにつながります。また，こういう子どもは自分の気持ちを強く抑え込んでいることが，時に限界に達し，ほんの小さなストレスに見えることで，感情を突発的に大爆発させてしまうことがあります。しかし，この激しい感情表出の後，子どもはすぐさま抑制的な状態に戻り，その感情体験を認めたり振り返ったりすることが難しくなります。これは，回避性のアタッチメントの子どもの様子と一致し，またある程度の感情的拒絶やネグレクト（養育者の鬱などの障害で起きる場合も含む）を経験した子どもにも一般的にみられます。
欠如している主要なスキル	・感情を表す語彙が限定されている。 ・内的な体験への気づきが限定されている。 ・覚醒亢進への耐性が限定されている。 ・肯定的な感情も含む感情体験の管理とその対処方法が限られている。 ・特に感情体験を分かち合ったり管理するための社会的支援を求める能力がない。
この適応の機能	抑制は，圧倒されるような感情への対処戦略です。調整スキルや社会的支援が得られない中，その子どもは感情体験を否定し引きこもるという方法に頼っています。
治療的配慮	・最初の作業は「置き換え」がよいでしょう。外的なことから内的なことへと，ゆっくり移行していきます（例：テレビ番組や本にでてくる登場人物の気持ちについて，子どもが気づくように支援します）。 ・その感情と関係している手がかりについても気づけるように支援します。まずは行動から始めるのがよく，気持ちそれ自体を扱うよりは，怖く感じないでしょう。また身体の状態や考えの識別ができる子どもたちもいます。

プレゼンテーション#2：外在化する子ども

様子	外在化する子どもは，「みせかけ」に頼っています。それは，他者に（しばしば自分にも），自分が傷つきやすいことや，ダメージを受けたこと，深い恥の感覚や自責感に，気づかれないようにするためです。こういう子どもでは，大抵の場合，「強力な」感情，怒り，不公平感，非難が呼び起こされますが，恐れや悲しみといった，弱い感情を認める力はありません。その日に起きたことで，誰かに対して怒ったり，何かに腹を立てていますが，その出来事での自分の傷つきや不安な気持ちは否認し，しばしば外在化します。つまり感情を，自分への影響として外の出来事と関連づけることが多いです。「不公平だ」と認知することは強力なトリガーになり，また頻繁にそれを察知します。権威ある人物に対して，反抗的もしくは論争的になりますが，一方で，子どもが脅威や要求をあまり感じない人たちとは関係を結ぶこともできます。こういう子どもは人とのつながりを求めているように見えるものの，そのやり方は効果的ではありません（例：悪い行動で「クラスの道化者」となる）。対人関係で強い不信感を抱き，誰かが本当に自分のことを気にかけてくれると信じることはできません。この構えがあるため，この子どもたちは，他者が自分を拒絶したり傷つけるかを「試そう」とします。この関係性の再演は，否定的な対人関係をコントロールしようとしていることの表れであり，自己や他者の受け止めた感覚を確かめようとしていることです。この様子は，多くの場合，明らかに危害を経験してきた（例：身体的，性的，心理的虐待を受けてきた）子どもたちに認められます。

欠如している主要なスキル	・脆弱な感情を認め抱えること。 ・特に「不公平」，「恥」等のキーとなるトリガーに直面した時の激しい感情を調整すること。 ・社会的な葛藤場面で，自分の行動の責任を引き受けること。 ・難しい対人関係において，相手に共感したり，相手の立場に立つこと。
この適応の機能	子どもは外に感情を向け，その責任を外に求めることによって，圧倒されるような「恥」や「自分は損なわれている」との強い感情から自分を守ることができます。激しい感情を扱うスキルが限られているので，すでに壊れやすくなっている自己感覚を脅かすような，どんな感情にも耐えることができません。
治療的配慮	・子どもがまだ準備ができていない状態で，困難な感情への気づきを強いると，主導権争いや恥の感覚を増すことになるでしょう。 ・恐れや悲しみといった否認されている感情を抱くのは自然なことと認めることが，こういう子どもへの介入のカギとなります。多くの場合，「置き換え」によって認めていきます（例えば，「〇〇が起きたとしたら，そのことでその子がどんなに心配になるか，私は理解できるよ」）。 ・トリガーやトラウマ反応についての心理教育は，怒りの反応を自然なこととして認めるためにとても大切なことで，子どもが，「本当の危険」と，「危険と感じたこと」の区別を学ぶ基盤となるでしょう。

プレゼンテーション＃3：不安定な子ども

様子	不安定な子どもの姿は気まぐれです。こういう子どもは，自分を取り巻いているトリガーや，他者の感情，内的な状態に強く影響されます。その様子は，日により，時間により刻々と変わりうるので，臨床的なアセスメントは複雑な結果を示すことが多いです。その感情反応を予想することは難しく，明らかにストレスがかかった場合の反応としては不釣り合いな反応をする場合があります。一瞬で感情が激しく変化することもあれば，一瞬のうちにまったく閉じこもってしまうこともあります。ですから，治療場面での様子も一貫したものではありません。ある日は，とてもまとまった様子かもしれませんが，別の日には，反応がよかったり，引きこもっていたり，または困惑しているかもしれません。苦悩感をどこか散漫に体験するのは，感情の種類とその原因を区別することができないからです。加えて感情の大きさを判断することが困難です。イライラを激しい怒りと感じ，悲しみを絶望と感じたりします。また感情状態は分断され，特定の感情状態にない時には，その感情にアクセスすることは困難です。しかし，その感情状態にいる時は，それを過去に体験したことと考えることはできません。この子どもの生活は感情に追い立てられていますが，その感情を理解するための認知的な枠組みはなく，また健全な方法でその感情を扱うこともできません。しばしば，長期間の人間関係上のトラウマを経験していることが多いため，解離という対処方法にどっぷり依存し続けてきていることもあります。その結果，自己感覚や感情体験は，バラバラに断片化されているのです。
欠如している主要なスキル	・感情体験を調整することができないこと（急速に感情が高まったり麻痺するが，感情状態の基本線に戻ることが困難）。 ・環境の手がかりを読み違えること。危険な兆候として捉えやすいこと。 ・体験を，自分の一貫した物語（ナラティブ）や一貫した自己感覚にまとめられないこと。
この適応の機能	この子どもたちは，きわめて感度の高い生物学的な警報装置を発達させてきています。感情を引き起こす**どのような**内的，外的刺激に直面しても，身体はまるで本当の危険にさらされ，そこからサバイバルするように，必要なエネルギーを供給します。それは，過去において脅威に対してなされたのと同じように，それほど脅威的でない刺激に対しても生じます。この身体的に強い反応によって，子どもたちは感情の波に翻弄されてしまいます。

治療的配慮

- この子どもたちの目標は，必ずしも彼らの感情を変えることではなく，感情を現実的なレベルまで，つまり感情を抱えたり調整したりできるレベルまで下げること，そして，その感情の原因はなんであるのかに気づかせることです。ですから，その感情を自然なこととして認め，気持ちの度合いの移り変わりに気づかせ，具体的な感情調整の戦略を与えることが大切です。
- この子どもたちの体験は状況に依存します。出来事のあとに，自分たちの感情について話したり，他の対処スキルについて考えたりすることはできるかもしれませんが，彼らの一番の関心事がサバイバルであれば，そのようなスキルをその場で使うことは，より難しいことになります。このように，状況に依存するという側面からも，繰り返しスキルを使うこと，繰り返し外部から手がかりを与えることが，子どもたちにとって最も重要なことです。

第8章
感情の認識

> **ポイント**
> 子どもが自分の内的な体験に気づく力，自分の感情状態を区別しそれに名前をつける力，そしてこうした感情がなぜ生じたのかがわかる力を身につけられるようにしましょう。

★キーコンセプト

★なぜ感情の認識をテーマにするのでしょう？

- トラウマによるストレスは，発達途上にある子どもが使える，わずかな感情管理スキルでさえも打ちのめします。そのため，トラウマを抱える子どもは自分の感情を切り離すか，原始的な，もしくは不健康な対処スキルを使うことを強いられてしまいます。
- 小さい頃に不適切な養育を受け，情緒的なサポートが不十分だった子どもは，感情を識別して表現するスキルがまったく身につかないかもしれません。
- とりわけ，その家族全体がトラウマによりかなりの悪影響を受けて感情機能が低下しているのであれば，子どもはその影響で打ちのめされ，バラバラになってしまった限られたスキルを伸ばすしかなくなることでしょう。
- こうした要因のために，トラウマを経験した子どもは，自分自身の感情体験を切り離すか，感情体験そのものに気づかないでいることが多いのです。

★トラウマは感情の認識にどのような影響を与えるのでしょう？

- トラウマを抱えた子どもの感情の認識の難しさは，さまざまな形で表れることでしょう。こうした子どもに共通する表れ方は「自己調整」の概論（「PART Ⅲ　自己調整」）に説明されています。一般的に，トラウマを抱えた子どもは次の状態を示します。
  - ◆自分の感情状態を正確に区別するのが苦手です。
    - 例えば，感情体験をたった一つだけ報告します（「ふつう」）。
    - "強力"な感情を頼みにします（「ムカつく！」）。
    - 苦悩感がまとまりません。
    - 自分の感情体験に近づけません（「どんな気持ち？」と聞かれた時は，決まって「わかんない」と答える）。

- ◆ 感情体験を生理的に，もしくは行動で表現します。
  - 衝動的な行動，多動，ばかげた行為で，つながらない感情を表します。
  - 頭痛や腹痛のような，まとまりのない身体的な痛みで表現します。
- ◆ 生理的状態とそれを引き起こした体験との関係を理解していません。
  - 体験の直後に対応することができません。
  - 自分の行動と，その行動が引き出した他者の反応とのつながりに気づいていないため，自分は"犠牲者"で，ターゲットにされていると感じています。
  - どのような感情体験からも身を守ろうとするため，過覚醒がベースラインになり，苦痛の刺激でさらに急速に覚醒状態が高まります。

★過覚醒と感情の認識

- 感情の認識は難しく，それは子どもが自身の気持ちを捉える難しさ以上のものです。つまり，トラウマを経験した子どもたちの多くは，自分の経験を理解するのと同じくらい，他者が出すサインを読み取るのが難しいのです。
- その結果として，他者の感情のサインを読み取るためにかなりのエネルギーを費やす子どもたちがいます。彼らは次の様子を示すでしょう。
  - ◆ 選択的な過覚醒（つまり，潜在的な危険のサインに，過剰に合わせようとします）。
  - ◆ 波長合わせが不十分（つまり，他者の欲求不満，不快感，誇りなどのサインを見逃します）。
  - ◆ ネガティブな感情を過剰に知覚し，サインの読み取りが不正確（つまり，養育者の疲労感を怒りと捉えたり，仲間の冗談を自分への拒絶と解釈します）。
- このスキルの乏しさは，仲間との関係や養育者・子どもの間の波長合わせに悪影響を与えるかもしれません。子どもは危険，拒絶，その他侮辱を受けた感覚に，過敏に反応する一方，相手の肯定的な反応のサインを見落としてしまうでしょう。

🧰セラピストの道具箱

🎬 セラピーの舞台裏

- 感情の認識のワークは，その子どもが**自分と他者**両方の感情体験を理解することを目標にしています。
  - ◆ **自分の感情の認識**：子どもが，自分は何を感じその気持ちはどこから生じたかを知っていることです。
  - ◆ **他者の感情の認識**：他者の気持ちを正確に捉えることです。それは，ボディランゲージや声のトーン，アイコンタクトなどの手がかりを正確に読み取る能力に基づいています。
- 自分と他者それぞれの感情を理解することと治療的な課題には，二つの主要な目標があります。
  - ◆ 第一に，子どもが自分と他者の感情体験を表す**語彙**を身につけること
  - ◆ 第二に，子どもが自分で気づいた**感情**と，過去の出来事や生理的状態，行動，対処様式などの**内的・外的な体験を結びつけ**，最終的には，現在の状況に過去の経験が影響していると気づく

こと。
  ◦ **感情と以下のつながり**
    ◇ **身体感覚**：感情が身体にどのように現れるのかの識別。
    ◇ **考え**：感情に関連した考えの識別。
    ◇ **行動**：感情が行動にどのように表れるかの識別。
  ◦ **感情の背景の特定**
    ◇ **外的な要因**：気持ちを引き起こした環境要因。これには，特定のトリガーの識別も含まれます。
    ◇ **内的な要因**：さまざまな感情を生み出す内的な要因（つまり，疲れている，お腹がすいている）。
• 感情の認識のワークは，基本的なものから，より繊細なニュアンスのものへと変化しながら各段階で行われます。
  ◆ 初期の段階では，**感情体験にまつわる言葉の発達**を目的とします。介入には以下の項目が含まれるでしょう。
    ◦ 日常の感情体験を分かち合うために，子どもに声をかけます（例：「今日はどんな気分？」）。
    ◦ 特定の状況の中で起きる感情に名前をつけます（例：「〇〇が起きた時，どんな気持ちがしたの？」）。
    ◦ 他者の経験に注目させます（例：「〇〇の時，ジミーはどう感じていたと思う？」）。
    ◦ 外からわかる子どもの感情や行動を伝え返します（例：「君はちょっと心配そうに見えるけど」）。
    ◦ 感情的な体験を自然なこととして認めます（例：「もしそんなことが起きたら，たいていの子どもはイライラした気分になるだろうなあ」）。
  ◆ この最初の段階の標準的なワークも，より発展的なワークも，**感情を体験の他の側面に結びつけるように**，支援者と他の養育者は子どもと一緒に取り組むことができます。これらの結びつきは感情の糸口やサインとして使うことができます（例：「お腹がホカホカして，わくわくした感じがするから，自分は楽しいんだなってわかる」）。介入には以下の項目が含まれるでしょう。
    ◦ 自分や他者の「気持ちの探偵」のワーク（例：「ジミーが怒っているのはなぜだと思う？」）。
    ◦ 人が感情を表出する方法は幅広いことの理解（例：「あなたのお母さんが怒る時って，どんなふうに見える？ それはあなたのお父さんが怒る時と，どんなふうに違うのかな？」）。
    ◦ 子ども自身の感情表出の多様性の理解（例：「怒ると，叫びたくなる時もあるし，一人になりたい時もあるよ」）。
  ◆ 子どもが内的な体験を表す語彙を身につけた後の段階では，ワークの中で徐々に**感情が生じた背景の理解**に焦点を当てていきます。ここでは，環境要因と内的な要因，そして感情を引き起こした出来事を探ります。感情の認識の他のワークと同じように，このワークの範囲は基礎から複雑なものにまで及びます。
    ◦ 理解力が基礎レベルの子どもは，感情を引き起こした出来事を単に特定するだけでしょう。「悲しくて，イライラしたわ。だって，先生が私を怒鳴ったから」。

。年長の子どもや，より複雑な理解ができる子どもは，単なる出来事だけではなく，その感情に関連する過去の経験と行動反応を特定することでしょう。「先生に怒鳴られた時，気が動転して，なんだかママによく怒鳴られた昔の気持ちがムクムクとわき上がってきたの。それで，すごくびくびくした気分になって，ここから出て行かなきゃって思ったの」。

- 感情の認識のワークでの配慮：
  - ◆ 感情の調整に取り組むには，自分のさまざまな内的な体験に名前をつけることができなければなりません。しかし，内的な体験を表現する語彙は，はじめのうちは，高度なものである必要はありません。子どもが「最悪」「いい感じ」「ウキウキする」等，感じていることを言えるだけで十分です。感情と同様にエネルギーや覚醒の度合いを表現する言葉を身につけることにも気を配ります。
  - 🚩（文化的配慮）言葉は感情体験をやりとりする上で，重要な役割を果たします。子どもたちや家族は気持ちを説明するのに，臨床家に馴染みのない言葉を使うかもしれません。なぜなら，その言葉はその子どもや家族特有のものだからです。感情体験に貼りつけるさまざまなラベルを理解できるよう，養育者や子どもと一緒に取り組みます。以下の例を考えてみましょう。

    10歳の女の子が治療者と気持ちのチェックインをしていました。必要に応じて，治療者はよくある顔を描き，子どもがさらに感情を追加して描くための空白の丸をいくつか描いておきました。女の子はすぐに一つの丸に顔を描き入れ，それを「反抗」と名付けました。その週の彼女の気持ちの度合いを示す温度計には，高いレベルの「反抗」が「悲しい」「心配」といっしょに書き示されていました。その後の数週間，女の子はチェックインのたびに「反抗」の気持ちを報告しました。

    この例で女の子は，感情体験に「反抗」という言葉を名付けて使っています。その感情体験には多数の解釈が可能です。しかし，女の子との面接の中で治療者は，その解釈について仮説を立てるよりも，むしろ，この子にとってのこの言葉の意味を探ることのほうが必要です。このケースで，治療者は最終的に，「反抗」は女の子が傷つき，動揺した気持ちに対処するために使われた怒りの感情をそう呼んでいると理解することができました。外に表されるのは「強い」感情だけですが，この子の内的な体験を支配しているのは傷つきだったのです。
  - ◆ 子どもに気持ちと内的／外的な体験との関係を理解させる治療は，強い感情を引き出してしまうかもしれません。そのため，それと同時に感情を調整する技術（詳細は次章「調整」）に取り組むことも重要になります。
- 多くの経験が**さまざまな感情**を引き出してしまうことを頭に入れておきましょう。
  - ◆ 子どもが感情を識別するのを手助けする時，複数の気持ちがあると思っておくことが大切です。
  - ◆ 「複雑な心境」を自然なことと認めるのは，過去に葛藤した気持ちの経験があり（例：親のことを怖いと思う一方で愛してもいる），こうした状態をバラバラにして切り離す術を身につけてきた子どもにとって特に重要なことです。
- この本に載っている標準的なエクササイズに加えて，感情の認識のワークはしばしば"今，ここ"で行われます。
  - ◆ **子どもの発言，対話，遊びの中で，感情のサインに波長を合わせましょう。**これらのサインが現れた時は，感情に名前をつけ，具体的に見聞きしたものに結びつけてください。例を挙げま

す。
- 遊びの中で：
  (子どもが人形を動かしています。人形を自分のそばに置き，泣く真似をさせています)
  治療者：「あら，そのお人形さん，本当に悲しそうに見えるわ。その子は一人で泣いて座っているわね。どうしてそんなにメソメソしているのかしら？」
- 対話の中で：
  治療者：「なんだか，今日の君はイライラしたり，怒っているように見えるけど……」
  思春期の子ども：「別に。なんでもない」
  治療者：「うーん，今日ここに来てからほとんど話さないし，ずっとフードをかぶったまま，椅子の上でしゃがみこんでるよね。それって，いつもと違う感じだから，もしかしたら何かあったのかなって気になったんだ」
- 発言の中で：
  子ども：「こんな馬鹿馬鹿しい理科の課題があるから，それをやらなきゃならないし，一緒にやる人を見つけなきゃならないし，誰も僕となんてやりたがらないんだもん。どっちみち，理科なんてくだらないよ」
  治療者：「うわあ，それは大変そうだな。もし，一緒にやる人が見つからない子どもがいれば，その子は悲しくなったり，心配な気分になるんじゃないかな」
◆ 感情に名前をつける時，子どもはあなたに同意しない可能性があることを知っておきましょう。その点を見越して，観察された感情とその実際の気持ちとの間に矛盾があるのであれば，話し合うことを考えてみましょう。

養育者への教育

- 思い出しましょう：養育者にキーコンセプトを教えましょう。
- 思い出しましょう：養育者に子どもの発達段階に配慮することを教えましょう。
- 養育者が子どもと波長を合わせるスキルは，子どもが感情を認識するのをサポートするために使うべきです。養育者の「波長合わせ」のワークと，子どもの「感情の認識」のワークを同時に行うことを検討しましょう。
- 応答的リスニングスキル（「第5章　波長合わせ」）は，子どもが感情の認識スキルを身につけていくうえで，重要なサポート手段になります。これらのスキルを練習して適用するために，養育者と協力して取り組みましょう。

道具：感情の認識の道具

子どもたちへの教育：気持ちについての心理教育

- 重要な点を子どもに伝える際の話し方の例を載せています。しかし，心理教育は子どもの発達に合わせて行う必要があるので，言葉づかいや言い回しはそれぞれの子どもに合わせて変えてください。
- 感情の認識について，子どもと話をする際のガイドラインは下記のとおりです。すべての教えるポイントがすべての子どもに関連しているわけではありません。

気持ちを理解する

教えるポイント	効果的な話し方の例
みんな気持ちを持っている	「子どもも大人もみんな，たくさんのいろんな気持ちを持っているよ。生活の中の出来事で，みんなが違う気持ちを持つことは普通のことだよ」 「『間違った』気持ちなんてないよ。君に何かをこんなふうに感じるべきとか，感じるべきじゃないとか言える人は誰もいないよ」 「気持ちが現れる方法はたくさんあるんだ。もし自分の気持ちがわからないと，自分たちや他の人を傷つけるやり方で気持ちが現れてしまうこともあるよ」
気持ちはどこかからやってくる	「ほとんどの場合，気持ちはふっとわくものじゃなくて，何かがその気持ちを引き起こしてるんだ。気持ちは**考え，人，場面**，それと，**身体の中**で感じていることによって引き起こされるんだ」（上記のそれぞれが気持ちとつながる具体例を子どもに教えます） 「ある特別な場面が，危険を感じさせることがあるんだ。子どもの脳に危険を感じさせるたくさんのいろいろな場面があるよ。脳がいったん何かを『危険だ』と決めたら，身体はその危険に対応するためにたきつけられるんだ。こうすることで，すぐに反応し，素早く動いて，自分の身を守り，どこか安全なところに行けるよ。何度も危険な場面をくぐり抜けていると，脳は危険が迫っているという手がかりを見分ける方法を身につけるよ（音，におい，目に入ったもの）。それで，私たちは本当に早く反応できる。だけど，実際は危険が迫っていない時でも，ときどきこれらの手がかりを感じ取ってしまう。そうなった時，これらの手がかりは"トリガー"と呼ばれているんだ。トリガーを感じた時は，たとえ周囲に危険がまったく迫っていなくても，脳が私たちを安全でいられるよう助けようとして警報システムを作動させるんだ。トリガーと私たちの危険反応を見つけるために学ぶことは大切なことだよ。そうすることで，ただ単に**反応する**代わりに，**考える**ための時間をとることができるんだ」 **注意**：トリガーと危険反応について発展させた心理教育が次の表に出てきます。
自分が何を感じているかを知ることは，いつも簡単なわけではない	本当に大変な出来事の経験は，自分が何を感じているか知るための子どもの能力を阻害します。これには，数多くの理由があります。 • 「赤ちゃんの頃とかすごく小さい頃に，多くの子どもはお父さんとお母さんから気持ちについて学ぶんだ（例をあげるとわかりやすくなります。例えば赤ちゃんをだっこして，ゆらゆらすること）。でも，時には，お父さんやお母さんが子どもに気持ちについて教えてあげるのが難しいこともあるんだ。どうしてこういうことが起こるかというと……（例を挙げたり，子ども自身の経験に結びつけると役立つでしょう）。そうなった時，子どもはこういう気持ちについてのスキルを全部，後から学ぶ必要があるんだ」 • 「子どもがトラウマに立ち向かう方法の一つは，気持ちを切り離したり，避けることなんだ。こうすることで，その瞬間はなんとかなるけど，こういうことをしょっちゅうやってると，自分が感じていることに近づけなくなっていくんだ」 **注意**：その子どもにふさわしい言葉を使うことが大切です。トラウマという言葉は，一部の子どもには抽象的過ぎたり，トリガーになるかもしれません。子どもとその家族の体験をうまく捉える用語を使いましょう。 • 「トラウマはとても強い気持ちを作り出すこともできるんだ。それで，自分の気持ちについて，どれがどれだか見分けがつかなくなってしまう。例えば，怒りの気持ちをただ単にワクワクした気持ちのように感じることさえあるんだよ」 • 「ときどき，気持ちが突然やってくるので，混乱しすぎて，その気持ちが何なのかとか，どこから来たのかがわからないこともある。何かのトリガーがそうさせている場合は，特にこういうことが当てはまるんだ」

教えるポイント	効果的な話し方の例
自分が何を感じているか教えてくれる手がかりがある	「気持ちはたくさんのいろいろな方法で現れるよ。行動，身体，表情，考え，声のトーン，そして他の方法でも現れるかもしれないね」 行動：「私たちの気持ちは，ときに，私たちが何をしたか，何を言ったか，他の人にどう働きかけたかに現れる。怒りの感情は，ある子に誰かを殴らせるかもしれないね。他の子には意地悪なことを言わせるかもしれないし，無礼な態度をとらせたり，言われたことを拒否させるようにするかもしれないよ」 行動：「気持ちは，ときには，私たちがしていないところにも現れるよ。たとえば，動揺した時に誰とも遊びたくなかったり，一緒にいたくない子もいる。そういう子は部屋に隠れたり，学校をサボるかもしれないね」 身体：「気持ちは身体に表れることがあるよ。心配な時に胃が痛くなったり，とても怒ったり，動揺した時は頭が痛くなるかもしれない。私たちが幸せな時は，筋肉は本当にリラックスした感じになっているし，興奮している時にはエネルギーがみなぎっているように感じることは知っているでしょう」 顔の表情：「自分で自分の表情を見るのは難しいよね。でも私たちが感じていることは，よく顔に表れるんだよ。感じていること次第で，笑ったり，にらみつけたり，口をゆがめたり，歯を見せたり，目を白黒させたりするかもしれないね」 考え：「私たちが考えていることは，私たちがどのように感じているのかという情報を与えてくれることでしょう。時に私たちは自分自身について考えている。例えば，悲しい時やがっかりした時，『考えてみたら，私，ひどいことをしちゃった』と考えるかもしれないね。そして，時に私たちは他の人について考えています。例えば，イライラしている時に，『あいつはなんてバカなやつなんだ』と考えるかもしれないよ」 声のトーン：「私たちがどのように感じているかは，どのように話すかという様子で表れるでしょう。怒った時に，とても大きな声を出す人もいるし，すごく静かになる人もいる。不安な時はやや静かな口調だろうし，興奮している時は騒々しくなることでしょう」
「気持ちの探偵」になることが大切だ	「自分の気持ちについて知ると，たくさんのいろんな方法で自分を助けることができるよ。自分が感じていることを知ると，自分のいる状況を理解しやすくなるんだ。例えば，怒りの感情は何かを気に入らないと言ってくるだろうし，心配な気持ちは解決する必要がある問題について教えてくれるだろう。もしその気持ちが嫌だったり，その気持ちが大き過ぎたり小さ過ぎたりしたら，気持ちをコントロールしたり変えるために何かをすることもできる。そして，他の人とこの気持ちを共有することもできるんだ」 「僕たちが取り組もうとしていることの一つは『気持ちの探偵』になることなんだよ。どんな違いのある気持ちなのか，その気持ちはどんなふうに現れるのか，その気持ちと何ができるのか理解することに取り組もうとしているよ」

子どもたちへの教育：トリガーの理解

- 子どもが，最近起きた感情的な反応に，トラウマが有害な影響を及ぼしていることを理解するのは大切なことです。感情の認識と調整スキルを身につけるための重要な要素は，トラウマ反応とトラウマのトリガーについての心理教育です。
- 下記の表には子どもにトラウマのトリガーについて話す際の重要なポイントと話し方の例が載っています。子どもの発達段階と個々のニーズに合わせた言葉を使うことに気を配ってください。

トリガーを理解する

目　的	説　明
身体の警報システム	**教えるポイント**：人間の脳には，危機を察知して自分たちが安全でいられるよう助ける機能が内蔵されています。 **話し方の例**：「危険な目にあった時，警告を送る警報システムがもともとみんなの身体の中にあるんだよ。人類が長い間，生き残ることができた理由の一つは，脳が自分たちの身の回りに迫っている危険を知らせてくれる警報を察知したからなんだ。このおかげで，身体は危機に出会った時に対応する準備ができるんだ」
標準的な危険反応	**教えるポイント**：人間の危険反応はまったく正常に起きることです。 **話し方の例**：「脳が危険を察知すると，身体はそれに対応するための準備をします。私たちには，危険なものに対応するための3つの主な方法があるよ。闘うか，逃げるか，フリーズする（凍りつく）かの3つです」 「私たちがどの方法を選ぶかは，危険の種類によるよ。そうね，たとえば，もし本当に小さいリスがあなたを攻撃してきたら，あなたはリスと戦うことでしょう。なぜなら，あなたはリスよりも大きいし強いから。もし車がスピードを上げて，通りに立っているあなたに向かって進んできたら，おそらくあなたは走って逃げるでしょう。なぜなら，車とは全く戦えないし，そのまま立っていたら車にひかれてしまうから。もし大きなクマや他の大きな動物を間近で見たら，あなたはフリーズすることでしょう。なぜなら，実際にその動物とは戦えないし，おそらく逃げ切れるほど早くは動けないでしょうから」
危険反応と覚醒水準の高まりとのつながり	**教えるポイント**：闘争，逃走，フリーズ（凍りつく）反応は覚醒レベルの高まりと関連しています。 **話し方の例**：「身体が戦ったり，走ったり，フリーズしなければならない時，たくさんのエネルギーが必要となるんだ。脳が危機を察知すると，脳の『行動』や『実行』の部位が，車のガソリンみたいに，たくさんの化学物質を出すために身体に警告を送るんだ。この化学物質は僕たちが危機に対応するのに必要なエネルギーを与えてくれるんだよ」
鳴りすぎる警報	**教えるポイント**：警報システムの過活動は危機に慢性的にさらされたり，極度の危機を体験したことから生じます。 **話し方の例**：「危険警報がなくなっても，『考える脳』が，私たちの周りで何が起きているのかよく調べているんだよ。もし，間違った警報で実際には危険はなかったとしたら，『考える脳』は警報を切って，それまでしていたことをそのまま続けることができる。もし，危険が迫っていたら，『行動する脳』が引き受けて，何が起こっていても対応できるように身体に燃料を送るんだ」 「だけど，ときどき，警報システムが鳴りすぎてしまうんだ。それはたいてい，子どもが危険な目にたくさんあった時に起こるんだよ。たとえば，両親に傷つけられたり，してほしくないのに誰かに触られたり，誰かが何度も叫び声をあげたり，けんかするような出来事。でも，あまりに危険な場面にたくさん向き合ってきたために，『考える脳』はよく調べることにうんざりしてしまって，警報はより危険なものを意味しているって決め込んじゃうんだ。それで，今警報が鳴り出すと，『考える脳』はかかわらず，『行動する脳』に引き受けさせるんだ」
トラウマのトリガー	**教えるポイント**：トラウマを思い出させるものや「トリガー」に反応して，間違った警報が突然鳴り出します。 **話し方の例**：「昔起きた悪い出来事を思い起こさせる何かを聞いたり，見たり，感じた時に，間違った警報が鳴りだすことがあるよね。このような嫌なことを思い起こさせるものを『トリガー』と呼びます。私たちの脳はこういう嫌なことを思い起こさせるものを，見分けられるようになっているんだよ。なぜなら，昔そういったものが周りにあった時に，危険な出来事が起きて，すぐに反応しなければならなかったからね」

目 的	説 明
	「昔を思い起こさせるものは，人によって違うよ。だから，もし誰かが大声で怒鳴ったら，その怒鳴り声を聞いた人の警報システムが作動して，『行動する脳』のスイッチを入れるかもしれない。もし小さい頃に周りの人に大事にされなかったら，孤独を感じたりおびえた気持ちになった時に警報が鳴るかもしれないね」 注意：ここではその子どもに関連する例を挙げることが重要です。
トリガーのあらわれ方	教えるポイント：トリガーで起こる反応は，行動や感情の調節不全と結びつけることができます。 話し方の例：「いったん警報が鳴ると，脳は行動するために身体の準備をするんだ。そうなったら，私たちの身体は危険に対応する準備をするために『燃料』でいっぱいになるよ。もし本当に危険な目にあった時なら，これはとても大切なことだよ。例えばクマとか，もの凄い速さの車とか，凶暴なリスがいた時にはね。でも，もし間違った警報で，周囲に危険なものが本当にはなかったら，全然役に立たないんだ。例えば算数の授業中に何か危険を感じた時を想像してごらん。突然，君の身体はいらない燃料でいっぱいになるんだよ」 「燃料は，僕たちに闘う，逃げる，フリーズするためのエネルギーをくれることを覚えておいてね。身体がエネルギーでいっぱいになったら，僕たちは何かをしなければならないんだ。それで，ある子は突然本当にイライラしたり，口喧嘩したくなったり，誰かとけんかするんだ。ただ不安になってそわそわしたり，ビクビクする子もいる。部屋の隅に隠れたがったり，できるだけ遠くに逃げる子もいる。ときどきそういう子は，自分でもなぜそうしてしまうのかわからないんだ。子どもの中には突然誰かがスイッチをオフにしたかのように，本当にシャットダウンした気持ちになる子もいることだろうね。これらはみんな，危険と思っている何かに対応しようとして身体がしているやり方なんだ」 「だけど，ときどき，警報を作動させるものが本当は危険ではないこともあるんだ。例えば，ただ単に気分が悪かったり，何か悪いことが起こったことを知らせているだけの場合。子どもがそのような間違った警報を感じた時，周りの人が子どもに何が起きているかわかって助けることは難しいことなんだよ。ときどき，子どもはトラブルに巻き込まれることさえあるんだ」 （質問：「突然エネルギーでいっぱいになったり，本当にイライラした気分になったり，モヤモヤしたり，おびえたりして，何が起こっているのか全然わからなくなった時ってあった？」）
トリガーを見分ける	教えるポイント：トリガーを見分けるスキルとつなげましょう。 話し方の例：「どんな種類のトラウマを思い出させるものが君に危険を感じさせるのかということと，それが周囲にある時君の身体はどのように反応をするかについて学んでいるよね。どの人でもいろいろなトリガーを持っていて，警報が作動した時にはさまざまな反応の仕方をするよ。もし何が自分の警報を作動させて，どんなふうに自分が反応するのかわかったら，本当に危険なのか，間違った警告が鳴っているのか，『考える脳』を働かせてしっかり考えることができるよ」

- 子ども向け教育用ハンドアウト「**身体の警報システム**（p. 334）」と子ども向けワークシート「**わたしの身体の警報システム**（p. 337）」「**間違い警報が鳴るのはどんな時？**（p. 339）」「**トリガーを見分ける**（p. 340）」（資料D）を参照してください。

感情の認識スキルを身につけるためのエクササイズ

- エクササイズのリストには多様な活動が載っています。子どもの好みに応じて活動を選んでください。
- いくつかの活動は他のものよりも子どもを刺激するかもしれません。セッションが終わる前に子

どもがクールダウンできるよう気を配りましょう。
- 感情の認識のエクササイズを行う時は，トリガーの認識とトリガーによる反応に注意します。
- 下記の活動を導入する際には，子どもの現在のレベルに合わせた方法になるよう工夫しましょう。例えば，小さい子どもや気持ちを表す言葉が限られている子どもの場合，気持ちの絵カードは「基本的」な感情に焦点を当てるものになります（例：うれしい，悲しい，怒り，心配）。年長の子どもなら，微妙なニュアンスの違いに焦点を当てます（例：怒り vs. フラストレーション（欲求不満）vs. 激怒）。
- 子どもが気持ちを認識して理解するのに役立つワークシートが資料Dに多数載っています。
- 下の「感情の認識のエクササイズ」は次の感情の認識スキルをターゲットにしています。
  - ◆ 自分の感情の認識
  - ◆ 他者の感情の認識
  - ◆ 身体感覚との関連
  - ◆ 考えとの関連
  - ◆ 行動との関連
  - ◆ 関連づけ - 外部のもの：気持ちをネガティブなものにさせる環境要因
  - ◆ 関連づけ - 内的なもの：さまざまな感情の変化に影響を与える内的な要因（例：疲労や空腹）

感情の認識のエクササイズ

活動	ターゲット	説明	
気持ちのカード	自分の感情の認識，他者の感情の認識，関連付け（外部）	推奨素材	さまざまな感情表現を描いた絵や雑誌，本の写真などを使ってカードを作ります。カードは治療者が一人で作ることもできるし，子どもと一緒に作ることもできます。
		方法	・子どもに，絵にどんなことが描かれているかよく見て名づけてもらいます。 　◆ 基本的なものからわかりづらいものの順に進めてください。 　◆ すぐにわかる感情が示されている絵や写真から始めます。 　◆ いくつかの限られた基本的な感情から始めます（例：悲しい，怒り，うれしい，不安）。 　◆ 徐々に複雑で繊細な感情を扱ったり，一つの感情のいろいろなあり方に広げていきます（例：フラストレーション，いらだち，怒り，激怒を描いた一連のカード）。 ・それぞれの感情が生じた理由を考えてもらいます。（例：「その子を_____な気持ちにさせるなんて，何が起きたんだと思う？」） ・子どもが同じ，もしくは似た気持ちになった経験を思い出してもらいます（例：「どんなことが君を_____な気持ちにさせたの？」）

活　動	ターゲット	説　明	
		配慮する点	・**進めるペース**：ゆっくり進めて，子どもがエクササイズを苦痛に感じていないか気を配ってください。ゆっくり時間をかけて外的なものから内的なものに移ることで，子どもはこのスキルを楽に使いこなせるようになるでしょう。 ・**関連**：その子どもの世界にふさわしい素材を使いましょう。以下の点を考慮します。 　◆文化的・民族的な背景 　◆子どもの好き嫌い（例：スポーツの絵） 　◆置き換えが必要な度合い（例：写真 vs. 漫画）
気持ちのジェスチャー	自分の感情の認識，他者の感情の認識，行動との関連，関連付け（外部）	推奨素材	以下が書かれたカード。 ・気持ち ・シナリオ（3人もしくはそれ以上の登場人物） パペットや人形，ぬいぐるみ等を使う方が好きな子どももいます。
		方法	一対一の面接場面や，家族と一緒の場面，グループでも用いることができます。次のように行ってください。 ・気持ちを選ぶ：一人（子ども，治療者）が気持ちを身振りで表し，相手はそれを言い当てます。 ・言い当てる人は，その気持ちを見分けるために参考になった手がかりを明らかにします。 ・シナリオを選ぶ：2人の人が身振りで表現し，3人目の人がそれぞれの演者の気持ちを言い当てます。より大きなグループでは，違う感情を使って再演することもできます。 ・気持ちやシナリオを身振りで表すためにパペット，人形，ぬいぐるみを使ってみましょう。
		配慮する点	**関連**：臨床家はその子どもにふさわしいシナリオを使わなければなりません。 **読解力のレベル**：子どものカードの読解力をアセスメントしてください。
言葉遊び	自分の感情の認識，他者の感情の認識	推奨素材	何も使いません。もし使うなら，中立的な意味合いの言葉が書かれているカードを使います。言葉は「おお！」「本当？」「はい」「いいえ」「うーん」などがおすすめです。エクササイズに参加しやすくするために気持ちが書かれたリストがあると役に立つでしょう。
		方法	・言葉を選びます（例：「おお！」）。 ・モデルがいろいろな状態で言葉を話します（例：「この『おお！』はどんな音？　怒っている時？　興奮している時？」）。声のトーンや大きさ，ボディランゲージ，アイコンタクト，姿勢や筋肉の張りのような手がかりを使うことに注意してください。 ・子どもに気持ちを言い当ててもらいます。気持ちを識別するのに使った手がかりを子どもに挙げてもらったり，引き出しましょう。 ・順番にモデルが示している気持ちを識別します。
		配慮する点	なし

活動	ターゲット	説明	
気持ちの探偵	自分の感情の認識, 他者の感情の認識, 考えとの関連, 行動との関連, 関連づけ(外部), 関連づけ(内部)	推奨素材	紙やホワイトボード。
		方法	子どもに感情, 考え, 行動, 経験の間のつながりの理解を促します。 ・紙やホワイトボードに感情のリストを書きます(基本的なものから始め, もしできるなら, より高度なものへと移ります)。 ・気持ちの行動への現れ方を話すか書き出します。 ・気持ちにつながるさまざまな考えを話すか書き出します。考えを識別することは, 子どもにとってより難しいということに留意してください。子どもがわかりやすくなるように, 一般的な例を挙げます。(例:「もし, 誰も僕を好きではないと考えたら, 悲しかったり, 不安な気持ちになるだろうね」)。 ・気持ちにつながるさまざまな状況を話すか書き出します。もう一度, 例を挙げるのも役に立ちます。 ・子どものこれらのスキルが上達したら, 実際の生活場面にこのスキルを適用してください。例えば, もし親から「子どもが昨晩怒っているように見えた」と報告があったら, 何が起こっていたのか確認するために, その子どもに「気持ちの探偵」スキルを一緒に使ってみようと提案してみましょう。
		配慮する点	**このテクニックの導入**:子どもがこのテクニックの理論的根拠を理解できるようサポートしましょう。小さい子どもにこれを導入する例を挙げます。「子どもは, どんなふうに感じているかを自分の行動で大人に教えるのが上手だよね。言葉って, ときどき子どもには難しいことがあるよね。君は子どもだから, きっと子どもについてたくさんいろんなことを知ってるね。おそらく, 君は僕にもっとたくさんのことを教えられると思うよ。悲しい, 怒っている, うれしい時に, 子どもはどんな行動を大人に見せると思う?」子どもは子どもの専門家であることを念頭に置きましょう。
身体への気づき	自分の感情の認識, 身体感覚との関連	推奨素材	・大きい白紙か, 普通の手紙サイズの紙。 ・いろんな色のマーカーか筆記用具。
		方法	・気持ちがどのように身体に保たれているかについて基本的な心理教育を行いましょう。感情を認識して区別する一つの方法は, さまざまな感情状態がどのように身体に保たれるのかを学ぶことです。子どもがそれを理解できるようサポートしましょう。 ・身体を描きます:普通の紙に身体の形のシルエットを描きます。もしくは, 大きな紙の上に子どもを横たえて, 等身大で書き写します。 ・感情に気づく手がかりを作ります 　◆子どもに自分がときどき持つ気持ちを明らかにしてもらいます。もし子どもがさまざまな感情体験を持っていること自体を否定したら, 簡単な気持ちのリストを作るか, 一般の子どもが持つかもしれない感情について考えてもらいましょう。 　◆リストに載っているそれぞれの感情について, その感情を表す色を当てはめてもらいます。同じページか, 別のページに「手がかり」を書き出しましょう。

活　動	ターゲット	説　明

- 身体に感情を位置づけます。
    - ◆ 感情がどのように身体に表れるかの例を挙げましょう。「不安な気持ちはあなたの胃をシクシクさせるかもしれないし，怒った気持ちはあなたに拳を握りしめさせることでしょう」。子どもから，気持ちが身体のどこに現れるかを引き出しましょう。
    - ◆ 子どもにそれぞれの気持ちの場所を示すために，身体の特定の部分に色を塗ってもらいましょう。以下に留意して（場所を指定して）ください。
        - ○ 気持ちのなかには，身体の一つ以上の場所に保たれるものがあります（例：「**怒り**の感情は君に拳を握らせて，顔を熱くさせるだろう」）。
        - ○ 一つ以上の気持ちが，身体の同じ場所に保たれていることもあります（例：「**恐ろしい**気持ちと**興奮した**気持ちは，両方とも君の心臓をドキドキさせるだろう」）。
    - ◆ 気持ちに関連する身体感覚について，子どもと詳細をはっきりさせていきましょう。例えば，筋肉がピンと張ったり緩んでほぐれたり，体温が高かったり低かったり，拳が固く握りしめられたり手が麻痺した感じなどを確認します。感覚が**ないこと**によって示される気持ちの状態にも注意を向けましょう（例：怒りの感情によって，体のあらゆる部分が無感覚になる子どももいます）。
- こうしたさまざまな生理的な状態に波長を合わせて見分けられるよう，子どもと取り組みましょう。多くの子どもたちにとって，考えやトリガー，特定の感情よりも身体的な状態に気づくことのほうが簡単かもしれません。それゆえ，身体的な状態は気持ちの探偵のレパートリーのなかで「合図」としての役割を果たすでしょう。
- 徐々に，このエクササイズを気持ちのチェックインのなかに取り入れていきましょう（例：「今日の身体の気分はどうだい？」）。

　　　　　　配慮する点　　
- 身体に働きかけることは，トラウマを抱える子どもにとって大きな意味合いを持つことに注意しましょう。以下の点に配慮してください。
    - ◆ 身体はトラウマの**トリガー**としての役割を果たすかもしれません。特に，実際に身体の輪郭をなぞって書き写すことは一部の子どもにとってふさわしくありません。それは，子どもが自身の身体に対して持つ不快感の程度や，生育歴の中の身体的虐待の程度によります。普通の紙に書いた身体の形を使うのか，実際に身体の輪郭をなぞったものを使うのかは，常に子どもに選んでもらいましょう。
    - ◆ 実際に身体の輪郭をなぞって書き写すことは性化行動のある子どもや，適切な身体の境界線を保つのが難しい子どもにとっても問題となるかもしれません。これらの子どもたちの場合は，普通の紙に書いた身体の形を使うようにしてください。

活動	ターゲット	説明	
			・子どもの身体の動きから彼らの気持ちが一目瞭然な時は、そのことを伝えて、自分の体に波長を合わせる手助けをしましょう。例えば、もしストレスになることがあった後に、子どもが過覚醒の状態（例：飛び跳ねる、もじもじ動き続ける、座っていられない）を見せたら、このように話します。「今日の君の身体はエネルギーでいっぱいなようだね（あなたが観察したことを伝えます）。君はここに来てから、ずっと飛び跳ねていたし、何か一つに集中できないまま次から次へといろんなおもちゃで遊んでいたよね（具体的に）。君の身体は君に何を伝えていると思う？（子どもの参加を引き出します）」。子どもが以前学んだ「気持ちの探偵」スキルを使うようサポートしましょう。
君の頭の中	自分の感情の認識、関連づけ（外部）、関連付け（内部）	推奨素材 方法	紙かホワイトボード。マーカーやさまざまな色の他の筆記用具。 ・大きな頭のシルエットを描きます。顔立ちは描かずに、輪郭だけを描きます。 ・ターゲットとする具体的な感情を選びます。このエクササイズは、古くから**不安**に対して使われてきました。しかし、他の感情にも用いることができます。 ・心理教育を行います。私たちはみんな頭の中で、同時にさまざまなことが起こり続けていることを子どもに教えます。あることは頭の中で広いスペースを占めるし（それゆえエネルギーもたくさん必要になります）、他は狭いスペースを占めます。このエクササイズの目的はどんな考えや経験が特定の感情（例：不安）につながるのか、そして実際にどのくらいのエネルギーを使っているのかを理解することです。このエクササイズは経験と気持ちの両方を結びつけ、感情を調節するスキルの土台をつくるものだということを忘れないでください。 ・手がかりを作ります。 　◆子どもに特定の感情と結びついている考え、経験、人物を割り出してもらいます。これは、例えば「お母さん」「学校」等のような単純で具体的なものにしてください。 　◆引き起こされた出来事をそれぞれ表すために、子どもに異なる色を選んでもらいます。 ・子どもに頭の形の中に色を塗ってもらいます。色が塗られたスペースの大きさは、その考えが占めるエネルギーや「スペース」の総量を示しています。この方法を使う時は、大きな不安は小さな不安よりも明らかに広いスペースを占めなくてはなりません。子どもをとても興奮した気持ちにさせるものは、ほんの少しだけ興奮した気持ちにさせるものより広いスペースにする必要があります。
		配慮する点	・この方法は面接の初期の段階や継続的なアセスメントを行う際に役に立ちます。 ・さまざまな「不安」（もしくは他の感情）の表現はおそらく、時が経つにつれて変化するということを覚えておきましょう。このエクササイズは経過を追う方法として役に立ちます。子どもが自分の経験に波長を合わせ、時間とともに変化していることを自身で気づくために使うこともできます。

活　動	ターゲット	説　明	
『気持ちの本』	すべてがターゲットになります	推奨素材	白い紙，厚い色紙，ペンもしくは鉛筆，筆記用具，製本する道具（例：ファイル，バインダークリップ，リボン）。製本は，時間とともに中身を簡単に作り変えたり，再構成できるようにします。
		方法	・エクササイズを子どもに紹介します。この本の中身は，すべてあなたに関する内容で作ると伝えます。 ・厚紙を2枚使って，表紙と背表紙を作ります。子どもがやりたいように，創造的に表紙を作ってもらいましょう。表紙にはその子どもの興味や性格などが表われるようにしようと提案するのもよいでしょう。 ・表紙と背表紙の間に白紙を挟み込みます。追加の用紙は経過の中で付け加えていくこともできますし，他のエクササイズで作ったものを加えることもできます ・『気持ちの本』はさまざまなやり方で使えます。以下は推奨例の一部です。 　◆気持ちの日記帳（毎日チェックインします）。 　◆気持ちのお絵描き。子どもに気持ちのリストを作ってもらい，毎週一つの気持ちについて絵を描いてもらいます。 　◆気持ちの経験。「気持ちの探偵」スキルを使い，気持ち（ポジティブかネガティブなもの）が引き出された経験について，毎週ひとつ書いてもらいます。その気持ちと関連する考え，行動，身体感覚等を，子どもが見つけるのをサポートしましょう。
		配慮する点	・『気持ちの本』は一人ひとりの子どもに合わせ創造力を発揮して使いましょう。 ・最も効果があるのは，毎週のセラピーのルーティンの中にこの本のエクササイズを組み込むことです。 ・子どもと一緒にときどきこの本を振り返りましょう。例えば，子どもの気持ちに変化がある時，2週続けて同じ気持ちを経験した時，同じ経験が強い気持ちを引き出し続けている時などは，そのことを子どもに気づかせましょう。 ・この本はセラピーの期間中も継続されているアセスメントにも役に立ちます。
他のエクササイズの例	すべてがターゲットになります	本	子どもの好きなお話や本（セラピールームで利用できるもの）を登場人物の気持ちを話し合うために使いましょう。考え，行動，身体感覚，背景等に気を配りましょう。
		テレビ番組	子どもの好きなテレビ番組や番組のキャラクターを使って感情体験について話し合いましょう。ここでも考え，行動，身体感覚，背景等に気を配ります。
		工夫を取り入れたボードゲーム	ボードゲームの中に感情にまつわる課題を取り入れましょう。例えば，すごろくで遊んでいる間，特定のマスに気持ちを割り当てます。誰かがそのマスに進んだ時はいつでも，その気持ちを引き起こした経験について話します。
		トランプ	トランプの4つのマークではなく，4つの気持ちの表情を使ってトランプを作りましょう。トランプの数字が感情の強さを表しています。トランプからカードを選んで，そのカードの状況等を身振りを入れて表現します。

発達段階に応じた配慮

発達段階	感情の認識についての配慮
幼児期	この段階の課題は具体的なものにしなければなりません。捉えにくいものではなく，基本的な気持ちの区別に焦点を当てます。初期のエクササイズでは4つの基本的な気持ちを使いましょう（うれしい，怒り，悲しい，怖いもしくは心配）。 ほとんどの感情の認識のワークは，子どもの自発的な遊びを通じて行うことができます。遊びの中でキャラクターの気持ち，行動，表現していることは何か，なぜなのかを子どもから引き出し，気持ちに名前をつけましょう。 小さい子どもの感情の手がかりは，しばしば，身体的なもの（例：腹痛）や，行動（例：かんしゃく，反抗）に表されることを覚えておきましょう。
児童期	この段階で，子どもたちは言葉を使って自分の経験を話すことがだんだんできるようになります。描画と経験を言語化しやすくすることとのバランスをとりましょう。 子どもはだんだん自分の内的な感覚や気持ち，経験をつなげられるようになります。しかし，この年代の子どもたちは小さい子どものようにはプレイせず，そして思春期の子どものように会話を維持するのは難しいことを覚えておいてください。それゆえ，この段階では構造化された課題が基本的な治療の道具となります。
思春期	思春期になると，言葉や感情の微妙なニュアンスをだんだん上手に捉えられるようになります。子どもたちは同時に複数の気持ち，そして繊細な気持ちも捉えることもできます。特に言語的な面接やワークシートによる方法を好むでしょう。 トラウマを経験した子どもは，感情の回避と激しい感情表現との間で揺れたり，一つのやり方にこだわるところがあります。思春期には，こうした極端さが特に強まります。 思春期の子どもの中には回避の手段として，新たに身につけた言語と分析的なスキルを使う者もいます。気持ちにつながるのではなく，気持ちを分析したり，話し合ったりすることにエネルギーを注ぎ込むことでしょう。こういう場合，子どもが内的な体験に徐々につながり直すことを支え続けることが大切です。 一方，感情によってすぐに覚醒が亢進して圧倒されてしまい，感情体験を探るためのより高次の認知機能を使うことができない子どももいます。その場合には，激しい感情のサインに波長を合わせる方法と気持ちを落ち着かせる方法を使いこなせるようサポートすることが大切でしょう。 思春期の子どもは，気持ちに応じた典型的な行動パターンを自分で見つけられるかもしれません。自分が怒ったり，動揺したり，悲しいと感じた時などに，いつもしていることを話すのを手助けします。そして，これらを気持ちとトリガーになる状況を見つける合図として使いましょう。 思春期の子どもたちは幼い年代に比べ，感情に直面する時に，大人が受け入れがたい対処方法（例：飲酒，薬物，セックス，自傷）を使う恐れがあります。子どもにセラピーの中ではこうした問題について話してもよいと知ってもらうことが大切です。これらの不健康な（しかしその場では効果がある）対処方法と潜在する感情，考え，そしてそれを引き出している経験とを結びつけましょう。

応用

個別面接／親子合同面接

　感情と内的な体験を認識することは，トラウマを経験した子どもと私たちの取り組みの土台とな

ります。体験の調整不全はトラウマの有害な影響の中でも突出したものなので，自己調整を身につけることが最初の課題となります。しかし，調整するためには，子どもは最初に気持ちや覚醒状態の存在に気づかなければなりません。

　私たちの経験では，ほとんどすべての個別面接は，ある程度は内的な体験を名づけて探索することを組み込んでいます。特に小さい子どもの場合，セッションのルーティンとして構造化した「気持ちのチェックイン」を組み入れることを検討してみましょう。感情とエネルギー（覚醒）の両方を確認することは，調整のワークをサポートするうえでも役に立ちます。年長の子どもや思春期の場合，依然としてその一週間にあった重要な出来事を探りながらもより自由な形で行うことができます（例：週の出来事を「親指上げる」「親指下げる」で示す）。可能なら，養育者にも一週間のチェックインに参加してもらいましょう。そうすることで，特に他の人がどういった感情を持っているかの理解に役立ちます。

　幼かったり，自己表現が苦手なために，気持ちを表す語彙が限られている子どもの場合，感情を表す言葉を身につけることは，このワークの大事な構成要素となるでしょう。面接の中に，先に述べたような活動を組み込んでみましょう。その際，子どもの心地よいレベルに気を配りましょう（例：このワークに徐々に慣れていくために，最初は子ども自身の感情を探るのではなく，雑誌の表紙のような自分の代わりとなる人物像を使いましょう）。構造化された活動の枠にとどまらずに，感情の認識のワークのほとんどは一瞬のうちに起こります。もし，ある子どもにとって感情を認識することが目標となるなら，内的な体験に名前をつけて，標準化し，探索するために感情を認識する瞬間に注意しましょう。特に，感情が入り混じった瞬間に気を配るのは大切なことです。

　トリガーとトリガーによる反応についての心理教育はしばしばこのワークの重要な構成要素となります。資料Dに載っているワークシートと心理教育用ハンドアウトが役に立つでしょう。しかし，トリガーとその発端について話し合うことは，子どもと親両方の感情をしばしば刺激することを覚えておきましょう。子どもの反応に注意しながら，トリガーに関連する感情を自然なこととして認め，必要に応じてワークの中に調整戦略を組み込みましょう。

　適切なら，何らかの方法で養育者にも面接に参加してもらいましょう。子どもが養育者と直接，感情体験を共有するようサポートしてください。養育者に応答的リスニングを含む「波長合わせ」のスキルを使ってもらい，治療場面の外でも養育者が子どもの感情の認識ができるようサポートしましょう。

グループ

　感情の認識のワークの多くは，グループ活動の中心のワークとして，もしくはグループセッションのルーティンとして大いに役立ちます。グループの始まりに，「チェックイン」を取り入れることを検討してみましょう（例：グループのメンバーそれぞれの最近の感情，その激しさの程度やエネルギー〔覚醒〕の程度について尋ねることによって，今の状態を確認します）。ロールプレイと即興劇は，気持ちと気持ちの「手がかり」，気持ちが生じた背景を見つけるためのとても優れたグループ活動です。グループリーダーはシナリオを描写したり，その場面を演じるためにメンバーを募ることができます。他のグループ参加者は演者の気持ち，考えていそうなこと，表情，トリガー，行動に現れる反応を見分けることができます。

グループのメンバーの間で親密さと安全性が保たれている場合は，自分と他者の気持ちの手がかりを見つける時にお互いをサポートできます。例えば，グループのメンバーは，ある子どもが怒っていたり，うれしそうな時をどうやってわかったか，その人に伝えることができます。

映画やテレビ番組からの題材は，トラウマのトリガーやトリガーによる反応について（感情の他の面とともに）教えて探索する話し合いの場に役立ちます。闘争，逃走，フリーズする場面を見て，これらの反応の機能について検討しましょう。こうした議論で傷つきやすい参加者には気を配り，いろいろな反応があることの重要性に留意します。以下の例を考えてみましょう。

> 少年院の思春期男子のグループで，10代の少年と虐待的な父親についての映画の一部を子どもたちに見せました。ある場面で，明らかに酔っている父が家の中に入ってきます。父は怒鳴り少年に物を投げつけ，その少年は階段の下で固まって，父が部屋から出ていくまでの間，用心したまま動きませんでした。グループリーダーが映像を止めると，グループの一人が「おい！　このくそったれ，殴ってやる！」と言いました。グループリーダーはその思いを認めて，参加者にもし少年が父を殴ったら，いったいどんなことが起こったと思うか尋ねました。グループのメンバーはその少年は殴られるだろう，少年はまだ小さいし，父親にはかなわないから，とあっさり意見が一致しました。そしてなぜ少年はずっとそこにいたのか，そのようなやり方が彼をどのように守ったのかについて話し合った後，グループは2つ目の映像を見ました。最初のシーンのすぐ後に，少年は家の外で誰かに怒鳴られると激しく怒り，持っているものを壊して壁を殴っています。最初にコメントしていたメンバーは「この少年はこれが自分の父親だったらなあと思ってるだろうよ」と言いました。

映像の中の危険反応の探索によって，この少年たちは他の方法よりも苦手な内容の議論に耐えることができました。可能な時は，次の段階に進み，参加者自身のトリガーになりそうなものと危険反応を探索することが重要です。

施設

施設には，子どもが感情を認識するのをサポートする自然な話し合いの場が生じます。すべての職層のスタッフが子どもの行動と感情を観察し，彼らに伝え返しましょう。困難な感情だけではなく，肯定的な感情にも注目します。子どもが苦痛に対処することをサポートするためには，子どもの肯定的な感情を観察してたたえることが同じように重要です。調整がうまくいかない時に早い段階で現れる手がかりを見つけることも目標とし（例：ある子どもが怒りで爆発する前はどのように見えて，何をしているか），これらが現れた時に名前をつけて，子どもが調整のスキルを使うのをサポートしましょう。子どもが職員に反応する時，感情の認識がどのような役割を果たすか考えてみてください。子どもが職員からの合図を間違って受け止めている可能性に注意しましょう。その間違いを探って（例：「私の反応は何を意味してると思ったの？」），明らかにしましょう。

日々のルーティン（例：授業の始まり，食事中，一日の終わり）の中に「気持ちのチェックイン」を取り入れることを検討しましょう。視覚的なサインやポスター，掲示板を使って，感情を受け入れる環境作りをしましょう。「今週の気持ち掲示板」（例：「幸せな瞬間」の写真，悲しい時に人々が行う活動の例など）を作ることも役立つかもしれません。

感情の認識のワークは，葛藤を解決する場面で重要な役割を果たすことでしょう。これらのスキ

ルを使って，子どもが他の視点も持てるようサポートしましょう（例：「そう言った時，ショーンはどんな気持ちだったと思う？」と聞いてみる）。このワークはタイミングに注意することが大事です。子どもが調整できていない（落ち着いていない）ときに，視点を変えるのは難しいことです。それはこのスキルが「考える脳」を必要とするからです。いったん落ち着いたら，子どもが状況的な要因とトリガーに関連した自分の反応と，可能な解決策を理解するために，応答的リスニングスキル（「波長合わせ」）と問題解決スキル（「司令塔機能」）を使いましょう。

🌏 現実に根ざした治療

- **子どもには子ども自身の「予定」があります**：子どもの中には，構造化された気持ちに関する活動を拒む者もいます。たとえ，あなたが計画していた活動ができないにしても，ゴールを目指し続けましょう。

- **治療の流れと，治療者と子どもの好みを重んじます**：この章には，治療方法のアイデアを促す手段として，多数の活動例を載せています。以下の2点を覚えておきましょう。
    1. あなたが作り出せるエクササイズの数に制限はありません。創造力を発揮して，あなたが一緒に取り組んでいる子どもの興味に合う，感情に関連する活動を作り出してください。
    2. この章のワークの多くは，構造化された治療的な活動の中というよりも，何かの瞬間や会話の中で起こります。子どもがすでにあなたにもたらしている題材の中で，感情を探る機会を見つけましょう。

第9章
調整

> **ポイント**
> 子どもと一緒に，安全で効果的な戦略を考えていきましょう。生理学的な体験，感情体験を管理し調整する戦略を考えて身につけていくことで，子どもは快適な覚醒レベルを維持するようになります。

★キーコンセプト

★なぜ調整をテーマにするのでしょう？

- 感情の体験や生理学的な体験を，安全で効果的に管理する能力は，トラウマを経験した子どもたちにとって大きな課題です。感情調整を困難にする，人生早期の2つの主な要因があります。
  - ◆アタッチメント：小さな子どもは，最初，養育者を，苦痛を感じた時に快適にして落ち着かせてくれる「外部の調整役」として頼ります。揺らされたり，くるまれたり，乳を与えられたり，歌ってもらったりなど，気持ちよい感覚を与えられる中で調整されます。そして時が経てば，子どもはこれらの体験を内在化させ自分で自分をなだめるスキルを発達させていきます。しかし養育者が無反応だったり，一貫性のない，虐待的なかかわりを与えられると，子どもは健全で年齢相応なスキルを発達させることができず，かわりにきわめて原始的な調整の戦略に頼らなければならなくなります。
  - ◆トラウマ反応：子どもは，ひどいストレスにさらされると，特にそれが慢性的ストレスである場合には，高い覚醒レベルに対処しなければなりません。圧倒されるような感情に直面し，利用できる調整スキルであればなんでも取り入れようとします。しかし，そういう場合に取り入れた調整スキルは，覚醒レベルをおさめるには不適切なことが多いのです。その結果，自分を調整することに失敗するか，極端な方法で調整してしまうことになります（例：抑圧）。
- ストレスやトリガーに直面すると，子どもはすぐに「危険モード」に陥ります。それほど大きくないストレスでも混乱します。それは最初期の経験によって，生理学的レベルでの発達が十分に支えられなかったためです。そのような子どもでは，ストレスで覚醒レベルが急激に高まり，神経学的支配が大脳皮質（前頭葉，司令塔）から皮質下（大脳辺縁系）の領域に移行し，自己調整を維持しようとする能力は有害な影響を受けます。そして無意識に，内的・外的な体験を調整する戦略は硬直し，しばしば原始的な戦略に頼るしかなくなります。

★トラウマは調整にどのように有害な影響を与えるのでしょう?

- 調整することができない子どもは,次のことを試みます。①感情体験を過剰にコントロールしようとしたり,シャットダウンする,②身体刺激や行動によって過覚醒を管理しようとする,③自己調整する外部の方法に頼る。こういった過程はすべて無意識に生じます。
    - ◆ **感情体験を過剰にコントロールしたりシャットダウン**して閉め出す方法
        - ◦ 抑圧や麻痺
        - ◦ 回避
        - ◦ 孤立
        - ◦ 注意散漫
        - ◦ ファンタジーや空想
    - ◆ **身体的な刺激や行動によって過覚醒を管理**する方法
        - ◦ 運動:ジャンプする,走り回るなど。
        - ◦ 原始的な自己調整:身体を揺らす,指を吸う,髪の毛をいじる。
        - ◦ 攻撃
        - ◦ 性化行動
    - ◆ 感情管理の戦略が失敗し,**生理学的な状態を変えたりコントロールするために頼る行動**
        - ◦ 物質使用,飲酒
        - ◦ 食事制限,摂食異常
        - ◦ 自傷
- このような方法は,相互排他的なものではなく同時に起こることもあります。使われる対処方法は,時間(例:発達段階)とともに,また背景により変わるでしょう。

🧰セラピストの道具箱

🎬セラピーの舞台裏

- トラウマを経験した子どもたちの多くは,自分の感情に翻弄される感覚があります。それは圧倒的で,予測不能で,強力な体験です。感情体験は,覚醒と複雑に結びついています。調整(と調整不能)は,生理学的レベルで生じることが多いため,多くの調整のワークは「気持ち」を一度も話題にしなくても実施できます。このワークの最終目標は,子どもが最適な覚醒レベルを維持できるようにすることです。
- 調整,これは最適な覚醒レベルへ移行する能力のことですが,これには多数の異なる戦略とスキルが含まれます。
    - ◆ 初めの感情や生理学的な状態を認識し,心地よく効果的な感じの程度がわかる能力。**高くても低くても,今の覚醒レベルに気づくこと**。「私はすごく興奮している感じがする」「私はぼーっとしちゃっている感じ(シャットダウンしている感じ)がする」。
    - ◆ 自分の状態のちょっとした変化に気づき,自分自身を結びつける能力。**覚醒レベルの変化に気**

づくこと：「私はちょっと落ち着き始めた感じがする」。
- そのちょっとした状態の変化を，身体ではどのように体験しているか，身体の感じに気づく能力。**状態の変化の手がかりに気づくこと**。「僕はちょっと落ち着いてきた感じがするんだ，吐きそうな感じが少なくなっているから」。
- 異なる感情体験が，身体のエネルギーや覚醒レベルにどのような影響を与えるかを明らかにする能力。**感情がエネルギーや覚醒レベルの変化とつながっていることに気づくこと**。「僕がひどく怒っている時は，本当に興奮しているんだよ」。
- これらの状態の変化に気づき調整するための戦略を使う能力。「深呼吸をすると，お腹が落ち着いていくんだ」。

- 調整は，双方向的です。覚醒を上げる調整（すなわち，「高める調整」）と，覚醒を下げる調整（すなわち，「低める調整」）があります。子どもにはそれぞれの「心地よいゾーン」，ちょうどよい覚醒状態の範囲があります。子どものパートナーとなって，その子のちょうどよい覚醒状態について学び探索することが大切です。

- 子どもにとって「**心地よい**」状態は，「**効果的な調整**」であることとは異なるかもしれません。調整のスキルを教えていくうえでは，「心地よい」こと，「効果的」であることの二つは確認しておく必要があります。

    - **心地よいゾーン**：調整のポイントとなる目標は，子どもが自分の身体に心地よさを感じることです。これまで述べてきたように，子どもにはそれぞれ異なる「心地よいゾーン」があります。トラウマは，その「心地よいゾーン」に重大な影響を与えます。例えば，子どもの中には，過覚醒状態にいることがとても心地よいと感じる子どもがいます。そのような子どもたちは長期間に渡り，常に危険な状態や過剰に警戒しなくてはならない状態にさらされてきたために，脳は常に「臨戦態勢」の信号を送り続け，その子どもは無力感や傷つきから逃れてきたのです。また別の子どもでは，過度に抑制的な状態にいることが心地よく感じられます。そのような子どもたちは効果的な対処方法を持っておらず，身体が覚醒状態になると，すぐに圧倒され，その感情と覚醒状態をとても低いレベルに留めることに，膨大なエネルギーを使います。

    - 子どもの「心地よいゾーン」を探し当てて**確認すること**に加え，その「心地よいゾーン」を**拡げていくこと**も，私たちの仕事です。**ゆーっくりと**，丁寧に進めていきましょう。慎重にやりましょう。高いエネルギー状態に長くいる子どものエネルギー状態を，急に低くしようとすると，不安を感じさせ，その子は快適な高いエネルギー状態に戻るための行動をとることになります。同様に，高いエネルギー状態に対処する方法を身につける前に，抑制的な子どものエネルギー状態を高めようとすると，その子はシャットダウンしてそのような感情を扱おうとすることをさらに拒絶してしまうでしょう。調整の活動を選ぶ際には，子どもにとってその快適なゾーンがどのように機能しているか配慮しましょう。例えば，その子の快適な領域での活動からはじめ，徐々に，その領域が広がっていくように，ゆっくりと活動を修正したり変えたりしていきます。

    - **効果的な調整**：調整のポイントとなる二つ目の目標は，子どもが生活の中で，より効果的にすごせるよう，調整のレベルを身につけるようにすることです。効果的な調整は状況に関係します。例えば，教室での適切な覚醒（エネルギー）レベルは，運動場での適切な覚醒レベルとは

異なるということです。加えて，危険な地域で生活している子どもたちにとって，危険への警戒からくる覚醒レベルは，自分の安全を守るために不可欠なものです。調整のスキルを身につけていく際，「どんな覚醒レベルも間違いではない」と理解することは大切です。しかし，覚醒レベルを管理する能力を得れば，子どもは今の時間をうまく過ごすことができるようになるのです（例：調整によって，①上手に人とかかわったりコミュニケーションをとることができる，②自分のニーズが効果的に満たされる，③活動を効果的に安全にやりとげられる）。子どもにとってちょうどよいエネルギー状態が，その状況で適切とされるよりも高い，または低い場合，（例：そのエネルギーを下げる努力を常に求められるような，高いエネルギー状態の子ども），その子どもにとって快適なエネルギー状態でいてもよい安全な場所や時間を，別に用意しておくことが大切です。

- ◆子どもがさまざまな覚醒レベルに合わせられるように，臨床家は，子どもの状態の変化を引き出す具体的支援を行う必要があります。状態の変化は，楽しい活動（例：ボールトスやダンス）や，より目的をもった調整の活動（例：深呼吸）を通して得られます。これらの活動での自分の生理学的な反応に気づけるよう，子どもと一緒に取り組みましょう。教えるポイントは，「子どもたちは，自分の生理機能を変える力を持っている」ということです。やがて子どもが自然とこれらの戦略を身につけることが最終目標となります。
- ◆すべての調整の活動が，子どもたち皆に効果的で，楽しいものであるわけではありません。活動を実験として位置づけ，子どもが自分の反応を積極的に探索できる余地を与えましょう。ある子どもにとって，エネルギーを下げるような活動が，他の子どもにとっては，エネルギーを高める活動になるかもしれません。子どもの反応について，具体的な判断基準を考えましょう。子どもに，自分の状態について評価するスキルを練習させます。例えば，活動の前と後に，心拍数，呼吸のペース，体温，筋肉の緊張レベルを比べたりします。支援者は，自分自身のセルフモニタリングを練習し，やって見せるとよいでしょう。さらに，覚醒レベルや，よい感じ，悪い感じといった体験の度合いを，図や尺度などを使って追跡する方法もあります。子どもによっては，「身体」について扱うこと自体が傷つき体験を増やす可能性があることも，忘れないでおきましょう。
- 子どもが落ち着いている時に，調整のスキルを練習することが大切です。そうすることで，スキルを確実に習得し，覚醒レベルの違いについて身体が感じたことへの気づきを内在化することができるのです。特にこれらのスキルを最初に練習する際は，極端に苦痛のある状態や，感情が抑制されている状態で行うべきではありません。繰り返すことで，これらのスキルを積極的に使い，覚醒状態を管理することができるようになります。
- これらのスキルをその時その場で（例：怒っている時やシャットダウンしている時）うまく使えるようにするには，子どもは，養育者や臨床家や先生から，合図（手がかり，きっかけ）を教えてもらう必要があります。また基本的に，養育者（あるいは誰でも）は「外部の調整役」として，やってみせたり，合図を出したり，子どもと一緒に調整の活動に**積極的に取り組む**必要があるのです。
- つながりについての注意：
    - ◆調整は，感情状態や覚醒とのつながりに**合わせ**，**それを抱え**，**維持していく**子どもの能力を含

むことに留意することが大切です。
- ◆子どもが穏やかに感情について話すことができ，過覚醒から静かな状態に移行する様子がみられるため，表面上調整する力があるようにみえることもしばしばあります。
- ◆しかしながら，感情を抑制したりシャットダウンすることは，健康的な調整スキルを用いているというよりも，その子どもが感情を抱えられないことを示唆しています。同様に，情動に関係づけられていないままの感情の言語化は，内的な感情体験を抱えることができていないことを意味しているのです。
- 感情と調整スキルを関係づける場合，感情を認識するワークで子どもと一緒に明らかにしてきた言葉に基づいて行っていきます。例えば，子どもが，怒ると「すごく熱くなる」ことについて話したなら，一緒に「クールダウン」する方法について考えます。
- 決められたエクササイズに加えて，感情調整のワークをその時その場において用いるとよいでしょう。
  - ◆セッションの中では，状態の調整や状態の変化のサインに，合わせたり気づくようにします。適切であれば，調整を図るうえで積極的に子どもを巻き込みながら，リフレクション（子どもの体験を伝え返すこと）を増やしていきましょう。
    - プレイで：
      - ◇プレイでの行動
        （子どもが静かにセッションにやってきましたが，その日のことについて尋ねると，いろいろなおもちゃをひっぱり出し始め，今は，ドールハウスのまわりに人形をバタバタ叩きつけるように置いています）
        セラピスト：「あら，急にあなたの中のエネルギーが大きくなったようね，床には沢山のおもちゃがあるし，お人形たちもとっても忙しそうにしているね。今日のことについて聞かれたことが，気持ちを興奮させてしまったのかな」。
        混乱が続くようであれば：
        セラピスト：「遊びを続ける前に，一緒に深呼吸をしてストレッチをしましょう」。
      - ◇遊びの中での置き換え
        （子どもが，ヒーロー人形とライオンのおもちゃを持っています。子どもは，おもちゃを使ってやりとり遊びをしていましたが，突然，ライオンのおもちゃを持って「ガオー」と言いながら，ヒーロー人形とライオンのおもちゃをぶつけ合い始めました）
        セラピスト：「急にライオンさんが怒り始めたね。一緒に静かに遊んでいたようだったけど，ライオンさんが『ガオー』と吠え始めたよ。ライオンさんに，いったい何が起こっているのかな」。
    - 対話の中で
      （思春期の子どもが怒りを含みながらシャットダウンしてやってきました。腕を組んで，眼を合わせようともしません。セラピストが，最初にそのことに気づき彼の様子について述べると，「別に何でもない」と言って，セラピストの発言を否定します。会話が進んでいくにつれ，その子は少しリラックスし始めているように見えます）
      セラピスト：「少し君の気分は穏やかになってきているように見えるよ。さっきのように

筋肉は固まっていないし，さっきよりも私の方を見てくれているよ」
・発言の中で

(子どもがお母さんとの関係について話しています。この話題は，子どもにとってトリガーとなる危険性の高いものでした。以前の会話では，子どもは非常に苦痛に満ちた感情状態で話をしていました〔声のトーンは大きく，こぶしをにぎりしめ，腕を組んで，など〕。今日は声に含まれる明らかな怒りの感情は，前より激しくなく，身体も少しリラックスしているようにみえます〔例：腕を組んでいないなど〕)

セラピスト：「今日もお母さんの話をしているけど，前より怒っていないようだね」。

◆会話の中で子どもを観察する場合，子どもの調整しようとする試みや，その好みのやり方に合わせましょう。たとえば，部屋に入ってくるなり，ストレスボールのほうへ行ったり何か潰したり，動かしたりできるようなものを探そうとする子どもがいるかもしれません。また別の子どもは，椅子に座ってゆっくり前後に揺れていたり，覚醒状態が高まってくると膝を叩き始めたりするかもしれません。どういった調整の活動がその子にとって一番合っているか，子どもがヒントをくれることがほとんどです。

養育者への教育

- 思い出しましょう：養育者にキーコンセプトを教えましょう。
- 思い出しましょう：養育者に発達段階に配慮することを教えましょう。
- 「第5章 波長合わせ」で，子どもの調整を支える養育者の大切な役割とそれを行うステップについて述べてきました。ここで簡単に振り返ってみます。

子どもが感情調整するための養育者の役割

教えるポイント	養育者は，子どもが感情体験を調整するのを助ける大切な役割を担っています。
	一番よい調整は，子どもと**一緒に調整する**ことです。言葉で合図を与えることに加え，養育者は，これまで述べてきたさまざまなエクササイズに子どもと**一緒に**取り組むことができます。例えば，子どもにストレッチをするように指示するよりも，養育者が子どもと一緒にストレッチをしたり，一緒に深呼吸するように教えます。
	養育者に，子どもの感情体験や覚醒状態のレベルの**さまざまなあり方**について気づくために，「波長合わせ」のスキルを使うよう教えます。子どもは興奮してくると，どんな様子になるでしょう？ シャットダウンした時はどんな様子でしょう？ その子どもに合わせた手がかりのリストを作りましょう。
	養育者に，**「高める調整」**と**「低める調整」**の違いについて教えます。
	養育者に，子どもの適切な調整の戦略をサポートするように教えます。すなわち，過覚醒の時には「低める調整」を，抑制状態の時は「高める調整」を教えましょう。養育者が，気持ちよくサポートできる戦略のメニューを考えましょう。

養育者に次のステップを教えましょう	
感情調整をサポートするためのステップ	1. 感情体験を調整することが難しい時の，子どもの様子に注目します。見えることを言葉にしていきます。 　• 「あなたの身体から，すごくたくさんのエネルギーが出てきているように見えるよ」 　• 「あらあら，叫び始めたね。すごく怒っているように見えるよ」 　• 「何が起こったのかわからないけど，シャットダウンしているように見えるよ」 　状況を説明する言葉は，評価でも非難でもないように注意します。子どもにとって，その感情が認められたことが大切なのです。養育者の言葉は，感情そのものと，調整についてのものを分けるようにします。 2. 調整のテクニックを使うようにサポートします。子どもに，すでに習ったスキルを使うよう合図したり，子どもと一緒にスキルを練習したりします。 　• 「セラピーで習ったように一緒に呼吸の練習をしよう。それから何があなたを怒らせたのか話せるよ」 　• 「気持ちを落ち着かせるために，ちょっとの間，抱っこする？」 　• 「学校の話になると，本当に静かになって動かなくなるね。話を続ける前に，ちょっと席を立ってこの話題から離れてみるといいかもね」 3. 調整のテクニックを使うよう強化する 　• 「気持ちを落ち着かせるために深呼吸の方法を使ってすごいね」 　• 「自分からストレスボールを使うエクササイズをしているなんて，本当にすごいな。さすが！」 4. 何が困難な感情にさせたのか，子どもが振り返り処理するよう助けます。「波長合わせ」のスキルと応答的リスニングスキルを使います。

道具：感情調整の道具

スキル♯1：気持ちの強弱を理解する

- 調整において大切なステップは，気持ちはいろいろな大きさになることを理解し，そういった気持ちの微妙な違いに焦点を当てられるようになることです。
- 調整は徐々に変化することと関係しています。ほとんどの子どもは，微妙な気持ちの変化に気づくことは難しいですが，極端な気持ちの状態にはすぐに気づくことができます。
- こういったテクニックのすべては，「開始のチェックイン」と「終わりのチェックアウト」に組み込んで利用できます。またセッションの中で観察可能な感情の変化を子どもが振り返ってたどることにも役立ちます。決められたエクササイズだけではなく，これらの考え方を，その時その場で使いながら，子どもが気持ちの大きさや覚醒状態に気づけるよう支援していきます。
- このスキルは「**気持ちの程度**」としてリストにできますが，同じような考え方を，エネルギーの状態や生理学的な状態など，いろいろなものに応用できるでしょう。このスキルを使えば，子どもは自分のエネルギーの状態や覚醒状態に気づきやすくなるでしょう。
- 子どもがこのテクニックを使って，「今，ここ」の気持ちに気づくことができるようになれば，次のようにも使うことができるでしょう。
  - ◆ **過去の経験と結びつける**。例：「その口論になった時，あなたの怒りの気持ちはどのくらいだった？　この円が世界中すべての怒りをあらわしているとしたら，あなたがどれくらい怒っていたか，この円の中に色を塗って表現してください」。
  - ◆ **感情の変化に気づけるようにする**。例：「5分経ったら，その気持ちはどうなるかな？」。

◆ 経験を比較する。例：「兄弟から叩かれた時，どれくらい怒ったか話し合ったよね。その時と比べると，今回はもっと怒っている？　それともそれほど怒ってない？　同じくらいかな？　どうしてそう思うの？」。
◆ 特別な調整の戦略と関係づける。例：「この円に，最初にその口論をした時のあなたの気持ちを色で塗ってください。それから，こっちの円には，少しの間，好きな音楽を聞いた後の気持ちを色で塗ってください」。
◆ 考えを点数化して調整する。例：「今，あなたは10のレベルと言ったね。じゃあ，9のレベルにするにはどんなことがあなたに必要かな？」。注意：感情を10のレベルから0まで下げようとしてはいけません。覚醒状態をまったく反対の状態にするように期待されると子どもは戸惑うため，感情を少しずつ調整する方がうまくいくでしょう。

気持ちの強弱を理解するための活動

活　動	説　明
数字の尺度	子どもに今の感情を-1から+10まで，または-10から+100までの数字で表してもらいます。具体的に，-1はどんな気持ちでどんなふうに見えるのか，同様に，5は，10はどんな気持ちでどんなふうに見えるのか，具体的に設定します。プラスとマイナスの両方向の数字を使いましょう。フリーズした気持ちやシャットダウンしている子どもたちのために，そのような状態を示すような，他の数字や指標を準備しておくことも大切です。
温度計	温度計の形を書きます。今体験している気持ちがどれくらいの温度なのか，子どもに色で塗ってもらいます。気持ちが，高い，中くらい，低いといったレベルを示すために具体的な指標を使います。
円	・ある一つの気持ちについて，どれくらい子どもがその気持ちを体験しているのか，円にその分量を塗ってもらいます。 ・別の気持ちは，それぞれ違う色で塗ってもらいます。今の気持ち全体を表すその円の中に，どれくらいそれぞれの気持ちがあるか塗り分けます。
ポーカーチップ	最近，どのくらいの強さの感情を持ったのか，子どもにポーカーチップを選んで表現してもらいます（例：「ここにあるチップが世界中のすべての怒りを表現しているとしたら，今のあなたはどれくらいかな？」）。
粘土	ひとかたまりの粘土を，世界中のすべての「ある感情（その場で名づけます）」が詰まっていると子どもに理解させ，今の気持ちがどれくらいか粘土をちぎって表現してもらいます。

スキル#2：子どもに教える——心地よいゾーンと効果的な調整の理解

- エネルギーや覚醒状態について，その状態を表す言葉を増やし，内的な気づきを身につけさせることは，子どもと一緒に調整のワークをする上での基本となります。
- エネルギー状態についての理解を共有していくことは，教育的で体験的な内容を含みます。これから述べる考え方を教えるだけではなく，次のようなことも行います。①「気持ちの強弱を理解するための活動」で使った表に，子どものエネルギー状態をマッピングしていきます。②ボール投げや，ジャンプ，その場での駆け足やダンスなどを，違うエネルギーレベル（低い，中くらい，高い）でやってみます。③セッションの中のいくつかポイントを設定して，エネルギーのレベルをチェックします，または，カギとなる活動の前後でエネルギーのレベルをチェックします。

- 教えるポイントと下に述べるような活動の例は，子どものさまざまな発達レベルに合わせて応用することができます。幼い発達段階の子どもにとって，尺度の違いについての理解は，例えば，「低い，中くらい，高い」と，より大雑把になるでしょうし，児童期や思春期の子どもは，数字の表などでの，より微妙なニュアンスの違いを理解できるでしょう。

気持ちを心地よく効果的に管理する

目　標	説　明
エネルギーについて自然なこととして認め教える	**教えるポイント**：私たちの身体の中には，時と場合によってさまざまに異なるレベルでエネルギーが流れます。 **会話の例**：「みんなの身体には，それぞれエネルギーが流れているよ。例えば，エネルギーがすごく低くなる時は，眠たい時だね。中くらいのエネルギーが流れているのは，何かにすごく集中していたり穏やかな時，例えば宿題をしている時や，ボードゲームをしている時だね。またとても高いエネルギー状態っていうのは，友達と一緒に走ったり，スポーツをしている時だよ」。 「エネルギーは私たちがすべきことをできるようにしてくれるし，どんなエネルギーの状態も大切なんだ。エネルギーが低い状態は，僕たちが眠ったり休んだりするために重要だよ。また，高いエネルギー状態は活発に活動するために重要なんだ」。 「僕たちのエネルギーは，いろいろなことから影響を受けるよ。たとえば，十分に眠れたかどうか，十分に食事をしたか，誰と一緒にいるのか，どこにいるのか，何時頃か，などにね」。 **可能な活動**：子どもと一緒に「エネルギーの目盛り（尺度）」を作りましょう（数字を使ったり，低い／中くらい／高いなどで表します）。異なるエネルギーレベルのいろいろな活動を，子どもから引き出して作ります。また，誰かのエネルギーが，高いとか中くらいとか低いとかを見分けるような，いろいろな手がかりを子どもから引き出します。雑誌から，さまざまに異なる活動をしている人々の絵や写真を切り抜いて，彼らのエネルギー状態について，言葉で分類していきます。あなた自身が作った表を使ったり，その表で示されたいろいろなエネルギーレベルで，異なる活動をやってみましょう。例えば，ボール投げをしたり，ダンスやジャンプをします。エネルギー状態が3のレベルでダンスをするのと，7のレベルでダンスをするのとでは，どんなふうに見え方や感じ方が異なるでしょうか。
エネルギー状態と気持ちをつなげる	**教えるポイント**：どう感じるかで，エネルギー状態や覚醒状態は変わります。 **会話の例**：「私たちのエネルギーレベルに，重要な影響を与えるものの一つに，気持ちがあります。例えば，興奮したり，怒ったり，また何かを怖がったりすると，エネルギーはとても高くなります。悲しかったり，さみしい気持ちは，エネルギーをすごく下げるでしょう」。 「これは特に『危険なエネルギー』によく当てはまりますが，私たちの脳は，『何かこれ危険だな』と判断するとエネルギーは素早く変化します（「第8章　感情の認識」の「トリガーを理解する」(p. 130)を子どもたちに参照させます）。エネルギーが変わることが合図となって，気持ちにも何かが起こっていることに気づくこともあります」。

目標	説明
	可能な活動：いろいろな気持ちについてのリストを作り，自分のエネルギーレベルに合わせてその気持ちを分類してもらいます。怒っている時，悲しい時，楽しい時などでは，エネルギーレベルは高いでしょうか？　低いでしょうか？　ひとつの気持ちにも，異なるエネルギーレベルがあることを考えてみます。例えば「怒り」は，いろいろなレベルで表されるでしょう。特定のひとつの気持ちについても，気持ちを表す言葉も幅広いことを考えましょう（例：「怒り」には，頭にくる，ムッとする，イライラする，腹が立つ，激怒など）。そして，「エネルギーの目盛り」にそれらの言葉を並べましょう。これらの気持ちになった時の異なる状況について，また身体はどんな感じかについて，聞き出しましょう（例：「腹が立っている時は，激怒している時と感じが違いますか？　どんなふうに違いますか？」）。気持ちをコントロールできている時（あるいはできていない時），どんなふうに感じていますか？　それぞれの気持ちの時によって行動は異なっていますか？，など。子どもに，それぞれの違う気持ちを演じてもらいましょう。「**ムッとする**気持ちで部屋に入ってくる時と，**激怒して**部屋に入ってくる時と，どんなふうに違ってみえるかな？」。
「心地よいゾーン」を理解する	**教えるポイント**：あるエネルギーレベルは，別のレベルよりもっと心地よく感じます。 **会話の例**：「私たちはみんなそれぞれ違う身体と脳を持っているよ。それは，私たちそれぞれがもっとも心地よいと感じるエネルギーは，さまざまだということです。エネルギーレベルが高い状態がすごくいいなと思う人もいれば，エネルギーレベルが穏やかな状態がいいなと思う人もいるし，エネルギーレベルがだいたい中間くらいがいいなと思う人もいるんだ。自分にとって心地よいエネルギーレベルのことを，「心地よいゾーン」と言います。もし，その心地よいゾーンから，エネルギー状態が離れてしまったら，例えば，穏やかなエネルギーレベルがいい人が，すごくカッカしてしまうような場合，居心地の悪さを強く感じることになります。私たちは，心地よいエネルギー状態に戻ろうと，自分のエネルギーを変えようとします」。 **可能な活動**：子どもが自分たちの心地よいゾーンを探し出すよう支援します。準備しておいた「エネルギーの目盛り」などを使いながら，自分にとって最も心地よいゾーンと思うところにしるしをつけてもらいます。この活動は，やったことのある他の異なる調整の活動と合わせて取り組みます。子どもにエネルギーレベルのチェックインをしてもらい（例：「今，どのあたりかな？　最初とくらべると，上がったかな，下がったかな」），身体の感じについても，いい感じか，悪い感じか，チェックしてもらいます。
状況の役割を理解する	**教えるポイント**：状況は，私たちのエネルギーレベルの効果に影響を与えます。 **会話例**：「私たちが，どういう場所にいて，何をしているのかは，エネルギーレベルが助けになるか，邪魔になるか，またエネルギーが安全か危険かということにも影響します。非常に高いエネルギー状態でいることに，心地よさを感じることがあるかもしれませんが，高いエネルギー状態によって問題が生じる場合もあります（**子どもから，例を聞き出しましょう。例えば，図書館で，クラスで，など**）。高いエネルギー状態でコントロールできなくなった場合，例えば，とても怒っていたり腹が立っている時，要求を満たそうとすると，高いエネルギー状態が邪魔になったり，危険なことをしてしまう可能性もあります」。 「低いエネルギー状態の時も同じようなことが起こります。低いエネルギー状態は，たとえば眠たい時などはよいですが，お手伝いや宿題をする必要がある場合は，邪魔になります。恐怖を感じたり，怒りを感じた時に，エネルギーをシャットダウン（遮断）することで少しは安心できるかもしれませんが，そういう行動は，助けをもとめたり，いい気持ちになろうとすることの邪魔になります」。

目　標	説　明
	注意：それぞれの子どもにあった例を使い，子どもを話し合いに参加させることが大切です。 **可能な活動**：子どもにあった具体的な活動のリストを作りましょう。日常の活動（例：寝る，食べる，サッカーをする，宿題をする）と，人とかかわる活動（例：助けを求める，怒っていると伝える）の両方を盛り込みましょう。それぞれにおいて，「効果的なゾーン」はどこにあるか，探っていきます。子どもはどのようなエネルギーレベルでその活動をすると，最も効果的と思うでしょう？　それはどうしてでしょう？　もしエネルギーの状態がとても低かったり，高過ぎたりすると何が起こると思うでしょう？
「調整するのは自分」という感覚を身につけます	**教えるポイント**：自分でエネルギーを変化させることができます。 **会話例**：エネルギーが快適でなかったり，何かしたいことの邪魔をするような時，自分でそのエネルギーの状態を変える方法が，たくさんあります。それを「エネルギーの道具」と呼びましょう。エネルギーの道具は，私たちのエネルギーを上げたり下げたりするのを手伝ってくれます。すべての人にその道具が役立つとは限りませんし，いつでもその道具が役に立つわけでもありません（ハンマーが必要な時もあれば，ドライバーが必要な時もあるのと同じです）。そういうわけで，いろいろな道具のエクササイズをしていきます。そしてあなたがどの道具を気に入るか，どの道具はあなたの身体にしっくりくるか，どの道具がとても役に立つと感じるのかを見つけていきます。 **注意**：この点については，次の「スキル＃3　気持ちの道具箱をつくる」のところでより詳しく扱います。 **可能な活動**：この章の後のほうに，たくさんの活動について紹介します。

スキル＃3：気持ちの道具箱をつくる

- この活動の目標は，特定の感情とエネルギー状態について，子どもが使える感情体験に対処するスキルを見つけ出すことです。すべてのスキルがいつでも使えるわけではないので，子どもが使えるスキルのレパートリーを持つことが大切です。
- 気持ちの道具箱は，持っているスキルを使うように，子どもに合図を送るための具体的な方法です。道具箱は，実際の箱でもいいですし，年長の子どもであれば，スキルのリストやメニュー表でもいいでしょう。
- この活動は，この章の後で述べる調整の活動の体験と組み合わせていきましょう。道具箱についての特別の例は下にリストで示してありますが，あらゆる調整のエクササイズは，子どもの道具箱に追加していくことが可能です。

気持ちの道具箱を作る　　　　　　　　　　　　　　　　　　　　　　　　　　　　(p. 314 も参照)

道具箱の作り方	推奨素材	**箱**：靴箱や他の入れ物（例：弁当箱），箱を飾るもの（例：雑誌，シール，折り紙），筆記具。 **道具**：入れる物の可能性は幅広いです。子どもと一緒に，象徴的な道具を作るのもよいでしょう（例：粘土，絵など）。本当の道具も入れてかまいません（例：ストレスボール）。

テクニック	- 気持ちの道具箱の作成は，子どもが以下を理解してから取りかかるべきテクニックです。 　◆ 気持ちとは何か，少なくとも気持ちを表す基本的な言葉は何か。 　◆ エネルギーや覚醒状態。 　◆ 強い感情を体験した時の最近の行動（安全でも危険でも）。 - 気持ちの道具箱の考え方について子どもと枠組みを作ります。 　◆ **気持ちを認める**：例えば，「これまで，どんなふうにみんなが違う気持ちを持つか，間違っている気持ちなんて一つもないということを話し合ってきたね」 　◆ **「安全な表現」と「危険な表現」を識別する**：例えば「とても強い気持ちを感じた時，人って，すごく無駄で危険なことをしてしまうことがあるんだ。」（子どもの生活に関連した例を挙げましょう。例えば「子どもは怒った時，学校で喧嘩になったりトラブルになったりしがちだよ。またすごく興奮すると，静かに座っていられなかったり，集中できなかったりするよ」） 　◆ **気持ちの大切さを強調する**：例えば「気持ちはとても大切だよ。気持ちは，今何が起こっているのか，どういうことが必要なのか，たくさんのことを教えてくれるんだ。気持ちのチャンネルを切ってしまうことは，健康に悪いんだよ。なぜなら，結局は別のどこかで，その気持ちがわき上がったり現れたりするからね」 　◆ **理論的根拠を示す**：例えば，「気持ちはとても大切なんだ。だから道具箱（もしくはメニュー表）を作ろう。いろいろな気持ちになった時に，自分でできることがいろいろと入っている道具箱だよ」。 - カギとなる気持ちを子どもが認識するようにします。それには①基本的な感情（例：怒り，悲しい，不安，楽しい），②子どもが扱うことが難しい感情（例：戸惑い）の両方が含まれているとよいでしょう。 - またはそれに加えて，異なるエネルギー状態についても確認します。もっと苦痛だったり命が脅かされるような時のエネルギー状態だけではなく，心地よいと思うエネルギー状態についても注意を払います。 - 子どもと一緒に実物の箱を作りましょう。子どもは，自由に，箱にラベルをはったり，飾りつけたりしてよいです。年長の子どもであれば，日誌やノートなどにリストを入れておくのもよいでしょう。それぞれの感情ごとにページを分けておくと，新しい方法が見つかったらつけ加えていくことができるので便利です。
配慮する点	- スキルのレパートリーを作っていく場合，やり過ぎに注意します。少ないスキルをマスターしてから，新しいスキルを加えていくほうがいいでしょう。 - これらの箱を作ることは，一つの過程であることを忘れないでください。新しいテクニックやスキルは，それが確認できるような段階になって加えていくべきでしょう。 - 確認できているテクニックは，繰り返し再評価することが重要です。（例：子どもが次の発達段階に進んだ時や生活の節目）。ある時ある場面で使えたものが，別の場面でも使えるわけではありません。 - 道具をつくる時は，**感情のエネルギー**について考慮します。怒りや興奮，恐れなどは，**外へ向かう「活動」**の感情であることが多く，エネルギーを開放したり焦点を当てたりするような道具が効果的でしょう。対照的に，悲しみや不安は，**「フリーズ」**したり，内面に向かう感情で，自分でなだめたり元気づけたりする道具が効果的になります。 - **注意**：以下に例を挙げますが，創造的に，子どもを巻き込みながら取り組むことで，分かりやすい合図（道具）をその道具箱に入れていきましょう。

道具箱に入れる道具の例	興奮	・子どもが手のひらでいじってエネルギーを伝えられる小さなもの（ウィキスティック[訳注1]など）。 ・シャボン玉の液とリングを入れた小さな容器。 ・ジャンピング・ジャックを特定の数だけ行う（**道具箱に入れる手がかり**：ジャンプをしている子どもの写真）。 ・バタフライハグ[訳注2]（腕を胸のところでクロスさせ，蝶々が羽を羽ばたかせているように，肩を叩く）（**道具箱に入れる手がかり**：蝶々の写真）。
	怒り	・壁やドアを押す（**道具箱に入れる手がかり**：ドアの絵）。 ・ぎゅっと握るストレスボール。 ・粘土の小さなボール（ぺしゃんこにするため）。
	悲しみ	・心地よさを感じられる好きな人や動物の写真。 ・お気に入りの，心地よい物（例：テディベア）。 ・落ち着く感覚を持てるもの（例：ベルベットの布など）。 ・描く道具や雑誌。
	心配	・心配なことを書いて捨てられるように，小さな箱や入れ物と紙。 ・5つの気晴らしのリスト（すなわち，子どもが取り組めそうな活動や，ポジティブに考えられる題材）。 ・表にはストップサイン，裏にはポジティブな内容が書かれたインデックスカード（例：「大丈夫。自分ならやれる」）。 ・白紙のインデックスカードと黒いマーカー。心配事を書いて塗りつぶす。
	恐れ	・安心できる場所の写真。 ・子どもが安心を感じることのできる強い人の写真。 ・セラピーの部屋や家にある，何か小さいもの（すなわち移行対象）。 ・落ち着かせるためのクリームやいい匂いのローション（小さい子どもには，「魔法のクリーム」と名づけられるかもしれない）。

スキル＃4：覚醒状態を探索する――覚醒状態を調整するエクササイズ

- ここでは，子どもの覚醒状態を変える一連のエクササイズについて述べていきます。子どもと一緒に，さまざまな活動を体験しましょう。それぞれの活動について，子どもと一緒に次のことに注目して振り返ります。
  ◆ エネルギーのレベルが，その活動によって，高くなったか低くなったか，またその程度について，また身体にはどんな影響があったか（例：心拍数，呼吸の回数，体温，筋肉の状態）。
  ◆ 活動が，心地よかったか，または悪かったかどうか，またその程度について。
- 子どもにとって心地よいと感じられたり，覚醒状態の変化に効果があるテクニックであれば，道具箱の中に加えていきましょう。
- 以下に挙げた例は，異なる年齢集団にこれまでのテクニックをどう応用するかについての参考となります。想像力を働かせて新しいテクニックを作りましょう。
- 調整の活動を，セッションや日々のルーティンに組み込むことは役に立ちます。例えば，調整の活動をセッション・授業の始まりや終わり，寝る前や子どもの一日の生活の中でポイントとなる

訳注1　ウィキスティック：カラフルな糸状のワイヤーでさまざまな形が作れるおもちゃ。
訳注2　バタフライハグ：EMDRの両側刺激の手法の一つ。興奮やイライラを自分でおさめる時などに使う。

- 時に組み込むこともできます。
- セラピー以外の所でこれらのスキルを使うのに合図をどう出すか，養育者と一緒に考えましょう。波長合わせを身につけ一般化していけるよう，養育者をこれらの活動のセッションの二人の練習に，巻き込むことを考えましょう。
- **活動**における養育者の役割にとどまらず，他の人（親，助けとなる大人，仲間）とかかわるという活動が調整（ある子どもたちには調整不全の源になりますが）の基本的なポイントであることを心に留めておきましょう。ここで紹介された他の活動のように，二人での活動は覚醒を高める調節，低める調節になり得ます。子どもと一緒に調整に使える資源を確認していきましょう（より広範な情報については「第10章　感情表現」を参照してください）。また養育者とは，子どもの覚醒状態を高くしたり低くしたりする，子どもとのかかわり方について焦点を当てて考えます。
- 決められた活動をする場合は，子どもの状態を**さらに極端にさせるような方向**で調整するとよいでしょう（例えば，すでに高いエネルギー状態にいる子どもには，それを静める前に「もっとボリュームを上げて」と言います。これにより感情の表現，感情への結びつけ，また感情を自然なこととして認めることができます）。
- セラピストが手がかりを与えたり案内をするエクササイズでは，家に持ち帰れるように，音声データ（テープ，ICレコーダー）を作成すると便利でしょう。
- すべての活動において，子どもの心地よいゾーンの役割を覚えておきましょう。過覚醒の子どもは，すごくリラックスするような状態では落ち着かない気持ちになるでしょうし，過度に抑制的な子どもは，覚醒を上げられた状態になると居心地悪く感じるでしょう。覚醒レベルはゆっくりと変えていきましょう。子ども自身がコントロールしていることを強調し，その気持ちに頻回にチェックインしましょう。
- 抑制的で呆然としているような子どもと一緒に活動する場合は，特に注意深く対応します。感情を調整しようとする過程で圧倒されてしまった場合，シャットダウンしてしまう子どももいます。この「遮断」状態に入ると，その時のストレスやそれに関する感情に耐えることはできますが，直接対処することはできません。なぜなら麻痺により，その状況から自分を分断させているからです。最初の調整の戦略は，（内向的であれ外向的であれ）子どもが自分の体験に再びつながれるように，感情や身体感覚に耐えられるように支援することなのです。再び子どもがつながることができれば，より洗練された対処方法を利用できるようになります（例：感情を静めるための調整戦略や，感情を理解するための戦略，体験を伝えるための表現の戦略）。抑制や麻痺の根底には，苦痛があることを忘れないでください。そのため，これらのエクササイズをゆっくりと進めること，また苦痛のサインを見逃さないことが大切なのです。

深呼吸

- 深呼吸は，子どもが身につけるには特に価値のあるスキルで，最も簡単に，素早く生理学的な影響を与えることができます。深く安定した呼吸は，他の活動（例：行動する前に3回深呼吸する，筋肉をほぐす）と一緒に行う必要があります。

深呼吸

発達段階	テクニックのバリエーション
幼児期	• **風船呼吸**（本物，あるいはイメージで）：破裂しないように，大きな風船をふくらませるように伝えます。この活動では，子どもは一定にゆっくりと息を吐いていき，その後で開放する必要があります。 • **まくら呼吸**：子どもに，お腹に枕やぬいぐるみを置いた状態で床に寝てもらいます。お腹に乗せた枕やぬいぐるみが，上がったり下がったりするよう，呼吸するよう伝えます。
児童期	• **ロンドン橋**：「ロンドン橋」のゲームをする時のように，腕を上げてもらいます。腕を上げながら息を吸い込み，腕を下げながら息を吐きます。子どもがどれくらいゆっくり腕を上げたり下げたりできるか，やってみましょう。 • **イメージ**：大きく息を吸ってバースデーケーキのろうそくを吹き消すように吐き出させます。息で向こう側の壁に絵を描いてもらいます。花のにおいをかがせたりタンポポの綿毛を吹き飛ばすようにさせます。
思春期	• **深呼吸**：深呼吸の方法を教えます。鼻からゆっくり3つ数えて息を吸い，そのまま止め，ゆっくり口から吐くようにします。息を吸うとお腹が膨らんで，吐くとお腹がへこむようにします。肩や胸は動かさないようにします。お腹に手を置いて，お腹が上がったり下がったりすることを確認させます。 • **視覚的イメージと重ね合わせる**：思春期の子どもには鼻から息を吸いながら，穏やかで安心なイメージを想像させます，そして口から息を吐きながら力を抜くようにイメージさせます。

グラウンディング[訳注3]

- 私たちは，Marsha Linehan（1993）の研究をもとに，子どもや思春期の子どもがエネルギー状態を変化させる効果的なグラウンディングテクニックを手に入れてきました。
- グラウンディングテクニックは，覚醒状態を下げることにも（高いエネルギーを下げる），覚醒状態を上げることにも利用できますし，抑制的な状態にいる場合，再び活動を始めることにも利用できます。次の点を覚えておきましょう。
    ◆ 状態を低める調整の場合，自分を落ち着かせる方法や内的な取り組み（例：心のリスト）が含まれます。状態を高める調整の場合，子どもが自分と環境に再びかかわれることに焦点を当てたテクニックであることが大切です。
    ◆ 子どもがテクニックを習得しても，引き続き外部からの合図は大切です。
    ◆ 特に解離状態の子どもには，言葉でのグラウンディングのテクニックが有効です（例：リストを作る，一週間の曜日の名前を挙げる，部屋にある物の名前を挙げる，小さい子では「I-SPY：アイ・スパイ[訳注4]」の活動）。
    ◆ 子どもにより，麻痺した状態から回復（統合）していくことがトリガーになるかもしれません。これを少なくするために，グラウンディングが感覚に過剰な負荷を与えないようにしましょう（例：強い香りではなく，微かな香りを利用します）。
    ◆ 子どもが再び統合されていくことに合わせ，次で取り上げる活動を組み入れるとよいでしょう。

訳注3　グラウンディング：地に足を着けるように，自分の意識を「今，ここ」に戻していくこと。
訳注4　I-SPY アイ・スパイ：子どもの推理ゲーム。現に見えている物の頭文字を言い，相手が推理して答える。

グラウンディング

発達段階	テクニックのバリエーション
	低める調整のグラウンディングテクニック
幼児期	簡単に手に持てる具体的な刺激する物を使い，子どもが自分の感覚に気づくようにします。 ・魔法の杖 ・魔法の石 ・すべすべした石 ・ベルベットの布 ・小さな動物のぬいぐるみ ・キラキラ光るクリーム ・いい香りのもの
児童期	幼児期と同様，この発達段階においても，持ち運べたり，手で扱えたりするものが好ましいでしょう。 ・ストレスボール ・ウィキスティック ・組みひも ・グラウンディング用の石
思春期	思春期では，上に述べたようなテクニックに加え，さらに洗練された抽象的なテクニックを使うことができます。 ・頭の中で簡単な情報リストをつくる（例：一週間の曜日，一年の月の名，好きな動物）。 ・音楽を聴く。 ・文章を書いたり絵を描いたりする。 ・見たり聞いたり感じたことに気づく（感情ではなく身体感覚）。
	高める調整のグラウンディングテクニック
幼児期	・「今，ここ」の状況について「アイ・スパイ」をする。 ・自分が知っている「安全な場所」について話してもらう。 ・子どもの腕に，鳥の羽が行ったり来たりして触れるのを感じる（自分で，治療者と，養育者と）。 ・キラキラ光るクリームを手に塗りつける。 ・自分でバタフライハグをする（胸で手を交差させて）。 ・床を砂場に見立てて，子どもが爪先で穴を掘る。
児童期	・部屋の中に見える物の名前を10個言う。 ・好きなもの（人，本，映画，テレビ番組，食べ物など）を挙げてもらう。 ・ストレスボールをぎゅっとにぎる。
思春期	・身体の感覚に焦点を当てて，言葉で説明してもらう（例：椅子に座っている時の身体について，床についている足について）。 ・子どもに，聞こえること，見えること，感じること（身体感覚）をそれぞれ，4つ，3つ，2つ……と，順番に話してもらい，周りの出来事について徐々に気づいてもらう。 ・何かを一つひとつ順番に話してもらう（例：今朝起きてから，何をしたか）。

運動

・どのような種類の運動でも，エネルギー状態を確かめるための実験に使うことができます。活動に積極的に取り組んでもらうために，創造的に，また子どもの興味や心地よいレベルに配慮し，楽しめるようにします。次の表に参考になる活動を載せています。

- 活動の多くは，それぞれの発達段階に応じて，応用できるようになっています。例えば，「ヨガのポーズ」は思春期の活動に挙げられていますが，ヨガの活動の多くは小さな子どもたちにも応用できます。（ヨガプレッツェルゲーム 〔Guber, Kalish, & fatus, 2005〕やヨガビンゴなど〔Spiraling Hearts によって広まりました〕)。

運動

発達段階	テクニックのバリエーション
幼児期	・カエルのように跳ねる。最初はゆっくり，だんだんと速く跳ねます。 ・「ヘッド，ショルダー，ニー，エンドトー訳注5」の歌遊びをします。 ・ホーキーポーキー訳注6 をして遊びます。 ・「動物ゲーム」（例えば，馬や象が歩くようにまねるなど）やドラムゲームなど，動きのあるリーダーゲームをします。
児童期	・ジャンピングジャックが何回できるかチャレンジします（回数を指定してもよいでしょう。例えば，続けて10回ジャンプができるかな，など）。 ・音楽をかけて子どもにダンスをさせます。ゆっくりとした音楽から，徐々にスピードを上げていきます。 ・「サイモンセッズ」などの命令ゲームをして遊びます。
思春期	・ドアバスケットやごみ箱バスケットをして遊びます。 ・前後にボールトスをします。 ・音楽をかけてダンスをします。 ・ドラムを叩いたり，他の楽器を演奏したりします。 ・散歩します。 ・ヨガのポーズをします。

筋弛緩

- 筋弛緩のエクササイズは，通常子どもたちがストレスや緊張を緩めるために使用しますが，その時その場で，または進行中のリラックスする戦略としても使います。筋弛緩のエクササイズは，子どもが自分の身体をコントロールしている感覚を持てるようになり，緊張とリラックスした状態の比較にも役立ちます。これらのエクササイズをする場合，その活動の前，活動中，活動後に筋肉や身体がどんな体験をしているのか，そのさまざまな在りようについて気づくように支援します。

訳注5 ヘッド，ショルダー，ニー，エンドトー：日本の「大きなクリの木の下で」のような体全体を使った歌遊び。
訳注6 ホーキーポーキー：身体の動かし方が歌詞になった歌を軽快なリズムで歌いながら踊るもの。

筋弛緩

発達段階	テクニックのバリエーション
幼児期	・**ロボットとぬいぐるみ人形**：子どもたちに，ロボットのようにカクカクと歩かせた後，身体を緩めてぬいぐるみ人形になるように言います。 ・**スパゲッティ**：茹でる前のスパゲッティの動きをさせた後，茹であがったスパゲッティになります。 ・**いもむしと蝶々**：繭につつまれた状態のいもむしの動きをさせた後に，蝶々のように羽を広げる動きをさせます。 ・**亀とキリン**：甲羅に閉じこもろうとする亀の動きをさせた後，キリンが葉っぱを食べようと首を伸ばす動きをさせます。
児童期	・**丸くなる／伸びる**：フットボール選手が試合の準備をするように，しゃがんで丸くなります。しばらくしゃがんだ後，「行け！」と叫んで，ボールをつかみにいくよう身体を伸ばします。また，その時の再現で，同じことをスローモーションでやってもらいます。 ・**扉のストレッチ**：両手で扉の縁を押し，そのままの状態で7秒数えてから力を抜きます。押している時と力を抜いた時の違いに気づかせます。壁を押したり，セラピストや養育者の手を押したりなど，応用できます。
思春期	・**緊張と弛緩**：思春期の子どもに，身体の中の異なる筋肉部位を緊張させたり緩めたりして動かすように言います。筋肉が緊張した時と緩んだ時の感覚の違いを意識させ気づかせます。 ・**呼吸と組み合わせて**：息を吸う時は筋肉を緊張させ，息を吐くと同時に緩めます。

イメージする

- 自分自身で，または人にガイドしてもらいながら視覚的にイメージすることは，安心感を増すことや，覚醒状態を下げることに利用でき，コントロールできなくなったと感じた時に（再び）コントロールを取り戻すことにも役立ちます。これらのテクニックは，子どもの発達段階や個人の好みに合わせて応用します。

イメージする

発達段階	テクニックのバリエーション
幼児期	**安全な場所**：小さな子どもではイメージすることは難しいので，具体的な手がかりを利用しましょう。例えば，安全な場所をイメージするよりも，その場所を絵に描いたり，子どもと養育者で，家の中に具体的な安全の場所を作って，苦痛が強くなった時はそこに行けるようにします。同様に，部屋（セラピー室）の一画にそれぞれの子どもの「安全な場所」を決めておきます。
児童期	子どもに合わせて，イメージや考えを使います。 ・子どもに，好きなスーパーヒーローや特別なパワーをイメージしてもらいます（力や勇敢さなどに焦点を当てて）。そのヒーローと一緒にいることや，そのパワーを自分が持っていることをイメージします。 ・子どもが安心できたり憧れたりしている，好きなテレビ番組や映画や本のキャラクターをイメージします。それらのキャラクターと友達であることを，視覚的に思い浮かべてもらいます。 ・子どもに，好きな場所を描いてもらいます。場所はイメージでも現実でもかまいません。子どもにそれらの場所をイメージするようガイドしていきます。例えば「何か見える？　何か聞こえる？　どんな感覚？　どんな味わい？」家でも練習してもらいます。

発達段階	テクニックのバリエーション
思春期	思春期の子どもは，自分自身で，あるいは合図をもらって，好みに応じてイメージを利用することができます。具体的な合図は重要ではなくなります。 • 子どもに，平和な癒しの光が身体の中に入ってきて，緊張している部分を消し去っていくのをイメージさせます。 • 身体のまわりに，自分を守る力の層があって安全でいられることをイメージさせます。力の層の色を選ばせたり，だれと一緒にいるのか，体験している身体の感覚や，体温について選んでもらいます。 • 肯定的な未来の自分についてイメージします。どんな特性を持っているか，穏やかさや強みの気持ちについてもイメージしましょう。 • 安全で平和な場所をイメージします。そのイメージの場所には，すぐに行って帰ってくることもできるし（例：教室でストレスを感じた場合），もう少し長い時間行くこともできる（例：寝る前に落ち着くため）と教えましょう。

他の調整戦略

- 多くの調整戦略は，これまで述べたようなカテゴリーにぴったり当てはまるわけではなく，この本に書けないくらいたくさんの戦略の可能性があります。私たちは，作業療法士や他の専門家の方々から，子どもの生理学的レベルの仕組みを支援するための，数えきれない方法を教えてもらいました。深くお礼を申し上げます。人生早期の発達段階において，世の中で自然と行われている落ち着くためのテクニックと，これがいかに似ているのかということを忘れないでおきましょう。多くの子どもたちにとって，これらのテクニックは，調整を後押しし続けています。**重要なこと**：子どもが，どんな調整戦略であっても，自分がコントロールしている感覚を持ち続けていることはきわめて大切です。どんな戦略でも，子どもが強要されているのならば，結局はトラウマを再体験させることになってしまいます。そのことを改めて強調したうえで，次のような戦略の例を挙げておきます。

毛布にくるまる：子どもの中には，チェーンブランケットか，普通の毛布かにかかわらず，毛布にくるまれて包まれること，包み込まれた状態でいることが好きな子がいます。毛布にくるまることは，より人とかかわる方法（例：抱っこ）で刺激されて覚醒が亢進するようなことはなく，子どもが温かく世話をされたように気持ちを落ち着かせられる方法，生理学的レベルでの発達を促す方法となります。苦悩感の中にあって身体的な愛情表現を受けるのを嫌がる子どもや人との適切な距離感について課題のある子どもにとって，毛布にくるまることは，もう一つの代わりの方法となるでしょう。

強い圧迫：子どもの中には，圧迫の感覚を好むものもいます。自分で押すことができますし（例：マッサージの道具を使う），他の人にやってもらうこともできます（例：子どもが同意していることを確認して，子どもの上と下に枕を置いて「サンドイッチ」する）。他の人が押す方法は，注意深く，子どもの指示にしたがって行いましょう。

手触りを感じる：子どもが自然に調整されたと感じる触覚の範囲があります。手を洗う，粘土をこねる，ビー玉落とし，お手玉は，子どもそれぞれは違うように感じます。子どもが自然と引き込まれる触覚を試し，観察してみましょう。

活動への参加：子ども時代の普段の活動の多くは，自分を調整し整えるものです。工作やアート，お話を聞く，ボードゲーム，友達と遊ぶ時の，子どものエネルギー状態の変化に注目します。あ

る子どもにとっては整えられる活動でも他の子どもではまとまらなくなる場合もあります。同様に，ある活動が子どもの覚醒状態を上げる場合もあれば，他の子どもでは下げる場合もあります。それぞれの子どもの反応を調べて振り返りましょう。

賞賛とコントロール：子どもたちの集中やコントロールが必要となる活動もたくさんあります。私たちのセンターで人気があるのは，クジャクの羽のバランスをとる遊びです（最初にこの活動を教えてくれた同僚の承諾を得ています。Macy 私信）。健身球[訳注7]を音をたてないように掌でころがしたり，片足でバランスをとったり，低い平均台やまっすぐな線の上を歩いて渡ったりする活動もあります。これらの活動を，呼吸と一緒に行うと効果的であることを私たちは見出しています。（例：その活動の前に，深呼吸を3回することを教える）。年齢の低い子どもたちには，「チャレンジ」という枠組みで利用するとよいでしょう。「このクジャクの羽を10秒間バランス取って手のひらに立てておくのに，何回チャレンジすることになるかな」。子どもに深呼吸をさせてから，それを始めましょう。たとえ，7回かかったとしても，その7回のチャレンジの努力自体が成功です。そしてその7回の間に，子どもはより状態が整って穏やかになっていることでしょう。

音：音を使うことは子どもにとって，高める調整になったり，低める調整になったりします。違う音楽や音などを体験しながら，生理学的，感情的な状態の望ましい変化を引き出しましょう。

スキル#5：状態を変える調整戦略

- **状態を変える調整戦略**には，覚醒の亢進や低下をどうやってやり過ごしたり耐えたりするかについて，学ぶことが含まれています。
- 以下のテクニックは，楽しい活動を使いながら，子どもに，合図と同時に覚醒状態に意識を向かわせ変化させるやり方を教えていきます。
- これらのテクニックは，特に二人でのワークで使いやすいでしょう。
- それぞれのテクニックは，特定の子どもや年齢に応じて応用することができます。年少の子どもや年長の子どもに合った，より適したテクニックもあります。

状態を変える調整

テクニック	テクニックの説明
ボリュームを上げる	このエクササイズでは，音楽を使ったり，または象徴的な「コントローラー」「スイッチ」などを使って，動きを速くしたり遅くしたりする合図を出します。まずは，子どもにコントローラーになってもらい，セラピストが動きを速くしたり遅くしたりしてみせるとわかりやすいでしょう。 **やり方** 1. 動きをコントロールするのに，何を使うかを決めます。 2. ルールを一緒に決めます（例：手を真ん中にかざした場合は，普通の動き，手を高く伸ばした場合は早く，穏やかな音楽の時はゆっくり）。 3. 最初にコントローラーとなる人を決めます。 4. コントローラー役の人が（手の位置，音楽のレベルなどを）変化させるごとに，もう一人の人は動きを速くしたり遅くしたりします

訳注7　健身球：2つの鉄球を手のひらでぐるぐる回す健康器具。脳の活性，リラックス効果がうたわれている。

テクニック	テクニックの説明
スローモー	このエクササイズでは，スローモーションの動きを使って，子どもにゆっくり動く方法を教えます。一度，スローモーションで動くことを習得したら，高い覚醒状態の時に，合図を使ってスローモーションで動けるようになるでしょう。 **やり方** 1. 最初はある特定の動き（例：あくび，走る）をやってみせてから，子どもたちにスローモーションで動いてみるように教えます。 セラピスト：「スローモーションで動いている人を見たことがありますか？ ゼリーの中や，すごくドロドロとした水の中を動くような感じです。スローモーションの動きはとてもおもしろく見えるけれど，やってみるのはとても難しいよ。見てて！ スローモーションで走るとどんな風にみえるか，やってみるよ……（**スローモーションでやってみせる**）」 2. 子どもを誘い，スローモーションの動きを一緒にやってみます。子どもが動きを選んでもかまいません。年長の子ども（例：10～14歳くらいの男の子）であれば，「チャレンジ」の活動にするとより有効でしょう。「さて，ここからあそこまで，だれが一番ゆっくりと動くことができるかな」。 3. 合図にあわせてスローモーションの動きに変化させる練習をします。部屋を普通に歩きながら，順番に大きな声で「スローモー！」と言います。合図があったら，参加者はすぐにスローモーションの動きをしなければいけません。そして「スローモー，やめ」または「フリーズ」の合図があるまで続けます。 4. 子どもがこのテクニックを習得したら，生活のルーティンに養育者や先生たちからの合図として組み込むことができるでしょう（例：ホールを子どもが走っていたら，先生は「スローモー！」と合図を送ります）。
ストップ・スタート	これらのエクササイズには，子どもの行動を，動いている状態から止めること（例：フリーズ）に変化させるゲームが含まれます。多くの古典的なゲームはこの分類に入ります（すなわち，「だるまさんがころんだ」，「椅子取りゲーム」など）。 **やり方** **注意**：古典的な子どものゲームを応用します。ここで紹介するのは，「フリーズダンス」です。 1. 子どもにゲームの枠組みを示します。 セラピスト：「これから，自分の身体をコントロールする練習になるゲームをはじめます（**子どもに「動いたり，ふざけたりしてもいいのはどんな時？」と聞きます。答え，休み時間など。「身体の状態をゆっくりさせる必要があるのはどんな時？」。答え，授業中など**）。このゲームは，椅子取りゲームに似ています。音楽が鳴っている時は，ジャンプしたり，やりたいようにふざけてかまいません。音楽が止まったら，フリーズしなくてはいけません。 2. コントローラー役として，一人を選びます。（セラピーのグループでは，リーダーがコントローラー役をします）。個別のセラピーでは，コントローラーも音楽を鳴らしながら動きます。 3. コントローラー役の人は，警告なしに音楽を止めます。全員がフリーズします。セラピストは，子どもが合図と同時に止まることができるように励まし強化していきます。 **注意**：言葉の合図（「止まれ」「動け」）や，視覚的な合図（赤は止まれのサイン，青は進めのサイン）などのバリエーションが可能です。

テクニック	テクニックの説明
大きい―小さい	このテクニックは，自分の身体のいろいろな部分を，大，中，小の動きを通してつなげ，それぞれのあり方に適した状況を見つけ出すようにするものです。粗大運動のコントロールや，空間認知が苦手な子どもに役に立つでしょう。 **やり方** 1. 自分の身体表現の方法について，子どもが気づき理解するように支援します（声，動き，速さ，姿勢など）。 2. 子どもの好きな動き方から始めます。例えば，歩くよりも走る子ども，話すのではなく叫ぶ子どもなど。最初は「大きい活動」から始めます。 3. セラピーの中で，ある一日を選んで「大きい活動の日（ビッグデイ）」にします（またはセラピーの中の一部の時間をその活動に充てます）。その日に，大きな動きの活動になるような方法を選びます。例えば，紙に，等身大の自分の形をかたどったり，走ったりジャンプしたり，大きな声で話したりなど。注意：「大きい活動の日」は野外や，大きな声で話したり騒いだりしても大丈夫な別の場所で行うとよいでしょう。 4. 「大きい活動の日」に，または終わった後に，普段子どもたちがどこで大きな活動をしているかを確認します。例えば，公園や，スイミングプール，海岸，休み時間に友達といる時など。 5. 大きい活動の日の後に，「小さい活動の日」を続けて行います（小さな活動は，子どもにとって，特に難しいでしょう）。小さな紙に絵を描く，ささやき声で話す，つまさきで歩くなど。大きい活動の日と同様に，普段子どもがどこで小さな活動をするのか確認しましょう。例えば，図書館や教室，夜など。 6. セラピーの中で，大きい，中くらい，小さい，といった考え方を，全体としてまとめましょう。例えば，ホールを走って行こうとしている子どもに，「小さく歩く」と合図を送るなどです。セラピーでは，「小さい活動」から「中くらいの活動」「大きい活動」と移行させていきます。
ドラムをたたく	ドラムを叩くこと（本当のドラムを叩いたり，膝や机を軽く叩くなど）や他の楽器を使うことは，子どもが動きを早く大きくしたり，ゆっくり穏やかにしたりすることから，調整に役立ちます。このテクニックは，動きをゆっくり鎮めることが苦手な子どもにとって，特に役に立ちます。ドラムを打つことは，すぐれた「波長合わせ」のエクササイズでもあります。 **やり方** 1. 楽器を選びます。手に持てる太鼓を使いましょう。自分の膝やテーブルを叩いてもいいでしょう。 2. 基本的なルールを示します。例えば，太鼓のバチは太鼓以外のものを叩くものではない，など。 3. 臨床家と子どもが同じ楽器を使うようにしましょう。 4. 次のようなバリエーションもあるでしょう。 　A. リーダーのあとについていく。交互に，手本となるリズムで叩きます。二番目の人は，その手本をまねして叩きます。手本を速くしたり遅くしたりしながら行うことを心掛けます。 　B. リーダーと同時についていく。一人がリーダーになり，もう一人はリーダーのリズムやペースを同時に合わせていきます。リーダーを交代して行います。

スペシャルトピック：自傷行為

- 自傷行為は，複雑なテーマですが，すべての治療において安全性を第一に考えます。
- 自傷する人を支援するための詳細な基準など，多くの研究者が，介入方法を開発してきました（例：Linehan, 1993; Miller, Rathus, & Linhan, 2006）。セラピストは，自傷に対して，評価し介入するテクニックについて習熟するように奨励されています。次の表に，発達性トラウマの影響を受けた子どもとセラピストが一緒に調整のワークをする際，自傷について教えるポイントを示してあります。

自傷行為と感情調整：ポイント

自傷行為は，一般に，子どもや思春期の子どもが感情体験を調整しようとする試みを表しています。健康的ではありませんが，自傷行為は，少なくともその時その場においては，効果的です。

自傷行為について介入する時は，①その行為の機能を理解し，②安全な別の方法を提供することが大切です。

他の調整戦略もそうであるように，自傷には二つの機能があることを覚えておきます。すなわち：

- **覚醒を低める調整の戦略**，子どもが，圧倒されるような感情から切り離せるようにする。
- **覚醒を高める調整の戦略**，子どもが，麻痺や抑制状態から抜け出せるようにする。

子どもは，そのときどきによって，異なる効果を得ようと自傷することを覚えておきましょう。

自傷行為の代わりに提案する戦略は，その自傷行為そもそもの効果と同じになるように考えるべきです。

トラウマは，人との関係性の背景で生じることが多いので，子どもたちがひどく苦痛を感じている場合などは，人が介在する社会的支援は成功の見込みのある選択肢にならないことがあります。ですから，可能な程度で，代わりとなる戦略には一人でいることが含まれると役立つでしょう。

自傷の機能について心理教育をすることも大切です。子どもや思春期の子ども（そして養育者）に，自傷行為は，自分自身の感情体験を調整しようとしているという，その機能について理解するよう支援します。他の戦略について，彼らと一緒に探り考えてみましょう。

切迫した危険に対処することと，自傷行為について話し合い，扱うことのできる安全な環境を整えること，この二つのバランスをとることが大切です。自傷は養育者（時には臨床家）の極端な反応を引き出すので，子どもに恥の感覚や秘密にしたいとする感情が生じることが多いです。すべての自傷行為の事実が，入院させる，あるいは別のサービスを使うという支援者からの脅しにつながるのであれば，積極的に新しいスキルを学ぼうとする子どもの力は減ってしまいます。あなた自身の自傷に対する感情反応に注意を払いましょう。そして，養育者と一緒に，自分たちの感情反応を理解し抱えられるよう取り組みましょう。

発達段階に応じた配慮

発達段階	感情調整への配慮
幼児期	この発達段階では，感情調整における養育者の役割は非常に重要です。幼い子どもは，支えられること，育まれることを養育者に委ねています。そして子どもが自ら調整するように期待することは発達的に適切ではありません。できる限り感情調整のワークに養育者を巻き込みましょう。 養育者による生理学的な調整（例：抱っこ，揺らす，背中をさする）は，幼い子どもたちにとって大切なことが多いのです。しかし，触れられることに抵抗する子どももいることを覚えておきましょう。この反応はよくあることとして認め，子どもが必要としている身体的境界を尊重しながら，心地よく触れ合う方法を見つけるよう養育者を支援することが大切です。小さな子どもにも，触れてもよいか尋ねて，子どものコントロールを認めるように教えます。 年少の子どもたちは，気持ちの大きさについて，微妙な違いより大雑把な捉え方をするのが普通です（例：大きい，小さい）。気持ちの尺度について教える時は，その子どもにレベルを合わせ，できるだけ具体的な指標を使うようにしましょう ・気持ちがどれくらい大きいか手を使って表す。 ・具体的な手がかりを使って，「この部屋くらい大きい気持ち」「一枚の硬貨と同じくらい小さい気持ち」。 ・色を塗って表す（円や温度計など）。

発達段階	感情調整への配慮
児童期	この発達段階では，子どもたちは次第に感情の程度について認識できるようになってきます。自分の感情体験の微妙な様子に気づくように支援します。 過覚醒が危険レベルに至る前に，子どもが止められるよう支援します。この年代になると，覚醒状態がエスカレートしていくことについて，外的な手がかり（例：他の人が「シー！」と言っている）と同様に，内的な手がかり（例：身体の状態の変化）がわかるようになります。調整のテクニックと一緒にこの気づきについても扱いましょう。 この発達段階では，子ども自身が調整戦略に取り組む機会を増やしましょう。例えば，「自分は50％，怒ってる」と認めたら，「君の怒りを45％まで減らすには，何が必要かな？」と聞いてみます。子どもに，自分の感情状態の理解と管理の第一人者としての地位を与えましょう。
思春期	思春期の子どもたちは，ますます能力が複雑になり，感情体験の変化を理解できるようになるでしょう。しかし，いったんトリガーで反応が引き起こされると，退行して幼い感情状態となり，身につけてきたスキルを使うことが困難になります。 外部の手がかりを与えたり，強化し続けましょう。一方で，思春期は助けられることに抵抗するかもしれない年代であることを，忘れないでおきましょう。 また，例えば自傷や物質使用などの危険な調整スキルを使う恐れがあります。子どもそれぞれが実行できる調整スキルのレパートリーを持っていることは，特に重要です。

応用

個別面接／親子合同面接

　個別のセラピーでは，調整の活動はしばしば重要な焦点となります。それは，多様な形での子どもの調整不全が，困って治療に紹介される理由となるからです。調整能力を身につけていくことは，一つのプロセスだと私たちは考えています。そのプロセスには，子どもが自分の生理学的な状態，感情の状態に気づき理解すること，またこれらを管理しながらゆっくりとスキルを身につけていくことだけでなく，養育者の感情管理，波長合わせ，支援などの多くの構成要素が含まれているのです。

　このワークの最も大切な基本は，子どもの行動や反応を「症状」とさせないことと同じく，今後調整の手がかりとして使用する共通言語を，子どもや養育者と一緒に作ることです（例：「あなたのエネルギー状態はだんだん大きくなってきているように見えるよ……」）。同様に，養育者と子どもに，感情とエネルギーの道具を身につけるように導くことは，両者の活動を支援し，覚醒状態を観察し管理することにおいて，子どもと養育者が協力者となる期待を作り出すことになります。

　セッションのルーティンに，調整のエクササイズを組み込むことは役に立つのだということを，私たちは見出しました。例えば，とても高いエネルギー状態でセッションに来た子どもには，特に今のその高いエネルギーに合った，覚醒をより高める活動を素早く行い，それから集中する活動や覚醒を下げる活動をして，子どもがセッションに取り組めるようにします。調整活動の多くは，年少の子どもにはゲームとして受入れられるでしょう。そしてそのゲームの中で，子どもの体験を伝え返したり（リフレクション）好奇心を示すことを積み重ねていきます（例：子どものエネルギー状態の変化に気づく，子どもの体験について尋ねる）。そうして子どもは自分の身体のエネルギー

やコントロールについて気づけるようになります。

　多くの調整活動は，セッションの移行のような困難な場面でも，子どもを導く助けとなります。例えば，年長の子どもでは，合図を出せばエネルギーレベルが7ではなく3でホールを歩いてくることができます。より年少の子どもは，「亀になって」とか「スローモーションで」との合図で，ホールを歩いてくることができます。思春期の子どもへの調整戦略では，予期される困難を子どもと協議し，練習したり計画することができます。例えば，セッションで養育者と難しい問題について話す時間を持つとしたら，その前に子どもと戦略について考えます（例：グラウンディング用のすべすべした小さな石を持つ，ストレスボールをぎゅっと握る，深呼吸する）。そうすることで，子どもは調整の効果的なレベルを維持することができるでしょう。子どもによる調整の試みは，成功してもしなくても，どんな試みであっても，臨床家と（理想的には）養育者が気づいて強化する必要があります。効果的な道具は，家庭においても練習し強化できるよう，養育者と共有するべきです。

　セッションにおける道具以外にも，日常生活において，子どもが落ち着かなくなるような出来事や活動に注意を払うのと同様に，自然と子どもを調整し落ち着かせられる活動を養育者と一緒に見つけましょう（例：絵を描く，抱きしめる，音楽を聞く，歌う）。落ち着かなくなる出来事や活動が避けられない場合（例：引っ越し），ルーティンの中に調整のエクササイズを入れていく方法を考えましょう。多くの子どもたちにとっての補助的な活動，例えばスポーツや武道，ヨガ，舞台芸術や表現活動は，覚醒状態や感情をコントロールしたり管理したり表現することを学ぶ自然な場を提供してくれるでしょう。

🏠 グループ

　この章で紹介した，スキルやエクササイズ，心理教育の多くは，グループ活動にも取り入れることができます。個別のセラピーと同様，調整活動は，グループセッションのルーティンに取り入れられます。（例：最初の「ウォーミングアップ」，始めの「エネルギーのチェックイン」，終わりの「クールダウン」）。個別の調整と同様にグループ全体での調整に注意を払うことを考えましょう。例えば，グループの始めに，マグネットや紙の温度計に，すべてのグループメンバーのエネルギー状態を書き込みます。それが全体として高いエネルギー状態か，低い，もしくは個々が拡散しているエネルギー状態かで，グループ活動の力動がどう違ってくるかに注意しましょう。

　多くの調整活動は，グループという構造でも効果的に行うことができます。例えば，「ドラムを叩く」，「ボリュームを上げる」，「リーダーについていくゲーム」などは，グループ活動において有効で，思春期だけでなく年少の子どもたちにも応用することができます。

🏠 施設

　調整について気づき支援していくことは，子どもと思春期の子どもたちの体験をサポートするのに重要なことです。この子どもたちは，施設環境の中で覚醒状態と感情の管理に苦闘しています。また多くの施設（学校，施設，病院など）において，基本となる最初のステップは，調整と限界設定の違いを学ぶことです。この二つは，お互いに相容れないものではありません。しかしながら，これらを二つのステップと捉えると分かりやすいでしょう。子どもが落ち着かない状態，反抗的な

状態，過度にシャットダウンする状態などの時，**最初のステップ**は，子どもの自分自身の調整を支援することです（身体的な安全性を確保することを含みます）。そして**二番目のステップ**は，適切な場合には，限界設定やペナルティを適用することです。私たちの経験上，多くの施設プログラムで，子どもの重大な覚醒亢進の瞬間にペナルティを適用し，さらなるエスカレートを招いてしまうことがありました。そうなるのは，ペナルティによりその子どもが，ますます無力感を高め，それがトリガーにもなるので避けがたいことです。最終的に，この過覚醒，および子どもと大人相互がエスカレートしていく事態は，結果として子どもに身体拘束を必要とさせてしまいます。私たちが施設のプログラムにかかわり，スタッフメンバーへの支援，および彼ら自身が感情管理のニーズに気づくように働きかけ，調整の戦略にますます気づいていけるようなワークに取り組んだところ，拘束が必要な事態はほぼゼロになりました。**拘束を減らすことはまったく目標としていなかったのにもかかわらず，減ったのでした**。

　調整は，毎日のルーティンからも支援することができます。例えば，学校の授業のはじまりに，集中する活動を取り入れることを考えましょう。節目となる大切な時間やスケジュールの移り変わりの場面で，リラクゼーションやヨガグループを行います。子どもたちが長い時間集中した後には，エネルギーを放出するために，スポーツのようなエネルギッシュな活動をします。夕方には，エネルギーを下げる活動をします。トラウマ体験のある子どもで，目が冴えて眠りに移行することが特に難しいような場合，夕方以降は覚醒状態を高める活動を減らすように注意することが大切です。

　多くの調整の道具は，施設生活に応じて応用して作ることができます。これまで，次のようなプログラムを実践してきました。①教室内に，手でいじる物の入ったバスケットを持ち込むことを認めてもらう（覚醒レベルを管理するために，子どもがストレスボールを握ったり，ウィキスティックをひねったりすることを認めてもらう），②それぞれの子どもが自分の部屋に「気持ちの道具箱」を作って道具を入れておく，③自分を落ち着かせるための毛布やまくら，他の手触りのよいものを，従来のタイムアウトの部屋に準備しておく。私たちが気に入っているのは，「センソリールーム」のプログラムで，これまでのタイムアウトの部屋の代わりとして作られています。その部屋は，柔らかい明かりがついていて，毛布と枕が並んでおいてあり，五感を刺激する物（例：様々な手触り感のある物，香りのローション，穏やかな場面の写真，様々なジャンルの音楽）が入ったバスケットが備え付けられています。ただタイムアウトの部屋に行かされるというのではなく，このプログラムでは，思春期の子どもは，センソリールームで過ごす希望を出すことができます。

　スタッフが賛同し理解が得られるならば，調整への取り組みは，最も創造的なプログラムになる領域です。スタッフへの心理教育と支援，そして並行して行われるさまざまな職層のチームメンバーの積極的な調整の実践は，施設生活がうまく変化することの基本となります。

🌏 現実に根ざした治療

🌏 **練習しましょう，ただし現実的に**：子どもは，その時その場ですぐに調整スキルを使うことができるようになるわけではありません。これらのスキルを治療教育場面から現実の生活につなげて応用していくには，時間がかかります。子どもが調整スキルの練習をあきらめないよう支援しましょう。毎週，子どもがこれらのスキルの練習ができる時間をとりましょう。

🌏**なぜ私が？**：認めましょう。時には怒り，悲しみ，最高の興奮は心地よいと感じられるものだということを。すぐに調整しようとしてはいけないのです。子どもには，感情やエネルギー状態を変化させる前に，その状態に留まる時間が必要な場合もあります。子どもが安全でいるかぎり，その状態を変えようと焦ってはいけません。

第10章
感情表現

> **ポイント**
> 子どもが感情体験を上手に他者と分かち合ったり，自分自身で感情を抱えられるようにサポートしましょう。

★キーコンセプト

★なぜ感情表現をターゲットにするのでしょう？

- 感情を分かち合うことは，人間関係の重要な側面です。上手に感情を伝えられないと健全なアタッチメントを形成したり維持したりすることができません。ひいてはこのスキルに特に関係する発達課題を成し遂げることもできなくなるのです。トラウマを経験した子どもがなぜ感情表現に悪い影響を受けるかにはいくつかの理由があります。
  - ◆ **人生早期のアタッチメント**：健全な愛着関係において，子どもの内的体験は，共有した情報についての養育者からの伝え返しやミラーリング[訳注1]，適切な応答を通して，正しいことと承認されます。子どもは感情を伝えようとしたのに，怒りや拒絶，もしくは無関心で応じられると，次の二つのことを学ぶでしょう。
    1. **罪悪感**：「私の感情は間違っていて，悪いもの，または取るに足らないものだ。」
    2. **秘密にしたい気持ち**：「もし私の感情を誰かに伝えたら，ひどいことが起こるだろう。」
  - ◆ **傷つきやすさ**：感情というものは，人間存在の一側面を表していて，多くの点で傷つきやすさを伴っています。感情を分かち合うことは，他者に自分の内面を知る手がかりを与えることになります。恐れ，悲しみ，怒りあるいは喜びを感じることは，誰にとってもリスクを伴いますが，傷つきを体験した子どもにとってはなおさらです。家族間の暴力にさらされてきた子どもは，例えば，喜びを感じるとそれが取り去られるかもしれないとの思いが湧くかもしれません。また怒りを表現することは，潜在的な脅威を増すと感じてしまうかもしれません。生きるか死ぬかの生活を送ってきた子どもたちにとって，リスクを最小限にすることが往々にして最も重要な適応方法となっています。感情体験を隠すことを学ぶと，コントロールできているように感じたり，自分は弱いとは感じにくくなるのかもしれません。

訳注1　ミラーリング：相手の表情，しぐさをミラー（鏡）のように返すこと。

★トラウマは感情表現にどのような有害な影響を与えるでしょう？

- 罪悪感や秘密にしたい気持ちが先にあるため，子どもたちは**他者と感情体験を分かち合えない**かもしれません。そうすると，
  - ◆「偽りの仮面」をかぶります（例：「すべてうまくいってるよ」）。
  - ◆孤立します。
  - ◆受け入れがたい感情を受け入れられる感情に，もしくは，強い感情をそうでもない感情に置き換えます。
  - ◆感情体験をできるだけ少なくします。
- 健全な方法で表現されない感情は，別の形で表現されるかもしれません。
  - ◆**身体的表現**：例えば，頭痛，胃痛，疲労感。
  - ◆**行動上の表現**：例えば，まとまりのない行動，動揺，引きこもり。
- 子どもは次のような**効果的でない方法で感情を伝え**ようとするでしょう。
  - ◆言葉でのコミュニケーションの代わりに，行動で表します（例：「自分は怒っている」と言う代わりに誰かをパンチする）。
  - ◆自分の感情を他者が感じるものとして外に追いやります（例：「ママはこのことをすごく悲しんでいると思うんだ」）。
- 中には**過剰にコミュニケーションをとる**子どももいます。すなわち，他者との適切な境界線（バウンダリー）を意識せず，どんな情報もお構いなしに分かち合おうとするのです。これにはさまざまな理由があるでしょう。
  - ◆**侵入的なトラウマ体験を抱えられない**：子どもたちは考えたり，感じたり，人とかかわったりすることなどがトリガーになり，繰り返される侵入的なトラウマ記憶を体験しているのかもしれません。この**再体験**に直面する中，だれかれ構わずに体験を分かち合おうとする（例：トラウマ体験を詳細に語る）ことは，圧倒されるような内的体験を，なんとか征服しようとする試みなのでしょう。しかし，これが感情調整スキルが身についていない中で試みられると，実際には再度のトラウマ体験につながるかもしれません。さらには，分かち合うにふさわしい体験の内容を選別できないことは，社会的，感情的に望ましくない結果を招いてしまうかもしれません。
  - ◆**関係性の読み取りが未熟**：子どもたちはトラウマに関係ない事柄についても，過剰にコミュニケーションを取ろうとするかもしれません。他者とつながりたい，関係を作りたい，もしくは，気持ちを満たしたいという思いから，まだ親密な間柄でない相手にも個人的な情報を必要以上に伝えようとするかもしれません。相手のほうは，逆に適切な境界線を引こうと，子どもと距離を取るので，このような効果的でない感情の分かち合いの試みは，往々にして期待外れの結果に終わります。

🧰 セラピストの道具箱

🎬 セラピーの舞台裏

- 感情表現のワークの目標は，子どもたちが気持ちや現実的なニーズを満たすために，適切に他者と感情を分かち合えるようサポートすることです。
- 感情表現はさまざまなことから影響を受けるので，子どもにより異なるスキルをターゲットにする必要があるかもしれません。例えば，感情を分かち合う**相手**，伝える**方法**，**内容**をその子どもが理解できているかどうか，その抱えている困難さを見きわめましょう。
- **効果的な**コミュニケーションが目標であるため，調整スキルを感情表現のワークに組み合わせて行うことが重要です。例えば，怒ったり過覚醒状態にある子どもよりも，調整して落ち着いた状態の子どものほうが，教師や養育者に自分のイライラを適切に伝えられるでしょう。
- 効果的なコミュニケーションは，状況に大きく左右されます。例えば，仲間と一緒の状況では効果的で適切なコミュニケーションであっても，祖父母と一緒にいる時など別の状況では効果的でないかもしれません。感情表現スキルを身につけるにあたり，臨床家は，子どもの言葉の選び方，境界線，かかわり方のスタイルなど効果的なコミュニケーションの微妙な点を探る必要があるでしょう。
- 🚩（文化的配慮）人の感情表現の方法というものは，強く文化に影響されます。言葉を使う，使わない，言葉を介さない手がかりの役割，微妙なかかわり方の違い，そして感情を誰と分かち合うかの選択でさえ，すべて文化の影響を受けます。次の例を考えてみましょう。

  > あるアラスカの原住民の文化では，子どもが大人に対して目を合わせることは失礼と考えられています。外部の人に対しては，顔の表情は抑えられ能面のようになります。ある臨床家がこの原住民の12歳の少年の治療を始めました。過去に3人の治療者から「治療にならない」と匙を投げられている子どもでした。臨床家は，治療的なコミュニケーションの場を組み立てるに当たり，この子どもにとって最も心地よい表現方法は，言葉を介さないで何か一緒に活動をすることだと気づきました。

  この例では，もし文化の役割を考慮に入れなかったら，この子どもの人へのかかわり方は，回避や抵抗であると誤解されたかもしれません。この子どもと取り組むに当たり，本章の後で述べるように視線を交わすよう促すことは，彼の文化的規範に反し，恐らく混乱をもたらしたでしょう。子どもや家族と取り組む際は，典型的な感情表現にその属している文化がどのような役割を果たしているか，またそれが周囲の主要な文化とどう折り合いをつけているかを理解することが大切です。
- 感情表現のワークは，その時その場で行われることが多いです。感情体験に基づくサインや言語表現に波長を合わせましょう。そして子どものコミュニケーションの力を広げるために，問いを投げかけましょう。経験を分かち合おうとする子どもの試みを強化しましょう。効果的な方法の手本を示せるように養育者と取り組みましょう。

養育者への教育

- **思い出しましょう**：養育者にキーコンセプトを教えましょう。
- **思い出しましょう**：養育者に発達段階に配慮することを教えましょう。
- **思い出しましょう**：トラウマ反応とトリガーについて復習しましょう。子どもはトリガーにさらされた時には言葉を失いがちなので，養育者は子どもの感情表現を引き出す前に，調整をサポートする戦略を練習する必要があるでしょう。
- 養育者との波長合わせのワークは，子どもの感情表現の助けになります。必要に応じて，養育者にセッションに同席してもらい，その時その場で感情体験について伝えられるよう練習します。治療では，家族がコミュニケーションをとる安全な場が提供されることが多いです。子どもの身体や行動に表れた表現を，養育者に「Ⅰ（アイ）メッセージ」（「私は…と思うよ」）を使って捉えなおしてもらいましょう。
- 「波長合わせ」で習った応答的リスニングのスキルを，養育者が使えるようにします。
- 養育者が自身の体験を子どもに伝える際に「Ⅰメッセージ」を使い，その手本を示すよう教えます。
- 家族のコミュニケーションを増やすために，毎日家庭生活の中で話し合いの場を設けるよう養育者を支援しましょう。話し合いの場は形式的なものでも，形式ばらないものでもよいでしょう。形式ばらないものとしては，例えば食事を一緒にする場面，就寝前の儀式，家族会議などがあります。また形式の整った方法も有効です。幼い子どもには，「家族の気持ちの絵」といった具体的なものが便利でしょう（例：ホワイトボードに家族全員の名前を書いておき，毎日それぞれが気持ちを表す顔を描いたり，選んだりします。そして今日はどんな気持ちか，どんな一日だったかを示します。）思春期の子どもには，体験を分かち合うために交換日記が使えるでしょう。家族でどのように交換日記を使うかを話し合いましょう。（例：その日に起きた一つの出来事についてどう感じたかなど，それぞれのメンバーが毎日必ず一言，日記に書く）。

道具：感情表現ツール

スキル＃１：安全に感情表現できる相手を見つける

　　目標　　子どもに，感情体験を分かち合うのに安全な人は誰かを気づかせる。

　　材料　　紙，クレヨンもしくはマジックペン，安全な人たちの写真（必要ならば）。

　　方法
- **感情を表現することは，重要であると教えましょう。なぜ人は他者と感情を分かち合う必要があるのでしょうか？**
    - ◆**ポイント１：「子どもが感情を全部自分の中にとどめたままだと，腹痛や頭痛，思いもかけない行動など，さまざまな形でその感情は表れてくるでしょう」**。子どもは感情が表れることについてどう思っているか確かめましょう。さまざまな感情について聞いてみましょう。

- ◆ポイント2:「他の人に，気持ちについて話すと，自分が望むものや必要なものをもらえることがあります」。例を示します。(例:もしも家族がしたことに腹が立っているのに，それを誰にも言えなかったら，状況はよくならないでしょう。反対に自分がどう感じているかを伝えられたら，解決に向けて取り組むことができます)。
- ◆ポイント3:「自分がどう感じているかを他の人に知らせることで，気持ちは楽になります。起きていることは変えられないかもしれませんが，その気持ちを知っている人は，私たちがそれをどう扱ったらいいか助けてくれます」。質問:その子どもは，自分が大変だった時に，誰かに助けられたことを思い出せるでしょうか。
- 子どもが自分の生活の中で安全な人は誰かを見きわめるのを手伝いましょう。もし子どもがこれをするのが難しければ，養育者，先生，友達，親戚，治療者などはどうかと具体的に聞いてみます。事柄によって別の人を選ぶほうが安全な場合があることに注意しましょう。怒った時，悲しい時，恐ろしい時，うれしい時などで，誰が助けてくれるかを子どもが見きわめるのを手伝います。
- 具体的に取り組みましょう。安全な人のリスト(もしくは絵，写真，本など)を作ります。
- 信頼の輪:白紙の中央に，子どもの名前を書きます(あるいは絵を描きます)。その周りに輪をいくつか描き，次のように子どもに伝えます。「私たちの生活には，いろいろな人がいます。とても親しくて何でも言える人がいれば，まあまあ親しくて話ができる人もいます。それから，ただ『こんにちは』とか，学校でやっていること，スポーツ，テレビ番組など，ちょっとしたことだけ話す人もいます」。子どもに教えてもらいながら，それぞれの輪にはどんな人が当てはまるか，名前を書いていきます。子どもに近い輪に書かれた人ほど，親しいことを示しましょう。それぞれの輪にいる人たちに，心地よく伝えられる情報はどんなことか，決めるのを手伝います。異なるリソース(相手)や状況での，コミュニケーションのスタイルの違いを調べます(注:資料D，p. 347に様式のサンプルがあります)。
- 信頼の輪を拡大する:この「信頼の輪」や類似のエクササイズを発展させて，さらにその子どもの対人関係を探りましょう。例えば，さまざまな人たちが果たしている役割を考えます。大事なことを話す人，一緒に楽しいことをする人，慰めてくれる人について，子どもにそれぞれ違った色で丸を付けてもらいます。一人にいくつもの丸を付けることができます。このテクニックを使い，現在の，あるいはこれから作りたいと思っている対人関係のタイプを探りましょう。矢印を使い親密さについての子どもの満足度を示します。もっと親しくなりたいと思っている人には，円の中心の子どもに向かう矢印を，また距離を取りたいと思っている人には外向きの矢印をつけます。

効果的にリソース(安全なコミュニケーションを取る相手)を活用する

- 社会的なリソースがあることはわかっていても，トラウマを経験した子どもは感情体験を効果的に伝えることが難しいかもしれません。自己表現を試みても失敗に終わったり，拒絶されたり，あるいは，これまで経験を分かち合うことの見本となる人がいなかったり，幼い頃に「実際にやってみる」体験がなかったとしたら，子どもは大事なスキルを身につけられなかったでしょう。
- 次の表にある活動では，子どもの苦手ないくつかの領域をターゲットにしています。それは自らコミュニケーションを始めること，言語的あるいは非言語的に意思疎通をすることなどが含まれます。それは子どもが安全に感情を分かち合える対象とコミュニケーションを効果的にとることを阻んでしまうものでした。
- これらの活動の包括的な目標は，安心して感情表現できる相手に気持ちを効果的に伝えることです。しかし，子どもが体験を分かち合うことに失敗するのは，単にスキルがないためであることを知っておきましょう。そして人を信頼するのが難しく，人間関係で安全を感じられないことも重要な原因です。そのためこのワークと，スキル#1の重要で安全な相手を見きわめるスキルを一緒に行うことが大切です。

スキル#2：コミュニケーションを取り始めること

タイミングを捉えましょう

理論的根拠：誰かに自分の感情体験を伝えることに成功するのは，トラウマを経験した子どもにとって重要なことです。なぜならば，彼らはコミュニケーションを取ってもしばしば拒絶されたり，罰を与えられたり，もしくは無視されたりした過去を持つからです。誰かとかかわるのに適した瞬間をどのように見分けるかを子どもに教えることによって，相手とうまくやりとりできるよう援助できます。

ステップ：以下のステップを考慮しましょう。

- コミュニケーションは，相手が聞く体制ができている時に行うことが，より効果的であることを子どもに教えます。子どもに他の人の話を聞きたくない時とはいつかを尋ねてみます。もし答えるのに苦労しているようであれば，例を挙げます。忙しい時，急いでいる時，誰かと話をしている時，怒っている時，機嫌が悪い時など。
- 一般的に人と気持ちを分かち合う時に「よい時」，「あまりよくない時」とはどんな時かを考えるのを助けましょう。
- 子どもの「安全な人のリスト」（スキル#1ポイント3）の中から，最も安心してコミュニケーションがとれる人（もっともよく話しかける，もっとも好きなど）を選びます。それぞれの人についてコミュニケーションを取るのに「よい時」と「あまりよくない時」はいつかを考えます。そしてそれを見きわめる手がかりについて説明するのを助けます（例：「お母さんが忙しい時はどうしてわかるの？」）。
- 「今まで，安全な誰かにお話ししてうまくいかなかったことがありましたか？」もし，交流がうまくいかなかった場合は，どうすればよかったか，一緒に問題を解決しましょう。
- もし適当であれば，養育者や他の安全にコミュニケーションを取れる人を呼んで，一緒にこのワークに取り組んでもうとよいでしょう。コミュニケーションを始めるよい方法について，養育者と子どもに一緒に問題解決してもらいます。

会話を始めましょう

理論的根拠：トラウマを経験した子どもたちの多くは，これまで間接的なやり方でコミュニケーションを試みてきました。このスキルの目標は，体験を分かち合うために直接要求を伝えることです。

ステップ：次のステップを考慮しましょう。

- 効果的なコミュニケーションの最初のステップは，「まず相手に自分がコミュニケーションをとりたいのだと伝えます」と教えます。子どもに「普段の生活で，誰かがあなたに話しかけたい時，その人はどんなふうにしますか？」と尋ねましょう。
- 話したいことを相手に伝えるにはどうしたらよいかを，子どもに教えます。下のようないろいろな手段を考えてみましょう。
  - ◆言葉：「話したいことがあります」。
  - ◆動作：秘密の手ぶり（あらかじめ相手も知っているもの）。
  - ◆書いたもの：メモを渡す。
  - ◆シンボル：ドアの掛札や他のコミュニケーションを求めていることを伝える目印。
- 話しかけられた時に，**すぐに答えられる場合**と**遅れてしまう場合**があることを理解します。子どもがコミュニケーションを求めた時，ある時は養育者がすぐに答えられるけれど，別の時には遅れます。
  - ◆どうして応答が遅れてしまうことがあるのか，その理由を話し合います。
  - ◆安心してコミュニケーションが取れる人とルールや見通しの約束をしましょう。例えば，もし子どもが養育者にメモを残したり，ドアに掛札をぶら下げて話したいことがあると伝えた場合，養育者はいつまでに応答することにしますか（例：就寝前まで？　夕食前まで？）。
  - ◆すぐに応じてもらえない時，どのような感情調整の方法を使って我慢したらよいのかを子どもと考えましょう。

スキル#3：非言語的コミュニケーションスキルを身に付ける

🏳（文化的配慮）　非言語的コミュニケーションスキルについて子どもたちと取り組んでいく際，何が普通で適切かは，かなり多様であることを心に留めておきましょう。家族として普通と捉え

ていること，文化，その他の状況などすべてが，その家族の受け入れられる非言語的サインに影響します。例えば，ある家庭では子どもが親に対してまっすぐに顔を向けることは失礼だと考えられているかもしれません。一方，まっすぐに顔を向けないことがむしろ失礼だと考える家庭もあるでしょう。子どもとその家族が，下の表にあるような非言語的なサインの意味をどのように理解しているか，一緒に評価する時間をとりましょう。

非言語的コミュニケーションスキル

| 理論的根拠 | トラウマを受けた子どもたちがうまく感情を表現できない理由の一つは，コミュニケーションを取るための非言語的な手がかりを効果的に使うことが難しいからです。 |

教えるポイント
- コミュニケーションは，言葉以外のものも含むことを教えましょう。非言語的なサイン（アイコンタクト，声のトーン等）は，自分が何を伝えようとしているのかを，相手が読み取ったり理解するのにしばしば役に立ちます。
- 子どもに尋ねます。「言葉で何か言われたわけではないけれど，誰かに怒られていると思ったことがありますか？　どうしてそれがわかりましたか？　もしも誰かに怒鳴られている時，あなたはその人に話しかけやすいですか，それとも話しかけにくいですか？」。言葉ではない手がかり，つまり声と身体での表現を身につけることは，効果的なコミュニケーションの助けになります。

次の特定のスキルをターゲットにしましょう

声の調子　目標：自分の気持ちを相手に伝える時には，大き過ぎず，小さ過ぎない普通の声のトーンで話すことを子どもたちに教えましょう。

活動例：
- 感情と状況を選び，ロールプレイで二人が話している場面を演じましょう。最初はおおげさに大きな声で（あるいはおおげさに弱々しく）話します。次は，普通の会話の声のトーンで演じてみます。
  ◆ ロールプレイが終わったら，その子どもと会話でどう感じたかを話し合いましょう。違った声のトーンだと，会話そのものが変わったでしょうか？
  ◆ 異なる結末になるようなロールプレイもやってみましょう。現実的に想定される場面，怒鳴られたらその人はどう応答するでしょうか？　穏やかに話されたら，あるいは，ささやき声だったらどうでしょう？
- 「気持ちの探偵」（「第8章　感情の認識，p. 134）を参照しましょう。子ども自身の「感情の手がかり」をリストにまとめましょう。
- 子どもと養育者のそれぞれに，さまざまな感情とつながる非言語的な手がかりのリストを作成してもらいます。
- 子どもと養育者に話題を一つ挙げて，穏やかなトーンでのコミュニケーションを試してもらいましょう。ありふれた話題から始めて，より難しい話題に進みます。互いのコミュニケーションがうまくいったら，大いにほめましょう！
- 養育者と子どもに「コミュニケーションのルール」のリストを作ってもらいます。どうやって相手を尊重してコミュニケーションを行うのか，子どもだけでなく養育者にも気をつけてもらいます。

| パーソナルスペース | **目標**：コミュニケーションを行う際の心地よくて適切な身体的境界線（バウンダリー）をどのように保てばよいか，また他者の「パーソナルスペース」の手がかりをどのように読み取ったらよいかを子どもたちに教えましょう。 |

活動例：

- **子どもに教えましょう。**
  - ◆「私たちはみんな『心地よいゾーン』を持っています。それは身体の周りにある目に見えない囲いで，自分だけのもので他の人は許可なく入ってはいけない場所です」
  - ◆「私たちの『心地よいゾーン』は相手が誰か，私たちがどんな気分でいるか，相手がどんな気分でいるかなどによって大きくなったり小さくなったりします」
  - ◆「『心地よいゾーン』は私たちを安全に保ってくれます」
  - ◆「私たちが他の人と話している時，相手の『心地よいゾーン』にも気を配らなければなりません。もし私たちが近づき過ぎたり遠過ぎたりしたら，相手は話を聞くのが難しくなります。なぜなら相手の頭の中は，距離が近過ぎる，あるいは遠過ぎるということが気になって，それでいっぱいになってしまうからです」

- **あなたのゾーンを持ちましょう**：子どもは静かに立ちます。そして治療者（もしくは養育者，他の子ども）は，部屋の反対側に向き合って立ちます。子どもが許可を出したら，治療者は子どもに向かって歩きます。子どもは心地よい距離になったと思ったら，「ストップ」と言います。相手が止まったら，子どもは完全に心地よくなるまで，必要に応じて相手の立ち位置を微調整することもできます（例：少しだけ後ろに下がる）。以下は追加の活動です。
  - ◆メジャーを使って子どもの好むスペースを測ってみます。
  - ◆ペアの人にはいろいろな役になってもらいましょう（例：子どもの母，先生，親友，最大の敵）。エクササイズを繰り返し，必要なスペースの違いを記録しておきましょう。
  - ◆ペアの人に，接近する時いろいろな感情を示してもらいます（例：とても怒っている，とても興奮している）。相手の様子で必要なスペースが異なってくることを記録しましょう。
  - ◆子どもの許可を得て，その子の『心地よいゾーン』に入ってみましょう。子どもには，①どう感じるか，②どうするか（例：後ろにのけぞる，あとずさりする）に意識を向けるようにします。これらは自分が他者の心地よいゾーンに入った時に表れるサインでもあることを，子どもに教えましょう。
  - ◆役割を交代します。今度は子どもがペアの人に近づいて歩き，エクササイズを繰り返したり他の展開を試したりしましょう。

- **わたしだけの泡**：子どもが両腕を回して円を作るか，子どもの周りに糸を使って円を作ります。子どもにはこの円に囲まれたスペースが自分だけのスペースであり，他の人にも同じようにその人だけのスペースがあることを教えます。他の人のスペースに入るために許可を求める練習をしましょう（見本を示します）。

- **自分のスペースに無断に入ってこられた時の対処**：誰にでも必要なスペースがあるということを知ることは重要です。しかし，時には自分が思うようには他の人との境界をコントロールできないことがあります（例：満員電車，混み合った学校のカフェテリアの列）。予期せず自分のスペースに立ち入られた場合に，どう対処したらよいかを話し合いましょう。

| アイコンタクト | 目標：アイコンタクトは，相手の話を聞いて注意を払っていることを示し，また，その会話に関心を持ち，相手の話は大事だということを示すのに役に立つと教えます。
活動例：
- **わたしたちが送るメッセージ**：二人のやりとりから成るシナリオを選びます。シナリオは，何かを頼む，助けを求める，アドバイスや手助けを与えるなどの内容にしましょう。シナリオに沿って，最低でも2回演じましょう。最初はアイコンタクトなしで，2回目は視線を合わせて行います。別のシナリオでも試してみましょう。演じた後で，相手は関心を持っていたか，会話や頼みごとがしやすくなったかどうか，話し合ってみましょう。
- **積極的な聞き手**：子どもはあなたに（もしくは養育者，他の子どもなどに）向けて話をします。聞き手は何も**言いません**。最初の1分間は聞き手が顔を背けて子どもの話を聞きます。次の1分間は，目を合わせて話を聞きます。話の後で，子どもはアイコンタクトがあった時となかった時でどう感じたかを振り返ります。次に話し手と聞き手の役割を交代します。
- **ボールまわし（グループ活動）資料C，p. 299**：グループで丸くなって座りボールをトスします。毎回，同じ人にボールをまわし，全員が決まった相手にトスするパターンで行っていきます。投げる前には相手の名前を言って目を合わせます。子どもたちには「どれだけ早くボールを受け取れるかチャレンジしよう」と告げます。活動後にアイコンタクトがあるとなぜボールを正確に投げられるのかについて話し合いましょう。|

スキル#4：言語的なコミュニケーションスキルを身につける
言語的コミュニケーション：「Iメッセージ」

理論的根拠	言語はコミュニケーションの最も直接的な手段です。何よりも，私たちは人が話す言葉に耳を傾けます。適切で直接的な言葉を使うことは，子どもにとって感情的なニーズを満たし，体験を分かち合うのに最もよい方法であることが多いです。「Iメッセージ」は私たちが何を感じ，どうして欲しいか，何を求めているかを他の人に知らせる具体的な方法です。
「Iメッセージ」	活動例：
- 子どもに「「Iメッセージ」は私たちが何を感じているかを他の人に知らせる方法です」と教えましょう。話を始めるにはいろいろな方法があります。
◆私は_____と感じています。
（または_____が起こった時，私は_____と感じました）。
◆私は_____が欲しいです。
◆私は_____がしたいです。
◆私は_____などが必要です。
◆あなたが_____すると私は_____と感じます。
- 子どもに上の表現を使って過去や現在の体験を表現する練習をさせます。
- **わたしが必要としていること**：子どもたちが感情体験を分かち合う際の手助けになるもののリストを作るのを手伝いましょう（例：ハグ，沈黙，ブレインストーミング，よい気持ちになる方法を一緒に考える）。リストは人によって，もしくは感情によってそれぞれ異なることを心に留めておきましょう。助けを求める際に「Iメッセージ」を使う練習をしましょう。可能であればセッションに養育者を呼んで，子どもと一緒にこのエクササイズに取り組んでもらいましょう。
- このテクニックは臨機応変に使い，「感情の認識」のスキルと関連づけます。子どもが感情にまつわる体験を話す際には「Iメッセージ」を使って表現するように励ましましょう（例：「あなたの叔母さんがそうした時，あなたはどう感じたの？」）。|

スキル#5：自己表現

- 感情体験の表現というものは，いつも他者とのコミュニケーションのことだけを意味するのではありません。ときには，同じように自己表現も重要となります。
- この活動の目標は，子どもが象徴的に，もしくは直接的に内的な体験を表現するレパートリーを

増やすことです。
- 子どもたちはしばしば他者との活動に気持ちが向いてしまうかもしれませんが，ここでは次のような表現のリソースを身につけることを目指します。①他者に**頼らないで**子ども自身が主体となる表現，②言葉のやり取りを超えた表現。
- 表現方法によっては子どもの覚醒レベルが上がる可能性があることを，心に留めておきましょう。表現は，以前に習った調整スキルと一緒に行うことを子どもに教えます。
- 自己表現の方法は無限にあり，次の表のようにさまざまな形態があります。子どもが気に入った自己表現の方法を見つけ，表現に磨きをかけるのをサポートしましょう。

感情の自己表現

プレイ	幼い子どもがその感情を分かち合う重要な方法として，プレイがあります。それは，パペット，人形の家のキャラクター，動物，他のフィギュアなど，どのような形態であっても，子どもが置き換えた方法で感情を表現するものです。プレイの中で治療者は（養育者も），可能な時はいつでも効果的なコミュニケーションの方法，感情，可能な解決方法を紹介していきます。 例： ・子どもは過去に DV（ドメスティックバイオレンス）を目撃しました。プレイの中で，子ども役は母親役を叩いています。治療者は次のように介入するかもしれません。 　◆**観察**：「まあ，この男の子はすごく怒っているようね」 　◆**コミュニケーションに関する質問**：「この男の子は叩く代わりに，どうやってお母さんに自分は怒っているんだって伝えられるかしら？」 　◆**プレイの中で役をとって**：（治療者は「隣人」の役になって介入）「わめき声がたくさん聞こえてきたんだけど，みんな大丈夫？　何か手伝うことはあるかな？」 　◆**コミュニケーションの提案**：「もし男の子がお母さんに『話したいの』と伝えようとしたらどうかな？　何が起こると思う？」
アート	子どもの自己表現の手立てとして描画や粘土などを用いましょう。小さな子どもにとってセッションの構造化は役に立つことが多いです。子どもが創造性を発揮できるよう，構造化された時間とそうでない時間のバランスをとりましょう。 ・一般的な活動に加えて，家族（他の人）とのコミュニケーションにつながる合同制作も考えましょう。例えば，「今日の一枚」のような方法で描画を通して子どもが家族に体験を伝えることができます。 ・コラージュは自己表現においてすばらしいグループ活動ですが個別の活動でも役に立ちます。 ・**外側―内側**：仮面，箱，表と裏の二つの顔などは他の人が見る**外側からの様子**（ラベル，仮面，「偽りの顔」など）と**心の内側**で感じていることの違いを表現するのに役立ちます。
文字表現	子どもが書くことで自己表現するのをサポートしましょう。詩，日記，フィクション／物語，歌詞／ラップなどが文字表現に含まれます。それぞれの子どもに日記帳を与えるのもよいでしょう。または罫線がついた紙，白紙などを使ってセッションごとに作品を完成させましょう。彼らの作品のいくつかを見せてもらいましょう。もし子どもが OK すれば「安全に感情表現できる相手を見つける」（本章のスキル #1）で確認した安全な相手と，作品を分かち合いましょう。
ムーブメント	ムーブメントとはダンスのみならず，表現により特化した動きを含みます。例えば，そこにはいない人物（例：別れた父親）に対して怒りを表現したいと思っている子どもは動きを用いて「象徴的に」感情を表現できます（例：壁にある目標物めがけて粘土を投げつける，粘土で形を作ってそれを拳で叩く）。心に留めておきましょう：このタイプの活動は覚醒レベルを上げる可能性があるので，感情調整スキルと結びつけて行う必要があります。
劇	演技は，子どもが感情や体験などを置き換えた形で表現する方法の一つです。演じるテクニックをセッションに組み入れることができます。あるいは発表を目的とした演劇に参加するのもよいでしょう。

| 音楽 | 音楽は強力な非言語的表現方法を与えてくれます。すぐに興味がわかない子ども，もしくは音楽の才能に恵まれない子どもであってもドラムや他のシンプルな楽器を用いて自分自身を適切に表現することができます。加えて，音楽を分かち合うひと時を持つことで，内的な体験のコミュニケーションを活発にさせることができます（例：子どもに好きなCDや歌をセラピーの場に持ってきてもらう）。 |

発達段階に応じた配慮

発達段階	感情表現における配慮
幼児期	一般に幼児にとってのコミュニケーションを行う主要な対象は，養育者になります。この年代では，セッションに養育者を入れることが特に重要です。 幼児のコミュニケーションは一般に児童期や思春期の子どもたちに比べてより具体的であり，複雑ではありません。しばしば，その体験の分かち合いは，重要な大人に対して自分がどう感じたかを，簡潔に知らせることになります。大人がしなければならない大事なことは，気づいて，コミュニケーションを引き出して，子どものニーズが何であるかを理解することです。 幼児期は自己中心的な発達段階であるために，他者の視点で考えたり，手がかりを読み取ることなどは難しいです。したがって幼児にこれを期待するには限りがあります。
児童期	主要な養育者に加え，友人，教師，他の大人などがコミュニケーションの重要な対象となります。 子どもの社会生活はこの期間に広がっていくので，人との適切な境界と社会的なリソースの理解は特に重要となります。体験内容によって分かち合う相手が異なってくることを学ばせます。
思春期	思春期は仲間集団がコミュニケーションの主要な対象になります。養育者に自分のプライバシーを知られたくない気持ちが増えていくのは，正常な発達過程です。 思春期の子どもたちが養育者に詳しい話をしなくなること，その自立への欲求を受け入れるよう養育者に働きかけます。養育者と子どもがバランスを取り合うことをサポートしましょう。例えば，思春期の子どもにとって養育者に「僕は頭に来ているから，すこし離れていたい」と伝えることは重要ですが，具体的な気持ちや，何が起こってそうなったかを，即座に事細かに伝える必要はないかもしれません。 「全か無か」のかかわりは避けましょう。次のことが重要です。①養育者はコミュニケーションできる対象であり続けること，②思春期の子どもが養育者をコミュニケーションの対象だとみなし続けること，③コミュニケーションの糸口が開かれ続けていること。養育者と分かち合うべき重要な話題とは何かについて，子どもと話し合いましょう。

応用

個別面接／親子合同面接

　本章の「セラピストの道具箱」で示されたスキルを子どもと取り組みましょう。一般に，感情表現は誰かへの表現を伴うので，このワークには，いつでも可能であれば養育者もしくは他のふさわしい大人に参加してもらいましょう。またコミュニケーションスキルを身につける時には，養育者と一緒に取り組むことが特に重要です。子どもと養育者がコミュニケーションを日常のルーティンに組み入れていくのをサポートしましょう。次の例を考えてみます。

5人の子どもの養母は，忙しい毎日を送っていて，やるべきことがたくさんありました。しかし，子どもたちとの「特別な一対一の時間」は，大切なものでした。毎日の日課をともにするだけでなく，養母はそれぞれの子どもを店に連れて行き，異なる色のブランケットを選ばせました。そのブランケットは子どもに心地よさと安心感を与えるツールとして役に立ちましたが，別の目的も果たしました。特に大変な一日を過ごしたり，何か話したいことがある子どもは，養母の部屋のドアノブに自分のブランケットをかけておくのです。養母との約束は，もしドアにブランケットがかけてあるのを見つけたら，養母はその夜，寝る前に，その持ち主の子どもとゆっくり話をする時間を設けるというものでした。

主な養育者だけでなく，子どもを取り巻く環境（例：学校，保育所，学童保育）に働きかけましょう。そして子どもが家以外の場にいる時のコミュニケーションの計画とリソースを発展させます。子どもにコミュニケーションを取ることが必要になった時（例：学校や友達の家にいる時），どうやって安全な人とつながれるかの具体的なプランを立てます。またその子どもが必要な時にコミュニケーションのリソースを使う手掛かりを示す適当な方法について，関係者と話し合いましょう。

リストにある特定のスキルに加えて，ここでの目標には，現在と過去の対人関係の意味を知り理解を深めるとともに，対人関係で傷つきやすいことの影響を考えることも含まれています。特に年長の子どもや思春期の子どもでは，これらの理解を深め，わき上がってくるさまざまな考えや気持ちを消化するために時間をかけることが重要となるでしょう。

グループ

多くの感情表現活動は，グループ活動に向いています。適切なコミュニケーションの練習，もしくは適切でないコミュニケーションを見きわめる手段として，ロールプレイもしくは即興劇のテクニックを，グループで使うことを検討しましょう。（子どもにとってより楽しいエクササイズになることが多いです！）。「あなたのゾーンを持ちましょう」(p. 176)（バウンダリー）と「ボールまわし」(p. 177)（アイコンタクト）はどちらもすばらしいグループ活動であり，コミュニケーションの手がかりでの個人の違いや類似点について，話し合いを引き出すにはよい機会となります。リソースを探すことを目的とした活動も容易にグループ活動に応用できますが，特に思春期の子どもたちではプライバシーに配慮しましょう。プライバシーを守るために名前のイニシャル，もしくは他のシンボルを使ってもよいことにします。

施設

上に述べたグループ活動を施設プログラムに組み入れましょう。施設の中で，個々の子どもたちと，コミュニケーションに役立つ相手は誰かについて話し合いましょう。問題解決コミュニケーションプラン：例えば，子どもは施設職員の中から「最も安全」な人を選ぶでしょうが，もしその人が不在な日はどうしたらよいかを話し合います。皆が感情，ニーズ，考えを伝える言語的および非言語的なコミュニケーションを取る戦略を立てましょう。例えば，施設養育において，ドアの掛札やマグネットはコミュニケーションテクニックとして役に立つことを，私たちは見出しました。入所児によって飾りつけられたドアの掛札は，表面はポジティブな気持ちでいることやかかわりたい気持ちであることを示しますが，裏面は，つらい気持ちや慰めを求める気持ち，あるいは一人にし

ておいてほしい気持ちを表します。ドアに貼り付けられたマグネットは職員との1対1の時間を求めていることを示します。すべての施設職員にとって，これらのテクニックを使う理論的背景を理解し，首尾一貫した対応を行うことの重要さについて訓練を受けることは不可欠です。

思春期の子どもの表現をサポートするために，施設職員と取り組む際には，表現の**方法**や**メッセージ**よりも，表現の**目的**に注目することが重要となります。言い換えれば，たとえコミュニケーションそのものが理想的なものでなかったとしても，思春期の子どもが伝えようとした努力を強化するよう職員を支援しましょう。次の例を考えてみましょう。

> 施設入所中の15歳の少女はグループセッションから抜け出しました。職員が追いかけて「どうしたの？」と尋ねたところ，「このグループむかつく！　嫌気がさす。あたしのことを，この手の話をしなくちゃいけないくらいバカな奴だって，あんたたちみんなして思っているんでしょ！」と言いました。

この少女は，自分のやり方でコミュニケーションを取ろうとしています。どんな応答の選択肢が考えられるでしょう？　一つ目は，少女のコミュニケーションの**方法**に応答するやり方です。「あなたのふるまいは本当に不適切だわ。怒鳴ったから5ポイント減点よ」。二つ目は，この子の**メッセージ**に応答することです。「他のみんなはこのグループから得るものがありそうよ。あなたも一生懸命やらなきゃ」。3つ目は，**コミュニケーションを通して試みたこと**に応答することです。「あなたはこのグループにひどく強い気持ちを抱いたようね。どんな気持ちなのかをとても聞きたいわ。でも興奮していると話を聞くのは難しいね。まずは落ち着く方法を見つけてみない？　それから話し合いましょう」。**注意**：私たちの見解では，3つ目の方法が思春期の子どもがコミュニケーションを試みたことに対する，より治療的な応答ですが，施設プログラムにおいては，最初の二つの選択肢も同じくらい妥当な応答であることは否定しません。また応答を選ぶにあたっては，職員にはタイミングを計ることが特に重要であると伝えています。すなわち，行動に対する制限や他のペナルティを告げる前に，まずは子どもが適切な感情調整を用いて表現することをサポートします。

🌏 現実に根ざした治療

💭 **練習，練習，また練習**：コミュニケーションを取ることは難しいものです。特に慣れていない子どもや大人にとってはなおさらです。セッションの中でできたとしても，危機的な状況で応用できるかは別物です。しかし練習を重ねることによって，特に養育者と子どものペア，もしくは家族の中で練習すれば，効果的なコミュニケーションがだんだんできるようになるでしょう。

💭 **現実的に，我慢強く，そして敬意を払います**：内的な体験を分かち合うことで傷つくこともあります。子どもは大人のように，ある感情や体験を分かち合うのが，別のものよりもうまく（そしてよりオープンに）なるでしょう。内的な体験を伝えようとするどのような試みでもほめましょう。そしてコミュニケーションにまつわるさまざまなリスクについては，**ゆーっくりと**支援しましょう。

PART IV
能　力

なぜ発達的な能力をターゲットにするのでしょう？

- 発達はダイナミックなプロセスで，これまでにできるようになったものだけでなく，認知機能の成長のような新たに手に入れた利点を活用しながら進みます。そしてそれぞれの発達段階は，子どもが乗り越えなければならない重要な発達課題と結びついています。
- 各段階の発達課題は，その前の段階の上に積み重ねられていきます。例えば，児童期の発達課題である仲間との関係づくりは，幼い頃のある程度しっかりした愛着関係の上に積み重ねられていきます。
- 子ども時代を通じて，認知や対人関係，個々の内面，感情，身体／運動機能などのさまざまな領域の能力が発達していきます。
- 多くの発達的な能力は，それ自身が将来のライフステージのレジリエンス（回復力）と関連しています。それゆえ，治療は症状を軽快させることを超えて，重要な発達上の課題の達成を主な目標として目指すことが大事です。トラウマは発達の道筋に有害な影響を与えるので，発達的な能力を「トラウマに焦点を当てたセラピー」の補助ではなく，セラピーに不可欠な構成要素として治療ターゲットにするべきでしょう。

発達課題の達成にトラウマはどのような影響を与えるでしょう？

- これまでの「キーコンセプト」で述べられているように，トラウマは適応する領域と発達段階の両方で，発達的な能力を妨げる可能性があるとのエビデンスが豊富に存在します。
- トラウマへの暴露は，以下の能力の発達を阻害することに関与します。
  - **対人関係能力**：幼少期の安全な愛着関係の構築，仲間との良好な関係づくり，大人になってからの成熟した人間関係。
  - **自己の内面に目を向ける能力**：肯定的な自己概念，自己の内的な状態への気づき，自己の能力の現実的な把握，自己の状態を統合する能力。
  - **認知能力**：言語発達，学校での成績や学力。そして問題解決や欲求不満耐性，持続的注意，抽象的な推論など司令塔（前頭葉）機能のスキル。
  - **調整能力**：感情体験を見分ける能力，他者の合図や表情を現実に即して読み取る能力，生理的・感情的な覚醒を調節する能力，身体／運動機能を管理し，組織化してまとめる能力，感情体験を共有する能力。

スリーパーツモデル再考

- 本書の「第2章 子どもの発達」の「人の危険反応と適応」では，以下の見方を通して子どもの行動を理解するスリーパーツモデルを強調しています。①危機が起こると予想するなど，意味づけのシステムへの有害な影響，②トラウマに関連する手がかりに直面した時の，機能的な危険回避と欲求充足の戦略の活性化。その結果，感情，行動，生理学的な状態の調整不全に至ること，③落ち着きを取り戻すために，代わりとなる適応方法に依存することによって生じる発達上の困難。
  - ◆ ARCの枠組みの**アタッチメント**の領域では，このモデルの第一段階として，十分に安全な子どもを取り囲むシステムを構築することと子どもと養育者の関係を強固にしたり修復することを治療目標にしています。
  - ◆ ARCの枠組みの**自己調整**の領域では，このモデルの第二段階として，養育者とともに，子どもの自己の内的な体験への健全な理解を促進すること，感情と生理学的状態を管理し変化させる戦略およびこれらの体験を他者と共有する戦略の習得と利用の促進が治療目標になります。
  - ◆ そしてこの**能力**の領域では，人生のさまざまな体験を上手く乗り切ることに関連している発達的能力を，第三段階の治療目標とし，重要性を強調しています。
- 重要な発達課題がある中で，深刻なストレスによる影響を受けた子どもたちの回復力のある予後に関連し，私たちは徹底して二つの重要な領域に焦点を合わせます。それは，積極的に選択する司令塔機能（実行機能）に関する能力と個々のアイデンティティの健全な発達です。トラウマによる有害な影響を受けた子どもの治療に取り組む際に介入する重要な追加の領域を簡単に紹介していきます。
- ターゲットにする発達課題をアセスメントして選ぶ際には，その子どもの**実年齢**ではなく**発達段階**を考慮することの重要性に留意しましょう。その領域，時や場面において子どもの発達上の能力のレベルに違いが認められます。例えば，知的能力は高いが対人関係を築く能力は遅れている子ども，情緒的な能力がストレスの大きさによって変動する子ども，新しい家に来た時に退行する子どもが考えられます。

幼児期

幼児期の主な発達課題はしっかりしたアタッチメントの確立と，基礎的な自己調整スキルの発達です。さらに，以下のターゲットとなる領域について考えてみましょう。

ソーシャルスキル

- 養育者とともに，適切な方法で，他者とやりとりするための子どもの能力を育てましょう。協力的な遊び方を教えてモデルを示します。やりとりのなかで，望ましくない行動には制限をかけます。
- 社会的なやりとりを学ぶために，子どもを自然な集まりの場に参加させましょう。子どもの遊び場や幼稚園や保育園，ヘッドスタートプログラム（早期教育），地域センター，プレイルームなどの活用を検討してみましょう。養育者はその場にできるだけ残り，子どもとともにこれらの集

まりの場に参加すべきです。
- 構造化された活動と，自由な活動との間でバランスをとりましょう。創造力を使うだけでなく，ルールに従う能力も育てることが大切です。また，協力して遊ぶことと一人で遊ぶことの両方ができることも，子どもにとって大切です。
- 早くから子どもが共感性を理解する力を育てましょう。さまざまな人々が，さまざまな気持ちを持っていることを教えましょう。子どもに，適切な方法で他者の気持ちに応答するよう促しましょう。他者の気持ちに対して必要以上の**責任**を背負ってしまうことと，他者の気持ちを**気づかう**こととの区別が大切です。

運動スキル
- 粗大運動と微細運動機能を育てる活動に子どもを参加させましょう。
- 粗大運動の技術を身につけるために，スポーツ，ダンス，武道，ジンボリー（注：0歳からのスポーツと音楽教室）などを取り入れることを検討してみましょう。この発達段階では競争の激しい遊びよりも，協調的な遊びに焦点を当てます。
- 微細運動機能を身につけるために，美術や工作，パズル，物や文字を丁寧に描くなどを取り入れることを検討してみましょう。
- 可能なら，養育者は子どもと一緒にこうした活動に参加するべきです。運動機能を発達させると同時に，養育者とポジティブな二人での経験を積むことができます。

学習の準備
- 子どもの学習への興味を育ててやる気を出させるために，養育者とともに取り組みましょう。この発達段階で最も重要なのは，自分を取り囲む環境を探索することに興味を持つことです。
- 子どもと**一緒**に探索することを養育者に勧め，自然な集まりの場を活用しましょう。散歩したり，公園に行ったり，本を読んだり，図書館に行くなどしてみます。質問したり，不思議に思う気持ちに，一緒に注意を払いましょう。
- 子どもが新しい情報を利用できるよう，養育者と一緒に取り組みましょう。例えば，もし子どもがスパゲッティをどうやって作るのかに興味を持ち始めたら，養育者が一緒に料理を作ることを提案してみましょう。もし新しいゲームのやり方をおぼえたら，家やセラピーの中で一緒にそれで遊びましょう。
- 子どもの意欲をかきたてるために，養育者と一緒に取り組みます。子どもの快適なレベルよりもう少し上の課題に挑戦するよう励ましましょう。ある課題が，他のものより難しいという現実は，よくある自然なこととして認めましょう。子どもが欲求不満を抱えられるよう，調整戦略を使います。子どもが欲求不満の状態に陥った時には，その内容をはっきりさせて伝え，続けて努力するよう励まします。個々が成し遂げようとしている少し上のことを，協調的に達成できるようサポートしましょう。

児童期

児童期では子どもたちが家の外の世界を探索するにつれて，勤勉性がますます重要になります。

この発達段階では，個々の達成と他者やより広い世界との関係を作ることの二つを目標にすることが大切です。

ソーシャルスキル

- 小学校の間中ずっと，仲間との関係がどんどん大切になります。仲間とうまくやるためには，他者の意図を正確に読み取り，やりとりの中でうまく折り合いをつけ，共感し，予定通りに進まないことや，失望，欲求不満に耐える必要があります。また協調して取り組み，妥協に耐えることは特に重要です。これらの領域の弱点に注目し，子どもが適切なスキルを身につけられるよう取り組みましょう。
- 子どもが補助的な活動にどんどん参加するようサポートします。スポーツやクラブ活動，美術活動，習い事などに参加するよう促しましょう。子どもが競争の要素のある活動に参加するにつれ，感情調整スキルがさらに重要になります。
- このARCの枠組みで強調されている問題解決や感情調整など他の多くのスキルは，仲間関係を上手く作るのに大切です。子どもの実生活での拙劣な対人交流を援助する時は，こうしたスキルを組み合わせましょう。
- トラウマのトリガーは，しばしば社会的なやりとりのなかで目につきやすいものです。「古い」気持ちが新しい関係の邪魔をする時，子どもがトリガーを見つけるのをサポートしましょう。

学校とのつながり・成績

- 児童期では，学校は能力が発揮される主要な場所です。学業成績がよいことよりも，子どもが学校生活に力を注ぎ，そこに参加することに肯定的な気持ちを持つことのほうが重要です。
- 子どもが成功体験を積めるよう，学校とともに取り組みましょう。子どもをサポートするチームを作りましょう。学校で子どものリソースとして機能できる教職員を見つけ，ともに治療計画に協調して取り組みましょう。
- 養育者とともに，子どもの学校での頑張りを強化し，学校で成し遂げたことに興味を示しましょう。学校との連絡体制を作ります。ほめることと，限界設定を設けることとのバランスをとりましょう。
- ルーティンの変化に合わせられるよう，養育者と生活を構造化しましょう。状況の推移に注意を払い，必要に応じて適当なルーティンを作りましょう。子どもが学校の目標（例：宿題）をやり遂げようと努力している時，彼らを支える家庭環境の構造化を支援します。
- 養育者が自由な余暇などの時間に，バランスよく目標を達成する優先順位をつけるのを支えましょう。子どもがワークに加えて，休息と遊びの機会を持つのは大切なことです。

個人的責任

- 子どもが明確で合理的な期待を持たれることは大事です。彼らはどのようなルールがあるのか，どのようなことが期待されているのか，またまわりの人々が目標を成し遂げられると信じてくれていることを知る必要があります。子どもはしばしば，私たちのそうした期待に応えようと生活します（忘れることもありますが）。

- 子どもは徐々にルールの根拠を理解できるようになります。子どもが異なる環境でのルール（例：家 vs. 学校）や，こうしたルールがある理由を区別するのをサポートしましょう。家族のルールを決める時，ある程度子どもたちを巻き込みましょう。
- 子どもが次第に責任を持てるよう励まします。家庭内で年齢相応のお手伝いを子どもにしてもらいましょう。子どもにとってお手伝いをやりとげる経験は大事なことなので，養育者とともに子どもがやりやすいお手伝いを選び，それをやりとげるのを観察して強化しましょう。最終的に子どもが独立してその作業を遂行できることを目標としながら，養育者は必要に応じてサポートします。

思春期

　思春期の子どもの主な課題は，まとまりのあるアイデンティティの探索と確立，養育者からの分離と個体化の初期段階，自立のための土台作りを含んでいます。これらのスキルの多くはこのARCの枠組みの他の章で述べられているので，ここでは，追加の考慮点を強調しています。

ソーシャルスキル

- 思春期の子どもは，さまざまな社会的なやりとりを徐々に自分の力でうまく乗り切れるようにならなければなりません。こうしたやり取りには，仲間とだけではなく，教師，雇用主になるかもしれない人，地域の人々などとのやり取りも含まれます。
- 子どもがいろいろな状況でさまざまな人々と接する機会を作り，効果的なコミュニケーションスキルを練習しましょう。
- 養育者とともに思春期の子どものかかわり合いとプライバシーの必要性とのバランスをとりましょう。養育者のかかわりは情報を得るというよりも，関心を示す方向に変わるかもしれません。
- 仲間の影響の真っただ中においても，自分の意見，考え，目標を維持できるよう子どもと取り組みましょう。その際，ソーシャルスキルにアイデンティティのワークを組み合わせます。
- 対人関係で傷ついた経験を持つ10代の子どもにとって，社会的なつながりは，未熟な親密さか親密さの拒否を引き起こすだけでなく，恐怖を引き起こすトリガーになるかもしれません。ポジティブな人間関係を明確にして，それを発展させることを助けましょう。
- 思春期の子どもの効果的な葛藤解決スキルを伸ばしましょう。このスキルには問題解決だけでなく，感情の認識，調整，感情表出の章ですでに述べられたのと同じスキルが数多く含まれていることに留意します。子どもと葛藤に対処する時，以下のステップを使いましょう。
  - ◆ **自分自身の合図を知ろう**（自分の苦痛の合図に波長を合わせましょう：**感情の認識**）
  - ◆ **タイミングを選ぼう**（難しい状況に向き合う前に落ち着きましょう：**感情調整**）
  - ◆ **ゴールを見つけよう**（思春期の子どもは何を成し遂げたいのでしょう？：**問題解決**）
  - ◆ **別の視点で見てみよう**（他の人は何を感じているのでしょう？：**他者の感情の認識**）
  - ◆ **結果を評価しよう**（何が機能した／機能しなかったかを柔軟に考えましょう。代わりの案を考えましょう：**問題解決**）

コミュニティーとのつながり

- 思春期の子どもが家の外の世界へのかかわりを増やすよう取り組みます。これには部活動や地域の行事への参加，アルバイトなどが含まれることでしょう。
- 子どもがより大きなコミュニティに貢献する方法は，数多くあります。コミュニティに参加することで，主体性，自己効力感，社会的つながりを発達させます。コミュニティへの参加の仕方には，公的なものや私的なものが含まれることを念頭に置きましょう。子どもが，最近自分を変えていったやり方や，どのように自分を変えていきたいかについて明確にするのをサポートしましょう。
- 思春期の子どもが，社会を広げた中で，他の大人など，人々とのつながりを深めるのは自然なことです。これらのつながりに耐えられるよう養育者と取り組みましょう。養育者は子どもがやりとりしている相手については常に頭に入れておくべきですが，そうしたつながりの中で本人が自立を得ようともがいている時は，ある程度の自由を認めることが大切です。
- コミュニティのつながりは個々のスキルを作り上げ高めるだけでなく，興味を探索するための重要な場となります。

自立の機能

- この発達段階の間中ずっと，思春期の子どもは自立に向けて進んでいきます。課題と活動に，この自立が映し出されることが重要です。
- 学校の成績は未来の適応のために次第に重要になります。思春期の子どもとともに最近の成績と，今と未来の目標をつなげましょう。
- 家庭のルールや役割，体制を築くことやその話し合いに思春期の子どもを巻き込むよう養育者と取組みましょう。
- 仕事は自己効力感，自信，責任感を育む大切な場になります。しかし，子どもには現実的な期待と目標を持てるようサポートしましょう。生活の他の重要な部分に参加し続ける子どもの能力を，仕事が妨げないことが大切です。
- 個人的責任は，思春期の子どもにとって重要な価値観です。そしてそれはレジリエンスと深く関連しています。子ども自身のふるまいと，そうしたふるまいから自然に生じる結果を探索することをサポートしましょう。会話の中に「選択する」という言葉を提示しましょう。
- 将来の自立機能に関連する生活スキルを伸ばすことに注意しましょう。銀行口座の開き方や金銭管理，さまざまな場面での適切なやりとり，基本的な家事，外部のリソースの見つけ方と利用の仕方などを思春期の子どもと学びましょう。これらのカギとなる分野に焦点を当てることは，青年期になるにつれて養育の「緩衝材」が少なくなるかもしれない子どもにとって特に重要です（例：措置先から年齢超過になる子ども）。可能ならいつでも，この移行の前後にサポートしてくれる個人やリソースと思春期の子どもを結びつけましょう。

　このARCの枠組みの各領域では，トラウマにより有害な影響を受けた子どもと養育システムのための重要な発達的能力が強調されています。発達のダイナミックな特質やトラウマの発達過程への有害な影響のために，慢性的なトラウマを受けた場合，その治療は子どもの無数の発達的な強み

と困難さに焦点を当てて，アセスメントと介入をしていくことになります。ここから先の章に取り組む際，子どもがサバイバルを超え，ただ反応するのではなく，意識して**行動する**ように支援していきます。その内容には，首尾一貫し，強みを基にした，未来志向の自己の感覚の確立，またまとまりのある人生の物語（ナラティブ）を作るための幼い頃のトラウマ体験の理解と変換が含まれています。

第11章
司令塔（前頭葉）機能を強化する

> **ポイント**
> 子どもが単に何かに反応して行動するのではなく，目標を目指して行動できるようにしていきましょう。問題を解決し，積極的に選択できるように高次の認知処理を使います。

★キーコンセプト

★司令塔機能とは何ですか？

- 司令塔機能とは"認知の船の船長"と考えることができます。それは人がこの世界を航海するのに，目標を目指して，思慮深い方法で導いてくれるものです。
- 司令塔機能にはたくさんのスキルが分類されます。例えば，次のようなものです。
  - ◆反応を遅らせるか，または反応しないようにする。
  - ◆積極的に決断する。
  - ◆結果を予測する。
  - ◆起きたことを評価する。
  - ◆代わりの解決方法を見つける。

★なぜ司令塔機能を身につけるのでしょう？

トラウマはどのように司令塔機能に有害な影響を与えるのでしょう？

- 司令塔機能は**前頭前野**と並行して発達します。通常，幼児期から思春期にかけて発達し，子どもたちはしだいに複雑なやり方で考えをまとめたり問題を解決したりできるようになります。人が目標に向かって行動する時は大抵，脳のこの部位の働きに導かれています。
- 他の多くの脳の部位と同じに，前頭前野もトラウマによるストレス反応に影響されます。ストレスにより，通常の対処戦略がうまくいかなくなり危険反応が活性化すると，カギとなるサバイバルのシステム（例：**大脳辺縁系**）が作動し，"危機状況に必須でない"システムは抑制されます。深刻な危険の最中には，高次の認知処理は不要なものと見なされるのです！（考えてみてください。もし，あなたがジャングルの真ん中にいて，ライオンがあなたに向かって勢いよく走ってきたとします。あなたは「どうしようか？」と考えますか，それとも走り出しますか？）
- 大脳辺縁系と前頭前野とは相互抑制的に働きます。つまり一方が活性化されると一方は抑制されるということです。例えば，イライラは，あなたが困難な課題に注意を集中し解決に向かおうと

する能力の邪魔をします。覚醒レベルが亢進してくると認知処理はバラバラになります。反対にあなたの"考える脳"（例：論理的に考える，課題を分解して段階的に解決する）を使うと，圧倒されるような感じは減らすことができることを思い浮かべてください。すなわち，高次の認知処理に基づいた行動は覚醒レベルの調整に役立ちます。

- 慢性的なトラウマを経験している子どもたちでは，いつも危険（実際の危険と知覚している危険の両方）にさらされていることで，高次の認知能力の発達は悪影響を受けています。この子どもたちの脳では，危険を示す信号への感受性が高まっていて，いつでもライオンから逃げ出せるように体は準備され，前頭前野よりも大脳辺縁系の活性化が優先されています。このような子どもに危険を知らせるトリガーになりかねないものはたくさんあるため，算数の授業中でも大脳辺縁系のコントロール下にいる感じ，ジャングルの真ん中にいる時のようになります。
- 研究によれば，トラウマを経験した子どもたちでは，周りの子どもたちに比べ，年齢にふさわしい司令塔機能の発達が遅れると言われています。この研究の子どもたちは，いくつかの独特の能力を要求される課題がうまくこなせませんでした。それは，反応を抑制する，計画し積極的な選択をする，そして注意を持続する能力です。

なぜ司令塔機能をターゲットにするのでしょう？

- 司令塔機能は，私たちを日々の生活に積極的にかかわらせます。そして自分がコントロールしている感覚と主体性の感覚をもたらします。高次の認知機能の支配がないと，「刺激－反応」モードに陥ってしまいます。生活しているといろいろなことが起こり，私たちはそれらに反応します。司令塔機能は，その行為を**意識的な**ものにします。単に刺激に反応するのではなく，状況に応じてどう行動するか考えられるようにしているのです。
- レジリエンス（回復力）に関する研究では，これら司令塔機能の重要性に光を当てています。次から次へと示されている研究で，問題解決，積極的な選択，そして独立して機能する能力があることは，ハイリスクな子どもたちが立ち直るよい結果を予測するとしています。

セラピストの道具箱

養育者への教育

- 思い出しましょう：養育者にキーコンセプトを教えましょう。
- 思い出しましょう：養育者に，発達段階を考慮するよう教えましょう。
- 養育者に，問題解決のステップを教えましょう。もしそれが適切なら，子どもの問題解決を助け，解決策を見つけて実行するという積極的な試みに，養育者を参加させます。子どもたちにとっての最終目標は，治療の中だけではなく，その時その場に応じて問題解決のスキルが使えるようになることです。もし養育にかかわる人が，子どもたちが積極的に選択しようとしていることに気づき，手がかりを与え，サポートしていくことができれば，子どもはいろいろな場面でスキルを使う可能性を大きく広げることでしょう。
- 養育者が，子どもが選択することとそれに伴う結果に注目し，肯定的な選択を強化できるように

していきましょう。制限を設ける時は，子どもとの主導権争いになるのを避け，代わりに，子どもの選択とその結果に注目するようにしてもらいます。

🎬 セラピーの舞台裏

- 司令塔機能はさまざまな側面を持つものですが，この章では主に3つのスキルに焦点を当てます。状況の積極的な評価，自分の反応を抑えること，決断することの三つです。これらはすべて問題解決スキルに含まれます。最初にD'Zurilla and Goldfried（1971）が概説した通り，問題解決スキルは子どもと大人両方で，認知-行動上，そして社会的スキルの改善を目指す幅広い治療に統合されてきました（例：D'Zurilla & Nezu, 2007; Kazdin, 1985; Kazdin, Esveldt-Dawson, French, & Unis, 1987; Kazdin, Siegel, & Bass, 1992; Matthews, 1999）。以下にトラウマによるストレスを経験した子どもの問題解決能力を取り上げ，危険反応の影響を理解して対処するためのさまざまなステップについて述べていきます。

- 子どもがこれらのスキルに効果的に取り組み，練習するには，調整された覚醒レベルにあることが必要です。これらのスキルと調整の戦略を組み合わせて使うことを教えましょう。

- このワークの主な目標は，積極的に**選択する**能力への子どもの認識を高めることです。「選択」の概念を理解すると，自分には力があるとの感覚が強まり，いくつかのカギとなる能力を身につけていくことができます。それにはまず**主体性**があります。これは自分の行動は，周りに影響を与えることができるとの自覚です。そして**個人的責任**，すなわち決断することとその結果に，責任を負うのは自分だということです。さらに**習熟**，すなわち個人の行動と決定について，実施し，評価し，熟練し，所有する能力で，これらを「選択」を理解した子どもは身につけていくことができるのです。

- 子ども（そして大人）には，明らかによい，悪いとわかる選択肢ではなく，理想的ではない二つの選択肢が提示されることが多いです。ときどき，私たちの選択肢は**何かする**と，**何もしない**の間にあります。しかしそれでも，応答し積極的に選択するということは，依然として重要なことになります。行動することが必然的にネガティブな結果をもたらす時に，内的な体験において，そこで「**何もしない**」を選ぶのと，「**自分は何もできないと感じたり考える**」ことの間には，明らかな違いがあります。それは，主体性と無力感の違いです。問題解決においては，必ずしもよいとは感じられない解決法を選択することが時にはあること，しかしそれは，結局は目標達成に向けて最良となる可能性も残されていることを，子どもたちに教えることが大切です。

- 問題解決のステップは後に述べる順で教えることができますが，どのステップからでも適用することができます。例えば，ある状況ではステップ3（問題の認識）から始め，目標を理解し，可能な解決策を考え，結果を予想しながら取り組むまで進みます。別の状況では，最後のところから始めるかもしれません。つまり，どんな結果を望んでいるか？，というところからです。その結果がわかれば，「できそうな行動や対処戦略」，そして「妨げとなりそうな状況や問題」にさかのぼって取り組んでいくことができます。あるいは，すでに起きた結果（よくても悪くても）から始め，その結果に至った突然の要因やそこでの行動，活用した対処戦略について振り返ります。またネガティブな結果の場合には，望ましい結果や今後の子どもの成功を助けるであろう代わりの案を見つけることにも取り組めます。

- 特に選択することが難しい子どもでは，選択できたことに私たちが気づき，「それが選択したことだ」と教えてあげることが非常に大切です。次の例について考えてみましょう。

   最近アルバイトを始めた思春期の少女が，「店の副店長にはイライラするんだ」と話しています。「彼女はずっと私に目をつけていて，何をしなさいとか，どうやってしなさいとか，もっと早くやりなさいとか言ってくるの」。セラピストが，どうやってそれに対処しているのかと質問すると，「あたしが何をするかって？　黙って，副店長に言われたことをしているだけよ」と答えました。セラピストは，過去にときどき，少女がかんしゃくを鎮めるのに大変なことがあったと触れます。すると「そうね。だって仕事を失いたくないもの。お金がいるし」と言いました。セラピストは「すごいわね。あなたは自分が仕事を続けたいってわかっているのね。それで，イライラしたり混乱しても，『言い争ったり怒鳴り返さないで，気持ちをコントロールする』という選択ができているのね」と返しました。

   この状況では，セラピストが少女の積極的な選択（仕事を続けることが目標だから，自分の行動をコントロールする）を知り，どういうことかを明らかにし，強化していることが重要です。同様に，その後で，結果として生じてくる問題（例：このようなやり取りから生じる困難な感情や覚醒状態をどのようにコントロールするか）にも焦点を当て，解決方法について子どもと一緒に取り組むことが大事になります。
- 次に，積極的な選択をする時のカギとなるステップを述べます。このステップにおいては，これらのスキルをその時その場で"捕まえて"適用する戦略に焦点を当てています。

🛠 道具：司令塔機能を身につける道具

問題解決スキル

- 問題解決スキルは，形式的でも形式張らなくても使うことができます。会話の中，構造化された文章の中，課題を書き出す時，近づいている困難について考える時，あるいはすでに起こった状況を振り返る時にも使えます。
- 多くの人にとって問題解決のステップは，無意識に行われる素早い手順で，状況を見きわめてさまざまな選択をするのに使われています。しかしトラウマにさらされた子どもは，すぐに反応してしまうため，これらのステップは飛ばされてしまいます。そこでこのワークの目標は，この無意識の手順を**意識できる**ようにしていくことになります。
- 次の表にあるステップでは，これまでに明らかにした主なスキルそれぞれについて述べています。どのステップも独立してターゲットにすることができ，ある程度馴染んだ感じになるまで，別々に練習していくべきです。しかし目標は，長い年月をかけて子どもが与えられた状況で，関連するすべてのステップを使える力を身につけることです。

ステップ	説　明
ステップ1：問題があることに気づく	**子どもへの教育：** • これまでに取り組んだスキルに結びつけます。「感情はいろいろな状況の中で呼び起こされます。私たちは感情に気づき，どう扱うかについてたくさん話し合ってきました」。 • 感情は役に立つ情報を与えてくれます。「感情は時には厄介で，追い払いたくなりますが，大事な情報を与えてくれます。感情は，何かが起こっていて，それは自分の好きなものなのか，あるいは嫌いなものなのか，心配しているものなのかなど教えてくれます」。 • 問題を見つけるために**「気持ちの探偵」**のワークを使いましょう。「私たちはこれまで，感情をうまく処理し，他の人と分かち合い，理解することができるように，まず感情に気づくことについて，話し合ってきました。さて，今度はこの感情をどのように使って，あなたがよい選択をしていくかを話し合います」。 • 子どもがコントロールできるようになることを強調します。「これからあなたが習ったすべてのスキルを使い，自分の感情を認め，行動する前に止まって考えることに取り組みます。この取り組みは**あなたの感情に役立つのではなく，あなた自身に役立ちます**。だから自分が何をするかについて責任を持ちましょう」。 **目標**：子どもが"問題のある状況"（例：混乱したり，トリガーにさらされている時）に**気づける**ようになること。 **方法**： • **内的な**手がかりに気づき，これを**「感情の認識」**のワークと結びつける力を育てます。「気持ちの探偵」として，子どもは自分が悲しい，怒っている，心配などを示す手がかりを学びます。例えばエネルギーのレベル，体の感覚，思考，行動等，最も重要な手がかりを特定し，それがいつ起きたかに気づけるよう練習していきます。可能なら，養育者にも手伝ってもらいましょう。 • 他の人たちが問題と思っていることを示す，**外的な**手がかりにも気づけるように手伝います。感情の認識のエクササイズで学んだ，他の人の気持ちを示すサインについて復習します。声のトーン，表情，ボディランゲージ等のカギとなる手がかりに，子どもが波長を合わせられるように手助けしましょう。他の人が混乱していたり，怒っていたり，心配していることをどうやって知ることができるでしょう？
ステップ2：基本的な安全を確保し本能的な危険反応を抑える	**子どもへの教育：** • 脳について教え，素早い危険反応を自然なことと教えます。「感情の働きの一つは，何かが起きていることを脳に伝えることです。私たちの脳のいろいろな部位は，異なることをコントロールしています。ある部位は，**何かをする，行動のコントロール**がすごく得意です。例えば，もし熱いストーブに触ってしまったら，行動の脳に痛みのメッセージが届き，急いで手を動かして欲しいと伝わります。別の脳の部位は，**考えること**がとても得意ですが，ときどき私たちは，この部位に責任を持ってほしくないと思う時があります。例えば，もし熱いストーブに触ってしまった時，手を放す前に，何かじっくり**考える時間**をとろうとしますか？　しませんね」。 • スキルの理論的背景を教えます。 　◆「時には，**考える脳**に働いてもらうことが大事になることがあります。痛みのような身体感覚がある時は，素早く反応することが重要です。しかし，他の種類の感情，例えば怖くなる，怒る，興奮する，イライラするは，私たちを**必要以上に速く**行動させてしまうことがあります。これは本当に危険な時はよいのですが，危険でない時にはよくありません」。 　◆「以前危険な目にあった子どもたちは，その場の状況，考え，感情から，危険だというサインを受けた時，素早く反応することがとても上手です。しかしほとんどの場合は，反応をする前に，何が起きているのかを知ることが重要です」。 　　（質問：「感情によって，必要以上に急いで反応したことはありますか？」。例を挙げます。例えば，先生を大声で怒鳴った，きょうだいを叩いた。「反応が早すぎた時の結果はどうでしたか？」）

ステップ	説　明

- 「本当の危険」と「感知した危険」を評価することに取り組みます。「強い感情に襲われた時，最初にすべき大事なことは，自分は安全なのか危険なのかはっきりさせることです。私たちはすでに，何か**危険かもしれない**ことを示す手がかりに，脳がどうやって注意を払うかについて，話し合ってきました。時には本当に危険なことはありますが，別の時には，その手がかりは，過去に**危険だった**ことを私たちに思い出させているだけなのです。それを何と呼ぶか覚えていますか（もし必要なら，トリガーの概念をもう一度教えましょう）？　トリガーは，身体の警報システムを発動させます。私たちが取り組もうとしているのは，本物の警報と偽の警報を見分けることで，これは学校の避難訓練のようなものです。

目標：子どもたちが基本的な安全の感覚を身につけること。そして次に，自分で積極的な選択ができるようになるまで，はじめのサバイバル反応を**抑えられる**ようになること。

方法：
- **ステップ 2.1**：何かが起こる前，その子どもは基本的に安全の感覚がなければなりません。自分が混乱していることに気づく能力と，その環境を即座に調べて評価する能力を組み合わせましょう。「**私って今，本当に危ないの？**」。
   - ◆**身体の危険を評価する**：「何か身の回りに自分を傷つけるようなものがありますか？　誰かが自分の身体を脅かしていますか？　もしそうでなければ……？」
   - ◆**トリガーを評価する**：もしこれまでに教えられていなければ，子ども自身のトリガーを明らかにするよう一緒に取り組みます。何が強い感情を引き出したり，安全でないと感じさせるのでしょうか？　その状況を子ども自身の言葉で言い表せるようにサポートしましょう。（例：「あいつらに，自分はめちゃくちゃにされた」なのか，「不公平だ」なのか）。多様な種類のトリガーに注意します。
      - ○内的なトリガー（例：孤独感，脆弱な感じ／無力感）
      - ○関係性のトリガー（例：権力の行使，親密さ）
      - ○感覚のトリガー（例：におい，音，表情，触覚）
- トリガーが引き起こす反応に伴う手がかりに気づけるように助けます。トリガーと，闘争，逃走，フリーズ（凍りつく）反応を結びつけます。闘争反応がある時，子どもは自分の行動や感情がどのようになっているかわかりますか？　逃走反応の場合は？　フリーズする反応の時はどうですか？　異なる種類のトリガーには異なる反応があるかもしれないことを覚えておきましょう。
- **ここでの目標は，子どもが，トリガー（現実の危険ではなく）があればそれに気づき，積極的な選択ができるまで上手に反応を遅らせることです。**

- **ステップ 2.2**：反応の抑制
   - ◆子どもに咄嗟の反応を遅らせるやり方を教えます。いったん子どもがその状況を"問題"だと認識したら，自分の感情を整えて積極的に選択する時間が持てるまで，それ以上の反応は遅らせることが重要です。
   - ◆これは多くの子どもたちにとって非常に難しいステップで，たいていはたくさんの練習が必要になります。
   - ◆役に立ちそうないろいろなやり方を考えます。（「第9章　**調整**」に記載されている多くの方法が含まれます。）
      - ○呼吸に注意を向ける。
      - ○認知の道具（例：自分に言い聞かせる言葉"止まって考えよう"）。
      - ○目に見える道具（例：小さな停止信号や停止のライト）。
      - ○社会的資源（例：養育者や先生の出すサイン）。
      - ○グラウンディングの道具（例：手の中でいじる物に集中する）。
- 感情調整でやったように，調整スキルを覚醒状態に合わせて行います。
- このスキルが使えるよう，養育者や他の大人に子どもをサポートし強化してもらいましょう。

ステップ	説明
ステップ3：問題を明らかにして理解する	**子どもへの教育：** ・**問題の大本を見つける。**「ひとたびあなたに本当の危険が迫っているのではないとわかれば，**本当は何が起きているのか**を考える時間ができます。引き起こされた感情はどこからか来ているのですから，元があるはずです」。 **目標**：子どもが，自分や他の人の感情がどこから来ているのかを理解するために，**意識的にその状況を評価する**ようになること。 **方法**（あるいは**問題を探る探偵になる方法**を学ぶ）：何が起きているのかを理解するために時間をとります。 ・子どもが何かを感じていることに気づくことができたら，問題は本当は何なのかを，**具体的に**明らかにするよう教えます。 ・その**子ども自身**が何かを不満に思っているとか，誰か**他の人**がその子どもに不満であるとか，あるいはその両方がある状況が，一般的には「問題」なのです。 ・子どもたちに手がかりを与えます。次の「問題解決スキルを適用する機会を見つけよう」で扱うように，出来事を**振り返るため**に誰が，いつ，どこでなどの疑問詞で始まる疑問文を使いましょう。 　◆「いつからお腹のあたりに，おかしな感じがするのに気づいたの？」 　◆「誰と一緒にいたの？」 　◆「何をしていたの？」 　◆「どこでそれをしていたの？」 　もしくは 　◆「パパが怒っているって，どうしてそう考えたの？」 　◆「彼は何をしていたの？」 ・可能な限り，問題を突き止める人の中に子どもが入っていることが大事です（実行できそうな解決方法についても同様です）。何が問題か見分けられるようになることが大切です。子どもにヒントをあげましょう。しかし自分ができることは何かについては，子どもによく考えてもらいましょう。
ステップ4：ブレインストーミング：使えそうな解決方法を見つける。まだ何もあきらめない！	**子どもへの教育：** ・**問題があるとわかれば，それを積極的に扱うことができます。**「いったん何かが問題だとわかれば，ただ反応する代わりに積極的な選択ができます」。 ・**いつでも，複数の選択肢があります。**「いつだって子どもはつらくなると，もう選択肢はないと感じてしまいます。でもほとんどの場合，何もしないということも含めて選択肢は複数あるのです」。 ・**ときどき，その選択肢は，行動よりも私たちの内側で起こることにかかわるものです。**「状況を明らかにしようと行動を起こすよりも，何かについてどう感じたり考えたりするかに取り組むことを選択する場合があります。例えば，私たちが変えることのできない状況にいる時の選択肢には次のようなものがあります。(a) 怒ったり憤慨したりする (b) 状況を受け入れ，何かうれしくなるものについて考える。その状況が終わる時に向けて前向きに考える」。 **目標**：子どもが，可能性のあるたくさんの解決方法に気づき，積極的な選択ができるようにすること。 **方法**： ・**ステップ4.1**：最近の選択を挙げ，それを確認します。 　◆すでに選択されているのなら（例：このワークはその状況の結果があって行われている），最初に子どもが行っているその選択を挙げ，確認することは重要です。

ステップ	説 明
	・**ステップ 4.2**：目標を決めます。 　◆すべての状況で，目標にできることはたくさんあります。困難な状況で決める選択は，私たちの目標が何であるかによります（例：子どもが学校でけんかをしてトラブルになっているとすれば，目標は，怒ってしまう前にどうやって落ち着くかを教えること，問題を解決する方法を考えること，次の時のために違った解決方法を考えるということになるでしょう）。 　◆子どもが何を達成したいかを，具体的に確認できるよう手助けしましょう。感情を表現する，手助けを求める，ペナルティを避ける，ごほうびか特典を手に入れる，難しい状況をなんとかするなどについて考えます。 　◆もし子どもの選んだ目標が現実的でなければ，それに代わる目標を明らかにするために，よく検討することをサポートします。例えば，きょうだい喧嘩をするせいで，実親との面会が難しいものになっている子どものことを考えてみましょう。その目標は「弟なんかいなくなれ」かもしれません。その考えは理解できるものですが（そして認めるのも大事ですが），それに代わる目標（例：「ママとこれからも会っていくためには，弟とどうやってつきあったらいいのかな」）を考えることをサポートします。 ・**ステップ 4.3**：実行可能な選択肢を作り出しましょう。 　◆子どもには，できるだけたくさんのアイディアを生み出すよう助けます。この時点では，どんな選択肢であってもコメントを控えることがとりわけ重要です。例えば，学校で誰かと対決している時にはどうしたらよいか，違った方法をすべて挙げるように子どもに伝え，誰かを叩く，窓からレンガを投げる，逃げ出す等と，挙げていったとしてもこれらすべてはリストに載ります。 　◆この段階では，**最善**の解決策を探さないということを覚えておいて下さい。そこに解決方法が**ある**ということ，そしてそれが解決方法らしくなくても，子どもが選択肢を挙げたことに焦点を当てようとするのです。例えば，誰かを叩くことを選ぶのは解決策です。でもほとんどいつも代わりの解決方法があるものです。 　◆もし子どもが肯定的な解決方法を何も思いつかないようなら，治療者には 2 つの選択肢があります。次に述べるステップを続けて，起こりうる結果を評価し，それからまたこのステップに戻って代わりの解決方法を探すという方法，**あるいは**，その場で，子どもとあといくつかの解決法を考えてみることです。（例：「誰かを叩くということを含まないやり方を，あといくつか考えられないかしら？」）
ステップ 5：それぞれの解決方法について，起こり得るすべての結果（よい，悪い）を評価し，その後で選択する	**子どもへの教育**： ・すべての選択には結果があり，よい結果も悪い結果もあります。「私たちが行うすべての選択は，結果を伴います。それはよい時もあればあまりよくない時も，また両方の場合もあります。例えば，あなたがママの手伝いをしたら，あなたは（ママも）いい気分になるでしょう。でもその日の好きなテレビ番組を見る時間がなくなるかもしれません。また，もしあなたが誰かを叩くことにしたら，気分はよくなるかもしれませんが，たぶんトラブルになるでしょう」。 ・選択します。「完全によい選択というものがないこともあります。でもたいていは，あなたがこうなってほしいとか，こうなってほしくないということに基づいて，少しだけでもよい選択を思いつけるものです」。 **目標**：子どもが目標にそった解決方法を選べるよう，結果を評価することをサポートします。

ステップ	説 明
	方法： ・ステップ 5.1：考え出されたそれぞれのアイディアについて，起こり得る結果を評価します。 ◆子どもと一緒に，リストのそれぞれのアイディアを評価します。たいていの選択肢は，よい結果と悪い結果の両方を伴うものだと教えることが大切です。 ◆結果はすぐに出ることも遅れて出ることもあることに注意しましょう。子どもには，その瞬間に何が起きるかだけでなく，選択した結果として，しばらく経ってから起こりそうなことについても考えるように手助けしましょう。 ◆子どもが考え出したすべての解決方法について，この手順を検討していきます。 ・ステップ 5.2：想定できる結果に基づいて，子どもが選択するのをサポートします。 ◆子どもがすべての選択肢を積極的に検討するのを助けます。「状況，目標，手に入りそうなごほうび，そして想定できる結果がわかりました。今ならどれが最もよい選択だと思いますか？」 ◆組み合わせについても考えます。「時に最良の選択には，いくつか異なる行動をとる場合があります。例えば，目標の一つは自分の気持ちを表現することで，もう一つは助けを求めることかもしれません。役に立つ2つの目標を両方選択して行動することは理にかなっていますか？　それとも一方を他方より優先したほうがいいですか？」 ◆ネガティブな選択に伴う結果を教えますが，主導権争いにならないようにします。この一連の過程を進めていっても，なお子どもは，ネガティブな選択をするかもしれないことを覚えておきましょう。それについては，子どもが本当に選びたかったものかもしれないと認めますが，選択をすれば，それに伴う結果も受け入れることを意味すると伝えていきます。結果を強調することで責任感と自分がコントロールすることへの自覚を高めることができます。 ◆子どもがその評価について現実的になるように助けます。ある選択肢はよさそうに見えても実行は難しいかもしれません。例えば，友達との喧嘩の最善の解決策として，子どもは「ただ怒らないようにする」を選んだとします。治療者は次のように返します。 　○感情は自然なものと教えます。「そう，実際のところ，誰かに怒鳴られて，少しも怒りを感じないのは難しいことよね。どんな気持ちを持ってもいいと話し合ったこと思い出せますか？　ただ，安全な選択をすることは大事でしたね。あなたが気持ちをなくしてしまおうとするのは，本当はよいことではありません。なぜなら，その気持ちは別の形で出てきてしまうものだからです」。 　○その感情に対処する安全な方法を見つけ，さらに目標に近づきます。困難な感情を持つような状況では，自分を調整する戦略を，取りうる選択肢に入れます。例えば，「ストレスボールをねじって気持ちを落ち着かせ，それから大人と話してみる」ということを選択できるかもしれません。
ステップ6：解決策を実行して評価し，必要なら見直す	子どもへの教育： ・試してみましょう。「私たちはいつも何が最善の選択かわかっているわけではないし，選択したらどんなことが起こるかについても，いつもわかっているわけではありません。ときには実験してみることも必要です。それは，自分が一番よい解決法だと考えるものを選んで，試してみるということです」。 ・結果を評価します。「一度何かを試してみると，それが正しい選択だったかどうかわかります。私たちは，いつでも戻って別のことを試したり，次の時には違う解決策を選ぶことができます」。 目標：子どもたちが積極的に選択することをサポートし，伝え返していきます。

ステップ	説　明
	方法： ・**ステップ 6.1**：選択に基づいて行動します。 　◆ここでの目標は，自分の選択したことを実行することです。これは多くの点で最も難しいステップです。子どもにとっては，面接室から毎日の生活へと応用することは難しいかもしれません。 　◆**予想する**：子どもと一緒に，妨げとなりそうなことと同じく，成功する可能性を高める要因を考えましょう。うまくいくことを増やし，妨げとなるものを減らすか，対処方法を考えられるようにします。 　◆**ロールプレイ**：子どもが選んだ解決策を練習しましょう。異なるシナリオと結果を，ロールプレイで演じてもらいます。 　◆**チーム作り**：他のリソースも引き込んで，子どもが成功するのを助けましょう。子どもからヒントをもらいます。「この件であなたが助けてほしいって，誰に話したらいいかしら？」。可能な範囲で養育者や先生などを巻き込んで，実行することを支援してもらいましょう。その子どもがターゲットのスキルを使うのに，関係者チームに子どもに手がかりを出してもらうように伝えておきます。 　◆**実験**：実行してみようとする試みは，実験と位置づけます。新しい行動やふるまいの結果というものは，誰にも正確に予測することはできないと教えます。そして，子どもに結果について積極的に振り返り，報告してもらいます。 ・**ステップ 6.2**：結果を評価し，必要なら見直します。 　◆子どもが新しい解決策を試そうとする状況では，何が起きているかを見ることが大切です。うまくいったらほめましょう。 　◆もし解決策がうまくいかなかったとしても，子どもが前向きに実行しようとしたどのような**試み**も強化していきます。 　◆もし実行した選択がうまくいかなかったら，子どもとしっかり確認し，妨げとなったかもしれないことについて評価しましょう。その解決方法が間違っていたからなのですか？　タイミングが合っていなかったのですか？　他の人のせいですか？　感情が強くわいてきて，その瞬間子どもは自分の選択を思い出せなかったのでしょうか？　これまでに述べてきたステップに戻りながら，実行の妨げになったものへの解決策が見つかるように手助けしましょう。

問題解決スキルを適用する機会を理解する

・問題解決スキルを適用する最良の場面というものは，子どもの話に応答していたり，選択を行うべき時，あるいは行われたという，まさにその時が多いです。上の表に問題解決の手順のそれぞれのステップが説明され，教えるポイントと目標が載っています。ここではこのスキルを使い，適用する機会の見きわめ方について述べていきます。

「なぜみんながそんなに怒っているのかわからない」

・**導入のポイント**：子どもがなぜそうなったかわからないと混乱したり，何かが問題だということに気づいていない時に，少し子どもの話を聞いてみます。
・**目標**：子どもの"問題の状況"を知らせる内的，外的手がかりへの気づきを増やし，その問題は何か，何だったかを評価し，理解できるようにします（**ステップ 1〜3**）。
・**注意**：問題解決スキルをある状況の結果に適用する時は，**後戻りの方法**を使うと，子どもの身体や環境にある微妙な手がかりをたどり，波長を合わせていくことを学べるかもしれません。
　◆子どもに，自分が混乱した**状況を，具体的に明らか**にしてもらいます（例：「突然みんなが怒

- ◆ **後戻りします。**「みんなが怒っている」その5分前は，何が起きていたのでしょう？ 状況や子どもの身体の状態，感情，思考等がどうだったか評価します。
- ◆ **最初の手がかりがわかるまで，後戻りを続けます。**子どもが"問題"があるという手がかりに気づけるよう手助けします。例えば，自分が気持ちをコントロールできなくなった，あるいは，他の人が怒っていたというものです。「**感情の認識**」スキルと結びつけます。
- **例：**

    （子どもが，悲しそうな，ふさぎこんだ様子でセッションにやってきます。）
    セラピスト：今日は元気がないみたいね。どうしたのかしら？
    子ども：みんなが僕のことを嫌いなんだ。なぜかわからない[**状況についての混乱した言葉**]。
    セラピスト：みんながあなたのことを嫌いなの？ どうしてそう考えるの？
    子ども：わからない。僕はただ遊ぼうとしていただけなのに，みんなに「あっちにいけ」と言われた[**状況の明確化**]。
    セラピスト：そうなんだ。あなたがなぜ元気がないのかわかったわ。何が起きていたのか考えてみましょう。みんなが「あっちに行け」って言った直前には何があったの[**後戻り**]？
    子ども：わからない。休み時間でさ，何人か遊んでいたんだ。それで僕も遊びたいなって思って，それで，みんな怒り出したんだ。
    セラピスト：どうしてみんなが怒っているってわかったの["**問題**"**の手がかりへの波長合わせ**]？
    子ども：大声で怒鳴っていたんだ。みんなが僕のことを「ばかだ」って言った。
    セラピスト：わかったわ。みんなは怒っていたみたいね。怒鳴られる前には何があったのかしら[**後戻り**]？

- **注意：**この手順は，子どもと治療者が"問題"があったことを示す，早い時点での手がかりを見出すまで続けることができ，状況をはっきりさせ，理解し，問題解決のステップ（すなわち次の時に役立つ代わりの案）につなげることができます。

「でも自分は〜しなければならなかった」

- **導入のポイント：**子どもが過去または未来のある状況について，「選択肢がなかった」，あるいは「選択肢があるように思えない」と言い出した時には，少し話を聞いてみましょう。
- **目標：**選択肢にもっと気づけるようになること。（ステップ4）
- **例：**

    （この子どもは，グループホームで他の子どもを突き飛ばしたために，行動制限のプログラムに入っています）。
    子ども：なんでこんな騒ぎになったかわからない。あいつが先にやって，自分は**やるしかなかったんだ**["**選択肢がない**"**との言葉**]。
    施設のカウンセラー：あなたは選択の余地がなかったと感じているように聞こえるけど。
    子ども：そう，なかったね。あいつがイライラさせたんだ。
    施設のカウンセラー：わかったわ。マニュエルがイライラさせたから，突き飛ばすことを選

択したのね［選択という言葉］。それをしたから，あなたは行動制限になったのね［結果を示す言葉］。何でそんなにすぐに突き飛ばしたのか考えてみましょう［トリガーの役割または制御できない反応の認識］。それから，他にあなたにできたことがないか考えてみましょう。

「私はこれから〜［ここに悪い選択肢を入れる］する」

- 導入のポイント：子どもが潜在的にネガティブな選択肢を考えている時は，しばらくその話を聞いてみましょう。
- 目標：行動に伴う結果についての理解を増やす（ステップ5）。
- 例：

(思春期の女の子が両親と言い合いをし，ひどく怒ってセッションにやってきました)。

子ども：親なんて大嫌い。もううんざり。家を出るんだ［潜在的にネガティブな選択］。ニューヨークに友達ができたんだ。いつでもそこに行ける。

セラピスト：そう。事態はずいぶんヒートアップしているように聞こえるわね。あなたがなぜ家を出たいか理解できるわ。少しだけそのことについて一緒に考えられるかしら？

子ども：いいよ，でも考えは変えないからね。

セラピスト：わかったわ。それはあなたの選択ね［主導権争いをしないこと，選択ということを強調する］。あなたは一息つきたい感じね。家出することも含めて，いろいろな選択肢について考えてみましょう［ブレインストーミングの時には，どんなことも除外しない］。それから，あなたにとって一番うまくいくことは何か，考えましょう［代わりの解決方法を考え，それらを評価する］。

注意：問題解決の支援があるにもかかわらず，子どもがネガティブで安全でない選択をするとの意思を強調し続ける状況では，大人はその行動について話し合う必要があるとの立ち位置です。以下のように，「選択」の言葉を使い続けます。

子ども：あー，ばかばかしい！　あたしは本気だよ。出ていくからね。

セラピスト：出て行きたいというのはわかるわ。でも私の仕事はね，あなたが安全でいられるように手助けすることだって知ってるわよね。もし出ていくことが，あなたの本当に望んでいる選択肢なら，私はあなたの安全を守るために何かしなければならないわ。お母さんにこのことを話すとかね。

「全部〜［お母さん，お父さん，先生たち，僕の犬等］が，悪いんだ！」

- 導入のポイント：子どもが自分の選択に伴う責任を外部に求める時は，少しその話を聞いてみましょう。
- 目標：行動に伴う結果について理解を増やす（ステップ5）。
- 例：

(思春期の男の子が，親にプレイステーションを取り上げられたと怒ってセッションにやって来ました)。

子ども：親なんてクソだ！　もううんざり。あいつらは，ばかばかしくてどうでもいいよう

なことで，俺の持ち物をいつも取り上げるんだ。俺をうんざりさせるためだけにやるんだ [責任の外在化]。

セラピスト：わかった。君はすごく怒っているようね。何があったの？

子ども：あいつらが俺をうんざりさせようとするって言ったろ。わざと俺のプレステ 2 を取り上げたんだ。

セラピスト：あらまあ。ご両親はいきなり取り上げたの？　それが起きる前に，いったい何があったのかしら？

子ども：何もないよ。俺は遊んでいただけ。ゲームが終わったら宿題をするところだった。そうしたらいきなり親が来て，怒鳴り始めたんだ。

セラピスト：このことは，前に親子で話しあったことがあるの？

子ども：うん，多分ね。でも，俺はすぐに宿題をやろうとしていたんだ。こんな騒ぎになるとは全然思ってなかった。

セラピスト：私が理解できているか確認させてね？　つまりあなたたち親子は，宿題について話し合っているのね。ご両親は「ゲームをやる前に宿題をしなさい」って言っていたの？

子ども：そう。

セラピスト：もし君が宿題をしなかったら，プレステ 2 を取り上げるって言ったのかしら？

子ども：そうだよ。でも俺は宿題をしようと思っていて，ただゲームを終わらせていただけなんだ。

セラピスト：わかったわ。だんだんはっきりしてきたね。君のご両親は君に何かするように言っていて，君は言われていたのに，宿題をする代わりにプレステ 2 で遊ぶ選択をしたのね [子どものした選択に焦点を当てる]。プレステ 2 を取り上げられないようにする，何か別の選択肢がなかったか，考えてみましょう [将来の代替えとなる選択肢を作り出す]。

発達段階に応じた配慮

発達段階	司令塔機能への配慮
幼児期	司令塔機能のスキルは，子ども時代を通して，思春期，青年期にかけて発達していきます。幼児期の子どもたちは独立して問題解決することはできず，また期待してもいけません。 しかし，幼い子どもでも「もし〜なら〜になる」という基本的な因果関係は学ぶことができます。この年齢の子どもたちの目標は，選択やその行動，そして結果（よい悪いの両方）についての基本的理解を確立することです。 主体性は幼児期のカギとなる発達課題です。養育者と一緒に，積極的に子どもの選択と行動に気づいて名前を付け，それらを結果に結びつけていきましょう。例えば子どもが積み木でタワーを作り，それから壊したとします。「見て，見て！あなたがタワーを叩いたでしょ。そしたらバタン！って。すごいわね！」

発達段階	司令塔機能への配慮
児童期	標準的な発達では，子どもたちは行動や選択についてコントロールし，振り返る能力を高めているはずです。目標を目指す行動に，その認知能力を活用できるようになります。 この発達段階では，可能な選択とその結果について予想する，計画する，そして評価することに，主眼を置いていきましょう。選択にかかわる言葉を増やすように，養育者や他の大人たちを巻き込みましょう。例えば，「今日はサッカーがある日だね。君が練習でときどきイライラするのを知っているよ。今日，君ができることで，イライラした時に役立つ選択肢にはどんなものがあるかな？」 この段階では，次第に，やり遂げることが重要になります。養育者や他の大人たちとともに，子どもの選択がどんなふうによい結果につながったか積極的に取り上げるようにしましょう。「成功」は，子どもそれぞれに合わせて定義されるべきもので，結果だけではなく，努力したことについても成功と言える場合があることを覚えておきましょう。
思春期	思春期の標準的な発達では，批判的な思考と独立して問題解決する認知能力を発達させてきています。しかし，トラウマを経験した子どもたちには，この領域は依然として難題として残っています。いくつか重要な考慮すべき点があります。 ・思春期の子どもたちは，しばしば，自分の内的世界は秘密にしておきたいと望み，問題解決を分かち合うことは侵入されたと感じます。このためどんな問題の状況を相談するか選ぶ時に，ある程度，子どもの自主性を認めましょう。 ・独自に解決策を考え出し，その結果に責任を持つ能力を育てましょう。子どもの行った選択のよし悪しを判断するよりも，多くの場合，そこで生じる問題の解決スキルを教え，サポートすることに力点を置きます。 状況（と起こり得る結果）についての解釈は，思春期の子どもではしばしば風変わりなものになることを覚えておきましょう。治療者や養育者は，子どもたちとは異なる目標を持ちがちです。子どもの視点とそれぞれの目標を理解しようとすることが大切です。

応用

個別面接／親子合同面接

　問題解決スキルを扱うことで，ある程度，司令塔機能が強められていくことは，子どもとの個別セッションではよくあります。問題解決のステップを，形式的に（すなわち，段階的に）教えていくことはよくありますが，"その瞬間を捉えて"形式ばらずに適用していくことが最も多いです。困難な状況を特定すること，「問題」を探索して定義すること，目標を探索して定義すること，選択肢を検討して作りあげること，行動を結果に結びつけること，これらすべては，進行中の治療的取り組みに重要な部分です。この手順をはっきりさせていけばいくほど，子どもは次第に，一連のスキルを内在化できるようになります。

　問題解決と積極的な選択の手順は，この ARC の枠組みに含まれるすべての目標に，どこかで結びつきます。子どもは，「**感情の認識**」スキルを，問題の状況と自分自身の反応を認識する助けに使うでしょう。「**調整**」スキルは，高次の認知処理を働かせる上で，十分に落ち着いた状態を維持するために不可欠です。そして「**感情表現**」スキルは，作り出された解決策（例：気持ちを表現する，助けを求める）のカギとなる要素かもしれません。次章で扱う「**自己とアイデンティティ**」のワークは，しばしば選択肢と関連するものです。例えば，子どもの未来の目標はその状況における

目標に，また価値観は，さまざまな選択肢の恩恵や結果を考慮することに役に立つでしょう。「**アタッチメント**」の対象は，子どもが問題解決に取り組むのに不可欠です。その養育者が継続して落ち着いている能力と子どもの考え，感情，挑戦，強みに波長を合わせる能力は，問題を見出し，これらのスキルを使う上で子どもに手がかりを与えサポートすることに役立ちます。子どもの選択肢への理解を引き出すことには，養育者の「**応答の一貫性**」が助けになります（例：制限やペナルティに頼ることなく，先を見越して子どもが肯定的な選択ができるよう助ける）。治療者は，子どもと養育者がこれまで身につけるように取り組んできたスキルと目標の重要な関連について，彼らの理解を促していくことができます。

予想されること（例：予想される問題や差し迫った困難），あるいはその結果の両方における「選択」した状況を，子どもが理解しているかどうかに注意を払いましょう。肯定的な選択に気づき，明らかにし，強化します。またあまり肯定的でない選択であっても，試みたことを強化します。それがふさわしい時にはいつでも，養育者（親，教師，他の助けてくれる大人）を巻き込んで，子どもの選択を支持したり，可能な解決を作り出していきましょう。ことに，子どもが新しいスキル（例：大人と争う代わりに手助けを求める選択をする）を実行しようとする時は，いつでも重要な大人にかかわってもらうことが大切です。養育者には問題解決のステップを教えて積極的に実践してもらい，これらのスキルについての彼らのサポートを強化します。

子どもの問題解決能力を支えることに加え，特に子ども自身の生活に適用される事柄を決める時には，決定の過程を透明にすることに価値があります。透明性は，そのやり方を手本にするということと，人生は「でたらめ」に決定されていくとする子どもの感覚を減らすことの両方に役立ちます。例えば，行動のコントロールが不良でクラス替えになった子どもについて考えてみましょう。治療者や養育者は，その意思決定の過程について次のように子どもに話し聞かせることができます。

> 「君が学校でうまくやっていくのに何が一番助けになるかを，これまで話し合ってきたよね。同じように，私はお母さん，ジョーンズ先生，リベラ先生たちみんなと会って話し合いをしました。例えば授業中誰かに君のそばについてもらうとか，一日のうちのある時間だけ君に教室から離れてもらうなどいろいろな他のやりかたについても考えました。そして，私たちは一番良い解決策は_____と考えました。_____ではうまくいかないだろうと考えた理由は_____です。そこで私たちは_____しようとしています」。

説明は発達段階に合わせ，解決志向で行うべきです。

🏠 グループ

グループ活動に問題解決スキルを適用する方法はたくさんあります。活動を展開させていく上で，最終的な目標を考えましょう。目標に向かう中で，子どもが選択肢に気づき積極的に選択していく能力を伸ばします。グループという状況でフォローアップのプロセスがある場合には，そのステップに関して単に明確な教示が与えられるよりも，皆で協力して問題解決を行うプロセスの方がしばしばより価値のある教育ツールになります。例えば，そのグループで，積極的に問題の解決策を作り出さなければならない共同作業を，メンバーにやってもらうことを考えてみましょう（資料Cの例（活動：無人島 p. 310）を参照）。その活動に沿って，プロセス（例：「他の子と一緒にや

ってみるのはどうだった？」「うまくいったのは何があったから？」「邪魔をしたのは何だろう？」)，決断（例：「Yの代わりにXにしたのはなぜ？」)，結果（例：「どのくらいうまくやれたと思う？」「これがもう少しよくなるのには，何があればよかったか考えられる？」「どんなことがあると，もっと悪い結果になったかしら？」）を明らかにしていきます。もし適当であれば，その活動を再度行い，今度はグループのメンバーに，成功する解決策と同じ様に，困難や障壁を予想する経験を利用してみるよう促しましょう。フォローアップの話し合いでは，これらのプロセスを"現実場面"での決断と結びつけます。選択していくプロセス，途中にある障壁，役に立つサポート，自分の選択が結果に影響を与える道筋，結果を予測する方法（また，実際の経験）は，肯定的な選択を増やすことを助けます。

同様のワークは，グループのメンバーに，手がかりとなるシナリオを使いその生活に関連する状況について話し合いを促すことでも取り組めます。目的に合うような映画の一部，本，最近のイベントを活用することを考えましょう。このワークが最も役に立つのは，あいまいな状況を調べていく時です。すなわち，「正しい」解決法がないという状況です。問題となることは何か，グループに見きわめてもらいましょう。そして可能性のある目標，選択肢，その結果を話しあい考えだしてもらいます。潜在的な障壁やリソースが選択に絡み合ってくる道筋についても考えてもらいましょう。このワークでは，リーダーがグループを「正しい」選択に導かないことが重要です。決定されたことよりも，その過程が重要だからです。

🏠 施設

調整の戦略を活用した積極的な問題解決により子どもたちを支援することは，施設プログラムでも重要な目標とすべきです。これらのスキルを独立して実行する能力が示されると，その子どもは，しばしば，より制限（拘束）の少ないレベルのケアに移せる状態になったとみなされます。

さまざまな職層のスタッフに対し，問題解決のスキルをトレーニングしましょう。そして，子どもが積極的で健全な選択ができるよう，理解させ手掛かりを与え，支えていくやり方についてもトレーニングしましょう。そのトレーニングでは，タイミングをつかむことに焦点を当てます。調整スキルは，高次の認知処理をうまく働かせるために必要な，最初のステップとなります。選択肢を示すことは，しばしば主導権争いや対立がエスカレートすることを避け，そして制限の必要性を減らす力となります。

施設のスタッフには，問題解決スキルを使って子どもをサポートする機会がたくさんあります。どこから始めるかによって，このアプローチは変わってきます。例えばあらかじめスタッフと子ども双方で問題となる状況がわかっているような場合，「問題解決プラン」を作ることが特に役立ちます。例えば，よくあるトリガーでは，家族との面会や電話，構造化されていない社会的状況，変化，スケジュールの変更があります。それぞれの子どもと困難な状況に対して計画を立て，効果的に対処し望ましい結果を達成できる戦略を見つけていきましょう（例：ステップ3～6をガイドとして使い，ごほうびを得てペナルティを避けるようにする）。このような状況で計画する時は，前もって子どもにも参加してもらいます。すべてのスキルと同じように，積極的に肯定的な選択をするスキルも，練習していると最もうまくいくのです。

問題解決スキルは，すでに結果が出てしまった時にも使えます。拘束や治療的ホールディング

など否定的な結果につながった出来事の正式な振り返りにも，上に示したそれぞれのステップを使うことができます。振り返りの時に，さまざまな感情状態（気持ちの顔），エネルギーレベル（高，中，低）について，目に見える手がかりを示すと役に立つでしょう。加えて，もしその結果が仲間との対立に関連しているのであれば，葛藤解決のアプローチに問題解決ステップを正式に実施することを考えましょう。この対立にかかわった入所児それぞれは，個別にその状況を振り返り，自分の視点を説明し，その後で，相互に合意できる目標や結果に基づいた問題解決に一緒に取組みます。施設にはしばしば，権利侵害のような対立関連の問題を扱う外部機関があります。可能ならば，状況を評価し適切な解決策を選ぶプロセスに子どもを参加させましょう。解決策には，施設プログラム上可能なペナルティと同じように仲間やスタッフへの賠償を含みます。

　問題解決のステップは，入所児と一緒にいるその時，その場で一番多く使われます。この場合，スタッフ会議を使い，「その場」で問題解決プランを展開していけるよう話し合っておきましょう。話し合いでは，スタッフそれぞれの子どもとの波長合わせを求め，子どものトリガー，苦痛や闘争，逃走，フリーズ反応に伴う行動を示す手がかり，そして最近子どもが使ったポジティブ，ネガティブの両方を含めた調整戦略（例：距離を取って良いかと尋ねる，自傷）に関する討議を含むよう考慮しましょう。ここでの情報は，問題となる状況が起きそうな時に個々の入所児が選択できる調整戦略のメニューを作るために使います。例えば，子どもが指示に従わないというやり方で，つらい経験を表現していることをスタッフが観察します。そのスタッフは，子どもの示している手がかりを伝え返し，「少し休憩したい？　シャボン玉をするとか，何か他のことをあなたのツールボックスから選んでやってみる？」と選択肢を与えることができます。

　つまり，このスキルを重視してプログラムを展開する時は，導入のポイントをよく考え，形式的なアプローチと形式ばらないアプローチの両方を組み込みましょう。

現実に根ざした治療

練習した……と言っても，まあ，完璧にできるわけではありません：これらのスキルは難しいのです。子どもたちは，"現実の場面"特に感情が喚起されている時よりも，面接室でのほうがずっとうまくスキルを使えるでしょう。子どもたちがこれらのスキルを少しでも上手に使いこなそうとすれば，特に難しい問題状況では，時間が必要であると予想しておきましょう。最初うまくいかない，2度目もうまくいかない，そして10度目でもうまくいかないからといって，スキルを投げ出してはいけません。繰り返していくと，時間が経てば子どものコントロールできている感覚を増やしていきます。もしその瞬間に望ましい選択ができなくても，徐々に，自分が選択肢を**持っている**と気づいていきます。それ自体が成功なのです。

第12章
自己の発達とアイデンティティ

> **ポイント**
> 子どもたちが自己とアイデンティティを探究し理解することをサポートしましょう。それには自分のかけがえのなさや肯定的な資質を確認すること、時間と経験のすべてにわたって一貫している感覚の発達が含まれます。また自分の将来の可能性を想像し、それに向けて取り組む力をサポートしましょう。

★キーコンセプト

★なぜ自己の発達とアイデンティティをターゲットにするのでしょう？

- 発達過程の重要な点は、自己感覚の成長、個別性の理解、そして最終的に首尾一貫したアイデンティティを形成することにあります。
- 発達段階を通じて首尾一貫した自己の確立が促進されます。
  - ◆ 乳幼児期のアイデンティティの形成は、自分は他者から分離してはいるものの関係しているのだという**基本的な気づき**から始まります。この基本的自己概念は、他者（はじめは一番近い養育者）が、子どものふるまい、行動、触れ合いに予測できるやり方で応答してくれる時に成長します。子どもたちは典型的な他者の応答を内在化します。例えば、頻繁にほめられ愛情を示されてきた子どもは、「自分は好ましく、愛される価値がある」という理解を内在化します。反対に日常的に拒絶されてきた子どもは、「自分は価値がない」との理解を内在化するかもしれません。これらの内在化したメッセージは、その子どもの増大していく自己理解に組み込まれていきます。
  - ◆ 児童期の自己理解は、子どもの生活の多様な経験を取り入れながら広がっていきます。子どもたちは具体的な特性と結果の一部に焦点を当てます。「私は女の子だ／男の子だ」「私は強い／弱い」「私は頭が良い／バカだ」。特性はしばしば白か黒かで理解され、その中間に灰色があることは、この年代の経過の中で理解が進みます。養育者との相互作用は、自己概念にとって引き続き重要です。しかし仲間、先生、そして他の欠かせない人の反応も同様に重要になっていきます。時間とともに、個人的属性、好き嫌い、個人の価値観を含むまでに自己感覚は成長します。
  - ◆ 思春期になると、初期の自己理解は、より一貫したアイデンティティに成長していきます。それには**抽象的属性、経験の多様な側面の統合、そして将来への可能性**が含まれます。思春期には自分自身の好き嫌い、目標、価値、欲求を探究するため、これは標準的には子どもによる積

極的なプロセスです。自己感覚を明確にするために異なる属性を「試してみる」かもしれません。この自己感覚に，将来の目標と同じように，現在と過去の経験も統合していきます。
- アイデンティティの成長は，現在進行しているプロセスであり，思春期に終わることはまれです。

★トラウマは，自己の発達とアイデンティティにどのように有害な影響をもたらすのでしょう？

- 早期にトラウマを受けたり愛着が崩壊すると，肯定的でまとまりのある自己感覚の確立が妨げられてしまいます。この自己概念の障害は幼児期に始まり，思春期，成人期にわたり続いていくことが，実証研究から示されています。
- トラウマが，なぜ首尾一貫した肯定的なアイデンティティの発達と自己感覚の発達に有害な影響を与えるかについては，いくつかの理由があります。

トラウマによりネガティブな経験が内在化します

他のすべての子どもたちのように，トラウマを受けた子どもたちも経験を内在化し，自分の感覚に組み込んでいきます。日常的に拒絶され，傷つけられ，あるいは無視されてきた子どもたちは，「自分は愛されない」，「自分には価値がない」，「自分は無力だ」，「自分は壊れている」との自己理解を内在化します。

⚑（文化的配慮）　広く伝えられる社会的なメッセージというものは，肯定的，否定的，両方の自己概念の発達に潜在的に影響することを覚えておきましょう。メディアと他の公開討論番組は，性的役割，ボディイメージ，民族と文化に基づく期待，言葉の使い方などについてのメッセージを送っています。そしてメディアや他の社会的メッセージから，何らかの形で疎外されたグループのメンバーであれば，誰でもそれらの自己概念とアイデンティティにかかわるメッセージの衝撃に，傷つきやすいかもしれません。特にトラウマを経験した子どもたちは，ネガティブな属性の内在化に脆弱でしょう。

トラウマにより経験が断片化します

アイデンティティの発達には，経験と自身の状況を，一つの首尾一貫した全体として統合する能力が必要となります。トラウマを受けた子どもたちは，しばしば経験を断片化したり分断することを含めた解離的コーピング手法に頼ります。例えば，傷ついた子どもたちは，多彩な「自己感覚」を持っているかもしれません。それはおびえている自分，怒っている自分，見えない自分，そして大丈夫な自分です。これらの**状況依存的な自己概念**は，多くの場合，特定の経験と感情の反応として出現します。このため，子どもたちは，経験と感情状態を通して，首尾一貫した自己感覚に統合することが困難となります。

トラウマにより探索ができなくなります

本来，安定したアタッチメントは安心感を提供します。それは子どもたちがその世界，さらには自分についての異なる見方を探索することを支えます。子どもたちは自分が目標を達成できるか，新しいことを試せるか，好き嫌いを探索できるかなどを学んでいきます。一方，トラウマを受けた

子どもたちは，安全な中にいても，しばしば探索を渋り，かわりに厳格なコントロールと繰り返しに頼ってしまいます。探索することがなければ，子どもたちの見方は，それが**どうなりうるかの可能性**よりも，**今どうなっているかの状態**に限定されます。この想像力の狭まりは，現在と未来，両方の潜在的な自己の一面を切り離してしまいます。

🧰セラピストの道具箱

🎬 セラピーの舞台裏

- 首尾一貫した自己感覚とアイデンティティの発達には，多様な側面が含まれます。それを以下に示します。
  - ◆ **自分らしい自分**：個人の特徴の理解で，具体的属性，好き／嫌い，意見，価値観，強さと弱さ，家族と文化的影響，信仰等を含みます。
  - ◆ **肯定的な自分**：自分のポジティブな属性に波長を合わせ，確認し，所有する能力です。
  - ◆ **まとまりのある自分**：強さと弱さの両面，過去と現在の経験，感情状態を通して，自分の多様な側面を統合する能力です。
  - ◆ **未来の自分**：可能性を心に描き，将来の自分をイメージする能力です。その自分になるための短期と長期の目標も合わせイメージします。
- 上記すべてにわたりアイデンティティの感覚は，**他者との関係における自己，状況の中での自己**（例えば家族，文化，学校）と同じように，自己だけを含むかもしれません。これらの自己の側面のそれぞれを，多様なレベルで探究することは重要です。
- これらの自己の側面の一つひとつは，発達の過程を通して向上します。5歳の子が自分らしい自分について理解することは，思春期の子が理解することとは異なるでしょう。しかし発達段階を通してこの概念が重要であることは続きます。「発達段階に応じた配慮」をご覧ください。
- 本章には自己とアイデンティティの探索について，役に立つかもしれないたくさんのテクニックが載せてあります。しかし子どもたちと自己概念やポジティブなアイデンティティを築く作業をする時，面接室を超えた場で行うことが非常に重要なことになります。子どもが「自分はこんな人です」と語るだけでなく，自分と認識したものがその生活の中でどう探索され，表現されているのかを見つけていくことも大切です。
- 興味ある領域を探索するのに障害となりうることがあれば，子どもや養育者と問題解決をしましょう。例えば，もし子どもが演劇に関心があるけど，恥ずかしがり屋の場合，その養育者はその子が友達と活動に行くことを支えてあげられますか？　また安全を確保するための物を持たせる気づかいができるでしょうか？
- 「現実世界」で適用したり自分の関心を探索することと同じように，これから述べるテクニックを実施する時，「感情の調整」の戦略を使ってみることは重要です。多くの子どもたちは自己感覚の受け入れに苦労しているため，自己とアイデンティティに関連した活動で，ある種の感情と覚醒を呼び起こすかもしれないからです。

養育者への教育

- **思い出しましょう**：養育者にキーコンセプトを教えましょう
- **思い出しましょう**：養育者に発達段階を適切に考慮するように教えましょう
- もし適当と判断できれば，養育者を治療に参加してもらいましょう。後に述べる作業の多くは，親子合同面接で行うことができ，事実，一緒に取組めれば，よりパワフルなものになるでしょう。
- 家，施設，あるいは他の場所で生活していても，その養育者に，以下に示した4つの特定のアイデンティティのターゲットについて教えましょう。アイデンティティの形成に最も強く影響する瞬間は，面接室ではなく日常生活場面で起こるようです。子どもが自分を探索する活動をする時，それを養育者と観察し，反応を返し，強化し，サポートする作業をしていきましょう。
  - ◆ 家庭の場面でキーコンセプトについて注目し強化していきましょう。例えば，「これが君の教科書のカバーだってすぐわかったよ。だってそのカバーの飾りは，全部君が好きなものだってわかったからね」。
  - ◆ いろいろな状況にわたり，カギとなる言葉を使いましょう。例えば，「複雑な気持ち」という言葉について，「きっと君は今，一つ以上の気持ちがあるのではないかと思うよ。だって私も心配な感じとわくわくする感じがあるもの」。
  - ◆ 家庭で治療的な活動を組み込んでみましょう。例えば，「プライドの壁」を家で作ってみます。
  - ◆ その家族に特有のユニークな活動をやってみましょう。例えば家族のアルバム，家系図，家族のコラージュを作ってみます。
- グループの養育場面（例えば入所施設，学校）では，**個人**だけでなく**グループ**のアイデンティティにも注目しましょう。これには多様さ（例えばそのグループを構成するすべての子どものユニークな属性）と一貫性があること（例えばグループメンバーをつなぐ特徴）の両方を進んで受け入れることが含まれます。施設やグループでは，養育者と一緒に，以下のアイデンティティの主要なターゲットそれぞれに焦点を合わせることができます。
  - ◆ 自分らしい自分
    - **個人**：この子はその場でどんな特徴を備えているのでしょう？　どのように目立つのでしょう？　子どもに，その子らしさについて知らせ，明らかにし，強調させるために，基本的な伝え返しと波長合わせを使いましょう。
    - **グループ**：このグループ（プログラム，学校，クラス）を構成する子どもたちはどうユニークなのでしょう？　グループの価値観は何でしょう？　目標は何でしょう？　これらを明らかにし探索してみましょう。例えば，クラスの大切にしていること（例：「尊敬」，「安全」）を強調するため，それを見つけ合言葉を作ります。入所施設であれば，グループメンバーの好み（例えば動物，色）について掲示板を作って強調するのもよいでしょう。
  - ◆ 肯定的な自分
    - **個人**：その子どもはかつてどんな成功体験（相対的成功，絶対的成功の両方）をしたでしょう？　スタッフと，その功績について子どもに知らせ，明確にする作業をしていきましょう。可能であればこれらを具体的に強調します。
    - **グループ**：「グループのプライド」を確立しましょう。グループメンバーと成功に向けて共

同作業をします。例えば，グループ全員で合計X点を取るという目標を設定し，それを達成したら，一緒に喜びます。

◆ **まとまりのある自分**
- **個人**：子どもの経験，例えば感情状態，場面，仲間集団にわたる経験が，ばらばらになるなり方に注意しましょう。そして観察されたパターンに名前を付けたり，伝え返しをしましょう。例えば，「君は誰か大人といる時に比べて，リサとジャニスと付き合っている時には，少しばかり荒っぽくふるまわなければと思っているようだね」。子どもとこの「まとまりのある自分」を作る作業をしている時は，経験の中での違いはよくあることと伝えます。例えば，「君がギャングに入っていたと知っている女の子たちいるじゃない？ その子たちと話している時，君は自分の一番強そうな部分を無理に出しているなってよく分かるよ。そしてスタッフと一緒の時には，その部分はリラックスできているんだよね」。
- **グループ**：グループメンバーのどこにまとまり，あるいは断片化が起きているのでしょう？例えばほとんどのメンバーが興奮したり，逆にフラストレーションを感じる時のような，グループメンバーの行動が変わる時の様子に，波長を合わせましょう。グループメンバーがさまざまな派閥に分かれる時に注目しましょう。そしてその派閥グループのアイデンティティを探ってみましょう。同時にそれぞれ個人についても，ユニークな視点をたたえることで支えます。

◆ **未来の自分**
- **個人**：個別面接や家族との場面で，子どもたちに将来像をイメージしてもらいます。また具体的な目標を作り，直近の目標，短期と長期の目標を考えながらそれに向けて取り組みます。特に，プログラムの中で明日／来週の目標の後に続く「プログラムを終えた後の生活」の目標に徐々に注意を払っていくことは重要です。
- **グループ**：グループメンバーとプログラムの未来志向の目標を作ります。例えば，プログラムと関連した目標（共通の部屋に快適なグループ専用のスペースを作る，劇を上演する，競技会に向けチームで頑張る）の確認をしましょう。そしてそれを達成するためのステップを見つけるよう作業します。

道具：自己の発達とアイデンティティ

- 自己の発達は，いくつもの異なるスキルを含みます。後に示す表ではアイデンティティの要点と活動の見本を示しています。
- ARC治療の枠組みで強調している他のスキルと同じように，最もよい活動は個人に合わせて作られていることが多いです。書かれていることはガイドラインとして使い，創造性を発揮しましょう。
- テクニックは，可能な範囲で，相互にやり取りしながら試していくべきものです。子どもと臨床家／養育者の間で話し合うきっかけとしましょう。

ターゲット＃1：個別性――自分らしい自分

- **重要なゴール**：子ども個人の属性を見つける手助けをしましょう。これには，好きなこと，嫌い

なこと，価値観，才能，意見，家族，文化的影響，信仰などが含まれます。
- 定式化されたテクニックに加え，この概念を代表する日常生活の子どもの発言に波長を合わせましょう。これを広げていけるよう子どもをサポートします。

個別性

活動名	説明	
本『わたしのすべて』	推奨材料	紙，表紙のための色画用紙，マーカー／クレヨン／筆記具と描画の材料，本を装飾する素材，本を綴じるためのクリップやリボン，子どもや他の人の写真，必要に応じて。
	テクニック	・「すべてあなたに関することの本を作ります。」と活動を子どもたちに紹介します。 ・『わたしのすべて』の本は，通常時間をかけて作っていきます。その子どもと1セッションで1ページを作る場合が多いです。 ・『わたしのすべて』の内容は，子どものニーズと発達段階で異なってきます。 ・長期の治療で使う時は，その内容は時間とともに変わってくることが多いものです。同じ本として書き続けるよりも，いったんそれを書き終え，また子どもが新しい発達段階や生活に入った時に，別の本として書き始めることは重要かもしれません。新しい本を作ることは，テーマの変化と成長を明らかにしていきます。 ・幼い子どもたちには，枠組みを提供しましょう。例えば，子どもの好きな色やペットの名前，好きな食べ物などのリストを作ります。一般に子どもの具体的な属性に焦点が当てられます。描画は言葉の代わりに使えます。 ・年長の子どもたちとの作業では，より抽象的な概念を使うことを考えましょう。感情を組み込みましょう。例えば，その子どもがこれまで経験してきたわくわくしたこと，あるいは怖かった経験のリストを作ったり絵を描きます。 ・**個人の価値観**を含むことに注意します：特にこの子には，何が重要な価値観なのでしょう？　また発達段階が価値観にどう影響するかを覚えておきましょう（例えば，5歳の子の「よい子でいる」は価値観です。また15歳の子の「自分より弱い人をいじめないことは大事だ」というのも価値観です）。 ・子どもの大事な節目の時期，成功したこと，そして最近の経験を，それぞれの子どもに合わせて把握するようにします。セッションの中でチャンスを捉えて尋ねましょう。例えば，もし子どもが重要と思っている経験を話してくれるのであれば，それについて文章を書いたり絵を描いたりすることを提案しましょう。そしてそれを『わたしのすべて』に入れます。
個別のコラージュ	推奨素材	ポスター用の厚紙，固い色画用紙，糊，雑誌，写真，描画，シール，手紙など。
	テクニック	・コラージュは，言葉や言語的表現なしに自分の姿を表現する方法です。 ・「これからここにある物を使って，自分の別の面を表現するためにコラージュを作ります」と子どもたちにテクニックを紹介します。 ・自分がどんな人かを表現したり，何か目に入る素材を探すよう勧めます。**なぜ**その写真や素材を選んだかは，説明する必要はありません。 ・コラージュは**一般的なテーマ**（例えば「あなたのすべて」）でも，**特定のアイデア**（例えば「他の誰も見たことがない特別の君」「学校での君はどんな人か」「あなたが楽しむもの」）でも作っていくことができます。
芸術的な自己表現	推奨素材	様式によりますが，粘土，塗料，描画素材，音楽，ペン／紙／雑誌等を使うことがあります。

第12章　自己の発達とアイデンティティ　213

	テクニック	・美術や芸術表現を使って，子どもたちがアイデンティティの側面を表現できるようサポートしましょう。描画，作文，彫刻，詩，ラップ音楽，運動などがあります。 ・芸術的な自己表現は，構造化された方法でも形式張らない方法でも行うことができます。例えば，臨床家は手がかりを示し，子どもに詩を書いたりラップを歌ったりすることを促します。また芸術的な自己表現に参加するよう励まし，そこで子どもはそれを見せる（あるいは見せない）ことを選ぶことができます。 ・養育者と協力することを考えます。この芸術プロジェクトで養育者が子どもたちと作業できるようにします（特にこれは，幼い子どもたちに重要です）。年齢の高い子どもたちや思春期には，彼らの作業の結果を養育者と分かち合うよう励まします。適当であれば，養育者をセッションに参加してもらいます。
やってみよう	推奨素材	さまざま。
	テクニック	もしアイデンティティの探索を面接室の中だけで行うのであれば，あまり発展性はありません。例えば，趣味，スポーツ，課外活動に子どもたちが興味を示すことを助け，「やってみる」ことを励まします。養育者に協力者として入ってもらいます。

ターゲット＃2：自尊心と自己効力感――肯定的な自分

- 重要なゴール：内的リソースを築き，自分の肯定的な側面を確認します。
- 自尊心と自己効力感について扱うには，**絶対的な強み**（例えば子どもの算数や運動のスキル）と相対的な成功（例えば難しい作業を頑張った，自分の弱いところを認めた，その課題に取り組む選択をしたなど）に気づくことは重要です。子どもたちとその養育システムが成功の概念を組み立て直せるようサポートしましょう。

自尊心と自己効力感

活動名	説 明	
『パワーブック』	推奨材料	紙，表紙のための色画用紙，マーカー／クレヨン／筆記具と描画の材料，本を装飾する素材，本を綴じるためのクリップ・リボン，子どもや他の人の写真，必要に応じて。
	テクニック	・子どもたちに活動を紹介します。「自分に力があると感じられる本を作りましょう」と強調します。 ・『わたしのすべて』の本と同じように，『パワーブック』も一般には時間をかけて作っていきます。子どもと1セッションで1ページを作る場合が多いです。 ・子どもがその『パワーブック』の表紙を作ることを手伝いましょう。唯一のルールは，表紙はその子の強みや力を何らかの方法で伝えるものであることです。子どもがイメージを膨らませられるように励ましましょう。 ・『パワーブック』の目標は，子どもたちが実際に，そして潜在的に持っている力，成功，肯定的な体験，内的・外的リソースを強調することです。リソースは現実のものでなくてもよいことを知っておきましょう。子どもたちが自らの**可能性**を心に描くために，イメージを膨らませることを励まします。例えば，自分に力があると感じる性質をイメージするかもしれません。そしてその自分を動物，スーパーヒーロー，運動選手などその特質を持っている対象として描くでしょう。

活動名	説明	
		・『パワーブック』を完成させる2つの方法があります。 　◆ **枠組み，手がかりを提供**して絵や文を書くことを促します。例えば，「自分のよいところを5つ書いてみよう」「自分をスーパーヒーローとして描いてみよう」「自分が得意なことをしている場面を描いてみよう」など提案します。 　◆ **自然な成功を捉えます**。子どもたちが自分の強み，成功，あるいは力を示した瞬間に波長合わせをしましょう。成功というものは，結果としての成功（例えば，喧嘩しないで一日過ごせた）だけでなく，そこに至る努力を含むべきと覚えておきましょう。自然な成功が起きた時，そのことについて記述したり絵に描いて，『パワーブック』の中に入れましょう。 　（上記二つは，相反するものではなく，ほとんどの『パワーブック』に両方が混ざって入ります） 　◆ 『パワーブック』を定期的に見返しましょう。子ども，家族と治療プランを再確認する時に使いましょう。『パワーブック』で子どもと家族の成功を具体的に追うことができます。
プライドの壁	推奨素材	掲示板あるいは何もない壁；カードか賞状カード；ペン，マーカー（他の筆記具）；テープか画鋲。
	テクニック	・「プライドの壁」は『パワーブック』に似ていて，その目指すところは成功した瞬間に気づき，自尊心を高めていくことです。その環境により，「プライドの壁」を実施するいくつかの方法があります。以下に例を示します。 ・**面接室**： 　◆ 部屋の壁か領域を「プライドの壁」（あるいは「パワーの壁」）と名づけ，それとわかるサインを掲示します。 　◆ その「プライドの壁」の近くにバスケットか入れ物を置き，中にカード，賞状カード等とペンやマーカーを入れます。 　◆ 子どもたち（あるいは家族）に「あなたの誇りに思うことをこの壁に加えてもらいます」と勧めます。子どもたちに自分は何を誇るかを書いてもらいます（例えば，「お母さんに言われた時，私は自分の部屋をきれいにしました」）。そしてそれを壁に貼ります。プライバシーを守るために，名前は書かないように注意しましょう。 　◆ 養育者にも子どもの誇れることを書いて壁に加えてもらいましょう。 ・**家**： 　◆ 家で「プライドの壁」を行うのは，養育者が「その子どもたちのよい所を見つける」ために最適です。家族に壁か特定の場所（例えば大きな掲示板）を「プライドの壁」と名付けてもらいます。そして近くにカードや他の筆記具を置くようにします。 　◆ 「プライドの壁」を作ることと愛着を強める作業を組み合わせましょう。養育者と協力し，達成できたことだけでなく，その努力やよい行動を子どもに知らせ，自尊心と愛着を強めるようにしましょう。 　◆ 肯定的な注目を与えることが難しい家族には，枠組みを作ります。例えば，「プライドの壁に，毎日一つ書いて貼る」という約束をします。 　◆ 家族の「プライドの壁」には，個人の成功だけでなく家族としての成功や達成したことを掲示します。

活動名	説　明	
	・学校，施設： ◆学校や施設の環境で治療が行われているのであれば，そこのスタッフと「プライドの壁」を作る作業をしましょう。それはクラスの中，グループの特定の場所，廊下や他の共有スペースに作ることができます。 ◆「プライドの壁」に，いつ，誰がカードを貼ってよいかのルールを決めます。みんなが壁にカードを加えてもよい時間帯を決めることも役に立つでしょう。自己推薦したり，他の子どもやスタッフから推薦してもらうことを奨励しましょう。 ◆成功した時はいつでもお祝いします。	
スーパーヒーローの自分	推奨素材	描画の用具（例えば，紙，マーカー，クレヨン）；筆記具；粘土あるいは彫刻の用具；他の美術用具（例えば，アイスの棒，フェルト，パイプクリーナー）。
	テクニック	・この活動の目標は，子どもが自分をスーパーヒーローとイメージできるようにすることです。 ・真のスーパーヒーローとはどんな人かを子どもたちと考えましょう。スーパーヒーローの性質，資質は，単純な肉体的強さを超えたものであることに注意しましょう。「強い」とはどんなことかについて話し合いましょう。強さにはいろいろな種類があることを考えます。子どもたちに，自分が目撃したり，聞いたり，感じたり，映画や本を通じて習った強さの例を考えてもらいます。必要であれば具体例を挙げます（例えば，他の子たちができない親切を誰かにしてあげる力，いじめに立ち向かう力，喧嘩の場面から立ち去る力）。 ・スーパーヒーローの性質のリスト作りを助けます。どんな性質を子どもたちは尊敬するでしょう？　実際の，あるいは空想のヒーローは，どんな資質を示すでしょう？　子どもが知っている好きな人は，どんな資質の持ち主でしょう？ ・**トラウマのある子どもでの注意**：身近な養育者から傷つけられてきた多くの子どもたちで，特にその養育者の元から引き離されている場合には，その人を理想化し続けているかもしれません。そして自分が尊敬する人としてその名を挙げることは珍しいことではありません。そのような時には，次のステップを考えましょう。 　◆子どもの気持ちを認めます。その子どもにとって，その人への肯定的な感覚を持ち続けることは重要なのかもしれません。 　◆どんな人でもよい性質と，あまりよくない性質を持つのは普通のことと知らせます。 　◆その人について子どもがまだ尊敬している資質，抱いている気持ちを言葉にします（あるいは言えるように助けます）。それは単に「その人は僕のお父さんだ」「その人が大好き」くらいかもしれません。 　◆「一人の人に対して二つ以上の気持ちを持っても大丈夫」と強調します。また例えば「誰かが大好きなのに，まだその人に対して怒っていたり起きたことを悲しく思っていても大丈夫」と伝えます（**注意**：この部分については，押しつけてはいけません。言われたくない子どもがいるかもしれないからです。単純にここでの目標は，一つだけでない気持ちがある可能性を知ってもらうことです）。 ・スーパーヒーローの性質リストができあがったら，子どもたちに自分がこのすべての資質を持つスーパーヒーローであると想像してもらいます。どのように見えるでしょう？　その力はどんな感じでしょう？　新しいスーパーヒーローを作り上げるかもしれないし，あるいはすでに存在する者を想像するかもしれません。どちらでもよいです。

活動名	説　明
	・描画や文章を書くことを超えて進めましょう。スーパーヒーローの役割を子どもと演じてみます。あるいは人形やフィギュアにその役割を与えます。スーパーヒーローとして，問題となる状況をどう対処するか想像します。そのスーパーヒーローは持っている資質をどう使うでしょう？　難しい状況をそれらの資質がどう助けるでしょう？　演じてみましょう。 ・このプロジェクトを膨らませていきます。創造的にやりましょう。例えば，自分のスーパーヒーローの小さな「秘密のシンボル」を作り，持ち歩くこともできます。あるいは自分のスーパーヒーローの人形を作って力を思い出せるように自分の部屋に置いておきます。
他の活動	子どもの自己肯定感，自己効力感を伸ばす活動を選ぶ時は，創造的にやりましょう。その子どもが成功した瞬間をつかむために描画や作文などを使いましょう。やがて一人ひとりが成功した瞬間を表す物を持てるよう具体的な物を意識します。養育者と他の大人たちにもこの作業に参加してもらいます。

ターゲット#3：まとまりのある自分

- **重要なゴール：過去と現在の経験を統合し，多様な側面を組み込んだ自己感覚を築けるよう子どもたちを援助します。**
- トラウマを受けた子どもたちが断片化した自己を持つに至った主な原因には，感情状態を統合することの困難さがあります。以下にある活動では，子どもたちが多様な感情状態と反応について，理解し「よくあること」と受け入れられるよう援助します。また感情はわき出てくるもので，時間に伴い変化することも含めての理解を促します。

🚩（文化的配慮）　私たちが治療する子どもたちの多くは，それまでとは異なる家，異なる養育者，異なる学校，異なる近隣，異なる仲間，そして異なる周囲の環境の中で生活してきました。このような事情の中を変遷する時，しばしばたいへん異なる文化に入って適応しなければなりません。彼らは話し言葉や肌の色の違いに気づいているかもしれません。また新しい規則，価値観，食物の選択，習慣，儀式に直面しているかもしれません。これらの変化は多くの難題を含みます。子どもたちは古い自分を捨て去り，一つひとつの新しい所で新しい自分を作らなければならないと感じているかもしれません。またその環境の異なる側面を統合することに苦心しているかもしれません。あるいは，新しい家庭環境から差し出された物を拒否するかもしれず，それはしばしばさらなる居所の崩壊をもたらします。今までのすべての経験は，自分が誰で，どう自分を捉えているかの源になっていることを，子どもたちと探索しましょう。それに加え養育者とは，子どもの経験について知り，調査し，類似と違いについて理解する作業をしましょう。

- 養育者は，しばしば子どもたちの歴史の運び屋でもあります。また子どもたちの「最初の」そして他の早期の経験の記憶，家族歴，長年の子どもの人生のパターンとリズム，そしてより大きな物語を作り上げる方法を持ち合わせています。彼らはしばしば子どもたちの人生，例えば写真，通知表，描画，作文などの具体的なしるしの所有者です。首尾一貫した自分の物語を作っていけるよう，子どもを養育者とサポートしていきましょう。養育システムの中で住居が変えられ，そして今も変遷が続いている場合，それが進行中であるがゆえに，養育者とその子の歴史を具体

に記録しその瞬間を捉える作業をすることはとても重要です。
- まとまりのある自分についての理解には，経験（感情，行動，関係性）は相互に関連すると気づくことが必要です。よく観察して，子どもたちがパターンに波長を合わせられるようにしましょう。また彼らがその経過と内容を通して，経験の類似と違いについて気づくことを助けましょう。

まとまりのある自分

活動名	説 明	
『ライフブック』	推奨材料	紙，表紙のための色画用紙，マーカー／クレヨン／筆記具と描画の材料，本を装飾する素材，本を綴じるためのクリップ・リボン，子どもや重要な他の人（ペットを含む）の写真など。
	テクニック	・『ライフブック』作成の目標は，子どもが首尾一貫した自分の物語を作り「所有する」ことにあります。そこには自分は誰か，どこから来たか，重要なライフイベントは何であったかが書かれます。 ・『ライフブック』は特に次の子どもたちに役に立ちます。多数の生活の場を経験したり崩壊した家にいた子ども，現在の居所がまだ永久的なものになっていない子ども，そして自分の原家族ではない家庭の養子になったり，そこに同居している子どもたちです。『ライフブック』は，自分の人生経験と今のアイデンティティについて理解し，意味を見出し，物語を作ることを目指している思春期の子どもでもしばしば役に立ちます。 ・より幼い子どもたちでは，理想的には主な養育者，あるいは経過を通して子どもを知っている人（例えば今の児童福祉司，学校のスタッフ）に助けてもらいながら作られるべきです。 ・『ライフブック』を作るのに，どれか一番よいやり方というものはなく，すでに多くのモデルがあります。『ライフブック』を作るにあたり，次のことを考えましょう。 ・歴史年表： ◆基本情報から始めます。何が，いつ起きたか，誰が関係していたか。 ◆重要なライフイベントの年表を作ることを手伝いましょう。例えば，どこで生まれたか，学校に行き始めたのは何歳だったか，その時の先生は誰だったか，どんな家に住んでいたか。 ◆居所が複数変わった子どもたちに，これまで住んだことのある家を思い出してもらいましょう。そしてそれぞれの家で何をしたか，何が嫌だったかを話してもらいます。 ◆ずっと持っていた重要な物（例えば，おもちゃ，毛布，衣服の一部）はあるでしょうか？ もしあれば，絵を描くか，そのことについて書いてもらいましょう。 ◆子どもが述べる重要な出来事を書き出しましょう。例えば，子どもの好きな思い出，誕生日パーティー，養育者や兄弟との旅行など。 ◆失われている情報が埋められるようにしましょう。現在の養育者，先生（同意書が必要），ケースワーカーなどの助けを引き出しましょう。 ◆ひとたび重要なライフイベントが確認されたら，それをおおよその年代順に並べます。

活動名	説　明	
		・考えと感情： 　◆『ライフブック』を，子どもとはじめからたどってみましょう。ペースに気をつけてゆっくりと，子どもが特定の出来事にまつわる自分の考えや感情について情報を加えることを助けます。写真，言葉などをその本の関連する場所に組み入れましょう。 　（注意：この作業を始めるに先立って，子どもがすでに基本的な感情調整スキルを持っていることは，大変重要です。またこの作業で強い感情が表出される可能性があるため，子どもたちはコーピングスキルの基本的なレパートリーを持っていなくてはなりません）。 　◆できそうな子どもたちであれば，感情の変化について考えてもらいます。その出来事について，当時の感じ方と今の感じ方は同じでしょうか，異なっているでしょうか。その両方について文章を書いたり，絵を描きましょう。 ・意味と結びつき： 　◆主に年長の子どもや思春期の子どもでは，次のステップで過去と現在の出来事と経験を関連づけます。以下を検討しましょう。 　◆それぞれの出来事は，現在にどんな影響を与えていますか？　ポジティブな面とネガティブな面の両方に注目しましょう。 　◆子どもはその出来事にどう対処しコントロールしたのでしょう？　生き延びてうまくやり過ごすために，どのようなスキルを使ったのでしょう？　それらのスキルは，子どもが今でも依然として使っているスキルとどう関連するのでしょう？　それらのスキルはどう変わってきたのでしょう？ 　◆それらの出来事が起きた時，子どもはどんな人に頼ることができたのでしょう？　今でも子どもの生活の中にその人たちはいますか？　もしいないのであれば，似た役割を果たしてくれる人たちはいますか？　もうその人たちが存在しないのであれば，子どもがその人たちを具体的に思い出したり，今の生活の中にその人たちの資質を組み込む方法はあるのでしょうか？ 　◆その出来事が起きた時の子どもの様子と今の様子で，似ているのはどの点でしょう？　またどのように変わったのでしょう？
自分の姿	推奨材料	描画の材料，ペイント，フェルト，アイスの棒，雑誌，お面，靴箱，ポスターボード，段ボール，白いTシャツ，紙張り子の材料など（注意：選んだ課題に材料を合わせます）。
	テクニック	この活動の目的は，自分の多様な面を具体的に表現し，そのテクニックを統合する一つの企画を作ることです。多くの異なる企画がこの目的で使えるかもしれないことに注意しましょう。以下を参考にしてください。 ・それぞれは一般的に言葉を介さず行われます。しかし，その活動を選んだ理由を自然に受け入れられるよう，少し内容を伝えることは重要です。それを紹介するに当たり，以下の教えるポイントを考えてください。「誰でもみんな自分の人となりを作り上げている，多くの異なる側面，パーツがあります。ここでは，これらのパーツのいくつかを調べてみましょう」。 　◆個人の紋章：モデルを見るため本やネットで個人の紋章を探します。子ども個人の紋章を作ることを助けます（幼い子どもたちや自由度の高い作業が苦手な子どもでは，最初に紋章の形を示してあげることは助けになります。資料Dにある紋章のサンプル（「自分の盾」p. 353）を参照してください）。紋章にはいくつかの領域が必要です（4つの領域に分ける斜め線のような簡単なものでも構いません）。自分の異なる側面を代表するシンボルを作ることを助けましょう。そしてそれらを合わせて子どもの紋章を仕上げます。子どもが望むように簡単にもできるし，複雑にもできる活動であることを覚えておきましょう。

活動名	説　明
	◆**お面**：白い何も描かれていないお面を作り（あるいは購入），選んだ目標によりそれを飾ります。この活動ではいろいろなやり方ができ，二つ以上を行うこともできます。例えば， 　○子どもは内面では（お面の内側）どう感じていて，外面（お面の外側）ではどう見せていますか？ 　○お面の異なる領域にある，子どもの異なる側面 　○異なる感情：どこに子どもは感情を示していますか。どのくらいの頻度（あるいは程度）で子どもは感情を示しますか。その感情を子どもはどのくらい感じていますか，など。 　○他の人たちの子どもの見方に対し，子どもの自分自身の見方はどう違っていますか。 　○異なる状況でその子どもはどう違うでしょう。 ◆**自分の中身**：靴箱などの箱を使って，子どもが自分の多様な側面を象徴的に示せるようにします。その箱の中に，子どもが自分自身を表現すると選んだ異なる種類の象徴的な物，すなわち写真，物，言葉などを入れます。箱の外側を飾ってもよいですし，そのままにすることもできます。 ◆**積み木**：厚い段ボールの上に積み木の見取り図を書いて作ります。あるいはすでにできている発泡スチロールの積み木を利用してもよいでしょう。その積み木を子どもの一面を表すシンボル，写真，あるいは言葉で飾ります。その積み木を組み合わせます。 ◆**個人のジグソーパズル**：子どもと作業する前に，厚い段ボールからパズルを切り出します。個々のピースを渡し，それぞれが子ども自身の一面を表すように，しるし，写真，あるいは言葉で飾るよう促します。パズルを組み合わせ，それがはまった時に自分がどう見えるかを確認します。

ターゲット＃4：未来の方向

- **重要なゴール**：子どもが未来の自分を想像する力を築き，今の行動と将来の結果を結びつけられるようにします。
- 「未来」は，発達段階で異なる概念であることを覚えておきましょう。幼い子どもたちであれば，「未来」とは1週間後なのかもしれないし，思春期の子どもであればそれは今から20年後であるかもしれません。
- セッションの中で，通常行う作業に加え，今の行動と経験が将来の目標と結びつくように注意を払いましょう。

将来の方向

活動名	説　明	
未来の自分を描く	推奨材料	紙，絵を描く道具。
	テクニック	・未来の自分を描くことは，子どもが将来の自分を想像し始めるための具体的なツールとなります。このテクニックは，それぞれの子どもの発達段階で複雑になったり，そうでなかったりします。

活動名	説　明	
		・未来の自分を想像することを励ましましょう。あなたはどこにいますか？　どんな風に見えるでしょう？　一緒にいる人は？　あなたは何をしているでしょう？　自分の未来をイメージしにくい子どもたちには，促し方は可能な限り具体的にするべきです。例えば，「大きくなったら何になりたいですか？」 ・未来の自分のイメージを絵に描いてもらいます。 ・これを治療の経過の中で繰り返すことは，しばしば役に立ちます。未来の自分を想像する個々の能力の違いに注意しましょう。 ・年長の子どもたちは，未来の自分について「絵を描くよりもお話をしたい」と言うかもしれません。
5年後，10年後，20年後	推奨材料	紙，絵を描く道具。
	テクニック	・このテクニックは，上の「未来の自分を描く」に似ていますが，自分の将来像に達するための必要なステップをイメージするものになっています。このテクニックは主に年長・思春期の子どもたちに適当です。 ・紙を3つに分けて，あるいは3枚の紙を使います。それぞれは経過した時間を示します（例えば，5年後，10年後，20年後）。 ・将来の目標をイメージするように励ましましょう。「20年後にはどれくらいのことをしていたいですか？」と尋ね，その反応により「その目標を叶えるために，5年後，10年後には何を達成したいですか？」と聞きます。例えば，もし子どもが20年後にプロの野球選手になりたいのであれば，少し先の未来，あるいは5年後，10年後にどんなことをすると彼の目標はかなうでしょうか？ ・可能な範囲で，外部の人を巻き込みましょう。例えば，子どもの生活範囲にいる人でその目標に向けて助けてくれる人は誰ですか？　その子どもは，自分の将来の生活の中に，どんな人に入ってほしいと思っているでしょう？ ・5年後，10年後，20年後の絵を描きましょう（あるいは文章にしましょう）。 ・このワークは，目標を立て，それを達成するために段階を踏むことの理解に加え，自分の将来を期待し，想像することの両方を含んでいると知っておきましょう。
『ライフブック』の資料	推奨材料	すでに作った『ライフブック』，筆記用具，描画材料。
	テクニック	・このワークはすでに作った『ライフブック』の資料です。すでに作ってある「過去」と「現在」に「未来」を加えていくものです。 ・子どもと将来の子ども自身について想像しましょう（この作業は前の課題が終わってから行うことができることに注意しましょう）。 ・『ライフブック』を振り返ります。この子どもは，すでに目標を叶えるためのどんな資質を持っていますか？　将来に備えるために，その子はどんな経験をしてきていますか？　将来のためにさらにどのような資質やスキルを築いてほしいですか？

発達段階に応じた配慮

発達段階	自己の発達とアイデンティティについての配慮
幼児期	幼児期の「自分らしい自分」の理解は基礎段階のもので，多くの場合具体的です。自分の資質と自分らしさについての子どもの理解が進むよう助けましょう。「どんな味が一番好き？」「今日はどんな色のシャツを着たいの？」など子どもの意見を聞きます。養育者と協力して，子どもが自分の好みを把握し，表現できるようにしましょう。たとえその選んだ服が合っていないにしても，まず表現してもらうことを優先します。

発達段階	自己の発達とアイデンティティについての配慮
	子どもたちは幼い頃から自分の価値感を発達させ始めます。子どもと家族の価値観を理解し築いていけるように，一緒に取り組みましょう。繰り返しますが，できるだけ簡単にします。個人の選択（例えば，なぜ家族で教会に行くか），規則の理由（例えば，なぜ人を叩いてはいけないか）などについて説明をする時，子どもの年齢に合った言葉を養育者が使えるようにしましょう。

子どもたちが経過の中での自分の変化を追うことができるよう助けましょう。変化を見る指標は具体的なものが役立ちます。例えば，子どもの身長を定期的に柱にしるす，毎年の学校の写真でコラージュを作るなどです。

この年代の将来についての見方は，現実に即しているというよりも空想的なことが多いです。幼い子どもたちがたくさんの未来の可能性を持ち，想像の世界に浸ることは大事なことです。 |
| 児童期 | 子どもたちがもっと自立していくと，個別性はより細かい差異をみるものとなっていきます。養育者が子どもの独自の好み（例えば自室を飾ること，ヘアスタイル，服装）の表現に耐えられるよう働きかけます。

児童期は仲間からの影響に揺れやすい時期でもあります。その子が，他の子たちとの類似性だけでなく，周りから際立つその子らしさを確認できるようにしましょう。

この年代では，価値観の理解はより洗練されたものとなっていきます。子どもや養育者と，その子個人の価値観，家族の価値観，文化的価値観を確認する作業をしましょう。子どもが自分自身の価値観に基づいて行動するよう励ましましょう。子どもたちが，本人や家族の価値観を具体的に体現できる場を見つけるようにします（例えば，ボランティアの機会）。

この年代の子どもたちでは，短期・長期の目標の理解が進みます。そして今の選択が将来に影響する仕方についての理解も発達します。目標とそれを達成するステップについて子どもが確認できるようにします。この年代では，長期目標はまだ空想的であることが多いことも知っておきましょう（例えば，子どもは，まだ大きくなったらメジャーリーグの野球選手やロックスターになりたいと思っています）。しかし短期目標は，毎日の経験に根ざした，より地に足の着いたものになっていきます。 |
| 思春期 | アイデンティティは思春期の主要な課題です。思春期は極端な態度をとったり，自分探しをする振れ幅の大きい時代であることを覚えておきましょう。自分についての多様な側面を，試しにやって実験し，そして止めます。これを意味あるやり方で行うよう助けます。付き合っている人たちの何が魅力的なのでしょう？ 試みている活動の何が魅力的なのでしょう？ こういった活動の何が自分自身を知ることに役立っているのでしょう？ 引き続き首尾一貫した自己感覚を築いていきましょう。

思春期の子どもたちは，自意識が強い場合が多いです。自分自身のアイデンティティの探索に集中している時，他の人も同じように自分を見ているとの信念があります。トラウマを経験した十代では，この自意識は傷ついた感覚，違和感，つながりのない感覚に悪化していく恐れがあります。自分は幾分主流から外れてしまった（例えば性同一性の探求）とみなしている子どもでは特にそうかもしれません。こういった困難が加わっているため，「自分らしい自分」の視点を確認しそれをたたえるように働きかけることは特に重要です。

トラウマの既往を持つ思春期の子どもでは，特に身体が成長し変化し始めると，身体的自己とつながっていないことが多いです。この年代で身体的自己をアイデンティティの発達課題に合体させることは特に重要です。子どもたちが自分の身体に（再び）つながれるように，また身体的自己に波長合わせができるように援助しましょう。セルフケア，身体的表現，そして性同一性に注意を払いましょう。心理教育と開かれた話し合いは最も重要です。 |

発達段階	自己の発達とアイデンティティについての配慮
	思春期の子どもの価値観は，仲間の価値観，象徴的／文化的な価値観，個人的／自立した価値観を含んでいくために，しばしば家族の価値観を超えていきます。家族のものから離れた価値観を探索し言葉で描写できるようにしましょう。 標準的な発達をしている思春期の子どもは，現実的な目標設定をしながら将来の自分を抽象的に夢見ることができます。この能力を主要な発達課題として築くよう働きかけることは重要です。

応用

個別面接／親子合同面接

　自己とアイデンティティの活動は，しばしば治療の異なる段階では，異なるやり方で組み込まれていきます。治療初期に，治療者がその子どものことを知ろうとしている時には，その自己は中心的な領域であるかもしれません。特にトラウマに焦点を当てた治療で治療者は，トラウマ体験だけでなく，むしろ子ども全体に興味があるのだと伝えることは非常に重要です。一般的には時間とともに，自己の探究はより深められていきます。この章にある自己とアイデンティティの本を作る活動は，毎回のセッションのはじめに定期的に組み込むのによい課題です（例えば，その週にあった経験を子どもの本に加えることを考えてみてください）。また自己に関する活動は，人生での他の体験の物語を作るのと同じように，子どもがトラウマ体験についての一貫した物語を作ることを助けます。しばしば，自己とアイデンティティへの集中は「ある瞬間」に起こります。「自分らしい自分」，「肯定的な自分」，「まとまりのある自分」，「未来の自分」に関連した機会を捉え，耳を傾け，これらの話をし，活動して深めていきましょう。適切で可能ならば，養育者にこの作業の一部に参加してもらいます。例えば，養育者は①子どもの人生の物語に情報をつけ加える，②子どもの強みを挙げて強化する，③新しいスキルや興味を試してみる「行動計画」を作ることに，力を発揮してもらえるかもしれません。

グループ

　特に思春期では，グループ活動は簡単に計画でき，自己とアイデンティティの活動を組み込むことができます。活動には，明確なものと控えめなものがあります。例えば，グループの開始直後に毎回行う緊張をほぐす簡単なゲームに，アイデンティティに関連する質問を組み込むことを考えてください（グループ全員に，それぞれの好きな自動車を言ってもらったり，なりたい動物を挙げてもらいます）。グループのアイデンティティ活動は，一般にはじめは外にあらわれている，より具体的な属性に焦点を当て，それから内的な自己に移るべきです。これは，グループの安全を守るためです。アイデンティティ概念を組み込んでいるグループ活動には次の例があります。二人組になってのインタビュー（互いの属性をインタビューし合い，グループに報告します），コラージュ，お面，アイデンティティの盾の作成，身体での価値観の程度の表現（例えばその子どもにとって

の価値の重要度を明らかにするために，価値観の二つのポイントの間のどこかに子どもが立ちます。身体で示す価値観のランク p. 312），家族彫刻の作成（固定したテーブルにグループメンバーを配置して家族力動を示します）。これらのグループ活動については資料 C に書かれています。

🏠 施設

施設というところは，施設自体のアイデンティティと同様に子ども個々のアイデンティティを取り上げ，たたえることができる素晴らしい場所です。子どもの多様性，成し遂げたよい出来事，そして施設の理念や価値観を視覚的に表示していくことを考えましょう。子どもの「肯定的な自分」を引き出すためのお楽しみ会での芸の披露，「自分らしい自分」を引き出すための特別の休日のお祝いや行事を実施しましょう。子どもたちが「未来の自分」を目指して具体的に取り組めるよう，目標を設定し成功につながる課題を教えて支援します。スタッフに自己に関する 4 つの側面について示し，毎日の会話の中でこの重要なアイデンティティの課題が理解され，探索され，強化されるようにしましょう。

🌏 現実に根ざした治療

🌏 **時間をかけます**：私たちがかかわっている子どもたちの全員とは言えないにしても，多くは自己感覚が著しく損なわれています。彼らにとって，自分のポジティブな側面に波長を合わせられることは，慣れないばかりでなく，トリガーとなってしまうかもしれません。なぜなら，この子どもたちにとって「肯定的な自分」は自分にしっくりこない（自我違和的）からです。ペースの取り方に注意し，その子どもが受け入れる準備ができていない場合には，何かを強いないようにしましょう。柔軟にやりましょう。例えばもしある子どもが最近のうまくいったことを挙げられないのなら，その子は将来のポジティブなことを想像できるでしょうか？　私たち大人のほうで何かポジティブなことを挙げられますか？　子どもたちの**防衛を受け止めながらそれと一緒に作業**をしていきましょう。

🌏 **リスクを取ることは怖いことです**：これまで述べた多くのことは，自己についての観点に名前を付けただけでなく，それを探索し試してみることも含んでいます。しかしながら……新しく探索をすることはリスクを伴います。トラウマを受けた子どもたちは，これまでリスクを最小限にする術を身につけてきています。ですから，ぜひゆっくりやりましょう。そして子どもたちがリスクを取ることに伴う不安を鎮めることのできる内的，外的リソースを築いていきましょう。

🌏 **これは誰がやるべきことでしょう？**：アイデンティティと自己は，核心のところでしばしばプライベートな領域です。自分を他者と分かち合うことは，弱みを見せてしまう可能性があります。特に日常的に他者から自分の内面を隠すことを学んだ子どもでは，自分についての話題を避ける選択をするかもしれません。そして自分の「心地よい」部分だけ共有しがちであることを知っておきましょう。プライバシーの必要性，誰にでも話題にすることは多かれ少なかれ快適でない一面があると確認することは重要です。子どもたちの安全感を増す方法を探しましょう。例えば，

日記に見たことだけを文章で書いたり絵を描いたりする，あるいは言葉を使わずにシンボルを描くよう促しましょう。子どもたちが共有したいと思うシンボル，絵などを選べるようにしましょう。

PART V
統合

第13章
トラウマ体験の統合

> **ポイント**
> 今の生活の中で，子どもが自分の力をうまく発揮するために，一貫性があって包括的な自己を理解しながら，過去の体験を積極的に振り返り，処理し，統合していけるように取組みます。

★キーコンセプト

★なぜトラウマ体験の統合をターゲットにするのでしょうか？

- 慢性的な複雑性トラウマにさらされてきた子どもの治療の最終的なゴールは，内的・外的なリソースを生かす力を身につけることだと私たちは考えています。自分で決めた目標を達成しようとする時，そうしたリソースがあらゆる場面で人生を効果的に，そして充実したものに導いてくれます。
- 子どもが目的をもって現在の生活を送ろうとする時，その力を過去の体験が妨げたり，踏みにじったりすることがよくあります。彼らの今現在の反応は，主に安全を求める圧倒的な生物学的本能によって突き動かされています。それは，危害を加えられると感じたり，今いる環境で欲求が満たされないことから引き起こされています。
- 今この瞬間が，過去の体験に結びついている強烈な断片化した自己（バラバラにされた自己）を引き出すかもしれません。その状態は，感情，認知，感覚体験，活動や休止，自己感覚，人間関係のスタイルを含み，その子どものためになんらかの機能を果たします。これらは子どもの意識の中ではたいてい過去の体験とは切り離されてはいますが，実はその過去の体験によって突き動かされているのです。

★トラウマ体験の統合とは何でしょう？

- よく考えられて作られたトラウマに焦点を当てた治療モデルの多くは"トラウマ処理"に取り組んでいます。また，それらはより大きな自己の物語（ナラティブ）の中で，トラウマ記憶とそれに関連した感情，認知，感覚体験や行動反応の探索と統合を扱っています。
- トラウマ処理というものは，トラウマが単一だったりはっきりした出来事で体験した場合よりも，複数のストレスに長期間さらされた子どものほうが難しくなります。例えば，人生早期の慢性的なネグレクト，親の精神疾患や物質依存に伴う予測不能の養育，繰り返される暴力行為，実親との離別，複数の家庭外の居所の経験とアタッチメントの崩壊，人間関係で折り合うことが難しい

ための再虐待などを経験した子どもにとって，中心的に重要なトラウマの処理は，そのはじまりと終わりを明確にするのは困難です。
- 私たちが複雑性トラウマを体験した子どもたちにぴったり合うと感じる，よく使われている用語は「トラウマ体験の統合」です。この用語は，より複雑なトラウマにさらされた子どもたちのトラウマ体験の処理の方法を網羅することを目的としています。
- ここでは私たちは ARC 治療の枠組みの目的に沿って，より慢性的なトラウマにさらされた子どもたちのトラウマ体験の統合を 2 種類定義しています。この 2 つは関連してはいますが，まったく異なるものです。それぞれについて，以下でより詳しく検討します。そこに記載されている例をもとに考えてみましょう。

1. **テーマに関連した，あるいは断片化した自己の状態と幼い頃の体験の統合**。現在の断片化された自己の機能（感情，行動，対人関係のスタイル，認知，生理学的状態，深く根づいた自己と他者のモデルなどを含む）を見つけて伝え返し，これらを幼い頃に繰り返された体験に関連する主観的なテーマ（例：恥，無力感，激しい怒り，愛着対象の喪失，弱さ）と結びつけます。

　　　法定後見人の叔母が，エマを学校に迎えに行き，予約してあるところに連れていくため運転しています。13 歳のエマは，その日学校で起きたことについて叔母に話し始めました。しかし，叔母は運転に集中していて，話の途中のエマの質問にうまく答えられません。するとエマは激怒して叫び，叔母を口汚い言葉で罵りました。叔母が「落ち着いて！　今運転しているのよ」と制止すると，エマは「怒鳴るのやめてよ！」と叫びました。そして車がまだ動いているのに飛び出そうと，ロックを外してドアを開けようとしました。

　上のエマの行動は，明らかに昔のことに端を発しています。拒絶されたと感じること，それに伴う恥の感覚，コントロールを失うこと，そして潜在的な危険というテーマの強い影響について，生育歴を明らかにしなくてもうかがい知ることができます。こうした手がかりに直面して，エマは自分の状態を変化させます。比較的コントロールされていて，ポジティブな体験を共有しようという状態から，激怒して覚醒が高まり，危機を回避して，先手を取って拒絶する状態に変わっています。これらの反応は，今この瞬間に引き起こされたものですが，それは過去の体験によって駆り立てられているのです。

2. **特定の出来事の処理**。特定の過去のトラウマ記憶や圧倒的なストレスによって引き起こされた感情，行動や行動ができないこと，対人関係のスタイル，認知，生理学的な状態と，自己と他者についての深く根付いたモデルをまとめて，物語を作り上げます。そして，これらをより一貫し現実的な，自己と他者の幅広い物語に組み込んだり，変化させます。

　　　エマの実父の記憶はぼんやりしていてはっきりしていません。幼い頃に父から性的虐待を受けたことは知っていますが，そのあるべき記憶は"もうろう"としていて，ごちゃ混ぜになった感じがします。記憶を見分けるのに苦労し，父について考える時，いつも，その右胸にあったタトゥーが頭に浮かび，自分のお腹に無精ひげが当たる感触を思い出します。そしてパニックに陥り始め，息が途切れ途切れになるのです。父のことを必死に考えないようにしていますが，最近，男の子からキスされそうになった時，突然息ができないような感じがして，身体がまるで凍ったように冷た

くなりました。我に返るまで，自分の中で父のタトゥーのイメージがよみがえり，動けない感覚になったのでした。

エマの母親についての記憶はより明確です。母との関係について考えると，怒りと混乱を感じます。母は予測できない人でした。ほとんどの時間，心ここにあらずで，まったく頼りにならないだけでなく，ときどきひどく感情的になり，暴力的で怒り狂うか，涙ぐんで芝居がかっているかのどちらかでした。そして，ごくたまに優しい時がありました。エマは母のほんの小さな一部分だけを考えるのが好きです。恋しい思いよりも，母が怒り狂ったことを思い出すほうが簡単です。

エマのような子どもたちの場合，今の状況にまったく当てはまらないやり方で，過去の体験が現在の反応に影響しています。危険が迫っている感覚や，恥，怒り，無力感，喪失感に反応して現れる，断片化した自己の状態に導かれ続けます。また特定の記憶とそれに関連する強烈な体験によって有害な影響を受け続けるため，目標を持ち，それに向かって充実した生活を送ることができないでいるのです。

セラピストの道具箱

セラピーの舞台裏

- トラウマ体験の統合というテーマは複雑で，この領域にはすでに思慮深く慎重に取り組んできた広範な治療モデルが存在します。そのため本書では，私たちの理解に基づくトラウマ体験の統合の，より幅広い目標，治療ターゲット，手順に主な焦点を当てます。特定の技術というよりも，断片化した自己の統合，自己のテーマの統合を特に中心にしていきます。
- 私たちはこのトラウマ体験の統合を，一連のプロセスとして捉えています。そして，そのプロセスにはこの ARC の枠組みで言及された，他のすべての積み木や治療目標が組み込まれています。特に，断片化した自己を探究して統合することに取り組む時，すでにこの枠組みで取り組んだ内的・外的なリソースの上にこのワークを重ね，合成し身につけていきます。
- リフレクション（子どもの体験を伝え返すこと；「PART III　自己調整」参照）と**波長合わせ**は，その子どものテーマを対象にする時と，特定のトラウマ体験を対象にする時の両方で，重要な役割を果たします。多くの子どもたちは，今までの人生でリフレクションを**経験していないか**，**間違った養育者**からの応答を受けてきました。子どもたちがしばしば明らかに反抗的な行動で苦しさを表している時は，その内側と外側の両方で間違った波長合わせが起こり続けているのです。トラウマ体験の統合には，過去の体験に関連している現在の行動，考え，感情，生理学的状態，埋め込まれた自己と他者のモデルを，好奇心を持って観察する能力が必要となります。"リフレクション用のレンズ"の持ち主（すなわち，好奇心旺盛な観察者）は，発達に応じて変化する可能性があります。幼い子どもたちや，このプロセスの初期の段階にあるすべての子どもたちでは，彼ら自身ではなくその外側にいる養育者（専門職でも親でも）がこのレンズの最初の持ち主になるでしょう。時間とともに，特に年長や思春期の子どもたちでは，この目標は，自分自身に応答していく能力と正確に自分に波長を合わせる能力として，さらに身につけていくことになります。つまり，私たちはトラウマ体験の統合を，養育／アタッチメントシステムの中に組み込まれてい

るプロセスとして捉えているのです。

養育者の感情管理の役割

- 私たちが一緒に取り組みケアしている子どもたちのトラウマ体験の統合には，養育者がそれの目撃に耐えることが必要となります。使う技法が，言語的であれ非言語的であれ，物語，表現，運動や遊びに重点を置いたものであれ，また役割がセラピストやカウンセラー，ケースマネージャー，養育者であれ，子どもに正確なリフレクションと波長合わせをすることは，しばしば耐え難いほどの痛みの目撃と，人間とはひどく悲惨な行動ができるものだということへの理解を必要とします。

- 目撃に耐えることは，子どもと完全につながらないで，できるものではありません。ほとんどの専門家は適度に心地よい客観性と距離感を保つスキルを学びますが，共感的な取り組みでは，ある程度，子どもの感情，人間関係の力動，思考，意味づけのシステム，生理学的なエネルギーに共鳴し，反応する能力が求められます。アタッチメントが一方からのというよりも，二者間のプロセスであるのと同じように，治療的な取り組みは関係性の中で起こり，このつながりは子どもとサポートする専門家の両方に影響を与えます。

- 治療の中で生じる，当然ともいえるこの臨床家の感情は，取り組みの中で私たちを間違った方向に導くことがあります。その題材への不安や不快感のために，子どもが探ってみる必要性のある話題を早々に打ち切ったり，私たち自身の「知らなければならない」という気持ちによって，その子どものまだ準備が整っていない他の話題に話を広げたり，子どもとのかかわりや感情の余韻を治療の場から持ち帰るなどのことをしかねないのです。こうしたことから，臨床家が自身の情緒的な反応について観察し，調整し，サポートを求めることが特に重要になります。この話題について書かれた数多くの資料が役に立つことでしょう（例：Pearlman & Saakvitne, 1995; Saakvitne, Gamble, Pearlman, & Lev, 2000）。

ターゲット＃1：テーマに関連した，あるいは断片化した自己の状態とそれに伴う幼い頃の体験の統合

テーマに駆り立てられた，あるいは断片化された自己の状態の起源

- 本書の最初の章で述べているように，複雑性発達トラウマを経験した子どもたちは，繰り返す慢性的なトラウマにさらされ，脳のサバイバルに関連する部位が活性化させられています。（どんなパターンでも繰り返されれば刺激された脳の部位は発達しますが，）類似の繰り返すストレス刺激を長い間経験していると，これに対処し管理するために，効果的な脳の反応パターンがますます発達するようになります。これらの反応パターンが現れる領域は，行動（例：活動や静止），感情（例：怒り，恥，恐れの急速な高まり），認知（例：認知の焦点の変化，手がかりや体験への特定の意味づけ），生理学的側面（例：覚醒レベルの上昇もしくは低下，筋肉の緊張）と関係性（例：接近や回避のパターンの変化）です。これらの反応パターンの大本は，対人関係上のトラウマ，関係性にあり，それに埋め込まれているのは，**自己，他者，他者との関係性の中での自己**に関する意味づけのシステムです。つまり，独特のアタッチメントのパターンと自己と関係性についての意味づけです。これらは，安全，信頼，受容のようなテーマの基礎となる，他の人々

についての二つに分かれた信念を含みます（例：安全 vs 安全でない，受容 vs. 拒絶，信頼できる vs. 裏切られそう）。これらの信念は自己についての意味づけを伴っており，自尊感情に対する恥と傷つきの感覚も含んでいます。

　子どもの脳の機能の特質はサバイバルすることなので，この反応パターンは，いくつかの機能を働かせるために発達してきました。そして関連する手がかりでこの反応パターンが誘発されると，しばしば柔軟性がなく，大部分は自動的に機能し始めてしまいます。さらに，これらのパターンは"カプセル"に入れられて断片化されたり，他の自己の状態から引き離されたりします。つまり，過去の体験に関連する手がかりやテーマによって，多くのさまざまな機能的なパターンが子どもの中で引き起こされるようになるのです。

- 発達性トラウマに伴う主な**テーマ**については，これまで潜在的な危険の「トリガー」や合図として言及してきましたが，それには，恥，喪失，弱み，剥奪，無力感／コントロールの喪失，孤立，不信／裏切り，不公平，アタッチメントの崩壊，境界（感情的な，関係性の，身体的な）への侵入／侵害が含まれます（必ずしもこれだけに限定されるものではありません）。第2章で述べているように，こうしたテーマの発見と反応には，それらが実際に存在することを必要としません。単に，それらの存在を**知覚**するだけでよいのです。つまり，子どもの脳が「拒絶されている」と判断したら，客観的に「拒絶」が存在するか否か，意図されたものであるのかないのかにかかわらず，拒絶に直面した時の自己防衛のために発達させた自己のパターンが現れるのです。

テーマに駆り立てられた，あるいは断片化された自己の状態への取り組み

- 断片化された自己の状態を統合するには，応答的プロセスを積み重ねる必要があります。それは日常生活に現れ過去の体験によって駆り立てられている，行動パターンや自己と他者の知覚，考え，気持ち，生理学的な状態を観察したり，それらに好奇心を持つことです。先に述べたように，この応答的プロセスは，発達上適切な子ども自身の好奇心と内省的なプロセスを構築することを目標にします。そして最初は外部（養育者）から伝えられて始まることが多いです。
- このワークは，数多くのさまざまなスキルと外的，内的両方のリソースの統合が組み込まれ，長い時間をかけて作られるプロセスです。
- 重要な注意点があります。このワークの一部は，混沌としていてストレスの多い環境で生活し続けている子どもに使うことはできるものの，慎重にしなければなりません。このワークの重要な目標は子どもが「危険反応モード」から変わるのを助けることです。そしてこの目標は，いまだ潜在的な危険，特に主たる養育者によりもたらされる危険に影響されながら生活している子どもたちにとって，まったく現実的でなかったり，安全なものではないかもしれません。
- 以下に断片化された自己の状態の統合のプロセスを10のステップを用いて説明します。それぞれのステップでは，このARCの枠組みの中ですでに取り組んだスキルを参照しています。これらのステップは順を追って行うというよりも，むしろ周期的に行われるものであることに留意しましょう。子どもと専門家はこのワークに取組んでいて，異なる時，多様なパターンに関連して，またさまざまな発達や治療の段階で，再度これらのステップに戻っていることに気づくでしょう。私たちはこのワークを特定のテクニックではなくプロセスとみなしているので，これらのステップは「道具」の項目ではなく，「セラピーの舞台裏」の項目に載せています。

- 各ステップの内容は，この章のはじめに載っているエマの事例と関連づけながら説明を進めていきます。

テーマに関連した，あるいは断片化した自己の状態の統合への取り組みに向けたステップ
- ステップ1：よいフォーミュレーションを作りましょう
→「波長合わせ」
  - ◆重要なポイント：開始時のポイントは，常に子どもの人生の流れの中で，その子がその環境への反応として発達させてきた，かつては必要だった適応の仕方について理解しようとすることです。
  - ◆内容：その子どもに関するテーマと最近引き起こされた対処のパターンを明確にしましょう。子どもの行動と反応についてトラウマに基づいて理解するために，いったん診断を離れましょう。例えば，あなたが宿泊治療施設で働いていて，男性の養育者からひどい身体的虐待を受けてきた思春期男子の治療をしていると想像してみましょう。信頼，尊敬，コントロールに対して，不信，軽蔑，無力感，弱さの問題がテーマに関連していると想像できます。これらのテーマを念頭に置きながら，施設の中で子どもを観察します。子どもの生育歴から，権威のある人物，特に男性がトリガーとなり，警戒心を抱く可能性がうかがえます。子どもの行動と大人や仲間とのやりとりから，どのような適応の仕方がうかがい知れますか？ 例えば，子どもは制限を与えられた場面で反発しますか？ すぐに主導権争いをしますか？ 権威のある人が向かってくる時は引き下がりますか？ ただ診断結果に注目するのではなく（例：「この子は反抗挑戦性障害です」），難しい行動への反応が「なるほど！」となるように，機能に関連した自己のパターンとともに，重要なパターンとテーマをはっきりさせましょう。

  > エマの生育歴にはネグレクト，ニーズへの不十分な配慮，身体的虐待，性的虐待，アタッチメントの喪失と崩壊が含まれています。このケース報告からはエマの適応について最小限の情報しか得られていませんが，トリガーや敏感な部分になっているのは，拒絶や奪われると感じること，コントロールの喪失，境界侵入，身体的な危機の手がかりを知覚することなどが含まれると想像できます。これらの「テーマ」に直面する時，エマは安全を求めたり，危険を回避したり，欲求をかなえるといった，あるレベルの機能を持つ行動パターンをとる可能性があります。

- ステップ2：特定のパターンが起きた時に波長合わせをして，観察しましょう
→「波長合わせ」
  - ◆重要なポイント：即座にパターンを捉えましょう。特定のパターンが起きた時に波長合わせをして，そのパターンを観察しましょう。
  - ◆内容：特定のパターンが起きた時，以下の繰り返される行動パターンを観察し理解に務めましょう。①発達性トラウマに関連した重要なテーマに，繰り返し反応している行動，②過去の体験とつながっていると思われる行動，③今現在いくらかの機能的な目的を果たす行動（例：危機の回避，欲求の充足）。もし外部の養育者や専門家のチームがこの子どもに働きかけているのであれば，その人たちに，その行動の果たしている機能の背景について理解してもらえるよう説明しましょう。この段階での目標は，専門家と養育者がこれらのパターンに波長を合わせ

て，観察することです。こうした観察からわかったことを子どもに伝え返す前に，ステップ3とステップ4に取り組むことが重要です。

　　　エマは母親から身体的な暴行を受けただけでなく，ネグレクトや彼女のニーズへの不十分な配慮の中にいた過去があります。拒絶された（叔母が話を聞いていない）と感じると，エマの最初の危険警報が作動します。叔母に制限をかけられた時，エマの「危険警報」はエスカレートし，車から脱出しようとします。臨床家や他の専門家がこのパターンを観察するのと同じように，叔母にもエマの過去に関連するさまざまなテーマとパターンを理解してもらうことが大切です。

・ステップ3：子どもが今知覚している体験をそのまま認めましょう
→「波長合わせ」，「子どもの感情の認識と感情表現をサポートすること」
　◆ **重要なポイント**：現時点での子どもの体験を伝え返してそのまま認めましょう。
　◆ **内容**：私たちは子どもと一緒に過去の体験の中から自分の反応パターンを見つけて伝え返す取り組みをしていますが，まず最初に**現時点**での子どもの体験を確認することが非常に大切です。つまり，どれだけ私たちが無力感，コントロールの喪失，拒絶などの大きなテーマと機能的な反応とに気づいて見分けたとしても，その瞬間の子どもの体験は「誰かが何かすごく動揺させるようなことをした。そして自分は今とてもうんざりしているんだ」というシンプルな，そして意味のあるものなのです。もし私たちが「うんざり」する気持ちを認めなかったら，これ以上先に進めないでしょう。子どもがその瞬間の体験を見分けて表現するのを手伝うために，波長合わせのスキルを使いましょう。他の子どもに比べ，大人からの確認や伝え返しを受け入れる準備ができている子どももいます。しかし一方で，ある子どもたちにとっては，「見られている」もしくは観察されていると感じることそれ自体がトリガーになったり，自分の弱さの感覚を引き出すかもしれません。養育者との「波長合わせ（第5章）」と「感情の認識（第8章）」で述べたように，伝え返しをする時には，その子どもが自分の体験を「所有する」ことを認めることが大切なのです。

　　　エマの体験は，話をしようとしたら叔母が聞くのを拒否した，というものでした。過去の体験の流れの中で，この時のことを観察する前に，まず以下のように伝え返して認めることが大切です。「あなたが話そうとしているのに，叔母さんが聞いてくれなかったというのは，どんなにイライラするかわかるわ。言いたいことがある時に，相手が聞いていないみたいだと感じるのは，本当につらいよね」。

・ステップ4：子どもが調整の戦略を使うのをサポートしましょう
→「調整」
　◆ **重要なポイント**：子どもたちが調整スキルを使えるようサポートします。このスキルを使うことで子どもたちはワークに有意義に参加できるようになります。
　◆ **内容**：行動のパターンを伝え返す過程は，特にその行動が過去の体験に関連する時，感情的，生理学的，認知的な反応を引き出す可能性があります。その中には，**今の時点**での危険の知覚があります。つまり，治療場面でトラウマの題材に取り組む過程では，たとえそれが**表層レベ**

ルでこのワークを行うというお膳立てをして取り組んでいても，内的・本能的なレベルで子どもの「危険警報」は依然として活性化されているかもしれず，子どもたちを自己防衛的なパターンの行動（例：回避，麻痺，過覚醒，防衛）に至らせるのです。こうした危険信号が出ているにもかかわらず，セラピーへの参加に応じてくれる子どもは，自分の体験を話し合い探求することを明らかに同意してくれている時でさえ，このセラピーの過程それ自体によって再び被害を受けていると感じているかもしれません。そうした状況を考えると，子どもが自身の内的な状態によく気づいて，快適で効果的な状態になれるよう調整スキルを利用することは重要なことなのです。子どもがこのワークに取り組む時は，「第9章 調整」にあるスキルを使いましょう。子どもにセルフチェックをするよう勧めます。「私たちがこのことについて話している時，あなたの身体にどんなことが起こっているかな？」。このワークのなかで効果的／快適な状態を見つける時に，子どもと協力していきます。「今あなたのエネルギーレベルはどのくらい？ この話をするには，エネルギーレベルがどのくらいになる必要があると思う？」。この題材に取り組むことの難しさを認識し，子どもの「危険をキャッチする脳」とそれに関連する防衛的な行動が活性化することを，自然なことと認めましょう。適したスキルを使えるよう子どもといっしょに取り組みましょう。理想を言えば，このワークは内的な状態を観察し見分ける練習とともに，子どもが「気持ちの道具箱」に調整の戦略を加えた**後**に行うほうがよいでしょう。このステップは治療セッションの中でもそれ以外でも，何度も繰り返す必要が生じることでしょう。

　　エマと治療者は車の中での出来事について話し始める時に，チェックインをします。「エマ，すぐにセルフチェックして，エネルギーが今どこにあるか正確に教えてくれる？」。エマはちょっとぽーっとした感じがして，（-1から+10の目盛で）マイナスのあたりをうろついていると答えます。治療者は「あなたは少しシャットダウンの気持ちなのかもしれないわね。今週は本当に大きな気持ちの揺れがあったし，そのことについて話す時でさえも，危険をキャッチする脳があなたを守りたがってるのかもしれないわね」と話します。治療者は話しながらお互いにお手玉を行ったり来たりさせることを提案します。この手法はエマが「今，ここ」につながったままでいるのを助けるやり方として以前見つけたものです。エマが同意するとすぐに治療者は「私たちがこのことについて話し合うのはとても大切なことだと思うのよ。話し合うことで何が起きたのかわかるからね。でも，あなたは私たちがそのことについてどのくらい話すかを決めることができるし，もしあなたの気持ちが大きくなり過ぎたり，逆にシャットダウンし始めたら，休憩したり，快適に感じる場所にエネルギーを取り戻すこともできるのよ。進めながら確認していこうね。いい？」

- **ステップ5：パターンを観察／伝え返してテーマを確認しましょう**
→「感情の認識」，「波長合わせ」を用いての「感情表現」，「養育者の感情管理」
  - ◆**重要なポイント**：過去の体験につながっているかもしれない現在の出来事や体験をよく観察して伝え返します。また，子どもにも観察するよう促します。
  - ◆**内容**：このステップでは，現在の行動や体験が過去の体験に繰り返し反応している最中に，子どもにそのことを伝え返し，一緒に観察する仲間に誘います。子どもの言葉を用いて，関連のあるテーマを見つけましょう。「リフレクション用のレンズ」の持ち主は子どもの発達段階で

変わる可能性があります。例えば，小さな子どもと取り組む時は，治療者が主な観察者になるかもしれません。「子どもが家で怒鳴りつけられることってよくあるよね。それってなんだか怖いよね。学校の先生が怒った時も，同じように怖い気持ちになるような気がするよ」。もし子どもが同意したら，治療者はこう言うかもしれません。「誰かが怒っているとすごくつらく感じるようだね」。

あまり守られていない状況で子どもの弱い部分に対処する時は注意が必要ですが，前述のようなやりとりは個別面接場面の外でも行うことができます。例えば，入所施設で思春期の子どもが自分のスペースに侵入されたと反応したあとに，スタッフが「ごめんね，ちょっと君のスペースに入っちゃったね。前に誰かが君のスペースに入ったことあったけど，そのことを嫌がっていたものね」と言うこともできるでしょう。

年長の子どもや内省しがちな子どもを，観察者になるよう誘うことは大切なことです。例えば，「あなたの言うことからすると，みぞおちのあたりに変な感じがし始めて，それからすぐに落ち込んでしまった。それは友達があなたにメールを送った時に起きたのね。私たちはいろいろな種類のトリガーやあなたの『地雷』を踏むものについて話してきましたね。それらのうちのいくつかがそこで起きていたと思っているのかな」などのように。

体験の直後だけじゃなく，理想的には，その時その場でも，この応答的なプロセスに子どもが取り組めるようサポートしましょう。例えば，セラピーや他のやりとりの間，子どもが状態の変化を示した時，治療者は「このことについて話し合っている時，君は手をギュッと握っているけど，ちょっと虚ろな表情をしているよ。君の中で何が起こっているか気づいている？」と言ったりします。

養育者（治療者や他の人も）が子どもとこうした経験を積めば積むほど，一緒に反応パターンを見分けるのがどんどん簡単になっていきます。例えば，「今のあなたを見ていると，『弟が許可なく部屋に入ってきた』って，あなたが怒った時のことを思い出すわ。その時，自分のスペースが本当に侵略されたような気分になったことに私たちは気づいたのよね。あの時と似た感じがするの？」

治療者：（エマが語ったことを振り返る）「なるほど，あなたは車に乗った時にわくわくしていたわけね。数学のテストでAをとって，叔母さんがそのテストの結果を聞きたがっていたのを知っていたから。でも，あなたが話した時，叔母さんはあなたの方を見ていなかった。それで叔母さんに無視されているような気がして，突然ものすごい怒りがわいてきた。それから，叔母さんがひどく怒ってるような気がして，あなたはもっと混乱して，怖いとも感じて，逃げなきゃいけない気がしたんだ。これであってる？」

エマ：（頷く）「そう。そのとおり。私に勉強させてきたくせに，まるで興味すらなかったみたい。そしてこっちがキレたら，叔母さんは異様な精神状態になった。」

治療者：「叔母さんが混乱して，あなたも混乱した。でも，相当にひどい混乱よね。車が走っている時に飛び降りるなんてね。そもそも車に乗った時，全然動揺した気分じゃなかったのよね？（エマは「うん」と認める）。危険をキャッチする脳について，どんなことを話し合ったか覚えている？『何か，危険だっ！』ってその脳が感じたら，本当に素早くそ

れを追いやるためにする働きについても話したよね」
エマ：「うん，そうだね。実はちょっとかっこいいかなって思っていたんだ。『スーパーブレイン』って感じでね（歌う）」
治療者：「（笑）そうね，ええと，あなたは結構速く落ち着いてきたから，もう危険をキャッチする脳はいなくなったんじゃないかと思っているのよ」
エマ：「（肩をすくめて）うん。たぶん，そう」
治療者：「よかった。小さい頃に家で起きたことを思い出させる大きな押しボタンについて，これまで話し合ってきたよね。例えば他の人が攻撃的にあなたをイライラさせたり，見下したり，注目を払わなかった時のこと。この中のどれかがまだ続いていると思う？　それともまだ話し合っていない何かがある可能性は？」
エマ：「わからない。たぶん，注目されてないってことかな。それから，叔母さんがすごく怒った。自分はそれに早く反応しただけなんだ。ただ，叔母さんにテストのことを話したかっただけなのに，それから全部がパニック状態になったんだ」

- ステップ 6：今現在の反応が持つ機能を見つけましょう
→自分との「波長合わせ」
  - ◆重要なポイント：テーマに関連した今の反応の機能を，子どもが明らかにできるようサポートをしましょう。
  - ◆内容：このステップの主な目標は，反応を引き起こしたその手がかり（つまり，関連するテーマやトリガー）に関連する自分の行動の機能を，子どもに理解してもらうことです。このステップの本質は，養育者が子どもに波長を合わせるスキルに取り組んだように，子どもにも**自分との波長合わせ**をしてもらうことなのです。

　合図と結びついていて子どもがとりがちな行動，そして過去の環境の中でその行動が必要だった理由を見つけていきます。

　　治療者は次のように言います。「叔母さんが話を聞いていなかったから，あなたは腹が立ったんだということは，理解できるね。だって昔，すごく大事なことをお母さんに言いたくても，聞いてもらえなかったことがあったから。その時に，お母さんの注意を引く唯一の方法は，大声を出すことだったね。あなたは叔母さんにその時と同じことをしようとしたみたい。だけど，叔母さんは運転していたから動揺してしまい，大声を上げた時に，それがあなたの危機のボタンを大々的に押し，本能的に『車から降りる！』になったようね。お母さんが動揺した時は，急にまわりがすごく危険になったものだから，今回あなたがその行動をとったということはとても納得できることなんだ。危うく怪我するところだったけれど，脳は，実はあなたを守るためにベストを尽くしていたのね」

- ステップ 7：過去と現在を区別しましょう
→「司令塔機能」
  - ◆重要なポイント：子どもが過去と現在を区別するのを助けましょう。
  - ◆内容：今の機能的な行動は最近の状況から起こっており，過去と現在の状況を現実的に区別

することに取組みましょう。ここでの重要な要素は，リスクとニーズ双方の区別です。例えば，今，誰かが怒りを表すことは比較的安全な感情表現を示しているのですが，過去に誰かが怒りを表すことは身体的な危険，すなわち**リスク**が今にも起ころうとしていることを意味していたかもしれません。その場合，過去の**ニーズ**は，誰かの怒りから怪我をさせられることを避けることだったでしょう。また今のニーズは誰かの怒りに触れることによる苦痛を我慢することかもしれません。こうした違いを教えると，現在のリスクと現在のニーズに対処するのにぴったり合った戦略は過去のものとは違うものになりそうです。何が現在のリスク，ニーズ，対処の目標になるのか，過去のものとはどのように違うのか，現在可能な戦略とはどんなものかを知るために，子どもの問題解決を支援しましょう。

治療者：「じゃあ，ここでちょっと立ち止まって，車の中でその時どんな感じがしたのかだけじゃなくて，実際何が起きていたのか振り返ってみたいんだけど。車に乗った時にしたかったことは，いったい何だったの？」

エマ：「叔母さんにテストのことを知らせたかった」

治療者：「そう。何がそれを邪魔したのかしら？」

エマ：「叔母さんは私の話を聞いていなかったのよ」

治療者：「じゃあ，問題は叔母さんがあなたの話を聞いていなかったことね。あなたには本当に叔母さんに話を聞いてほしいことがあった。そして前にあなたが言っていたことから思ったんだけど，問題を悪化させたのは，叔母さんが聞いていないということであなたが傷つけられたことね。合ってる？」

エマ：「うん。多分ね」

治療者：「じゃあ，いったん叔母さんが話を聞いていないような気がし始めたら，その時の目標はどんなことだと思う？　まだ叔母さんに話を聞いてもらうことが目標なのか，それとも，叔母さんがあなたの気持ちを傷つけていることを知らせることなのか？」

エマ：「わかんない。話を聞いてもらうことかな」

治療者：「じゃあ，あなたのとった行動を振り返ってみましょう。私たちはこの行動が当然な理由を話し合ってきたよね。あなたは大声を出して，叫び始めた。その原因の一つはすごく動揺した気分になったから。そして，過去にあなたのお母さんに話を聞いてもらうためには，そうふるまう必要があったことも原因の一つね。叔母さんにはそのやり方がどんなふうに効いたのかしら？」

エマ：「(笑) 全然効いてないわ。叔母さんはブチ切れ始めたわ」

治療者：「(笑) そうね。たとえ同じ行動が以前は理にかなっていたとしても，叔母さんに対してはベストな選択ではなかったわね。じゃあ，いっしょに考えてみましょう。もしあなたの目標が叔母さんに話を聞いてもらうことだったとしたら，どんな行動を取ったらよりうまくいったかしらね？」

・ステップ 8：テーマや断片化された反応に，その時その場で気づけるようになりましょう

→「感情の認識」

◆ **重要なポイント**：瞬時に起こるテーマや断片化された反応の合図をつかむために，子どもが自分の状態に波長を合わせ，変化を見分ける能力を高めましょう。

◆ **内容**：テーマや断片化された自己の状態を統合する基礎的なワークのほとんどは，リフレクション，観察，そして反応と体験のパターンへの子どもの興味を通して行われます。しかし，最終的には，子どもが単に**反応する**のではなく，意図的に**ふるまえる**ように，その瞬間に反応に気づいて「捕まえる」ことができるよう取り組むことが大切です。そうなるための能力は，現在の生活の中で目的を持って過ごす能力の中心にあります。

　この段階に向けて，現在の反応を形作る，以前の体験とつながった内的・外的な「手がかり」に子どもが気づいて見分けられるようにすることが必要です。これらの手がかりは子どもごとに異なっていることでしょう。ある子にとっては，感覚や生理学的なものが手がかりになるでしょう（例：「胃が変な感じがする」）。またある子にとっては，認知的なものが手がかりになるでしょう（例：「自分は本当にバカだなって思い始めてる」）。特定の感情に気づいたり（例：「前にキレた時と同じように，本当に腹が立ってる」），感情を失う子もいます（例：「全然何も感じられないくらい，本当に気持ちをシャットダウンし始めている」）。行動したり行動しないことのパターンに気づける子どももいます（例：「じっとしていられなくて，出て行かなきゃみたいな，動かなければって感じがする」「見えなくなったり，存在すらしてなかったみたいに，姿を消したい感じ」）。ついには，自分の人とのかかわり方が変化していることに気づく子どももいます（例：「たいていの時，友達といるのは好きなんだけど，突然，友達みんなを嫌いになる気がする。とにかく友達は僕のことなんてどうでもいいと，本当は思っているんだろうなって気分になる」）。

　行動パターンを観察して伝え返す取り組みをしながら，やがて子どもがある状態から別の状態に変化する手がかりを見つけてみましょう。手がかりが現れたら，その瞬間にできるだけ早く気づくことを目標にしましょう。このスキルは適用するのが最も難しいことに留意してください。適切な場合は，これらの手がかりを観察して子どもに伝え返すことができる養育者にサポートしてもらいましょう。

　　エマは次のように見分けることができました。「この氷のように冷たいけれど，なんだか燃えているような感じ。説明するのが難しいんだけど，これがみぞおちから脳に突き抜けるような感じ。叔母さんが私に注目してないように感じる時はそうなるの。で，そうなったら，エネルギーもクレイジークイック（バスケットシューズ）みたいに急上昇するような感じがするの」

- **ステップ9：その時その場で調整戦略を使いましょう**

→「調整」

◆ **重要なポイント**：苦痛が表れた瞬間に調整戦略を使って，状態を管理する子どもの力を伸ばしましょう。

◆ **内容**：このステップの目標は，子どもが特定の調整戦略と状態変化の合図（つまり，以前の体験によって作られた反応パターン）の観察とを，瞬時に組み合わせられるようにすることです。こうすることで，過去の体験によって突き動かされるよりも，今この瞬間に留まれるようにな

ります。このステップは特に，ステップ 8（手がかりの識別）と組み合わせてください。そして，特定の戦略はそれぞれの子どもに合わせた感情，認知，生理学的な状態，関係のとり方のパターンをターゲットにして作る必要があります。例えば，シャットダウンしていたり，引きこもっている子どもへの戦略は，怒りをエスカレートさせる子どもには効果がないでしょう。

　年長の子どもと取り組む場合，自主的に使える戦略を見つけることが重要になるでしょう。また，幼い子ども（発達的により幼い子どもも）が自主的に観察してパターンを識別し，調整戦略に取り組むことを期待するのは現実的ではないので，この発達段階では養育者を巻き込むことがたいへん重要になります。「観察者」と「調整役」は外部にいて，アタッチメントシステムの中で戦略を行うほうがよいでしょう。

治療者：（エマの自分で見つけた手がかりに応えて）「じゃあ，あなたを突き抜けるこの『氷のように冷たいけれど，なんだか燃えている感じ』が現れて，それがエネルギーをすごく早く押し上げるのね。それは大変だなあ。だってエネルギーの変化がすごく早いから，コントロールするのは難しそうだもの。それが起きた時，その気持ちに気づいていると思う？」

エマ：「うーん，まあ，そうね。だけど，それに気づく時には，もうムカついているし，叫んでいるの」

治療者：「なるほど。それじゃあ，それがひどいことになる前に，捕まえられるよう，おそらくたくさん練習することになるだろうね。だってこれは新しいスキルだし，新しいことはたいてい上達するのに時間がかかるからね」

エマ：（頷く）。

治療者：「今まであなたのエネルギーを上げたり下げたりするいろいろなことについて話してきたよね。今度はエネルギーを下げるものを探しているみたいね。そうじゃない？」

エマ：「そうね。だけど，すごく急いでエネルギーをバッグに詰め込むみたいにして，それからエネルギーを下げることができなきゃね。だって，あんなに早く変わるものってないから」

治療者：「『エネルギーをバッグに詰め込む』って意味がよくわからないわ」

エマ：「何かが自分から逃げようとしていたとして，それを捕まえるためにバッグを投げつけたの。そして，それはまだ中でモゾモゾしているわけ。だけどそれが逃げないようにしておいて，その後に，それを落ち着かせることができる，そんな感じ」

治療者：「ああ，なるほど。つまり，あなたを助けてくれる何かは，最初は落ち着かせることはしないで，ただそれを捕まえるだけで，それから落ち着かせるための時間をとることができるってことね」

エマ：「そうそう，それ。胃に何かを感じたらすぐに，一息ついてただじっとしてなきゃならないような感じ。こんなふうに（自分の体に腕を巻き付けて，強く自分を抱え込む）。まあ，こんな感じ」

治療者：「最初の段階では，バッグにエネルギーを詰めるか，それをしっかりとつかんでいることがあなたにとって助けになるの？」

エマ:「たぶんね。」
治療者:「叔母さんにはあなたに何が起きているのか知ってもらう必要がありそうね。そうしたら，きっと気分を悪くさせるようなことを言ったりしないから。叔母さんにこのことについて，私たちから話すことって意味あると思う？」
エマ:「うん，そう思うよ。そうしないと，私が話すのをやめて，自分を抱え込み始めた時に，叔母さんは私が気が狂ったとしか思わないだろうし」
治療者:「そうね。じゃあ，いったん話すのをやめて，自分を抱え込み始めたら，次にエネルギーを下げるためにどんなことができると思う？」
エマ:「わかんない。二人で練習した呼吸のやつは好きだったな。何度も何度も繰り返してたやつ。あれは少し落ち着いた。でも，もし自分がそれをしたら，叔母さんに何をしているか言わなきゃならないだろうね」
治療者:「まあ，でもそれはいいアイディアだと思うよ。だって，こういったことが起きる時に，叔母さんは外側から見て，手がかりを知るだろうから。すごく早く起こるから，外側からの目もあると助けになるよ。叔母さんは，あなたにエネルギーを下げることを思い出させる手助けができるもの」

・ステップ10：今現在を生きよう
→「司令塔機能」，「自己の発達」

- **重要なポイント**：積極的，現実的に今現在をアセスメントしましょう。今の目標を決めて，意欲的な選択をしましょう。
- **内容**：子どもがその瞬間に苦痛を見つけて調整できるようになったら（そして養育システムがこのスキルをサポートし始めたら），子どもが決めた目標に取り組み，今現在を観察し，そこに留まる能力を使うことが次のステップになります。これには「第11章 司令塔機能」に書かれているように，問題解決スキルを使うことが含まれています。そして，「自己の発達」や「感情の認識」，「感情表現」を含む多くの他の領域のスキルも活用します。

　子どもとともに，問題（例：「私にすごく嫌な思いをさせているものは何だろう？」），目標（例：「私は本当はどうしたいんだろう？　それを邪魔してるものは何だろう？」），可能な解決方法（例：「私ができること／したいことは何だろう？　もし選択肢Aか，選択肢Bを選んだら，いったいどんなことが起こるだろう？」）を見つけるために問題解決スキルを使いましょう。過去（例：「悲しいことを思い出しているから，私の心の一部は，今本当に悲しい気分」）と現在（例：「ちょうど今はなんだか傷ついた気持ちがある」）両方の状態をアセスメントして認識しましょう。子どもが問題解決に役立てられる強みとリソースを見つけるのを助けます（例：「友達が意地悪な時は，それが嫌なんだけど，おばあちゃんにそのことを話すと，気持ちが楽になるんだよね」）。最終的には，結果よりもむしろ，子どもが解決策を適用するのをサポートし，積極的に選択する**行動**を観察して強化しましょう。言い換えれば，選択の結果にかかわらず，子どもが今この瞬間に，目標を果たそうとして積極的に選択すること自体が成功となるのです。

　これは言うまでもないことですが，このステップは最も難しく，たいてい，たくさんの探索，

練習，事後のリフレクションが行われた後にだけできることなのです。成功はゆっくり生じ，年齢に適したステップに少しずつ達することになるでしょう。子どもと養育者の両方が，こうした治療の成功がどのようにして起こるかを認めて理解することが重要です。

　　エマは叔母との例の一件の約2カ月後，セラピーに来ました。その間，何度か，より事態が深刻化して爆発し，セラピーの中でこれらの爆発について探索してきました。エマは面接室に入り，椅子にどっかと腰を下ろし，「私がしたことは，先生には絶対に想像できないよ」と言います。治療者が何をしたのか尋ねると，エマは「『一息ついて抱きしめる』っていうのを完全にやり遂げたよ。パニックにならなかったの！」と答えました。

治療者：「つまり，あの冷たい，燃えている気持ちがあって，それを捕まえたってこと？」
エマ：「そう。ついにやったよ。」
治療者：「それで，何があったの？」
エマ：「レスリーとアイシャと一緒にいたんだけど……この子たちのこと前に話したよね？　まあ，それは置いといて，私は彼女たちと話をしようとしたんだけど邪魔し続けて，二人でだけ話しているの。それから私が何か言って，レスリーが手を，こう，「静かに」みたいにしたの。わかる？　それで，ほんとにすぐに，すごく頭にきて，あれが自分を貫いてくる感じがわかったの。レスリーとは先月互いにキレ合って，その後，元通りの友達に戻ったばかりだから，いつもだったら，爆発してひどいことになってたと思う。だけど，その時は何か言う前に，深呼吸してそのまま耐えたの。抱きしめるまでは完全にできなかったけどね。だけど，拳の中でシャツを握りしめて，ただ『バッグに詰めろ，バッグに詰めろ』って考え続けた。エネルギーの時みたいに，わかるよね？　ショッピングモールにいたから，ひとり言を言うことはできなかった。でも，何度か深呼吸してたら，エネルギーが下がったの。それからも，まだしばらくイライラしてたけど，気が狂うほど腹が立つってことはなかったね」
治療者：「それからどうなったの？」
エマ：「なにもなかった。問題なしよ。本当にたいしたことなかったんだよね。ちょっとの間，そんなふうに感じただけ。前に話してた叔母さんが話を聞いてくれなかった時のようだったの。ただボタンが押されただけなのよ」
治療者：「すごく，すごく感動したわ。何も言えないくらい！　だって，今までずっとこれに取り組んできたものね。こうなった時，それを捕まえるのは本当に，本当に難しいことなの。あなたはそれを捕まえただけじゃなくて，全部自分の力でやったの。レスリーとアイシャは何が起こっていたかさえ知らないわ。本当にすごいわ！」
エマ：「うん，私もそう思う！　今日，パソコンで遊んでもいい？」

要約：まとめると，これまでのステップは次のことを導くものです。①慢性的で複雑な早期のトラウマ体験のために生じるテーマや断片化された自己の状態を認識し，理解すること，②自動的な反応パターンを変化させること，③最終的には，今現在の状況に当てはまる一貫した反応をする中で，自己の多様な面を統合すること。はじめに述べたように，このワークのほとんどは時間をかけ

て身につけるプロセスです。複雑な適応をしてきた子どもの過去の体験を統合するには，現在の体験とそこに結びついている過去に根ざした反応パターンをめぐって，繰り返し取り組むことが必要になります。すべてのステップが養育システムの中に組み込まれると同時に，子ども自身が達成感を得られるやり方に気を配ることが重要です。複雑な適応をしてきた子どもが，人生早期の養育環境の中で受けた発達の臨界期を支配するトラウマ体験を，安全に探索して統合するためには，外部からのサポートと内的なリソースの両方を持つことが必要だと私たちは信じています。

ターゲット＃2：特定の記憶と体験の処理
特定の記憶の処理の理論的根拠

- 特定の記憶と体験を，広範囲に渡る自己の物語の中で処理したり統合することは，昔から，よく「トラウマ処理」として考えられてきました。
- 特定の記憶と体験の処理は，現在の視点，理想的には安全な中から，過去を振り返ることを含んでいます。過去の要素は，バラバラになった記憶とそれらに絡みついた要素の形で，トラウマを体験した子どもに頻繁に侵入し続けています。そうした要素には，言葉，視覚的なイメージ，強烈な感情，生理学的な感覚，感覚からの入力，意味づけのシステムが含まれるかもしれません。これらの要素はしばしば体験の詳細だけではなく，体験の中に埋め込まれている自分と他者の見方も含むものです。そして，それは今の自分を定義するようになった見方なのです。例えば，ある記憶が現れて，それが自分の脆弱性を強く感じた瞬間を含んだものである時，その記憶の力は，その無力感の記憶に一部が潜んでいるに過ぎません。そしてそれは今現在経験している非常に強い無力感の中にも含まれているのです。この瞬間には，子どもは単に自分の脆弱性を**思い出して**いるのではなく，弱いものとして，自分を**今体験して**いるのです。トラウマ記憶からは二重の攻撃を受けています。一つは体験そのものの圧倒されるような要素を再体験すること，もう一つは今この瞬間の記憶の侵入に直面して感じる無力感なのです。
- 特に年長の子どもと思春期の子どもでは，今現在の反応は過去の体験と並行して起こり，さらに拡大し悪化するかもしれないのです。例えば，思春期の子どもで，過去に恐怖や喪失感，混乱を感じていた場合，現在，過去の記憶が侵入してくると，これらのすべての感情に加えて，激しい怒りや恥の感覚でいっぱいになるかもしれません。
- トラウマ記憶の強烈さと現在の反応への恐れのために，多くのトラウマサバイバーは記憶の侵入を回避したり，解離したり，シャットダウンすることを学びます。しかしこの断絶により，記憶を制御することはできなくなります。反応とトラウマ体験をまるまる恐れている限り，トラウマ体験の影響は持続されるのです。
- トラウマ体験の処理は，過去と現在両方の記憶とそれに絡みついた／関連した感情，生理的な感覚，認知を念入りに探索することを含みます。私たちが子どもの傍らにあり，その体験に耐え，ともに進み，それを観察して支えることを通して，子どもはこれらのトラウマ体験をより大きく，より首尾一貫した自分の物語に統合することができ，これらの体験の激しさと影響力を減らすことができます。そうしてトラウマ体験の侵入的な性質も軽減され，トラウマ体験による影響をコントロールする力を得ることができるのです。

記憶の処理について考慮する点

- 複雑性トラウマを抱える子どもと取り組む時は，関連しそうな二つのより特有な処理のタイプがあります。
    1. **人生の物語（ナラティブ）**——子どもの人生の数多くの体験を，時と場所を越えて網羅し，トラウマに暴露されたことやよりポジティブな生活体験も含んだ，幅広い物語の創造。
    2. **特定の記憶**——とりわけ子どもを苦しめ，その人生に侵入してくる特定の記憶やバラバラになった記憶，いろいろな要素を含む記憶の処理と統合。
- 人生の物語の創造はゆっくり時間をかけて行われ，特定のものではないけれどもトラウマへの暴露も含んだプロセスであることは明らかです。「第12章 自己の発達とアイデンティティ」のとりわけ「ターゲット#3：まとまりのある自分」（p. 217 を参照してください。そこでは，人生の物語を構築するプロセスの例として，ライフブックの制作が挙げられています。
- 子どもたちと特定の記憶に取り組む時は，以下の3つの要素（①タイミング，②何をターゲットにするか，③進め方）を考慮してください。

①タイミング：特定の記憶をターゲットにするのにふさわしいのはいつでしょう？

- このARCの枠組みの至る所に出てくるスキルを身につける中で，自然に過去の体験が組み込まれていきます。複雑性発達トラウマを体験してきた子どもを治療する時は，過去の体験が面接室で示され，治療の初期の段階から話題にされます。この言い方はしばしばシンプルなもので，例えば，「子どもが本当に大変な目にあった時，君とお父さんとの間で起きたことみたいね，気持ちをコントロールするのは本当にきついことなんだ」と話したりします。
- この幅広い枠組みは，特定の記憶の処理を網羅する，より詳細な探索とは異なっています。トラウマ記憶の探索は，強烈で圧倒するような潜在的な感情や，生理的な感覚，認知と行動の調節異常を引き起こす可能性があります。トラウマ記憶を開くかそのまま抱えておくかを見分ける時は，現在の状況だけでなく，子どもの現在の機能を考慮することが重要です。安全に記憶を探索するために，子どもは感情と生理学的なものを調整する能力をある程度持っていなければなりません。また治療の関係の中で，安心感を育てられていなければなりません。そして，治療場面の外にも十分安定した環境を持っている必要があります。これらの要素がないと，記憶の詳細を広範囲に渡って探索することは，治療よりもむしろ，さらなる傷つきと混乱をもたらす可能性があります。
- 私たちがこの子は「安定している」と判断しているかどうかにかかわらず，どんなに警戒していたとしても，実際に特定の記憶と体験がさまざまな方法で何回も現れる可能性があります。トラウマ処理の取り組みが計画されていても，ほとんどのトラウマ処理はその場で子どもが示した題材に応じて瞬時に起こることでしょう。だから子どもに波長を合わせて，こうした題材に反応する準備をしておく専門家の能力が重要になります。その題材を探索するかそのままにしておくかについての決定は，上述の要素に対する臨床家の判断次第でしょう。どんな決定であっても，子どもの体験を観察し，認め，伝え返すことは重要なことです。以下の例を考えてみましょう。

> デリアは里親に短期間預けられている，8歳の女の子です。長く措置されていた場所を混乱させたので，最近移ってきました。デリアは過去数週間，自分を傷つけたいと述べるなど，苦痛を感じ

ることが急激に増えています。数年にわたってかかわっているセラピストと会った時，デリアは2つの人形を性的な体位に組んで，「パパはこうするのが好きだったのよ」と言いました。そこでセラピストが「パパについて考えているようね」と応答すると，デリアはうなずいて，人形をつかみ，それぞれをドールハウスの別の部屋に置きました。セラピストが「頭に浮かんでくるのは，怖い考えかもしれないね。パパのこと，ずっとたくさん考えているの？」と聞くと，デリアは肩をすくめてうなずきます。セラピストは「それは気の毒ね。あなたは今それを考えていて，悲しくてイライラした気分のように見えるわ」と言うと，デリアは男の人形をドールハウスから引っ張り出して，投げつけ，「大嫌い！」と言いました。そこでセラピストは次のように言って，デリアが今体験していることを認めます。「こんな大きな気持ちを持っているのね。パパとの間で起きたことは本当に怖いことだったよね。これから先パパと一緒に暮らすことは絶対にないよってこれまで話し合ってきても，あなたの中の一部はまだそのことを恐れているのかしらね？」。デリアは肩をすくめて，何も答えません。セラピストが「これは本当に重要な考えと気持ちのようね。家にその気持ちを持ち帰らないように，少しそれを絵や字で書いてみて，その後どこかしまう場所を見つけるのはどうかな？」と聞くと，デリアは頷きました。セラピストはデリアのエネルギーと気持ちのセルフチェックを一緒に行い，絵を描く前に気持ちを落ち着かせる練習をしました。絵を描き終えると，デリアはしまう場所として，以前からこの目的で使っていたセラピストの机の引き出しを選びました。セラピストは「静かに」息を吸い，どんな怖い気持ちや苦痛も息とともに吐き出すように示しながら，一緒に何回か深呼吸をしました。そして面接の時間が終わるまで，あまり刺激的でないこと（例：ゲーム）をして遊ぶ時間が十分あることを保証しました。

　この例で治療者が直面させられているのは，最近の生活環境の不安定さ（措置変更による混乱）を体験し，動揺している様子の子どもにみられた侵入的な題材です。これらの要素と子どもの今の養育者との希薄な関係性もあり，治療者はその侵入的な記憶を詳細に探索することはしませんでした。しかし，それでもなお，治療者は子どもの体験を認め，なんらかの方法で探索しなければなりません。その記憶の重要な性質を認めながら，優しく子どもの最近の体験を探索し，子どもが記憶のカギとなる構成要素（すなわち感情）を表現するのを許します。そして治療者は，注意深くその題材を抱えて，子どもがコントロールできないほど感情的にならないようにして，その子が苦痛をある程度乗り越えられるようにします。しかし他の時，他の文脈では，その治療者は子どもの記憶や体験の詳細や性質のさらなる探索をするかもしれません。

　②何をターゲットにするか：数多くの圧倒される体験をしてきた子どもたちにとって，トラウマの物語の焦点を見つけることは難しいことかもしれません。以下の点を考慮しましょう。
- **浮かび上がってくる特定の記憶**。日常生活の中に侵入している特定の記憶に気づいている子どももいることでしょう。これらの記憶や記憶の断片は，トラウマ処理の重要なターゲットになります。
- **複合的な体験**。子どもが複数の同じような体験をしている時（例：繰り返される性的・身体的暴力），記憶は混合し，互いに重なり合うことでしょう。物語を作る時，記憶が複数の体験の詳細な内容を含んでいる可能性があります。この場合，体験を特定の出来事よりも，テーマ別の記憶で探索することが可能です。例えば，DVにさらされ続けてきた子どもと取り組む場合，探索される内容には父の声の記憶，叫び声の記憶，子どもが隠れた場所，隠れている時の子どもの体

の感じ，両親のけんかを聞いている間の思考や恐れなどが含まれることでしょう。これらの内容は，一つの体験ではなく複数の体験を含んでいます。

- **衝撃の大きい体験**。繰り返し複数のトラウマにさらされてきた多くの子どもたちにとって衝撃が大きかった体験は，私たちが予測しているものと異なっているかもしれません。思春期の子どもに最も悪い体験について尋ねると，幼い頃の暴力よりも，突然好きな里母のもとから離れたことや仲間に別れを告げる機会がないままに学校を去った体験を挙げることがあります。これらの体験の多くはセラピーが進むなかで，特により大きな人生の物語を作り上げる過程の中で（例：「重要な出来事」や時系列を整理する中で）現れてくることでしょう。こうした衝撃の大きい体験は，記憶の詳細と現在の意味づけのシステムへの影響の両方を探索するのに重要です。

③**進め方**：子どもの頃の記憶の処理のメカニズムは，その子どもの年齢，発達段階，耐性や好み次第で変わることでしょう。後の「道具」のところで記憶を探索するためのさまざまなテクニックを説明します。

特定の記憶の処理に向けたステップ

特定の記憶の処理を含んだ5つのステップを以下で紹介します。テーマに関連した／断片化された自己の状態を検討する時と同様に，このワークは長い期間にわたって進められていきます。そして，ワークが進むにつれて，物語に内容と理解が加わり，その厚みが増していきます。一回の面接の中で，それぞれのステップが何らかの方法で進むかもしれませんが，体験にまつわる物語の創造と探索，自己のより大きな物語への体験の統合は長い時間をかけて展開していくことでしょう。

- **ステップ1：子どもの自分の状態の評価，調整戦略を支援します。**
  ◆ トラウマ記憶を正確に処理して探索するために，子どもはその探索の経験につながることに耐えられなければなりません。このワークを導入する時は，子どもに感情と生理学的な状態に関するセルフチェックをしてもらいましょう（もしくは観察された感情／状態を伝え返しましょう）。「第9章　調整」の「スキル#1：気持ちの強弱を理解する」（p. 148）で論じられたような「気持ちの程度」（例：「-1から+10の間でどのくらいの気分？」）は役に立ちます。記憶の処理に焦点を当てたセラピーの多くは，記憶に関連する子どもの苦痛のレベルを知ったり，シャットダウンしたり，解離しないように「SUDS」（主観的苦痛指数）による目盛（例：0～10や0～100）の使用を勧めています。ワークのはじまりと取り組んでいる途中で，苦痛と覚醒のレベルを評価することは役立ちます。子どもが耐えられるレベルを維持し，ワークが効果的になるように，調整の戦略を使いましょう。「気持ちの道具箱」（「第9章　調整」の「スキル#3, p. 152」）を作っている間，子どもとともに対処スキルを広げることについて検討しましょう。安全に物語を作るのに役立つ，以下の特定の戦略についても考慮します。①子どもが記憶から距離をとれるようにサポートする（例：「この記憶について話す時は，その記憶の中にいるのではなく，まるで外側から見ているみたいに，テレビ画面を見るように話してください」），②子どもたちの安全の感覚を増加させるために，自分を保護する方法を教えたり，（例：「私たちがこれについて話をする間，あなたが話している小さい女の子は安全なシャ

ボン玉の中にいて，誰からも傷つけられなくなっていることを想像してみよう」），守ってくれる人物／フィギュアを教える（例：「君の好きなヒーローが君の横に立っているところを想像してみよう」），③現在との結びつきを増やす（例：「これについて話している間，ことあるごとに床で足の指をぴくぴく動かすことを思い出してもらうつもりだよ。そうすることで，君は部屋のここに座っていることを思い出すことができるからね。いい？」）。

- **ステップ2：自分の物語を伝えるのに，慎重にゆっくりやるように導きましょう。**
  - ◆このステップには，語ることであれ，遊び，描画，他のテクニックであれ，その物語を伝えることが含まれています。子どもが物語を作るのをサポートしましょう。子どもの記憶はいつの時点から始まりますか？ 次に何が起きましたか？ 物語のはじめ，中盤，終わりを作ることに取り組みましょう。このワークはゆっくり進めてください。子どもが自分で話を進めるペースと内容の深さを選ぶのを認め，どこまで話すかは自分で決めてよいことを伝えましょう。しばしば，物語はゆっくり時間をかけて作られます。前の物語に戻る時は，ワークを振り返り詳細を付け加えましょう。この章の「道具」の部分に，物語の作成を手助けする方法の例を載せています。記憶が長期にわたって引き起こす苦痛のレベルを探索するために，SUDSや他の具体的な指標を使いましょう。トラウマ処理の重要なポイントは，子どもの記憶の探索が進む時に，特定の記憶にかかわる苦痛を減らすことです。
  - ◆子どもがトラウマ記憶を克服するのではなく，トラウマ処理や物語が「行き詰まる」兆しや，子どもが再体験している感じに気づくこともとても大切な点です。幼い子どもの場合，遊びの中でその子どものテーマが繰り返し現れるようなポストトラウマティックプレイの兆候を探しましょう。その中にはトラウマ体験のありのままの姿や，象徴的な姿が含まれることでしょう。それらは柔軟性に欠け，変えるのが難しくみえます。そこでは，子どもの感情が楽しさからではなく，抑圧されたり突き動かされて現れるのです（Gil, 1991; Terr, 1990）。年長や思春期の子どもの場合，激しい感情表出や，急な気分の落ち込み，表現の仕方の変化や（例：急に赤ちゃん言葉に切り替わったり，第三者として自分のことを話す思春期の子ども），体験を思い出すのではなく再体験している証し（例：動揺し，泣き，まるで誰かを押しやるように，手を外側に押し出したり，治療者の話していることに反応できないように見える思春期の子ども）が現れていないか気を配りましょう。もしこうしたことが起こったら，もはや子どもの中で「処理」は行われておらず，調整，安全の復元，再度今に戻ることに，焦点を当てることが大切になるでしょう。

- **ステップ3：子どもが自分の状態を評価し，記憶を膨らませて探索するのを手助けしましょう。**
  - ◆記憶の詳細をはっきりさせることは，物語をつくる時の最初のステップに過ぎません。子どもとともにゆっくり時間をかけて，記憶している「事実」を越えて，考えと信念，気持ち，生理的な感覚，行動を含む自分の体験について，子どもが自分で評価するのを手助けしましょう。例えば，次のようにすべての要素がつながりを作ることをサポートします。「彼らが怒鳴り始めた時，すごく怖くなりました。身体は全身が緊張して，病気になった時のように胃がキューとなりました。それを止められたらいいのにと思ったけど，とても怖くて動くことすらできま

せんでした」。とても幼い子ども（もしくは発達的により幼い子ども）の場合，このつながりは治療者や養育者のリフレクション用のレンズを通して生じることでしょう。例えば，（ドールハウスで遊びながら）「小さな女の子が角に隠れているのが見えるわ。すごく恐ろしいことが起こっていて，なんだかとても怖がっているように見えるわ。お腹が痛そうだし，筋肉がキュッと固くなっている感じで，身体全部で怖いのを感じているようね」のように伝え返します。時間とともに，年齢に合ったレベルで特定の記憶を越えて進み，その体験が起こったより広い文脈の中に広げていきましょう。これには以下の点が含まれます。①他の体験（例：この体験は他の体験を代表するものなのか，それとは違うものなのか？）。②関係性のニュアンス（例：子どもが自分を傷つけた人に対して抱えている，ポジティブなものも含めた感情の幅を認識して探索すること。その状況にかかわっていた，もしくはかかわっていない他の人の役割とその人についての気持ちを探索すること）。③他の関連し影響している要素（例：両親の物質依存やメンタルヘルスの問題）。

- ステップ４：感情につながり続けるために調整に取り組みましょう。
  ◆ ワークが進むにつれて，子どもの覚醒のレベルと感情の状態を繰り返し確認することが大切になります。「現在」に留まってこのトラウマ処理につながっていられるように頻繁にチェックインし，必要に応じて，子どもが調整のスキルを使うのをサポートしましょう。

- ステップ５：意味づけのシステムを探索して発展させましょう。
  ◆ 処理の最終段階では，子どもとともに，今現在の文脈から過去を見渡します。このステップは過去の体験を振り返り，子どもの人生，自己の意識，他者との関係，意味づけのシステムへの過去の体験の影響を観察します。また私たちがその子どもと，例えば過去の感情だけではなく，その体験を振り返って今ある考えと気持ちを探索していくのは，この段階で行うことです（例：「何にもしていないなんて，自分にすごく腹が立つ」）。心理教育と現実検討はしばしばこの段階の重要な構成要素となります。そこには，今の考え／気持ち／願いを認識して探索することが含まれ（例：「ママを守ることがぼくの役目だ」），同様に，現在の観点からより現実的に捉え直します（例：「まだどこか自分の中でそれができたらって思っているけど，その男の人は僕よりとても大きくて，止められる方法なんてなかった」）。

  未来を考えるために，過去と現在を越えて進みます。例えば，過去に誰も助けてくれなかった場合，現在と未来で子どもは誰を信じることができるでしょうか？　子どもが自分を守るためにどんなスキルや強み，リソースを持てるでしょうか？　子どもはどんなふうにこの単一（複数）の体験を越えて，自分のある面を発達させてきたのでしょうか？　過去から現在，未来へと一貫したつながりを持つための方法に注意しましょう。徐々に，私たちはこの記憶と他の行動と体験をつなげ（前述のエマの例のように），関連するテーマを探索していくことでしょう。最終的に重要なゴールは，強烈でバラバラになった記憶を，より大きな子どもの人生の物語として関連づけることです。そうすることで，自己と体験のさまざまな側面が，より大きな全体の一部として考察されるようになるのです。

養育者への教育

- 思い出しましょう：養育者にキーコンセプトを教えましょう
- 思い出しましょう：養育者に発達段階に配慮することを教えましょう。
- トラウマ体験の統合においても，すべての治療と同様に，養育者は重要な役割を担います。養育者は子どもの記憶を部分的に担い，過去の体験の参加者でもあり，証人でもあります。そして，内容，その時の状況の情報，その体験を思い起こさせる具体的なもの（例：写真，手紙）を持っています。今の時点では，養育者は子どもと物語を一緒に作る参加者としての役割とその証人としての役割の両方を担っています。軽率であったとしても，過去の体験において役割を担ってきた養育者にとって，トラウマ体験の統合の重要な構成要素は，しばしば，養育者が子どもの苦しみを認めることを含む子どもとのいくらかの関係修復の経験なのです。
- 上述の「セラピーの舞台裏」で，「養育者の感情管理」の重要な役割について説明しています。このワークの刺激の強さと強い感情を引き出す可能性を考慮すると，子どもと取り組む前に，養育者が自分自身の感情反応を探索し対処するサポートを得ることと，個人的にトラウマ記憶と体験を処理する余地を残しておくことがきわめて重要です。
- このワークの中で，専門家や養育者と一緒に取り組む時は，以下の点を考慮しましょう。
    - ◆ 治療の本質と目標について教育することは不可欠です。養育者の間での共通した認識（誤解）は，「トラウマ治療」とは記憶の探索と内容に全面的に焦点を当てることだというものです。この誤解があると，養育者（と治療者）は，このARCの枠組みでずっと述べられてきた他の多くの治療の重要な構成要素を，「本格的な」取り組みには不必要なものか，単なる土台に過ぎないとして，簡単に片づけてしまうかもしれません。そして，子どもの準備が整う前に記憶を探索するプレッシャーを生じさせるかもしれません。トラウマの有害な影響，治療における発達的能力の役割，記憶を探索するペース，圧倒させる感情の調整と統制の重要性についての教育を，治療の開始から始め，必要に応じておさらいしなければなりません。
    - ◆ トラウマの探索の影響で感情や行動の調節不全が起こるかもしれないので，養育者に準備してもらったり，情報を提供するのは大切なことです。
        - ○ 計画的に記憶の探索を行った時（とりわけライフブックを作る治療段階），あらかじめ養育者とワークの目標と形式，子どもに起こりうる反応，本書の「第5章 波長合わせ」と「第9章 調整」に載っているスキルを使った子どもへのサポート方法について話し合うことが役に立ちます。可能なら，この準備の段階から子どもに参加してもらい，ワークそのものに養育者を参加させましょう。
        - ○ 侵入的なトラウマの素材と同様に，記憶が現れてその時その場で処理を行う時，その記憶や子どものサポート方法について，可能なやり方で養育者と情報を共有することがとても大切です。
        - ○ 子どもの年齢，発達段階，子どもと養育者の関係の質は，共有される情報の種類と範囲に影響を与えるかもしれません。
            - ◇ 例えば，親と生活している幼い子どもの場合，このワークの性質と子どもが実際見せる反応と，見せるかもしれない反応の両方を養育者が理解することが大切です。なぜなら小さ

い子どもたちは，養育者による調整とサポートを強く必要としているからです。養育者にセッションに参加してもらい，素材について共有し話し合うこと，子どもに最近の自分の気持ちを養育者と共有するよう促してみること，そしてもし「いやな気持ち」が出てきたら何をするかについて一緒に話し合うことを検討してみましょう。

◇ 他の状況では，より一般的に，大まかに養育者を巻き込むかもしれません。たとえば，年長や思春期の子ども，施設の子どもの場合，プライバシーと守秘義務に関する問題を安全性とともによく考えなければなりません。「今日，子どもはつらい体験について話した」ので，その日のうちにフォローする必要があるかもしれないことを養育者や施設職員と共有するくらいで十分でしょう。

◇ 情報の共有の決定に，子どもが関与することが多ければ多いほどよいです。これには，治療者が面接場面で話し合ったことを養育者に伝えたいと子どもに知らせ，その伝え方について子どもの好みを尋ねることを含むでしょう（例：「話し合ったことを，私からママに伝えてほしい？ それとも自分でママに伝える？」）。内容を共有する許可を得ることも含みます（例：「今日，君がきついワークをしたことをスタッフに知っておいてもらうのは大事なことだと思うよ。どんなことだったらスタッフに言っても大丈夫？ ここだけの秘密にしておきたいのはどんなところ？」）。必要なサポートの種類について子どもから意見を聞くこともあります（例：「僕たちが今日話したような記憶について，普通子どもたちが話すと，後になって感情がわき上がってくることがあるんだ。話していた最中に君が悲しい気持ちになったように，もし悲しい気持ちがわいてきたら，どんなことが君の助けになると思う？ こういう気持ちの助けになることについて，僕たちは誰に話しておいたらいい？」）。

◆ 過去の体験に関連した特定のテーマやパターンと，現在子どもがとっている行動の意味合いが治療のなかで明らかにされるにつれ，子どもと同様に養育者ともこのことについて話し合い探索することが大切となります。たとえば，上述のエマの例で，過去の拒絶と危機の体験に関連し，またそれが現れたエマの行動と反応について，エマの叔母さんと話し合うことの重要性について考えてみましょう。養育者自身の内省的なプロセスに治療者がかかわることによって，波長合わせの可能性や目的を持ったかかわり，共感的な反応が増します。多くの家族が世代を超えて関連するテーマを繰り返してしまうことを認識して，子どものパターンはこうした養育者のパターンと絡み合うことに注意しましょう。治療者が養育者への共感と援助する姿勢をもって議論を進め，彼らが前向きの行動をとれるよう励まし，その能力を信用することはとても大切になります。

◆ 子どもがトラウマ体験の統合に取り組む時，養育者は調整のリソースとして重要な役割を担うでしょう。養育者の存在は子どもが辛い感情を抱え，まとまりのない思考を整理し，生理学的な覚醒を調整する際の助けとなることでしょう。とりわけ，養育者が比較的波長をよく合わせ，応答的なふるまいができる人の場合，子どもがこのワークに取り組むのを支えるためにこの養育者を面接に入れることを検討してみましょう。

◆ 適切な時はいつでも，養育者は単に子どもの応援団やリソース（面接の中と外で）としてではなく，このプロセスの参加者として，トラウマ体験の統合の役割を担うことが理想的です。安

全が示され，また子どもが認めれば，養育者にこのワークのさまざまな場面に参加してもらいましょう。たとえば，子どもが自分の物語を読む時の聴衆となってもらったり，遊びを観察して参加したり，子どもが物語を作る際にサポートしてもらったり，体験の表現を「ともに作り上げる」ために養育者を招くことを検討してみましょう（例：家族のメンバーそれぞれが，個々の視点と経験をもとに，示された物語の一部を描写することで，絵や物語を作ります）。

道具：トラウマ体験の統合

これまで複数の慢性的なストレスを体験してきた子どもに関連する，特定の記憶と断片化した自己の状態の両方の探索を含んだステップや段階の詳細を述べました。以下に子どもと物語を作る時に役立つかもしれないさまざまなテクニックを簡単に載せています。この他にも，多数の介入の枠組みが特に子ども時代のトラウマ体験の処理と統合に焦点を当てて発展してきました。これにはトラウマ・フォーカスト認知行動療法（TF-CBT；Cohen, Mannarino, & Deblinger, 2006）と眼球運動による脱感作と再処理法（EMDR；Greenwald, 1999; Lovett, 1999; Shapiro, 1995; Tinker & Wilson, 1999）が含まれます。子どもが自分の物語を作るのを支援するために，「リアルライフヒーロー」（Kagan, 2007a, 2007b）のようなワークブックを使って，お話作りに導く枠組みを作る方法もあります。専門家には，トラウマ体験の処理と統合のために，利用可能な技法に慣れ親しんでおくことを勧めます。

物語の作成技法

- トラウマと打ちのめされるほどのストレスの体験は，生理学的，感覚的，感情的，認知的，関係性のレベルのすべてを犠牲にします。特に，幼い頃に体験すると，トラウマの強い影響と記憶が非言語的なレベルで保持されてしまいます。
- 子どもたちと取り組むワークの多くは，生理的な感覚，覚醒，行動の探索と制御を含みますが，最終的には，言葉を介して，人は体験を意味づけしてフィルターを通します。**体験したことを受け止めて，それを意識することで**，高次の認知処理に携わることができ，自分の体験に応答し，自己の理解に統合し，また自身の反応を観察し理解することができます。そして単にパッと**反応するのではなく行動する**ことで目的を持って生活を送ることができるのです。
- 物語の作成は，大脳皮質の構造全域を活性化し統合することを含むものです。体験を内省しながら感じ，すべての「チャンネル」にわたる内的体験を呼び起こし波長を合わせます。このように真の統合は題材（トラウマ体験）に多様なレベルで向き合うことを求めるので，物語の作成は子どもがそうした題材とつながったままでいられるくらいのペースと方法を用いることがとても大切になります。
- 「コンテイナー（入れ物）」の役割。トラウマ体験の統合を安全に行うための重要な要素は，子どもの記憶と体験のためのコンテイナーの役割です。それは象徴的なもの（例：面接の中で話に上がったものを視覚化して治療者のキャビネットに収納する）でも具体物（例：フォルダー，封筒，箱）でもかまいません。遊びを通して体験を探索し統合する時，おもちゃや人形をきれいに片づける過程はしばしば，トラウマの題材を封じ込める強いメタファーになります。どんなテクニックを使うにしても，子どもがトラウマの題材を管理するのを支援する時にはコンテイナーの

役割に気を配りましょう。
- 物語を作る時，以下のテクニックを考慮しましょう。

物語を書いたり話したりすること（ストーリーテリング）

書かれた形式での物語の語りは，おそらく，物語を作るうえで最も直接的な方法です。物語はオープンエンドな方法（例：上述のステップで取り上げた記憶の探索）や特定の手がかり（質問）やワークシートを使って作ることができます。子どもたちは物語を自分で書いたり治療者に彼らの物語を書きとらせることを選ぶかもしれません。ほとんどの場合，治療者は子どもにペースを合わせ，注意深く質問や手がかりを与えることで話を導きます。体験を組み込んでまとまりのある物語を作るのに慣れてきたら，特定の記憶をこれとは別に探索し，それからより大きな物語を作るために時系列（もしくは他の意味合い）に沿ってつなぎ合わせることもできます。

親子でのストーリーテリング：とても小さな子どもの場合，個別で作られる物語の代わりとして，親による「おとぎ話」形式の物語が作られます。一般的には，専門家のサポートの下で養育者がこの物語を作り，その後治療の中で子どもに読んであげます。子どもはお絵かきや口頭で伝えることを通して，物語作りに貢献したり，それをもっとよくすることができます。この物語のタイプでは「トラウマのお話」だけではなく，今の安全を再確認することと信頼できる大人に保護されていることを内容に含むことが重要になります。

象徴的な物語

体験の内容は，より象徴的な，詩や短編小説，演劇の形で表現することができます。象徴的な物語を，子どもの体験を探索し処理するのに使う時，関係を築き，その物語の中に子どもを位置づけたり，意味づけするためのステップに注意を払うことが依然として重要です。これは前述の「セラピーの舞台裏」で原則を示してあるものです。

描画

描画はトラウマ体験の内容を象徴するのに望ましい方法で，どの発達段階でも使えます。記憶を探索しながら，描画を使うことで「お話」や体験そのもの，体験に関連した気持ち，自己と他者の知覚，身体感覚などを含む，体験のすべての様相を表すことができます。物語と同様に，描画はゆっくり時間をかけて再考し，変化した順に並べて，未来志向の願いや解決策，目標の発展などさまざまな視点から再検討することができます。

プレイ（遊び）

遊びは幼い子どもの自然な表現方法です。そして幼い子どもの場合，トラウマ体験の処理の大部分は象徴的な遊びの中で起こることでしょう。子どもたちは遊びの中で，カギとなるテーマ，重要な人との関係，空想的な成り行き，恐ろしい体験を表します。治療者はプレイという手段を通して，以下をサポートすることができます。

- 気持ちに気づくこと
- 調整戦略を身につけること

- 関係の中で適切・不適切な境界線に名前をつけて応答すること
- 恐ろしい体験や喪失感，その他のトラウマ体験を知り，それを制御する力を伸ばすこと
- 理想的とはいえない結果を認め，それに取り組むこと
- より前向きな解決策を作り，未来の成果に向けて取り組むこと

プレイセラピーに関する論文を十分に載せることはこの本の範囲を超えています。興味のある方は子ども時代のトラウマの治療における遊びの重要な役割について述べている数多くの優れた文献を参照してください（例：Gil, 1991, 2006; Webb, 2007）。

「既存の枠にとらわれない」テクニック

物語作りの戦略は，治療者と子どもの想像力のみが頼りなので，いろいろな点で限られてしまいます。ストーリーテリングへの文化的な影響と同様に，子どもの興味と最も快適な表現手段を考えてみましょう。近年の例として，私たちは，以下のような戦略を用いた臨床家たちと取り組んできました。

パソコンによるプレゼンテーション：子どもの体験と記憶を象徴するプレゼンテーションをパソコンを使って作成します。話すのは苦手でもコンピューターが好きな子どもとともに，昔からよく使われている「私のすべて」の本の代用品としてこれを作りました。

ボードゲーム：ボードのさまざまな部分で人生の局面を表すボードゲームを作ります。つらい体験は「落とし穴」カードによって示され，落とし穴カードを中和して和らげる役割の特別なサイコロを通してリソースとポジティブな体験を利用することが可能です。ヒーローの人形とそれに関連する「ヒーロー」のカードを集めて遊ぶのが好きな子どもが作りました。

歌詞のコラージュ：何百もの歌の歌詞を印刷したものからその子どもが切り抜いた歌詞の一部を使って，自分の幅広い「お話」を作ります。曲を聴いたり，歌詞を書くのが好きな思春期の子が作りました。

人生のラップ：都心の貧困地域に住む若者と取り組んでいる同僚は，彼らが自分の生活についてラップや曲を作るのを支援し，ノートパソコンを使ってこれらの曲を録音しています。幼い子から思春期まで多岐にわたる子どもたちが，この媒介物を通して自分の人生にまつわるラップを作り，録音し，共有することを楽しんでいます（Toombs, 私信による）。

発達段階に応じた配慮

発達段階	トラウマ体験の統合についての配慮
幼児期	幼い子どものトラウマ体験の統合は、アタッチメントシステムの中に強く組み込まれています。小さな子どもは養育者に体験を観察して応答してもらい、時と場所を越えてつながりを作り、調整を支えてその機会を与え、今の生活を送る手助けを養育者に委ねます。ですから主たる養育者であれ、専門家であれ、この発達段階の子どもにかかわる大人はトラウマ体験の統合のために、応答的なプロセスを重ねることが必要となります。とりわけ、断片化された自己の状態に近づく時は、おそらく直接これらに子どもと取り組むよりも、ステップに沿って養育者とともに取り組むことのほうが重要です（つまり、これらのテーマのパターンを観察して理解し、現在の体験を認め、調整の支援と機会を与え、単純なつながりを作り、今現在の子どもの生活を手助けすることです）。 この発達段階のパターンの識別は、養育者の観察がとても重要です。幼い子どもとこうしたパターンについてやりとりする時は、全体的に単純にしなければなりません（例：「人が自分のことを見てくれない時って、いつもすごく嫌な気持ちがするんだね」）。 幼い子どもの記憶は、「いつでもどこでも」存在するように、突然侵入してくるので、年長の子どもの記憶よりも流動的だとみなされています（例：食卓テーブルの席に着いた子どもが、突然数カ月前の出来事をあたかも昨日のことように話し出す）。「パパがいなくなっちゃった」から「塗り絵がしたい」まで言うことがすぐに変わるので、これらの記憶は突然どこかに行ってしまったように見えます。この支離滅裂な表現の仕方は、養育者に過去の体験の現在の生活への影響を過小評価させたり、逆に過大評価させることにつながります。幼い子どもの場合、そうした記憶が侵入してきた時に、ただ単にはねつけたり、子どもの気をそらすのではなく、侵入してきた瞬間を「捕まえて」、子どもの話したことと感情を確認して反応することが重要になります（例：「そうね、パパいなくなっちゃったね」だけでなく「ちょっと悲しそうに見えるわ」とも話します）。しかし同時に、子どもがその体験を抱えられないほどに広げたり、長くそこに留めることを無理強い**しない**ことも重要なことです。波長合わせのスキルを使って、子どもが「もううんざり」になっており、先に進む準備ができているかどうか評価しましょう。幼い子どもとのトラウマ処理は、数多くのちょっとした機会に起こる可能性があります。 とても小さな子どもは、年長や思春期の子どもよりも、体験を言葉で話し合ったり探索する能力に限界があります。言語的なやり取りでのトラウマ処理も必然的にありますが、幼い子どもとの取り組みのほとんどは、他のものに置き換えられたり、象徴的なものになります。記憶の処理は、その子どもの体験とある程度似たあらすじにした物語を読むことを通して、また象徴的な遊びを通しても行うことができます。このように象徴されたものと自分の人生の間に、子どもはしばしば直接つながりを作るものです。しかし、このより直接的なつながりが起きない時、治療者や他の養育者は投影されたキャラクターを探索し、考え、気持ち、行動、感覚を確認するという置き換えのワークをすることが依然として求められます。 調整はトラウマ体験の統合を効果的にするための重要な要素として、この章の至るところで言及されています。幼い子どもの場合、調整において、養育者が子どもを支え手がかりを与える役割を大きく担います。このためこのワークに取り組む時に、専門家と養育者の双方は、子どものエネルギーと覚醒のレベルに注意を払いながら、適切なサポートをしていくことが重要になります。
児童期	この発達段階の子どもたちは、だんだんと自分の体験を振り返ることができるようになります。この振り返りに耐えられる度合いは、子どもによって大きく異なるため、それぞれに合ったものにすることがとても重要です。準備ができていて、自分の体験について話し、探索することができる子どもがいる一方で、初めは置き換えが最もよい子どももいます。

発達段階	トラウマ体験の統合についての配慮
	多くの子どもたちは，苦しい体験について話すことに抵抗を示すかもしれません。それには過去の出来事と結びついている最近の行動や経験だけでなく，記憶も含みます。このARCの枠組みにあるすべてのワークと同様に，年齢に合った言葉で，このワークの理論的根拠と目標について心理教育をすることが大切です。これは，特にこの年齢層の子どもたちに当てはまります。この年代ではプレイから引き出せることは少なく，また，まだ思春期後半の子どものように洞察志向の話し合いから引き出すには至っていないからです。 この発達段階の子どもたちは，よく構造化することに興味を持つので，物語を作るために骨組みを構築することはたいてい役に立ちます。形を決めない自由な探索よりも，ワークシートや手がかりとなる質問に，よく反応することでしょう。 小学校の高学年になると，認知スキルはますます洗練されたものになります。より微妙なニュアンスでの「自分」の観察，価値観の識別，「よし悪し」の気づきによって，自己と過去の体験を理解するなかで恥と自責感のような複雑な感情と認知を取り込めるようになるでしょう。子どもと過去の体験を振り返る時に，心理教育の役割や意味づけのシステムの探索，現実的な評価の展開はますます重要になります。
思春期	思春期の子どもは，自分の体験を振り返るための大人と同じ能力をたくさん持っています。その能力には抽象的な思考と時や場所を越えたつながりの理解が含まれています。しかし，特に思春期の早い時期であると，まだ幅広い視点を持てないことがよくあります（すなわち思春期の子は**今**考えて感じていることに，心を奪われているかもしれません）。自分と，他者との比較の中での自分に，強烈でしばしば不快な焦点を当てます。そして，この発達期間の数多くの身体的，認知的な変化に伴って生じる，より極端な感情状態と格闘しています。この結果として，トラウマ体験の統合，とりわけ自己とアイデンティティの文脈での体験の検討は，この発達段階では不可欠でもあり，難しいことでもあるのです。 この発達段階の課題の際立った特質のため，アイデンティティの探索がしばしば思春期の子どもとのワークの出発点になります。トラウマ体験の振り返りとそれの自己に及ぼす有害な影響とが，この段階でバランスをとっています。その体験を管理するための十分なスキルとリソースを身につける前に，ワークに熱心に取りかかることを不安に思う子どもがいます。また一方で，「普通」であることの必要性がトラウマ体験を探索する根拠よりも優先され，防衛的で警戒する子どももいます。治療者は必要に応じて，体験を閉じ込めることを提案したり，ペースを調整したり，話を展開させながら，この二つの側面を両方とも認めて観察できなければなりません。 思春期の場合，特に治療場面で取り組んだことと「現実世界」での体験を結びつけることが大切です。言い換えれば，なぜこのワークは自分の人生に関係しているのかということです。他の発達段階の子ども以上に，治療プロセスの中で，自分が主体的に関与し治療をしているんだと感じられることが必要です。思春期の子どもと一緒につながりを作る作業をする際，現在と過去のつながりだけでなく，未来とのつながりも考えます。未来の目標と希望，そして未来を形作る力につながる今の行動の仕方を一緒に考えていきましょう。 また思春期の子どもと取り組む時，現実的な期待を持つことが大切です。悲惨な内容と体験に直面して退行してしまったり，断片化した自己の側面から操作しようとすることは，一般によくあることです。このトラウマ体験の統合を行う際に，子どもの耐性，認知レベル，持っているスキルが，その実年齢からは的確に予測できないことに留意しましょう。幼い子どもと同様に，取り扱う題材と進むペースへのその子どもの反応に注意します。

応用

個別面接／親子合同面接

　トラウマ体験の統合の土台は，治療の開始の時から作られ始めます。そして先に述べた通り，このARCの枠組みのすべてのスキルを網羅しています。おそらくこれは，これまで述べてきた他の治療目標よりも，個別面接や親子／家族合同のワークの中で幅広く促進されるでしょう。しかしながら，この章の至る所で記されているように，最終的な目標はこのワークが面接室を越えて，子どもが「今」にたっぷり集中できるようなやり方で，生活の中に活かされていくことなのです。その応用ができるためには支援が不可欠です。そして，適当であれば，養育者や他の身近な人が一体になることが，このワークの重要な構成要素になります。また，子どもの面接室で話していることと現実の世界で経験していることを，治療者が結びつけていくことも重要です。

　過去の体験とその体験への子どもの適応の役割を確認することは，本書の何よりも重要な枠組みになります。子どもが今の生活を上手く乗り越える時にスキルを手に入れ，養育システムがこの克服を支援するためにだんだんと体制を整えるにつれて，過去の体験の内容を深めて探索する能力が増していきます。より重篤な慢性的／複雑性のトラウマ体験を持つ子どもにとって，トラウマ体験の統合は時間をかけて広がっていくプロセスと見なすことが大切です。ワークの初期の段階では，過去は今現在を検討するためのものとして位置づけられていたでしょう。しかし，徐々に過去に向き合い，つながり，そして思いを巡らすのに十分な安心感が育まれていくでしょう。

　トラウマ体験の統合はプロセスなので，この章に載っているステップについては，治療者，子ども，潜在的な他の養育者が時間をかけて繰り返し使っていくことを考えましょう。治療の早期にパターンのアセスメントと探索を始め，子どもと養育者にこのプロセスに参加してもらいます。長い期間をかけてワークを進めながら，子どもと養育者が体験の間のつながりを調べるのを手助けしましょう（例：今の反応の仕方が，学校で問題を起こした時の反応に似ていて，その両方ともが過去の体験に関連する意味づけのシステムにつながっているかもしれません）。共通言語は効果的に体験を探索し統合するのに不可欠です。子どもとその養育システムに「ぴったり合う」用語を用いて，時間をかけてキーコンセプトの理解を深めていきましょう（例：上のエマの例では，「ボタンを押す」「危険をキャッチする脳」「エネルギー」の理解です）。

　トラウマ体験の統合は，行動と体験を観察し，よく検討する能力を必要とします。子どもたちにとって（そしておそらく一生を通じて），トラウマ体験の統合は対人関係の中に埋め込まれていると私たちは強く信じています。子どもの頃のすべての新しいスキルと同様に，その能力は，最初アタッチメントシステムが子どもに提供し，支え，最終的には発達している子どもがその自主的な「所有者」となっていきます。特に幼い子どもの場合，その能力の提供者と養育者が，トラウマ体験の統合を手助けするリフレクション用のレンズの最初の持ち主になります。しかし，だんだんと子ども自身がそのレンズの持ち主になることが大切なのです。年齢相応の体験への気づきと好奇心が育つよう子どもをサポートします。この取り組みはゆっくり時間をかけて広がり，発達のレベルや人生経験，最近の状況，子どもそれぞれの違いによって幅広いバリエーションが生じるプロセス

とみなしましょう。

🏠 グループ

　グループ場面でのトラウマ体験の統合は，慎重に導入しなければなりません。グループ療法では，このプロセスを手助けする土台やスキル，コンセプト，心理教育に重点を置き，各々の子どもの体験の内容を共有して探索することはあまりしないでしょう。しかし，そうは言っても，準備ができている子どもにとって，こういう子どもは自分だけじゃないという強い気づきをグループは与えてくれるものです（例：性的虐待を経験している，養子縁組されている，シェルターに住んでいる）。

　テーマ別のグループで，個人のトラウマ体験の詳細に触れることは制限しながら，幅広い心理教育と統合的な活動を実施する役割を考えてみましょう。例えば，性的虐待サバイバーの女の子のグループでは，次のことを実施します。①性的虐待が対人関係の考え方に与える有害な影響について心理教育をする，②なぜ虐待が対人関係に影響を与えるのか，グループメンバーの話し合いを促す，③「肯定的な対人関係」のグループ活動を実施する。なんらかの方法でトラウマ体験の統合に焦点を当てているグループと個別セラピーとの間につながりを作ることは役に立つでしょう。それは，個別の目標（例：「あなたの対人関係に対する信念について，今週セラピストと話してみてね」），手がかり（例：「あなたが今週経験したよい関係とあまりよくない関係について，日誌に書いてセラピストと共有してね」）を通して，あるいはグループのリーダーと個別面接のセラピスト，子どもとの間での幅広いコミュニケーションを持つなどしてつながりを作っていきます。

　グループでは，テーマや断片化した自己の状態の統合に関連する概念に，効果的に対処することもできます。例えば，この章の初めのほうで強調された10のステップからなるさまざまな構成要素を，グループのカリキュラムに統合する方法を考えてみましょう。トラウマ，トラウマ反応，適応の役割，こうした適応が続く理由について，教育的な活動を行うことができます。またこれらの反応の現在の生活での現れ方はもちろん，トリガー，テーマ，機能的な反応に，グループの参加者自身が気づくために，エクササイズ，ワークシート，話し合いを使うことができます。反応を探索するために架空のキャラクター（例：映画の一場面）に置き換える方法が役に立ち，グループメンバーがこうした反応を自分の生活に戻って結びつける前に使ってみます。また，今その瞬間の応答的なプロセスを積み重ねるのはもちろん，「現実世界」での体験とグループの間のつながりを作るために，グループミーティングの時間にキーコンセプトを観察して記録することを，メンバーに挑戦してもらうのも役立つでしょう（例：もしグループの参加者が「拒絶」のような関連のある特定のテーマを話したら次のように言います。「今週，拒絶されたと感じた時に注目してみよう。何が起こっていて，君は何を考え，何を感じ，何をしたか。そして君の体に何が起きたかを書いてください。それが起きている時の最初の手がかりは何かな？」）。こうした課題をグループや個別セラピーの中で話し合います。

🏠 施設

　トラウマ体験の統合を施設内に応用するのは，いろいろな点で難しいです。より「開かれた」環境の中で過去の体験を探索することに対して，注意深くあることはもちろん重要です（つまり，面接室のような守られた空間の外側）。しかし，過去の体験は，間違いなく，こうした生活場面に侵

入してくることでしょう。それゆえ，児童養護施設や学校，病院のような機関の職員が，過去の体験に結びついている子どもの現在の行動を理解し，認識し，伝え返すことに安心感を得ていることが大切なのです。

　断片化された自己の状態に関しては，この章で述べられた10ステップの構成要素を職員の子どもの理解と働きかけ方に組み込むことができます。子どもの主だった過去の体験，潜在的なトリガー，現在の行動の持つ意味合いの理解などの明確なフォーミュレーションについて，職層を越えて職員が「レンズ」を共有することが大切です。スタッフによる子どものパターンの観察を，継続している具体的なやり方で，定例の治療会議，治療計画，親ミーティングや他の子どもについて話し合われる場で統合する方法を考えてみましょう。職員は観察した行動と反応を簡単に伝え返す能力（例：「盛り上がって来てるようだね」），調整戦略を使う合図を出してサポートする能力（例：「エネルギーをコントロールするために，ちょっと離れるか，「気持ちの道具箱」の中の何か落ち着けるものを使ってみるのはどう？」），必要に応じて，年長の子どもが生活の中で，今現在にとどまったまま問題解決スキルを使うようサポートする能力（例：「ここでそれをやり遂げたいと思っているのは，いったいどうして？　どんな選択肢があるか考えてみよう」）を身につけましょう。観察は，過去の体験に関連した行動パターンが**起きた時**以上に，それらが**起きていない時**に始めることはきわめて重要です。それはたとえば，問題に直面した時に普段ならば怒ってシャットダウンしてしまう思春期の子どもが，自分の行動についての会話に参加できた時や，人との距離のとり方に苦闘している子どもが適切に他の人とかかわれた時です。チームとして取り組み，過去にしていたことよりも，むしろ，子どもが今に関してのどんな積極的な選択でも観察して伝え返していきましょう。

　入所型治療施設のようなより集中的なケアを行う場にいる子どもは，当然のことながら，頻繁に重い症状に苦労しています。子どもの自己の状態が変わる時には，職員は必然的に自分自身の反応をうまく処理しようとします。子どものこうした症状の表れ方は職員を困らせ，その埋め込まれた感情と行動の激しさは，時に養育者を打ちのめします。それゆえ，さまざまな職層の職員が子どもの行動の機能の断片化された特質を理解することが必要です。そして，子どもや思春期の子どもの現在の状態に対応する時に，その特定の状態は子どものニーズを満たしているという理解をしながら，融通をきかせることが重要です。一貫したチームのサポートと職員が自身の反応を探索する過程は，しばしばこの全体のプロセスの中で重要な構成要素になります。

　施設にいる子どもが特定の侵入的な記憶とそれに付随する記憶を，一日の中で予測できず対応できない時間帯に開示することは大変よくあることです。それゆえ，施設の職員がこの種の記憶の開示に，安定して対応するスキルを身につけることが重要です。例えば，施設で記憶の開示が起きた時，カウンセラーがトラウマ体験に関連する側面を認めたり，調整戦略に焦点を置いた簡単なチェックインをしたり，子どもにこの件で自分とセラピストが話し合いをすると言っておくことができます。

🌐 現実に根ざした治療

🌐 **まだトラウマにたどり着いてないの？**：私たちが今まで親，経験の浅い臨床家，同業者から聞い

た定期的に繰り返される話のなかで，最も共通しているものの一つはこのようなものです。「あの子が気持ちのコントロールを学んで，学校や友達ともっとうまくやれるようにする必要があるのはわかるよ。でも本当に必要なことはさ，トラウマそのものの治療なんじゃないの？」。何層にも重なったストレスに囲まれて生活してきた子どもたちや生き残ることを中心にして生活を構造化してきた子どもたちと取り組む時には，本当のトラウマ治療というものを見失ってはいけません。トラウマ治療とは，単にトラウマ記憶にたどり着くためのレースではないのです。このARCの枠組みに組み込まれているすべてのターゲットが，トラウマ治療なのです。これらのスキルやリソース，能力といった土台は，子どもが時間をかけてゆっくり自己と人生経験の一貫した理解を身につけることをサポートするものなのです。すべての他のワークの重要性を軽視しないようにしましょう。

● **みんなそれぞれ違ったストーリーを持っている**：トラウマ体験の統合は時間をかけて生じるプロセスです。すべての子どもが異なる方法，異なるペースで体験に向き合っています。子どもたちの中にはすぐにこのワークにとりかかる準備ができている者もいるかもしれません。一方で，絶対にこの取り組みに近づきたくないと思う子どももいることでしょう。ワークに取り組むための枠組みとして過去の体験を認識し，名づけ，具体化することは大切なことですが，すべての子どもがすべての段階で，これらの体験を詳細に振り返る準備ができているわけではないのです。自分についての物語は何層にもわたって作られ，多くのさまざまな方法で時間をかけて探索され，構築されるものなのです。私たちは土台と支援を提供しましょう。しかし，子どもたちが彼らに合った方法で，自分のお話を発展させる自由を認めましょう。

● **あなた自身の物語に注目しましょう**：私たちは，自分自身の経験，信念，反応の仕方とともにこの仕事に就きました。そして私たちの意味づけのシステムは従来の仕事に影響を与え，また一方で，仕事から影響を受けてもいるのです。子どもたちとともに，彼らの人生経験を統合して理解しようとする時，私たちもまた，自分自身の体験について同じことをするのがとても重要なのです。

あとがき

　これまでの長年の臨床経験において，私たちは子どもたちとその家族の究極の強さ——限りない苦痛も——の証言をする機会がありました。彼らは圧倒されるストレスの層とともに生き，乗り越えなければならなかった人たちです。

　私たちは小さな臨床チームで本書に取り組んでいた期間に，三つの家族が，時に訪れる「養子縁組前」の危機的場面を上手に乗り越えることを見てきました。その間，混乱につながりそうな多くの危機やストレスに息を詰めましたが，養育者が子どもたちへの信頼や波長合わせのスキルを身につけ，子どもたちは落ち着きと対処能力を高めていったことを，喜びつつ目撃することができました。そしてついには6人の子どもたちみんなが養子になれたことをお祝いする会に参加し，非常に心動かされたのでした。

　私たちは他にも，里親の家で思い悩んでいる二人の子どもを見てきました。その将来や目標はいまだ確実なものではありません。そして彼らのニーズを満たすことをより大きなシステムに訴える一方で，私たちは，絶え間ない危機状態にある子どもたちの傍らにいて安全な場所を提供するという困難な仕事をしている臨床家を支えました。ある子どもたちにとって，私たちの仕事における成功は，ときには現在と将来に向けて築き達成したことによるのではなく，かかわっている期間，なんとか持ちこたえ守れたかによる場合があると思うに至りました。

　今年，思春期を通してかかわった一人の若い女性が，子ども時代を抜け出て新しい未来を築き始めたことを知りました。そして別の若者は，それまでのような混沌から，やはり混乱し幾分脅威も与える大人の世界へと踏み出そうとするのを知りました。私たちは，蒔いて水を与えた種が根づき，花を咲かせ始めるのを見ることに喜びを感じます。この仕事は，長い子ども時代を通して続くことが多く，昨日の傷ついた子どもが，家族やコミュニティの保護的な支援なしに，新たな発達段階へと折り合いをつけていくことに，私たちは気づきます。

　この一年，ある入所施設の臨床家や職員のチームがトラウマの理解を深めようとする試みを見守ってきました。彼らのシステムに大小さまざまな変化がもたらされ，なお，倫理的，共感的，そして包括的なサービスを提供しようと試みながら，この施設プログラムが苦闘し現実世界で束縛するものを乗り越えようとするところを見てきたのです。また私たちは治療的里親を教育するプログラムを通じて，トラウマへの理解を深めたことが，里親の波長合わせのスキルに大きな影響を与えたと聞きました。早期教育や幼稚園，授業場面でもトラウマへの理解は大きな影響を持つことがわかりました。

　私たちは各段階で一歩ずつ学び，そして今も学び続けています。そして幾度も，養育者たちから

突き刺さるように心を動かされています。ひとたび養育者自身が十分な支援を受けられるようになった時に見せるさまざまな工夫や創造性，前向きな気持ち，そして専門家かどうかにかかわらず，養育者の印象的な才能と子どもたちを支え成長させる懐の深さに感銘を受けました。また土台，リソース，励ましを与えられた子どもたちのレジリエンス（回復力），度重なるストレスから立ち上がり（時には立ち向かい続け）その世界に喜び，好奇心，つながりと感激をもたらす力に，繰り返し強く心を動かされています。

　私たちが目にする成功は，時には小さく，時には大きいもので，往々にして長期間，こつこつと，あきらめず，一緒にいる中でもたらされています。後退したこともありましたし，危機や苦しいこともありましたが，この年を大きな希望を持って終えようとしています。成功する要素について私たちが独自に話し合った中では，希望こそ最強のものという結論に至っており，今希望を持って終えられることはふさわしいことと思います。成功は，私たちがともに取り組むすべての子ども，養育者，そして養育システムの可能性を信じるところに築かれます。また，成功は，既にある多くの強みを認識し，たいていはその人の持つリソースを使ってベストを尽くしているのだと信じ，そしてこのワークが広まり，養育における新しいリソースを作り出していくだろうという希望のもとに築かれます。成功はすべてのレベルにおけるサポートを土台として築かれます。子どもは養育者にサポートされ，養育者と子どもは支援者にサポートされ，支援者はチームにサポートされます。それは敬意を払ってのパートナーシップの土台の上に築かれるものです。つまり，基礎となるのは，子どもや養育者，そして養育システムを，変化を生み出す真の主人公とすることが大きな力になるとの認識です。私たちの役割はたった一人のオーケストラの指揮者なのではなく，協力者，そしてチームのメンバーの一員だと理解することが大事なのです。

　さまざまな場面やできごとを通じ，子どもたちや家族の生活にかかわる機会を得られたことに感謝いたします。またその知恵を私たちやそのかかわっている子どもたちと分かち合ってくれた，多くの臨床家や教育者，プログラムの指導者，施設スタッフ，看護師，児童福祉に従事するケースワーカー，里親や養親，実親の皆さまから，教育を受けられたことを深く感謝します。同様に，恐らくは最も重要な教師であった子どもたち自身から，多くのことを教えられたことに深く感謝します。

　この本が，これまでに積み重ねられてきた知恵に小さくはあってもつながるものとなり，この道を歩む人々の役に立つことを希望しています。私たちに続いてくださることを心から願っています。

付　録

資料 A
治療用シート

実践チェックリスト　　　　　　　　　　　　　　　　　　　　　　　　　262
- 実践チェックリストは，治療者がセッションごとの基本を押さえ，ARC 治療の枠組みにおける各目標への取り組み状況を確認するために役立ちます。

治療計画と優先度　　　　　　　　　　　　　　　　　　　　　　　　　　264
- このシートは，カギとなる治療目標を組み合わせ，優先して扱う課題を決める時に役立ちます。

実践チェックリスト

日付：_____　　来談者氏名：_____

No.：_____

担当者：_____

個別_____　グループ_____　親子／家族_____　養育者_____

セッションの要素	はい	いいえ	コメント
チェックイン			
調整活動			
ケース固有の治療目標にかかわる活動			
成長を促す活動			
子ども中心のフリータイム			
チェックアウト			
アタッチメントの領域			
A-1：養育者の感情管理			
A-2：波長合わせ			
A-3：一貫した応答			
A-4：ルーティンと儀式			
自己調整の領域			
R-1：感情の認識			
自分の感情に気づく			
トラウマによる反応／トリガー／身体に起こる警報システムを理解する			
身体／思考／行動を結びつける			
内的／外的要因に関連性を持たせる			
他者の感情に気づく			
R-2：感情調整			
感情の強さを理解する			
落ち着くゾーン／効果的な調整について理解する			
感情の道具箱を作る			
R-3：感情表現			
安全をもたらすリソースに気づく／アクセスする			
適切な身体／感情の境界線（バウンダリー）			
非言語的コミュニケーションスキル			
言語的コミュニケーションスキル			
自己表現			

セッションの要素	はい	いいえ	コメント
能力の領域			
C-1：司令塔（前頭葉）機能			
衝動のコントロール			
問題解決			
C-2：自己の発達とアイデンティティ			
自分らしい自分（文化的アイデンティティ，価値観，好み）			
肯定的な自分（効力感，能力）			
まとまりのある自分			
未来の自分			
トラウマ体験の統合			
トラウマ体験の統合			
テーマに関連した／断片化された自己の状態			
特定の記憶の処理／物語（ナラティブ）			
その他（記述）			

治療計画と優先度

領域：	優先度		
	低：継続してスキルが使えるようする	中：スキルを使うためのサポートとコーチング	高：この領域に弱さがあり優先して取り組むことが必要
アタッチメント			
養育者の感情管理	1	2	3
アタッチメント	1	2	3
養育者の応答の一貫性	1	2	3
ルーティンと儀式	1	2	3
自己調整			
感情の認識	1	2	3
調整	1	2	3
感情表現	1	2	3
能力			
司令塔の機能	1	2	3
自己の発達	1	2	3
発達課題	1	2	3

上の領域で優先する治療目標と役立つツールについて具体的にリストアップしてみましょう。

＜目　標＞	＜役立つツール（いくつでも）＞
例：養育者の感情管理：子どもの怒りに耐える母親の能力を高める	例：心理教育：観察の仕方を練習する：保護者のサポートグループへの参加
1.	1.
2.	2.
3.	3.
4.	4.
5.	5.
6.	6.
7.	7.
8.	8.
9.	9.
10.	10.

資料 B
養育者へのハンドアウトとワークシート

養育者へのハンドアウト

子どもたちとトラウマ　　267
- この簡潔な参考資料では，子ども時代のトラウマによるストレスの定義と概要，そしてその結果起きる子どもたちへの有害な影響について述べています。

トリガーを理解する　　268
- 危険に遭遇した時の人間の反応（闘争・逃走・フリーズ（凍りつく））について述べ，トラウマの"トリガー"を定義し，トリガーと子どもたちの見せる行動とを結びつけます。

子どもの言葉を理解する　　271
- ここは「第5章　波長合わせ」に結びついており，子どもの行動や非言語的なシグナルはコミュニケーションの一つの形であることを述べています。この資料ではまた，応答的リスニングスキルについても概要を述べています。

トラウマのサイクルを理解する　　276
- 表を用いて子どもとその養育者の間に並行するサイクルがあることについて述べています。

賞賛と強化　　277
- 「第6章　一貫した応答」で述べた通り，賞賛と強化を用いる場合のカギとなるポイントを述べています。

限界設定におけるトラウマへの考慮　　279
- 「第6章　一貫した応答」で述べた通り，子どもに限界設定をする場合のポイントについて述べています。

日々のルーティンを作る　　280
- 「第7章　ルーティンと儀式」で述べた通り，毎日の生活におけるルーティン形成のポイントを述べています。

調整をサポートする　　283
- 養育者が子どもの感情調整を助ける時に大事なステップについて復習します。

養育者向けワークシート

あなた自身への波長合わせ 284
- 養育者が苦痛を感じるような状況,あるいはやり取りにおいて生じる手がかりに気づくことができます。

あなた自身のケア 285
- 養育者のセルフケアに役立つ戦略を見つけることに役立ちます。

子どもの感情表現を知る 287
- 子どもが感情を表現している時の手がかりを知ることに役立ちます。

子どもはトリガーにさらされると,どのように見えますか? 288
- 子どもが危険にさらされた時の反応(闘争,逃走,フリーズ)についてわかりやすい手がかりを見つけるために使います。

子どものトリガーを知る 289
- 養育者が,子どもの危険な反応を引き出す可能性のあるトリガーや手がかりを見つけるために使います。

子どもたちとトラウマ

トラウマとは何でしょう？

　さまざまな出来事が**トラウマ**と言われます。トラウマは，圧倒されるような経験で，無力感，傷つきやすさ，あるいは強い恐れの感情を残します。

　トラウマには，事故にあう，台風や地震のような自然災害を経験するといった特別な出来事が含まれます。また，身体的あるいは性的虐待のような継続するストレスも含みます。

　子どもたちにとってトラウマは，身体的危害以上のことを意味します。例えば，養育者との離別，情緒的ネグレクト，そして安定した家庭がないこと（たくさんの異なる里親家庭での生活体験など）は，しばしばトラウマになります。

トラウマはどのようにして子どもたちに有害な影響を与えるのでしょう？

　ずっと続くトラウマを経験してきた子どもたちは，多くの異なった反応を見せます。例えば，次のようなものです。

- **自分には悪いことが起こるはず，と予想するようになります。**
  たくさんの否定的な出来事が起こると，子どもたちは自分には悪いことが起こるだろうと思うようになります。他の人なら安全と感じるような状況においても危険をとても大きく感じ，恐れ，身を引いてしまうかもしれません。
- **対人関係を築くことが難しくなります。**
  トラウマはしばしば，子どもたちが他の人々によって傷つけられたり守ってもらえなかった体験を含みます。小さい頃の対人関係が，いつも安全なものではなかった場合，対人関係における不信感を強めてしまうでしょう。
- **感情や行動を管理したり調整することが難しくなります。**
  トラウマによるストレスは圧倒的なもので，強い感情に押し流され，覚醒レベルが高い状態となります。子どもたちはこのような感情を，「他の人には助けてもらえない」と感じるでしょう。例えば，「安全な人は誰もいない」と信じたり，「他の人から悪いのは自分だと思われている」と心配するかもしれません。
  どうしていいかわからないまま，子どもたちは感情体験を必要以上にコントロールしたり，シャットダウンすることを試みるでしょう。感情と覚醒レベルを行動（馬鹿げたことや喧嘩をする）によって管理しようとします。あるいは，より危険で目立つやり方（物質依存や自傷行為）に頼ることもあります。
- **自己肯定感を持つことが困難になります。**
  トラウマを経験した子どもたちは，傷つき，無力感，恥，気に入ってもらえないと感じます。彼らにとって，起きている悪いことで他の人を責めるより自分を責めるほうが簡単です。そして次第に，自分は何かおかしいのだ，という信念を強めてしまうかもしれません。

トリガーを理解する

身体の警報システム

わたしたちみんなの中には、危険を知らせる警報システムが組み込まれています。進化により危険信号に気づいて対応する効果的なシステムが脳の中に作り出され、人類が生き延びることに役立ってきました。過去に経験した危険と結びつく信号には、特に上手に気づけるようになっています。このシステムは、人間の脳では**大脳辺縁系**として知られています。

危険に対する標準的な反応

脳が危険に気づくと、それに対処できるよう身体を準備します。何か危険なことに対応できる3つの主な方法があります。それは、危険と**闘う**か、**逃げる**か、あるいは**フリーズ（凍りつく）**するかです。

そのどれを選択するかは、迫ってくる危険の種類によります。次の例を見てください。

- 大型犬があなたの犬を攻撃し始めます。あなたはその犬より大きくて自分の犬を助けたいと思います。この時の反応は？　**闘争**
- あなたは通りに立っていてブレーキのきしむ音を聞きます。車がスピードを上げて自分に向かって来るのに気づきます。この時の反応は？　**逃走**
- あなたは小さい子どもで父親に叩かれています。父親と闘えるほど大きくはないし、逃げ出せるほど足は速くありません。この時の反応は？　**フリーズ**

注意：" **フリーズ**"の反応は、たいてい最も理解されず話題にならないものですが、幼い子どもが一番取りやすい反応でしょう。これは人が危険と闘うことができず、また物理的に逃げ出せない時の（そして実際、どちらを取っても危険が増す場合の）サバイバル反応です。そうなると唯一の選択肢は、まったく静止して見られないようにし、ときには頭の中で逃げ出すことになります。

危険反応と覚醒

脳は、環境の中の何かが危険であると判断すると、身体を素早く動かさなければならなくなります。脳は危険に対処する（例えば、車から逃げて走る、攻撃してくる犬と闘う）のに必要なエネルギーを身体に供給するための化学物質の放出を始めます。それはすばらしく効率的になっており、危険を察知してから千分の何秒かもかからないうちに身体の覚醒レベルを上げ、感覚認知をシフトし、消化のような"不要な機能"をストップさせます。興味深いことに、高次の認知過程、例えば論理性、計画、衝動コントロールは、危険に直面しては**必須のものではない**とされます（考えてみてください。もし車がスピードを上げて近づいてきたら、あなたは**考えて**いたいですか？　それとも**走って**いたいですか？）。

大事なのは、**本当に**危険な時も、単に**そう思えた**だけの時も、この一連の仕組みが同じように動き出すということの理解です。

過剰に反応する警報

通常，危険警報が作動すると，真っ先にわたしたちの脳の「思考」を司る部分が環境の状況を評価します。明らかな危険がなければ「間違い警報」として警報システムは切られ，それまでしていたことを続けることになります。例えば，あなたが混雑した通りを歩いていて車のバックファイアー音を聞いたとします。最初びっくりした後で，あなたの脳は状況を調べる感覚システムを活性化し，音の原因を探り，これは危険でないとみなします。そしてほとんど一瞬で，また歩き出すことができるのです。

しかし，ある人たちでは脳の危険警報が作動し過ぎることがあります。これは，過去に繰り返し危険な出来事を経験した人に起こりがちです（脳は，何かに取り組めば取り組むほど，それが効率的になることを思い出してください）。繰り返す，あるいは慢性的なトラウマを経験してきた子どもたちでは，たいてい**警報が出過ぎ**ています。危険をより素早く受け止め，脅威でない多くのものも危険かもしれないと判断してしまうでしょう。

通りを歩いていてバックファイアー音を聞いた例についてもう一度考えてみましょう。ただ今度は，戦闘を経験していたり，頻繁に発砲がある地域に住んでいたと想像してみてください。何か音がすれば，あなたの身体は直ちに危険に備えます。この場合，"考える脳"は，あまりかかわらないでしょうし，本当に危険なのかそうではないかを評価する時間を取らないでしょう。これは，過去に，待っていると撃たれるリスクが高まった経験を持つからです。自分の安全を図るために"考える脳"はひとまず脇に退き，代わりに"行動する脳"に任せているのです。だから現実の危険がある時に，過剰に警報が鳴ることは適応的で，あなたを生き延びさせることに役立ちます。しかし，今この場面に戻れば，本当は安全な出来事でも，あなたの強過ぎる反応を引き起こしてしまうかもしれません。

何が警報のトリガーになるのでしょう？

間違い警報であっても，それを見たり聞いたり感じ取ったりすれば，わたしたちは過去に起きた危険な，怖かった出来事を思い出します。このように思い出させるものは"**トリガー**"と呼ばれています。わたしたちの脳は，このような思い出させるものを認識することを学習しています。なぜなら，過去にそれがあった時，危険なことが起こり，急いで反応しなくてはならなかったからです。

子どもたちはそれぞれ異なるトリガーを持っています。たとえば，DVを目撃した子どもでは，誰かの怒鳴る声を聞いたり大人の言い合いを見たりすることが警報を作動させるかもしれません。思いやりのあるかかわり方をされてこなかった子どもでは，一人ぼっちと感じたり怖くなることで警報が作動するかもしれません。

これらの思い出させるものやトリガーは，かすかなものであることが多いです。トラウマというものは往々にして予測できないことや混沌，あるいは突然の変化と結びついています。その結果，いつものルーティンが少し変わったくらいでも，子どもの危険反応が作動してしまうかもしれません。

トラウマを経験した子どもによくあるトリガーには次のようなものがあります。

- 予測できないこと，あるいは突然の変更

- 場面や活動の切り替え
- コントロールを失うこと
- 傷ついた，または拒否されたと感じること
- 直面させられること，権威，制限されること
- 孤独
- 感覚の容量越え（環境からの刺激が多過ぎること）

トリガーはいつも道理にかなうわけではありません。たとえば，称賛，親密さ，あるいは平和な気持ちなどの肯定的な体験がトリガーになる子どもがいます。これには多くの理由があります。例を見てください。

- 過去に喪失，拒否，あるいは見捨てられる経験をした子どもは，肯定的な対人関係を恐れたり不信感を抱くことがあります。
- 性的虐待されながら称賛されたり贈り物を受けた子どもは，隠された動機があることを恐れるでしょう。
- ずっと混乱の渦中にいた子どもは，静けさやルーティンがあることで不安になるかもしれません。

子どもがこのような肯定的な体験に耐えられるようになることは重要ですが，養育者は，子どもがこの苦痛を抱く可能性があることを知っておくことも重要です。

子どもがトリガーにさらされたことは，どうしてわかるのでしょう？

トリガーに引き起こされた反応の主な働きは，子どもが危険を察知した時に安全を確保する手助けをすることです。人間に備わった 3 つの主要な危険反応について思い出してください。

闘争　逃走　フリーズ

この反応は子どもにどのように現れるでしょう？

闘争は，
- 多動，言葉による攻撃，反抗的行動，試し行動，身体的な攻撃，"壁を殴る"

逃走は
- 引きこもる，逃げる，家出，孤立，回避

フリーズは
- 静止する，警戒する，ぼーっとしている，白昼夢を見ている，忘れっぽい，気持ちを閉ざす

感情面では怖れ，怒り，シャットダウンしているように見えるでしょう。**身体面**では，覚醒亢進の証拠である，身震い，びくびく，あるいは縮こまって丸くなっているかもしれません。

子どもの反応の強さがストレスの強さに一致しない時，あるいは子どもの行動の説明がつかず混乱しているように見える時を探してみましょう。お子さんの警報システムが作動しているのかどうか考えてみます。

子どもの言葉を理解する

子どもは言葉にできません……

　トラウマは，子どもが感情を理解しそれを抱えて管理する能力に，有害な影響を与えることがあります。ささいなストレスでも，子どもの感情を大きく揺り動かす**トリガー**となりえます。しばしば子どもは，何が自分を慌てさせているのかすらわからず，ただ何か強く嫌な感情が自分の内側にあり，それをどこかに追い出すのに**何かが起きる必要がある**ことだけを知っています。このような圧倒される感情のもとでは，子どもは対処する方針を持たないまま，ただ**反応**してしまいます。身体と行動を通してその苦痛を発散させているのです。

　自分の感情について誰かに話すのは，たいてい，感情に対処する以上に難しいことです。ことに何を感じているか，なぜそう感じるかがわからない子どもでは難しいです。さらに，過去に誰かに傷つけられたり，小さい頃に自分のニーズを満たしてもらえなかった子どもでは，助けを求めることは危険で恐ろしいことと感じるでしょう。

子どもが言いたいのは……

　ほとんどの子どもたちは，ある程度行動を通してコミュニケーションを取るものです。感情や経験を分かち合うために言葉を使う能力は，とりわけ，養育者が子どもの経験を言葉にして返してあげることを通じて，発達に伴い自然に育っていきます。次の例を考えましょう。

> 　**4歳の子ども**が幼稚園から帰ってきました。いつもより大人しく，母親が「遊ばないの？」と聞いても首を振り，椅子の上で丸く縮こまってしまいます。母親は子どもの隣に座り「今日はいつもより静かね。具合が悪いのかしら？」子どもは違うと首を振ります。
> 　**10歳の子ども**が学校から帰って来てドアをバタンと閉めます。カバンを台所のテーブルに放り出し「もう二度とあのムカつくバスに乗るもんか！」と言います。
> 　**15歳の女の子**は初めてのデートに神経質になっています。自分の部屋で1時間かけていろいろな服を試し，ついに涙ぐみながら階段を下りてきました。「どれも全然似合わない，もう行かない！」

　たいていの養育者は，このような状況に馴染みがあるものです。まだこの事態を引き起こした出来事を知らなかったとしても，感情がこれらの行動を引き起こしていることはすぐに理解できるでしょう。養育者は言葉とふるまいを通じ，子どもが日々経験している感情を引き出す出来事を明らかにし，対処の手助けをすることができます。

　トラウマのある子どもたちの行動を突き動かしている経験は，よりわかりにくく，感情はより大きく強く，より唐突に感じられるかもしれません。しかし，根底にある気持ちは同じです。恐れ，悲しみ，怒り，不安，そして喜びさえあるのです。

波長を合わせます

　波長合わせとは，子どもの示す手がかりを"読む"（理解する），そして，子どもが感情を管理し

苦痛を伴うような状況にうまく対処したりよい選択をしていくことに役立つやり方で，彼らに受け答えできる能力です。波長合わせができると，養育者は子どもの苦痛に満ちた行動に単に反応するのではなく，むしろ，子どもの行動の背後にある感情に応答できます。

上記の例の一つにかかわる二つの異なるシナリオについて考えてみましょう。

　　　　10歳の子どもが学校から帰って来てドアをバタンと閉めます。カバンを台所のテーブルに放り出し，「もう二度とあのムカつくバスに乗るもんか！」と言います。
　シナリオ１：母親はメールを読もうと台所にやって来て子どもが家に入ってくるところを見かけます。
　　母親：ドアをバタンって閉めたらいけないって何べん言わせるの？
　　子ども：（カバンを蹴飛ばします）何だよ，ただのドアが何だよ！
　　母親：もうたくさん！　いい子にできないんならすぐに自分の部屋に行きなさい！

　シナリオ２：母親はメールを読もうと台所にやって来て子どもが家に入って来るところを見かけます。
　　母親：まあ，すごく怒っているみたいね。バスで何かあったの？
　　子ども：（しょげた様子で，そっとカバンを蹴飛ばします）あのムカつくバスの運転手は僕が嫌いなんだ。友達と一緒に座らせてくれない。もう乗りたくない！
　　母親：（椅子を引いて）ちょっと，いらっしゃい。ママに話してみない？　どうしたらいいか考えましょう。

最初のシナリオでは，母親は行動，ドアをバタンと閉めたことに応答したところ，子どもの感情はエスカレートし，親子ともにイライラしています。２つ目のシナリオでは，母親は子どもの気持ち，怒りなのかイライラなのかに応答し，子どもに手助けできるよと伝えて状況を落ち着かせています。

多くの状況は必ずしも上の例のように簡単ではなく，いつでも波長を合わせられる養育者はいないでしょう。目標は"完璧な親"になることではありませんが，子どもの行動を突き動かす感情について理解するよう，少しでも努めてみましょう。

"探偵"になりましょう

波長を合わせるには，養育者が"気持ちの探偵"になることが必要です。どの子どもでも，何が起きているかを知らせる手がかりを示します。

その子ども独自のコミュニケーションの取り方を知りましょう。次の項目に注意して考えてみます。子どもは怒っている時にどのように見えるでしょう？　悲しい時，興奮している時，不安な時はそれぞれどうでしょう？　これらの感情について，次に挙げた質問について考えてみましょう。

顔の表情	どんな表情を浮かべていますか？ 激しい感情の時の表情と無表情の両方を含みます。	
声のトーン	声は騒々しくなっていますか？ より静かになっていますか？ 甲高い感じですか？	
話し方	いつもより，突然言うことが増えましたか？ 黙ってしまいましたか？ どのくらいせかされるように（大急ぎで）話していますか？	
話の質	子どもの使う言葉は混乱してきましたか？ とりとめがなかったり，言葉を口にするのが難しそうですか？ 赤ちゃん言葉を使ったり，いつもより退行している感じですか？	
姿勢・身体表現	身体の様子はどう見えますか？ 丸く縮こまっていますか？ こぶしを握りしめていますか？ 筋肉は緊張していますか，それとも緩んでいますか？ 姿勢は腕組みしたりして周りを寄せつけない感じですか，それとも腕を開いて周りを受け入れる感じですか？	
接近するか回避するか	子どもは引きこもってしまいますか？ べたべたまとわりつきますか？ 同時に両方をしたがるようですか？	
感情調整の能力	いつもよりも気持ちを静めてもらったり，自分で静めることが難しそうですか？ あなたや他の人からもっと落ち着かせてもらったほうがよさそうですか？ なだめてもらうことについて，どのくらい受け入れることができそうですか？ これはストレスが差し迫って変わりますか？	
気分	子どもの気分ははっきりと変わっていますか？ 例えば，いつもは穏やかな気性なのに，感情の高まる場面で反応しやすくなっていますか？ もしそうなら不機嫌さのサインに注意しましょう。子どもに何かが起きていることを知らせるサインとして役に立ちます。	

さて，それでどうしましょう？

　あなたの"探偵"のスキルが子どもに何かが起こっていると知らせるのなら，行動を起こす時です。しかし，どんな行動でしょう？　わたしたちはしばしば，子どものために急いで問題を解決しようとしたり，子ども自身で"解決"できるよう手助けしようとします。しかし最も大事な行動は，ただそこにいて，サポートし，子どもが感情に気づいて理解，調整できるようにすることです。それをした後でのみ，子どもは問題解決に向かうことができるのです。

　生活の中での例を考えてみましょう。あなたにはつらい一日でした。上司はあなたをイラつかせ，周りの人はあれこれ要求してきて，ほとんど気持ちの余裕なく帰宅します。夫は，あなたが混乱していることに気づいてどうしたのか尋ねてきます。そこで打ち明け話を始めます。「ボスは理不尽よ！　わたしに……を頼んでくるなんて信じられる？」。夫は話を聞き，肩をすくめて言います。「そう，でも君は……ができたんじゃないの」あるいは「なんで……しなかったの？」。

　あなたはもっとイライラしてしまいそうですか，それとも落ち着いてきますか？

　わたしたちの多くは，誰かに自分の話を**聞いて**ほしいものなのです。その人たちに自分の問題を解決してもらったり，自分がどうしたらよかったか，どうすべきか，**人が**こうしたらよかったと教えてくれる前に聞いてほしいのです。人に話を聞いてもらい，理解され共感されることで，わたしたちは経験が認められ，重荷が軽減され，しばしばもっとよい気分になるのです。

　以下の応答的リスニングの5つのルール／ステップは，養育者（いろいろな場面での聞き役）がよりよい聞き手になることを助けるでしょう。

養育者のための応答的リスニングのスキル

ステップ	内　容
1．子どもの気持ちすべてを受け入れ尊重します	子どもの気持ちを"変える"ことはできません。子どもは，自分が感じるそのままに感じているのです。わたしたちは子どもの**行動**が嫌いかもしれませんし，その反応は完全に理解できないかもしれません。しかし子どもが，怒ったり，悲しんだり，興奮したりするのは，いつでも受け入れられるべきです。
2．あなたが子どもの言葉に耳を傾けていることを示します	傾聴スキルを使いましょう。目を合わせ，うなづき，言葉を返すなどします。あまりさえぎらずに，また会話の主導権を取らないようにしましょう。誰かがあなたに注目してくれている時，その人が使っていて好ましく感じられるテクニックをたくさん使ってみましょう。
3．子どもの言葉を繰り返します	子どもの言葉を繰り返します。子どもにとってその状況が重要なことを認めます（あなた自身は，たいしたことではないと考えたとしても）。 **「そう，あなたは先生がちゃんと聞いてくれていないと思ったのね。まあ，それは大変だったわね」** もしどんなことが子どもに影響を与えたのかよくわからなければ，尋ねてみましょう。

4. 気持ちに名前をつけます	子どもの気持ちを伝え返します。もし子どもが気持ちについて述べないなら，想像して言ってみます（少なくとも2つ以上の可能性）が，間違うこともあるとあらかじめ予想していましょう。 **「君は心配しているようだし，怒っているようにも見えるよ。合っている？」** なぜ心配したり怒ったりしているように見えるのか，手がかりを示しましょう。いつでも子どもが訂正することを認めます。もし子どもがすべての気持ちを否定したとしても，よいこととみなしますが，次を行ってみましょう。 1. 行動を取り上げます。 　**「わかったわ。君は怒っていないかもしれない。でも君は周りにあるものを投げているし大声を出している。何が起きていると思う？」** あるいは， 2. その感情は，一般によくあることだと教えます。 　**「わかったわ。君は怒っていないかもしれない。でも，誰かに話を聞いてもらえなかった人が，どのくらい本当に頭に来たりイライラしたりするかって，わたしには理解できるよ」**
5. 子どもがどう感じているのか表現できるようにサポートした後で**のみ**，助言や提案，保証，別の意見を伝えます	子どもが言わなくてはならないことを聞きとる時間を取るまでは，問題解決に飛びついてはいけません。**最初に**感情と状況を確認し，適当ならば，それから子どもと一緒に解決に向け取組みます。解決策はその感情をどう表現し，対処するかという簡単なことかもしれないと頭に置いておきましょう。もし子どもが助けを拒むようなら，その手助けはいつでもできることだと伝えておきましょう。 **「今すぐにそのことについて話したくないのなら，それでいいよ。でも君が話してもいいって思ったら，いつでもわたしに声をかけてね」**

トラウマのサイクルを理解する

	子ども	親／養育者
認　知	「わたしは悪い子だ，愛されていない，傷ついている」 「誰も信じられない」	「わたしではうまくできない」 「わたしの子どもはわたしを拒否している」
感　情	恥，怒り，恐れ，失望	フラストレーション，恥，怒り，恐れ，心配，悲しみ，失望，無力感
行動／対処戦略	回避，攻撃，自分から先に拒絶する	過剰反応，支配，シャットダウン，過度の寛容さ
悪循環	「わたしは支配されている。もっと闘わないといけない」	「子どもはまだわたしに挑んでくる。わたしはもっと自分の立場を固く守らないといけない」

賞賛と強化

教えるポイント	トラウマは深刻な苦痛を生み出し，子どもやその養育システムに衝撃を与えます。そして家族が，困難なこと，ストレス，そして症状ばかりに気を取られるネガティブパターンに陥ることは，珍しくありません。	
	苦痛に圧倒されると肯定的な事柄に気づけなくなるものです。子どもや養育者は，まず主に「悪いこと」を認識し始めます。「自分は悪い子だ」「自分は悪い親だ」という具合です。	
	このパターンは無力感や失望，**「これは絶対変わらない！」**との認識につながります。	
	賞賛や肯定的強化を使うと，次のようなことができます。 ・養育者と子どもの関係がより肯定的なものになる。 ・好ましい行動が増える。 ・養育者と子どもの波長がもっと合ってくる。 ・より安全と感じられる。 ・子どもと養育者の双方が自己肯定感や自己効力感を持てる。 ・子どもと養育者のうまくやれている感覚が増える。	
	賞賛と強化は，意識的に行うものでなければなりません。驚くことに，よいことに気づくのは悪いことに気づくより**はるかに難しいもの**です。肯定的なことに気づくには，意識を集中し，ターゲットにする行動を選んでおくことが必要です。	
目標を選ぶ	すべてをほめるわけではありません	ターゲットにする行動を選びましょう。見えたものを何でもほめていたら，養育者にも子どもにも，嘘のように感じられるでしょう。明白で大事なこと，目標になることなどを選び焦点を当てます。
	小さいことから始めます	注意を向ける行動を一つ選ぶことから始めます。その行動に注目するようにし，認めた時はいつでもほめます。ほめることができたか振り返りましょう。
	望ましく，たまにでもできている行動を選びましょう	特に増やそうとしている行動から，ターゲットを選びます。例えば，「思い通りにならない場面でかんしゃくを起こさず我慢すること」が大事な目標ならば，その子どもがやっている行動上のどんなサインにも気づいて強化していかなければなりません。特に賞賛を，その行動や努力に結びつけるようにしましょう。例えば，ただ「よくやったね」と言うのでなく，「まあ，あなたはすごいわね。あなたが出かける前にわたしは『ちょっと待ってて』って言ったわ。そうしたらあなたは『わかった』って言ったわよね。それって難しいことなんだ。あなたがそんなふうに待てたのはすごいと思うの」。
		覚えておきましょう：上手に目標を選びます。もし，子どもが1回もできていないようなことを最初の目標にしてしまうと，あなたも子どもも成功を経験することはできないでしょう。
	"成功"とは何かを，もう一度考えましょう	一晩でパッと成功することを期待するのではなく，ステップバイステップで考えましょう。例えば，子どもの最終的な目標が「怒っても壁を叩かないこと」ならば，最初に，壁を叩かないで叫んだり金切り声をあげたりした時には，強化しましょう。
	"よいふるまい"だけではありません	賞賛は行動にいつも結びついていなくても大丈夫です。賞賛は行動を修正していくだけでなく，自分についての肯定的感覚を身につけていくことにかかわっています。子どもの資質や努力についても強化するようにしましょう。

ほめ言葉の例	行動に関するもの	「宿題を終わらせて，本当に頑張ったね」
		「妹と上手に分けっこしてえらいね」
		「思っていることをちゃんと言えたね，すごいなあ」
	努力に関するもの	「一生懸命やっててえらいね」
		「がんばって譲ろうとしてくれているんだね，ありがとう」
		「とてもイライラしているように見えるよ。でも大声を出さずにいるのはすごいね」
	子どもの資質	「君はとっても親切だね，素敵だよ」
		「勇気があるね，それってすごい！」
		「君のユーモアのセンスっていいよね」
	いろいろな場面で使える表現	「君はすごい子だね，一緒にいると，とっても楽しいよ」
		「君と一緒にゲームするのが好きなんだ」
		「昨日，君の笑顔を見たらうれしくなったよ」

賞賛がトリガーとなって反応した時の対応

自分に向けられたものとは受け取らないこと	賞賛がトリガーになることもあると知っておきましょう。もし子どもが賞賛を否定的に受け取ったとしても，それがあなた個人への拒絶とは受け止めないようにします。
あきらめず頑張りましょう	多くの子どもたちにとって，トラウマの意味づけの一部に罪悪感があります。賞賛や強化はこの罪悪感をすぐに変えることには結びつきません。子どもが自分について否定的に言う言葉を目にした時に起きてくる感情（例えば，恥，罪悪感，イライラ）に耐えられるようにしましょう。
説得はしません	説き伏せるのではなく，あなたの賞賛の言葉を守り抜きます。応答は簡潔にしましょう。例えば，あなたは素晴らしいと言ったのに，子どもがそれを拒否したのなら，こう言うことができます。「そうね，**わたしは**あなたがすばらしいって思うのよ。でも，あなたは，自分の思うように感じていていいよ」。
ずっと子どもの感情に波長を合わせます	もし子どもの気持ちが高ぶってきたら，波長合わせのスキルを使い子どもの抱える感情を明らかにして応答しましょう。例えば，「君はそういうことを聞くと怖くなるんだね。ハグしてあげたら，気分がよくなるかな？」。
具体的な言い方をしましょう	もし子どもが一般的な賞賛（例えば，「あなたはものすごく素敵な子よ」）と言ったのを拒むなら，賞賛は具体的なものに留めましょう。特定の行動やふるまいに結びつけます。例えば，「あなたのその絵の緑色の塗り方，本当に好きだな」。子どもによっては，一般的な賞賛よりも具体的なほうが受け入れやすいかもしれません。

限界設定におけるトラウマへの考慮

制限が必要な場面を減らす	トラウマを経験した子どもたちは，自分をコントロールする必要性を感じていることが多いものです。**限られた選択肢**を与えれば，大人との主導権争いを避けられるかもしれません。（例：「宿題は自分の部屋でやってもいいし，台所のテーブルでやってもいいよ。どっちにする？」）ここで選べることは，養育者が子どもの行動に制限をかけているにもかかわらず，子どもに自分がコントロールしているという**錯覚**を与えます。 子どもが指示に従わない場合，養育者は波長合わせのスキルを使い，その背後にある理由を明らかにします。子どもが仕事に圧倒されている時と，単に不従順なだけの時とを区別しましょう。次を試してみましょう。 ・その子どもがどのように感じているかを引き出すか，養育者には子どもがどのように見えているかを教えます。（例：「部屋を掃除しなければいけないので，本当にイライラしているように見えるよ。どうしてなんだろう？」） ・大きな作業課題は，より小さな作業課題に分けます。 ・手助けできると伝えましょう。 **折り合うようにします。**譲れないルールはどれで，どのルールは妥協してもよいのか決めます。
タイミングを選ぶ	トラウマを受けた子どもが高い覚醒状態にある時は，高次の認知機能を活用することができません。論理的に考える，問題を解決する，計画を立てる，期待して待つ，反応を先延ばしにすることなどは，できないのです。 子どもたちがとても感情的であったり過度に興奮していれば，次を試してみましょう。 1. 安全でない行動があれば，それを教えます。 2. もし必要なら，子どもがエネルギーや感情を管理するための対処スキルを使えるようにしましょう（養育者のサポートを含みます）。 3. 子どもが落ち着いた後でのみ制限を適用します。
トリガーに注意する	どんなやり方をしても，限界設定はトリガーとして作用することがあります。タイムアウトや注目をはずされることは，子どもに見捨てられたり拒絶される恐怖を引き起こします。制限やペナルティは，罰，権威，そして傷つきへの恐れにつながります。このような子どもたちにも，限界設定を避けるべきではありませんが，養育者はこの起こりうる反応について知っておくことは重要です。また有害な影響は，次のようにして小さくすることができます。 ・**制限が必要な理由をいつでもはっきりと教え**，特定の行動と結びつけます（子ども自身と結びつけるのではありません）。 ・**いつでも，制限がどんなものになるかはっきり教えます**（例：タイムアウトの時間，おまけの時間がどれだけ減るか）。 ・**限界設定を続けます。**一度始めたら，さらに叱り続けたり，問題となった行動を蒸し返す，過度の感情を表わすことはすべきではありません。必要ならば，今までと変わらずに愛していることを，子どもにはっきり知らせましょう。 ・**特別なトリガーに関する制限には，工夫を加えましょう**（例：以前狭い所に閉じ込められる罰を受けたことがある子どものタイムアウトであれば，別の部屋に行かせるよりも養育者のそばの椅子に座らせます）。

日々のルーティンを作る

朝	朝の支度は，しばしば誰にとっても難しいことで，特に家族がストレスにさらされている場合はなおさらです。あなたや家族が変わらない朝のルーティンを行っているかどうか考えてみてください。もし行っていないのであれば，朝の支度をもっと一貫したものにする方法がありますか？
食事場面	食事はしばしばコミュニケーションを取るための素晴らしい機会であり，家族が一緒になる場所です。子どもや養育者は，家族との食事で，ソーシャルスキルや順番を守ることを学んだり，マナーを身につけたり，他の人の活動に興味を持つことができるようになります。毎日のルーティンに，家族との食事をできるだけたくさん入れるよう考えましょう。 ・**注意**：食物の選択は，子どもがコントロールする力を発揮できる，一般的な機会です。子どもとの主導権争いは避けるようにしましょう。柔軟過ぎたり，管理し過ぎたりすることなく，その間で折り合いをつける点を見つけましょう。例えば，「あなたは家族と同じ食事か，ピーナッツバターとジャムのサンドイッチのどちらかを食べられる」のような予想できる案を示しましょう。
遊び	遊びは子どもの自然な表現手段です。子どもと遊ぶ時間を見つけるようにしましょう。一人遊びや友だちとの遊びと同じように，週の中に「家族の遊び」の時間を持つことを考えましょう。**遊びは，お手伝い，宿題などよりも重要でないとしばしば誤って捉えられますが，健全な発達に必要な重要なものです。**加えて，遊びは社会性を発揮し対人スキルを身につける場でもあります。 ・一緒に遊ぶ時間は，ご褒美や何かの結果と結びつけるべきではありません（例：「もし部屋を片付けないのなら，お母さんと一緒に遊ぶ時間はなくなります」）。特にネグレクトや見捨てられた経験のある子どもたちにとって，これはトリガーになりかねません。 ・家族全員の時間とともに，一人ひとりの子どもと個別の遊ぶ時間を作るようにしましょう。
お手伝い	お手伝いをすることは責任感や自己効力感を育てるのに役立ちます。もちろん，お手伝いは年齢にふさわしいものであるべきですが，年少の子どもにも特定のお手伝い（小さくても）を責任を取れる範囲で頼むことはよいことです。この家事をみんなで分担するということは，「家族がうまく機能するために，すべての家族のメンバーは誰も欠くことはできず，子どもも大事な貢献をしてくれる」という考えからきています。その子どもに適した現実的な日常のお手伝いを設定するように取組みましょう。
宿題	学校の成績や成功は，子どもたちの能力に重要な領域です。養育者は，宿題の重要性を強調したり，宿題を完成できるよう適切な環境を整えたり，手伝い励ます時間を用意したり，成功だけではない努力も強調することで貢献できます。
家族一緒の時間	形式的にあるいは形式ばらずに，日々の家族のルーティンに，養育者と子どもが一緒に集まる時間を作り，経験を分かち合うことは大切です。例えば，家族によっては重要な出来事を伝えるために毎週「家族会議」を計画するでしょう。それは食事や就寝などの時間帯に組み込まれるかもしれません。どのような場であろうと，家族のメンバーがその体験を伝えあう機会がルーティンにあることが重要です。

応用例：就寝時のルーティン

教えるポイント	就寝時はトラウマを受けた子どもたちにとって難しい時間であることが多いです。特にその同じ時間帯に虐待が起きたり，現在の寝室で起きた場合はなおさらです。 日中の覚醒レベルが高い子どもでは，眠りの準備として身体を落ち着かせるのは難しいかもしれません。 就寝時のルーティンは，子どもの覚醒を下げ，眠りへの移行を助けます。	
考慮すべきこと	・一貫した就寝時のルーティンを作ります。子どもにパジャマを着せ，歯磨きをさせ静かな時間を持たせます。子どもが寝る場所に注意を払いましょう。毎晩同じ場所で眠らせるようにしましょう。 ・トラブルを解決します。どうやったら就寝時間とルーティンをなるべく一貫したものにできるでしょう？　通常のルーティンを妨げるかもしれない（あるいはときどき妨げられている）ものは何でしょう？　あなたはどのようにそれに対処するか考えましょう。 ・夜間のルールと夜の恐怖への対応の仕方を明確にします。例えば，もし夜間に子どもが起きてきたら，どうしますか？　一貫した対応ができるように取組みましょう。 ・寝る時間が近くなったら，子どもの覚醒が高まる活動は最小限にします。ビデオゲームをしたり，刺激が強すぎるテレビ番組を見たり，大音量の音楽を聴いたり，活発な遊びをすることなどを減らしましょう。	
一般的活動	寝かしつけ	読み聞かせ，添い寝，一緒に静かな音楽を聴く。
	入浴	布団に入る1時間前くらいにお風呂やシャワーに入れます。これは覚醒レベルを下げるのに役立ちます。プライバシーや境界（バウンダリー），また入浴がトリガーとなる可能性に注意を払います。
	安全チェック	子どもが安全を感じられるように工夫します。就寝ランプはつけたままにする，ドリームキャッチャー（魔除けのお守り）を吊るしたり，ベッドの下やクローゼットを確認する，「お化けよけのおまじない」のローションを塗るなどがあります。
	リラクゼーション／静かな時間	本を読んだり静かな音楽を聴く時間を与えます。
就寝時のルーティン：発達に応じた配慮	幼児期	この年代のルーティンは養育者と一緒に行います。寝かしつけの活動（例：読み聞かせ）は，子どもとの波長合わせやリラクゼーションができるよい方法です。 夜は漠然とした恐怖を感じやすい時間帯です。この発達段階では，見通しのある夜間のルーティンは特に重要です。

	児童期	この年代の子どもはより自立を求めますが，就寝時は自然な形で甘えさせられる時間です。トラウマを体験した子どもたちはこの就寝時に退行（赤ちゃん返り）するかもしれません。 子どもの発達上の変化は就寝時間のやり方を変えるかもしれません。例えば，これまで**養育者が**子どもに読み聞かせしていたのが，**子どもと一緒に**本を読むことに変わるかもしれません。養育者がおやすみを言いに部屋に来る"一緒の時間"と同じように，子どもが一人で行う活動（歯みがき，シャワーを浴びる，パジャマに着替える）も増えてきます。
	思春期	この年代では，バランスをとることがとても重要です。バランスをとるための重要な点がいくつかあります。 ・「自立」と「甘え」：思春期の子どもたちはプライバシーを必要とします。しかし，より幼い子どもたちと同様に，就寝時に退行的になるかもしれません。あらかじめ布団に入る前に，おやすみのハグをしたいかどうか確かめておきましょう。 ・「柔軟さ」と「規則」：思春期の子どもたちは自立しているとはいえ，規則の必要性について見落とさないようにします（例：午後10時までに部屋に入る）。またその一方で，ある程度の柔軟性も示しましょう（例：部屋に入った後，本を読んだり，音楽を聞いて静かな時間を過ごすのはオッケー。寝る準備ができたら灯りを消す）。

調整をサポートする

子どもの感情がエスカレートした時の対応について考えましょう。

感情調整をサポートするステップ：

1. **波長を合わせる**：子どもの気持ちに気づく（子どものエネルギーレベルに合わせる）。

2. **自分を中心に**：自分の状態を確認する。

3. **自分に問いかける**：子どものエネルギーはどのくらいかしら？ どうしたらいいのかしら？（子どものエネルギーを高めるほうがいいか，静めるほうがいいか？）

4. **自分に見えていることを簡単に伝え返す**：（例「あなたはすごく怒ったように見えます。お話ができるくらい，もうちょっと落ち着くようにできるかしら？」）

5. **スキルを使うよう子どもに合図する**：（例：深呼吸，静かに坐る，落ち着く場所，ストレスボール）

6. **調整スキルを使えるように励ます**：（例「落ち着こうとしているのね，本当にすごいわ」）

7. **表現を促す**：子どもが落ち着いたらコミュニケーションを取る。

あなた自身への波長合わせ

状況：＿＿＿

次のポイントにそって，困難なやり取りや状況で自分自身について気づいたことを記入してください。最後の欄には，その他の気づいたことがあれば書いてください。

項目	注目するポイント	あなた自身の気づき
身体	**身体**で何を体験していますか？ 心拍数，呼吸，筋肉の緊張，体温，そして無感覚や断絶している感覚など身体の手がかりに注意を払います。	
	「コントロールを失う」あるいはキレた時に，身体にどのような警告のサインが現れるでしょう？	
思考	この状況で何を**考え**ますか？ あなた自身について（例：「もうわたしには無理だ」「わたしは〜すべきだったんだ」），また子どもについて（例：「この子はわざとやっている」「この子はいつもこうなんだから」）の両方を考えます。	自分自身についての考え： 子どもについての考え：
感情	この状況でどう**感じ**ますか？ 怒り，罪悪感，恥，悲しみ，無力感について考えてみます。	
行動	この状況でどのように**行動**しますか？ フリーズしますか？ 引きこもりますか？ 頑として譲らないですか？ 叫びますか？	
その他	自分自身について，他に何か気づきましたか？あなたの感情を扱う能力，サポートを求める能力，不健全な（あるいは健全な）対応方法などについて考えてみます。	

あなた自身のケア

状況：＿＿＿＿＿＿＿＿＿＿＿＿＿＿＿＿＿＿＿＿＿＿＿＿＿＿＿＿＿＿＿＿＿＿＿＿

次のテクニックをアイデアとして使い，困難でハードルの高い状況で使えそうな，セルフケアの方法を考えてみましょう。最後の欄には他のアイデアをなんでも書き加えてください。

セルフケアの戦略		
テクニック	項　目	このテクニックはどのような状況で使えそうですか？いつ，どのようにして使えそうか記入します。
深呼吸	**いつ？** ・できればいつでも！ ・特に強い感情が押し寄せた時。 **どうやって？** ・鼻から息を吸い，口から吐く。 ・腹式呼吸。胸や肩は動かさないで。 ・静かな情景をイメージしたり，呪文や他の言葉を口にしながら。	
筋弛緩法	**いつ？** ・緊張が高まった時。 ・エネルギーを他にそらす時（爆発させる代わりに） **どうやって？** ・好きなように体を伸ばしたり縮めたりする。 ・秘密のテクニック（緊張と弛緩）。 ・漸進的筋弛緩法。	
気晴らし	**いつ？** ・すぐには解決できない問題を抱えている時。 ・ネガティブ思考に陥っている時。 **どうやって？** ・**自分を落ち着かせる**：五感に注意を向ける。 ・**代わりの方法を見つける**：活動を切り替える。	

テクニック	項　目	このテクニックはどのような状況で使えそうですか？いつ，どのようにして使えそうか記入します。
自分を落ち着かせる	**いつ？** ・ストレスが強まることを防ぐ時に，今すぐ使える道具として。 ・自分を満足させたり，ごほうびをあげたい時。 ・混乱したり，ストレスを感じて落ち着くことが必要な時。 ・断絶している感じがあって，かかわりを取り戻したい時。 **どうやって？** ・**ポケットのテクニック**。自分を落ち着かせ，喜ばせるような小さな物を持ち歩く。五感を研ぎ澄ます（例：気持ちよいローション，小さな石やベルベットの端切れ，好きな場所の写真）。 ・楽しめる活動を確認し毎日のルーティンの中に取り入れる（例：熱いお風呂に長くつかる，散歩に出る，音楽を聴く）。	
タイムアウト	**いつ？** ・その時，否定的な反応が出るのを遅らせるために。 ・予防的に，今の「充電」具合を確かめる時。 **どうやって？** ・その場で：例えば散歩に行く，自分の部屋に行く，お風呂に入る。 ・予防的に：毎日／毎週／月ごとに，セルフケアタイムを取り入れる。	
	タイムアウトを取っても安全な状況か，自分に問いかける。	
他のテクニック	他に思いつくテクニックはありますか？　それを**いつ**，**どのように**使えそうか書き出してみましょう。	

子どもの感情表現を知る

感情：＿＿＿＿＿＿＿＿＿＿＿＿＿＿＿＿＿＿＿＿＿＿＿＿＿＿＿＿＿＿＿＿＿＿＿＿＿＿

次のポイントにそって，選んだ子どもの感情の表現を，あなたが知る手がかりを書き出してみましょう。他の手がかりがあれば，最後の欄に書き加えてください。

項目	注目するポイント	観察したこと
顔の表情	どんな表情を浮かべていますか？	
声のトーン	声は騒々しくなっていますか？ より静かになっていますか？ 甲高い感じですか？	
話し方	いつもより，突然言うことが増えましたか？ 黙ってしまいましたか？ どのくらいせかされるように(大急ぎで)話していますか？	
話の質	子どもの話は混乱してきましたか？ とりとめがない感じ？ 大袈裟な感じ？ 退行している感じですか？	
姿勢・身体表現	身体の様子はどう見えますか？	
接近するか回避するか	子どもは引きこもってしまいますか？ べたべたまとわりつきますか？ 両方ですか？	
感情調整の能力	いつもよりも気持ちを静めてもらったり，自分で静めることが難しそうですか？	
気分	子どもの気分ははっきりと変わっていますか？	
その他	子どもがある感情を経験している時に示す「手がかり」は，他にどのようなものがあるでしょう？	

子どもはトリガーにさらされると，どのように見えますか？

特定のトリガーを見つけるのは難しいかもしれませんが，子どもが危険反応を示しているサインを読み取ることは学べます。

闘争反応

説明：突然の高い覚醒レベルを示す行動です。例えば，イライラする，ののしる，突然怒り出す，動き回ることです。

お子さんの"**闘争**"を示す行動は？

_____

_____

_____

_____

_____

逃走反応

説明：物理的に撤退したり，逃げたりすることです。例えば，他の人とのかかわりを避ける，友達や家族から孤立する，宿題をやりたがらないことです。

お子さんの"**逃走**"を示す行動は？

_____

_____

_____

_____

_____

フリーズ反応

説明：経験していることからシャットダウンしたりかかわろうとしないことを指します。例えば，子どもが麻痺しているように見える，うつろな目つきになる，ぼーっとしていることです

お子さんの"**フリーズ**"を示す行動は？

_____

_____

_____

_____

_____

子どものトリガーを知る

氏名：_____日付_____

トリガーの例　　　　　**子どもが思い出すのは……**

1. 人が大声で叫んでいるのを聞く。　たくさん怒鳴られていた時。

2. 一人ぼっちと感じたり無視されたと思う。　小さい頃，十分に注目を与えてもらえなかった時。

3. 煙の臭い。　ひどい火事。

4. _____　_____

5. _____　_____

6. _____　_____

7. _____　_____

8. _____　_____

資料 C
グループ活動

グループ活動の例　　292

- このセクションには，グループ療法で使うのに適当な，数々の活動と話し合いのガイドが書かれています。載せられているものの多くは，学校，キャンプや他のプログラムでゲーム指導をしている人たちにはなじみがあるものかもしれません。それぞれの活動には，わたしたちがターゲットとしている特定のARCの積み木，最も重要な目的，教示，そしてディスカッションのための質問例を示しています。それぞれの教示に書きましたが，いくつかの活動は関連したワークシートが資料Dにあります。また活動の教示の後に，質問やセリフの例を示しているものもあります。

活動：だれだ？　292

活動：身体の塗り絵　292

話し合い：気持ちの役割と「隠された」気持ち　293

活動：「闘争，逃走，フリーズゲーム，パート1」：危険な反応を理解する　293

活動：「闘争，逃走，フリーズゲーム，パート2」：トリガーを理解する　295

活動：身体，生理学的覚醒レベルの変化に波長を合わせる　298

活動：ボールまわし　299

活動：信頼の輪　300

話し合い：「Iメッセージ（アイメッセージ）」　301

活動：「Iメッセージ（アイメッセージ）通訳」　301

活動：自分の快適な距離　303

活動：心の距離　304

話し合い：健全な関係　305

活動：関係の連続性　305

活動：他の人のよいところをみつけよう　308

活動：別バージョン――他の人のよいところをみつけよう　308

活動：自分のよいところをみつけよう　309

活動：無人島　310

活動：自分への影響　311

活動：自分の盾　311

活動：身体で示す価値観のランク　312

活動：書いて示す価値観のランク　　312
　　活動：影響の質　　313
気持ちの道具箱を作る　　314
- このページは今実施しているグループで使える例を提供しています。グループのセッションを通して「気持ちの道具箱」を作り，その箱に入れられそうなアイテムの例を示します。

筋弛緩法のテクニック　　315
- ここではグループや個々で行う漸進的筋弛緩法の教示の例を示しました。

アイスブレイクの「今日の質問」　　317
- 多くのグループでは，ルーティンとしてはじめにアイスブレイクの質問を使っています。ここではいろいろなアイスブレイクの質問を，はじめの会，終わりの会の教示例と合わせて示しています。

グループセッションの例（ある回の実施例）　　319
- ARC の構造を使って実施してきたグループの，ある回のセッション実施例を示しました。特定のスキルにターゲットを当てた活動と一緒に，ルーティンと調整スキルがグループの構造に組み込まれていることに注意しましょう。

　　つながり：エネルギー，気持ち，行動　　321
　　「旅に出よう」の台本　　323
　　ARC 練習シート：肯定的な行動エネルギーを確かめる　　324

グループ活動の例

活動：だれだ？

- ARCのターゲット：感情表現，アイデンティティ；アイスブレイクの活動
- 目的：グループメンバーが他のメンバーについて知ったり，波長合わせができるようにします。またすでに知り合いであれば，より深く知ることができるようにします。楽しくやります。
- 材料：あらかじめ質問の書かれた紙（例を参照）。
- 教示：例えば「好きな映画」，「好きな歌」と書かれた紙片を，皆にそれぞれ5枚配布します。メンバーは全部に答えを書き，折って回収箱に入れます。そして順番に箱から紙片を一枚引き，それが誰の回答であるかを当てます。その答えが正しければ，ポイントがもらえます。時間がなければ，リーダーは引かれた紙片を，そのまま合っていたか，間違っていたか，の二つの山に分けます。そして箱はメンバーの間を5回まわることになります。答えが間違っていた分に関して，それを書いた人が名乗り出ます。時間の余裕があれば，答えが間違っていた紙片を箱に戻し，続けて引いていき，すべての答えが得られるまで続けます。
- 質問の例：好きなペットの種類，好きな食べ物，好きな映画，好きな歌，好きな俳優や女優，好きなテレビ番組，好きな色，好きなバンドやアーティスト，旅行したい場所，好きな本。

活動：身体の塗り絵

- ARCのターゲット：感情の認識
- 目的：感情が身体に表現されることに注意する力を伸ばします。
- 材料：身体のシルエットの塗り絵（資料D「気持ちは身体のどこで感じているの？」p. 330），クレヨン，色鉛筆（マーカーよりも望ましい）。
- 教示：
  - ◆ 参加者に身体の塗り絵と6色の色鉛筆かクレヨンを配ります。
  - ◆ 次の気持ちを表す色を選んでもらいます：うれしい，怒っている，悲しい，怖い，興奮している，心配。
  - ◆ 確認したそれぞれの気持ちについて，クレヨンや色鉛筆で色を塗ってもらいます。**身体のどこに_____を感じますか？**
  - ◆ 話し合い：この活動を終えたら，参加者と次のことを話し合いましょう。
    - これはどのくらい簡単でしたか？／難しかったですか？
    - 身体のどこにあるかを決めるのが，簡単だった気持ちはありましたか？ 一番簡単だったのはどの気持ちでしたか？ 一番難しかったのはどの気持ちでしたか？
    - 身体の感じる場所が同じだった気持ちはありますか？ どの気持ちですか？
    - 最もはっきりしていたのはどの気持ちでしたか？（例：身体の特定の部位にひとつだけあったのは，どんな気持ちでしたか？）

話し合い：気持ちの役割と「隠された」気持ち

- **ARC のターゲット**：感情の認識，調整，感情表現
- **質問**：気持ちはどんなことに役立っていますか？ グループからアイデアを引き出します。
  - ◆もしグループのメンバーがこの答えを思いつかないのであれば，例を出します。「怖い感じがあると，『今だ，ダッシュ！』となり，それで生き延びられるかもしれません」「怒りは，困難な場面で自分の力を感じさせてくれるかもしれません」など。
  - ◆**一般的なアイデア**：気持ちはわたしたちに（外側の世界と内側の経験についての）情報を与え，特定の行動や反応に導きます。
- **質問**：「気持ちはいつも正確ですか？ 言い換えれば，わたしたちが気持ちとして意識していることは，常にわたしたちが抱いている本当の気持ちですか？」
  - ◆**教えるポイント**：
    - ひとつの気持ちは他の気持ちを「隠す」ことがあります。
    - これにはたくさんの理由があります。
      - ◇弱い気持ちを減らすため。（例：怒りは，悲しみや恐怖の代わりとなります）
      - ◇過去の経験から特定の気持ちを表したり，その気持ちを認めることが危険となっているため（例：恐怖を示すと，弱みが増えるかもしれません。また怒ってしまうと，受ける虐待がひどくなるかもしれません）。
      - ◇文化やその家の基準の違い：気持ちの表現方法の違いと同じように，特定の気持ちの表現は，どのくらい受け入れられるのでしょう。
- **質問**：「あなたには，まわりに見せたくない気持ちはありますか？ なぜかわかりますか？」
- **質問**：「『本当の気持ち』なのか『隠された気持ち』なのかはどうわかるのですか？」
- **質問**：「いつも気持ちを隠していることでのリスクは何かありますか？」
  - ◆**教えるポイント**：表現できていない気持ちは，別の方法で出てきます。（例：身体に出る，睡眠や食欲を妨げる，イライラするなど）
- **質問**：「気持ちをそのまま伝えたくない時があるとすれば，どういう時だと思いますか？」
  - ◆**教えるポイント**：気持ちが強すぎたり，今の活動を妨げたり，その場にそぐわなかったり，衝動的な行動に結びついたりするかもしれない時，など。
- **質問**：「どうやって違う気持ちに変えていきますか？」
  - ◆気持ちを管理する時に用いるスキルについておさらいをしたり話し合います。（例：リラクゼーション，呼吸法，音楽）
- **質問**：「どのようなスキルを使いますか？」

活動：「闘争，逃走，フリーズゲーム，パート1」：危険な反応を理解する

- **ARC のターゲット**：感情の認識（上級），トラウマ体験の統合
- **目的**：すでに習った身体の警報システムと人間の危険反応の概念を適用することを促します。
- **材料**：シナリオ。

- 教示：
  ◆ グループのリーダーは，身体の警報システムとトラウマ反応についておさらいをします。以下の教えるポイントを参照してください。
    ◦ **身体の警報システム**：「わたしたちの中には，危険にさらされた時に知らせてくれる警報システムが組み込まれています。長い期間人類が生き延びてきた理由の一つは，わたしたちの脳が，危険が来るかもしれないとの周りのサインに気づくからです。これによって身体はその危険が来た時，太刀打ちできるように準備します」。
    ◦ 人間の危険反応：「わたしたちの脳が危険を察知すると，それに対処できるよう身体に準備をさせます。何か危険なことが迫った時，主に3つの対処方法があります。戦うか，逃げるか，フリーズするかです」。
    ◦ **わたしたちの反応は異なる状況で異なります**：「迫ってくる危険の種類によって，わたしたちがどう行動するかが決まることがあります。例えば，とても小さいリスが襲ってくる時，あなたは戦うかもしれません。それは，あなたのほうがリスより大きいし強いからです。もし道に立っているあなたをめがけて車がスピードを上げてきたら，あなたはきっと走り出すでしょう。なぜなら，車と戦うことはできないし，そのまま立っていたら，ひかれてしまうからです。もし大きなクマか他の動物が近くにいるのを見たら，フリーズしてしまうかもしれません。なぜなら，その動物と戦うことはできないし，おそらく逃げきれるほど早くは走れないからです」。
    ◦ **わたしたちの身体は，サバイバルに必要な燃料／エネルギーを与えてくれます**：「自分の身体が戦う，逃げる，フリーズする時，そのためにたくさんのエネルギーが必要になります。だから，脳がひとたび危険を認知すると「行動」「動作」を支配する脳の部位が，身体にたくさんの化学物質を出すようにとのシグナルを送ります。それは自動車の燃料のようなものです。それによってわたしたちは，危険に対処するのに必要なエネルギーをもらえます」。
  ◆ この概念のおさらいをした後で，リーダーは「闘争，逃走，フリーズゲーム」を行います。各メンバーは，次のシナリオを順番に担当します。シナリオの中で登場人物は，**闘争，逃走，フリーズ**の反応のうち，どれを積極的に行ったかを答えます。正しい反応を答えられたメンバーは，ポイントがもらえます（ゴールは競争ではなく，協力です）。

闘争，逃走，フリーズゲーム，パート1：シナリオ例

1. ジョーイが道を渡っていると，突然車が彼をめがけてすごいスピードで走ってきました。彼は考えることなく，できるだけ速く道の反対側に逃げました。（逃走）

2. ボビーは自然散策をしていて突然10フィート先に，クマが立って自分を見ていることに気づきました。いきなり動いたり音を立てるとクマは反応すると知っていたので，できるかぎりそのまま動かずにいたところ，最後にクマは去っていきました。（フリーズ）

3. ジェニファーは，学校で友達の一人にののしられ脅かされ始めました。彼女はできるかぎりの大声で叫びました。「いやだ，いやだ，いやだ……わたしを脅したってだめよ」。（闘争）

4. ホーリーは入所したばかりでした。ルームメートは機嫌が悪く，部屋の中の物を激しく投げ始めました。ホーリーは自分の部屋から飛び出し，建物の玄関から出ました。（逃走）

5. ゲージは病院にいて，手術を受けている家族の情報を待っていました。彼は医師が自分のほうに歩いてくるのを見ました。そしてすべてがスローモーションのように感じられました。動けず，話せず，そして時間は止まっていました。（フリーズ）

6. ネートが道を歩いていると，小さな犬が足にかみついてきました。ネートは犬を怒鳴りつけ，足を前後に何度も何度も蹴ると，犬は最後に諦めました。（闘争）

7. ベティが道を歩いていると，とても大きな犬が自分の方に向ってやってきました。何も考えず，彼女は一番近いビルに向かって走り，その犬から間一髪で逃れることができました。（逃走）

8. ボビーは怖い映画を見終わって映画館を出てきたところです。暗い道を歩いていて，近くで気味の悪い音が聞こえました。心臓はドキドキし始め，身体が落ち着かない感じがして腕が上がり，拳を殴るように握りしめました。（闘争）

9. 鹿が道を渡っているところに，車が走ってきました。その鹿は，その場に立ちすくみました。「鹿はヘッドライトに捉えられていました」。（フリーズ）

10. ジョーイのお父さんはひどく怒りながら帰宅し，彼を呼び始めました。ジョーイは自分の部屋に急いで入り，ベッドの下に隠れました。（逃走）

11. リリーが教室で座っていると，クラスメートの一人が先生に物を投げ始めました。リリーは立ち上がり，クラスメートを止めるためにその腕をつかみ，投げられたものの前に本を置きました。（闘争）

12. ジョニーは足をしのばせて部屋を出，廊下を通って水を飲みに行きました。しかし水を飲んでよいとの許可はもらっていませんでした。突然，スタッフが彼を呼ぶのが聞こえました。ジョニーはできるかぎり動かず静かにしようとしました。なぜなら，トラブルに巻き込まれることをとても恐れていたからです。（フリーズ）

活動：「闘争，逃走，フリーズゲーム，パート2」：トリガーを理解する

- ARCのターゲット：感情の認識（上級），トラウマ体験の統合
- 目的：すでに習った「トリガー」，あるいは「間違い警報」の概念を適用することを促します。
- 材料：シナリオ。
- 教示：
  ◆ グループのリーダーは，以下の教えるポイントを参照に，トリガーあるいは「間違い警報」についておさらいします。
  ◆ **間違い警報**：「昔あった嫌なことを思い出させるものを，聞いたり，見たり感じたりした時に，間違い警報が出ることがあります。この思い出させるものはトリガーと呼ばれます。わたした

ちの脳は，このような思い出させるものを認識できるようになっています。なぜなら，昔それが周りにあって，危険なことが起こり，急いで反応しなければならなかった体験をしているからです。人によってこのトリガーは異なります。これまでたくさん怒鳴られてきた人が誰かの怒鳴り声を聞くと，その人の頭の中で警報が鳴らされ，"行動する脳"のスイッチがオンになるかもしれません。また小さい時，大切に扱われないで育った人では，『自分は一人ぼっちだ』とか『怖い！』と感じた時にもその警報は鳴ってしまうかもしれません」。

◆ **警報が鳴らなかったらどうなるのでしょう？**：「一度警報が鳴ると，わたしたちの脳は身体に行動の準備をさせます。そして身体は危険に対処するための準備として"燃料"を満たします。これは例えばクマ，暴走する車，粗暴なリスに出会うなど，本当の危険が迫った時には，とても重要なことです。しかし，周りに本当の危険は何もなく，これが"間違い警報"であれば，役に立つものではありません。あなたが算数の授業を受けていて『何か危険だ！』と思った瞬間，身体に燃料が満たされてしまうことを想像してみてください」。

◆ **「危険なエネルギー」があるとどうなるのでしょう？**：「燃料というものは，わたしたちが闘争，逃走，フリーズするエネルギーとなることを思い出しましょう。もし身体がこのエネルギーで満たされていると，何かしなければ収まらなくなります。だから，突然すごく怒ったり，誰かと口論したりけんかしたくなる子がいるのです。またある子どもたちは，落ち着かないそわそわした感じになります。陰に隠れたり，できるだけ遠くに行ってしまいたくなる子もいますが，自分でもなんでそうしたいかがわかりません。また別の子どもたちは，誰かにスイッチを切られたように突然シャットダウンしてしまいます。これらすべては，身体が「危険だ！」と思ったものになんとか対処しようとしているやり方なのです」。

◆ **間違い警報の問題**：「でも，ときどき警報を鳴らすものは本当の危険でないことがあります。それはただわたしたちを嫌な感じにさせたり，以前起きた嫌なことを思い出させるだけなのです。そのような"間違い警報"を持った子どもたちに今何が起きたかは，他の人たちが理解することは難しく，助けてもらえなくなります。そして子どもたちはトラブルに巻き込まれることさえあるのです」。

◆ **トリガーを理解する**：「どんな種類のトリガーがあなたに危険を感じさせるか，そしてそれが周りにある時に，身体はどう反応するかを知っておくことは重要です。みんな違うトリガーを持っていて，警報が鳴った時の反応の仕方も違います。もしあなたの警報を鳴らすものとそれへの反応の仕方がわかれば，考える脳を動き出すようにすることができます。そして危険が本当の時とにせの時がわかるようにできるのです。このトリガーになるものには，人，場所，音，におい，触覚，変化などがあります」。

◆ これらのおさらいの後で，リーダーは「トリガーを見つけようゲーム」を行っていきます。それぞれのメンバーは，次のシナリオを順番に聞いて答えます。課題は，シナリオの登場人物に過去の体験を思い出させている今のトリガーは何かを見つけることです。正しく答えた人はポイントがもらえます（目標は競争ではなく，協力です）。

「トリガーを見つけようゲーム」：シナリオ例

1. ラバートは暴力の多い地域で育ちました。家の窓からは，夜，銃声とか怖い音が聞こえていました。ある日，ラバートが学校にいる時，誰かが床に本を落としました。彼は突然叫び声をあげ，泣き出しました。（トリガーは，本を落とした音）

2. フランシスコのお父さんはとっても厳格で，フランシスコが家のルールを守れなかったり間違うと，ひどく怒りました。フランシスコは規則を守ることがうまくなり，**絶対**間違わないように，とても勤勉に働きました。彼は自分の生活のすべてを完璧なものにするために，いつも考え計画していたので，楽しむことなどできませんでした。もし自分のルールを破るのであれば，いいなと思うことでもやりませんでした。（トリガーは，間違うこと）

3. タミーは，一緒に住んでいた頃，お母さんによくぶたれました。この時のお母さんの香水は，オレンジのような香りでした。おやつの時間にタミーがオレンジをむき始めました。突然，タミーは凍りついたようになりました。何もしゃべらず動かず，スタッフの「大丈夫？」の声かけに答えることができませんでした。（トリガーは，オレンジの香り）

4. デビーは，例えばルールを破ったりお手伝いをしなかったなど家で悪いことをすると，お父さんから「罰だ」と言われて叩かれました。ある日デビーは学校で，「君はルールを破ったから，罰を受けなさい」と言われました。デビーは黙り，動かず凍り付いたようになりました。（トリガーは，「罰」と言われたこと）

5. ジミーの小さい時，お母さんは「今度の土曜の午後は，あなたと一緒に何か特別なことをしようね」といつも約束をしていました。しかし，土曜の午後にはお母さんはお酒を飲み過ぎていて，毎回その約束は破られました。ジミーはお母さんが飲酒する時，とてもがっかりして怖い感じがしました。昨日，ジミーのお母さんは面会をキャンセルしました。するとジミーは女性スタッフを怒鳴り始め，「おまえは最悪の職員だ！　お母さんに会わせたくないんだ！　すべておまえのせいだ！」と言いました。（トリガーは，がっかりさせられたこと／面会がキャンセルになったこと）

6. ビビアンは3人の妹と一緒に育ちました。お母さんはいつも不在で幼い子どもの面倒をみることはありませんでした。そして妹たちはビビアンに聞かずに彼女の持ち物を勝手に持って行ってしまいます。不満を言っても，お母さんはいつも妹たちの味方でした。ある日，施設の同室の子がビビアンのCDを手にとり，プレーヤーに入れてかけました。ビビアンはその子に走り寄り，力いっぱい殴って「それはあなたのじゃないでしょ！」と叫びました。（トリガーは，CDを勝手に持っていかれたこと）

7. エバンは8歳の時，児童福祉司に「ここは安全ではないから」と家から突然連れ去られました。この時，あらかじめ伝えられていなかったため次にどうなるかがわからず，とっても怖く感じていました。ある日，今住んでいる施設で，大好きな職員が個人的理由で突然退職することがわかりました。すると彼は自室に行き，ベッドの下に潜り込んで，出てくることを拒否しました。（トリガーは，突然の別れ／変化）

8. ジェラルドのお父さんは，いつも彼の頭を手のひらで叩いていました。どうしてそうされるのかは覚えていませんが，ただ叩かれていました。ある日友達が近寄ってきてハグするために両手を上げました。手が自分に近寄るのを見て，ジェラルドはひるみ，首をすくめました。（トリガーは，手が上がったこと）

9. ブリアナは小さい時から一緒に住んでいるおばあちゃんのために何かを作ることが好きでした。一日かかってカードや絵や他のおばあちゃんにあげる素敵なプレゼントを作っていました。おばあちゃんは仕事から帰ってくると，ほとんどの時は，ブリアナがくれた作品をちらっと見て，「なあに，これ？　わけわからないわ。これ絵って言えるの？」と言い，多くの場合それは捨てられました。今，ブリアナは里親の家に住んでいて，何も作りたがりません。しかしある日，学校のお絵かき会に参加しました。家に帰り，作品を里母に渡したところ，里母は質問を始めました。「なあに……」という言葉を聞いた途端，ブリアナはそれをひったくり，ビリビリに引き裂いて「絵じゃないもん！」と言いました。（トリガーは，「なあに」という言葉）

10. ベンジャミンのお母さんにはボーイフレンドがいて，その人は怒るとお母さんをよく叩きました。ベンジャミンはお母さんより大きくて強い人がお母さんを傷つけるのを見て，怖い感じと怒りの気持ちがありました。そしてお母さんを助け守ろうとしていました。今この施設の中で，ベンジャミンはいつも小さな動物や子どもが助けを求めていないかに注意しています。家にいた時のように，ベンジャミンは自分には保護者の役割があると感じています。ある日，機嫌の悪い子が，施設の犬を傷つけるように脅し始めました。ベンジャミンは，考えることなく犬の前に立ち，子どもに反撃し始めました。（トリガーは，犬への脅し）

活動：身体，生理学的覚醒レベルの変化に波長を合わせる

- **ARCのターゲット：調整**
- **目的**：自分の生理学的な覚醒度に気づけるようにします。またいろいろな活動が覚醒レベルを上げたり下げたりすることに気づけるようにします。
- **材料**：心拍数を測るワークシート（資料Dの「心拍数を測ろう」p. 343のワークシートを参照）。
- **教えるポイント**：
  ◆ 「身体を整えるためには，自分の身体に注意して（波長を合わせて）今どんな感じなのかを知る必要があります」
  ◆ 「身体は，環境の異なる手掛かり，自分の心の経験，外側からの経験に自動的に反応してしまうものですが，あなたが自分の覚醒レベルを変化させるためにできることがあります。」
  ◆ 「あなたには自分が快適な時，快適でない時を知らせる身体からの手がかりはありますか？」
- **心拍数を測ろう**
  ◆ **基本の脈拍**：参加者に人差し指と中指を手首や首に当てて脈を測る方法を教えます。親指は使わないことに気をつけましょう。各自20秒間の自分の脈拍数を数え，それを3倍にして基本の脈拍数を出します。ワークシートにそれを書き込みます。
  ◆ **運動時の脈拍**：10～15回のジャンピングジャック（訳注：ジャンプして足を開く時に同時に両手を頭の上で合わせ，閉じる時に両手を体側に降ろす運動）か他の激しい活動（20～30秒のその場でのジョギング）をします。止めた直後に，同じように脈拍を測りその結果をワークシートに書き入れます。
  ◆ **安静時の脈拍**：座りながら深呼吸を5回します。鼻からゆっくり吸い込み，口から吐く方法

を参加者に示します。深呼吸をし終わった直後に，また脈拍を測りワークシートに書き入れます。
- **話し合い**：参加者にこう尋ねます。「3回測って心拍数はどう変化しましたか？ 自分の身体に他にどのような変化を感じましたか？ 深呼吸は心拍数を下げるのにどう役立ちましたか？ もし役立たないのであれば，なぜだと思いますか？ 他のどんな時に，心拍数は速くなるでしょう？ 遅くなるでしょう？」
- **注意**：グループリーダーの判断で他の活動や運動に変えたり付け加えたりすることができます。覚醒レベルを上げたり下げたりする様々な練習をしましょう。

活動：ボールまわし

- **ARCのターゲット**：感情表現，調整
- **目的**：効果的なコミュニケーションに含まれる大事なスキルに気づけるようにします。
- **材料**：6人の参加者に対し，4〜6個の小さいボール。理想的には丸いボールやお手玉等。
- **教示**：
    - ◆ メンバーは立って輪になり，リーダーが説明します。「このボールを投げて，ボールをグループの中でまわしていくパターンを作ります。まずわたしが相手の名前を言ってから，その人にボールを投げます。その人は別の人にボールを投げます。次に投げる相手は，まだボールを受けていない人に限ります。このルールは簡単で，全員ボールを一回受け，二回以上は受けません。最後にボールを受けた人は，わたしに投げ返してください。そうしてこのボールまわしのパターンは完成します。ボールを投げる時は，いつも相手の名前を先に言います。このゲームには勝ち負けはありません。もしボールを落としたら，そのまま拾って続けてください」。
    - ◆ リーダーはボールをまわし始めます。そしてすべての参加者が1度だけボールを受けたことを確認します。リーダーにボールが戻ったら，そのパターンを何度か練習し，全員が誰からボールをもらい，誰に投げるかを覚えていることを確認します。
    - ◆ このパターンに慣れてきたら，リーダーは次のように説明します。「もっとボールを増やしましょう。一個ずつ増やしていきますね。このまわすパターンを守りながら，同時にたくさんのボールが皆の間で動いていることを目指します」。
    - ◆ ボールを増やしても大丈夫かを確認してから，このボールまわしに少しずつボールを増やしていきます。3つ目のボールが加えられる前にはメンバーが2個のボールに慣れていること，4つ目のボールの前には3個に慣れることが必要です。
- **活動後の話し合い**：好きか嫌いかは別として，この活動でわかったことを聞きます。
    - ◆ 特別の質問：
        - ○ このゲームをやさしくしたり難しくするのは何だと思いますか？ このボールまわしをうまく進めるには何が助けになりましたか？
        - ○ 何も意見が出なければ，次のアイデアを示してください。
            - ◇ あなたに向けて投げようとしている人やあなたから受けようとしている人と目を合わせること。

◇ 相手の名前を言うことで，ボールを投げる前にサインを出すこと。
◇ 強過ぎず，弱過ぎず投げること。
◇ ジェスチャーや目を合わせて，自分が投げたり受けたりする準備があると示すこと。
◇ 自分に投げてくる人と自分が投げようとしている人に集中すること。
◇ プレッシャーがないこと。もしボールを落としても，拾ってパターンを続けられること。
- グループでの話し合い：「これらすべてのスキルは，この活動でうまくやるために重要です。そしてコミュニケーションにも全部重要です」「それぞれのスキルは，よいコミュニケーションに，どのように使えますか？」。

活動：信頼の輪

- ARC のターゲット：感情表現，アイデンティティ
- 目的：関係性のリソースがあること，その関係性の中の親密さの多様性を知らせます。
- 材料：「信頼の輪」ワークシート（資料 D，p. 347 参照），筆記具。
- 教示：参加者にワークシートを配り次のように言います。「あなたの生活や人生の中にいる，いろいろな人との関係について考えます。この輪の真ん中にいるのはあなたです。外側の大きい輪に，あなたの大事な人の名前かイニシャルを書いてみましょう。輪の中心から離れている距離はその人との関係の強さや親しさを表します」。
- 活動後の話し合い：質問や話し合いのポイントは次のようなことです。「あなたの輪の中にはどのくらいの人がいるか，たくさんか，少しかに気づきましょう。輪のどのあたりに人がまとまっていますか？　ここに書かれたものから，あなたの人付き合いの特徴について，どんなことがわかりますか？　あなたはたくさんの人をなるべく近くに引き留めようとするタイプですか？　ほとんどの人は近い距離にいますか？　あなたの生活の中にいる人の数は，このくらいでいいですか？　忘れていたリソースはありますか？」
- 特別の関係性について検討します：
  ◆ 次の人は輪の中のどこにいるか，丸を付けたり違う色で印をつけてもらいます。
    ◦ 一緒にいて楽しい人
    ◦ 大事なことを話せる人
    ◦ 自分の気持ちをわかってもらいたい人
    ◦ 家族と思っている人
    ◦ あなたのことを，とてもよく知っている人
  ◆ もっと近くにいてほしい人，あるいはもっと離れてほしい人について，矢印を使って示してもらいます。
  ◆ 話し合い：「あなたの生活や人生の中のどの人がどんな役割を持っているか考えましょう。ここにない役割はありますか？」

話し合い：「Ｉメッセージ（アイメッセージ）」

- ARC のターゲット：感情表現
- 目的：「Ｉメッセージ」について教え，それが効果的なコミュニケーションにどう関連するかを学んでもらいます。
- 材料：なし。
- 教示：
  ◆ 二つの言い方を示します。例えば，
    ○「あなたがこれをやったなんて信じられない！　バカじゃないの！」
    ○「あなたがやったことに，わたしホント怒っているよ。今すぐ，わたしはあなたから少し距離を取るからね。」
  ◆ 質問：「この二つの言い方の違いは何ですか？　はじめの言い方に対しての相手の反応はどうなりますか？　二番目の言い方ではどうですか？」
  ◆ 教えます：「Ｉメッセージ」は，コミュニケーションに役に立ちます。
    ○ 相手を非難したり侮辱したり，攻撃したり，相手をかたくなにさせる代わりに，「Ｉメッセージ」では，わたしたち自身の気持ちや反応について伝えます。
    ○「あなたが…」という言い方（「you メッセージ」）であれば，相手はそれに反撃してきます。例えば「おまえはバカじゃないの」に対し，当然の反論は，「バカじゃないよ。おまえこそバカだろ！」です。しかし「Ｉメッセージ」に反論することは難しいです。例えば「わたしは怒っているんだ！」に対して，「おまえは怒っていない！」とは言えません。
    ○「Ｉメッセージ」は相手に自分がどう感じているか，なぜそう感じているかを伝えることができます。それは解決を導いたり争いをなくすことにつながります。一方の「you メッセージ」では，争いを増やし悪い状況に至らせることが多いです。

活動：「Ｉメッセージ（アイメッセージ）通訳」

- ARC のターゲット：感情表現
- 目的：「you メッセージ」ではなく「Ｉメッセージ」を使う練習をします。
- 材料：「Ｉメッセージ」通訳のためのセリフ，パート２の適用／話し合いのための大きい付箋紙とマーカー。
- 教示：
  ◆ パート１：「Ｉメッセージ」の見本
  ◆ 翻訳された字幕の入っている映画を見たことがあるか尋ねます。「この活動では『you メッセージ』を使っている人の通訳をしてもらいます。『あなたは……』で話されていることを『わたしは……』に通訳することが仕事です」。
  ◆ リーダーの見本：
    ○ 一人のリーダーが狂った「you メッセージ」で書いてあるものを読みます。例えば，「おまえなめとったら，脳みそぶちまけるぞ！　クズ同然のクソッタレが！　救いようのないでき

そこないめ！」
- 二人目のリーダーが翻訳します。「俺はおまえのやったことに，とってもイライラしているんだ」。
- **注意：この二つの言い方について，リーダーはユーモアを込めて違いが出るよう演じます。**

◆ 次に他の言い方について，メンバーに通訳をしてもらいます。リーダーが対話する時に二人のメンバーが通訳していくか，それぞれの言い方について通訳していきます（**言い方の例は下を参照してください**）。

◆ パート２：「you メッセージ」対「I メッセージ」の適用

◆ メンバーに「you メッセージ」のリストを作ってもらいます。聞いたことがある言い方でもよいし，自分たちで作ってもよいです。もし作れないのであれば，例を示します（例：「おまえはバカだ」「あなたは人をとっても怒らせる」「あなたは全部をダメにした」）。目的は，よく経験するリアルな「you メッセージ」のリストを作ることです。

◆ 作ってもらった「you メッセージ」のそれぞれについて，メンバーに通訳をしてもらいます。この言葉はどんな「I メッセージ」に変えられますか？ それらを「you メッセージ」の横に並べて書き出しましょう。

- 活動後の話し合い：「あなたは……」から「わたしは……」に変えると，印象はどう変わりますか？どちらの言い方がより相手を尊重していますか？ 状況を悪くするかもしれない言い方，解決に向けられるかもしれない言い方はどれでしょう？ どちらの言い方をしたいですか？

「I メッセージ」通訳ゲームのセリフ例

1. 「You メッセージ」：
「おまえ，なめとったら，脳みそぶちまえけるぞ！ クズ同然のクソッタレが！ 救いようのないできそこないめ！」
　　「I メッセージ」
　　「俺はおまえがやったことにとってもイライラしているんだよ！」

2. 「You メッセージ」
「この学校の課題はつまらない！ バカでろくでもない連中のものだ。説明だって最低だった！ そしてこれ，僕は去年やったものだ！」
　　「I メッセージ」
　　「僕はこの宿題をどうやったらよいかわからない」「僕はこの仕事は好きでない」

3. 「You メッセージ」
「俺がそれをしなかったほうがよかったとでも思うのか？ おまえは相当な馬鹿たれだな！」
　　「I メッセージ」
　　「俺はこの出来事にとっても嫌な気持ちを持っている」

4. 「You メッセージ」
「あなたがやったことで，気持ちずたずたにされて頭にきた！ 不愉快でしゃくにさわる，あー嫌

だ！」
　「I メッセージ」
　「わたしはあなたにそれを止めてほしいんだ！」

5. 「You メッセージ」
「おまえはうすのろだ。非常識の異常者だ。ぶざまなやつ！　よくこんなばかでやってこれたな」
　「I メッセージ」
　「わたしは本当におまえに怒っている」「わたしはイライラしている」

6. 「You メッセージ」
「あなたはとっても押しつけがましいし，いらだたせる。何であなたはいつもわたしに押しつけるんだ？　自分のやっていることがわからないんだろう。わたしを助けることなんて，あなたにはできないんだ。なんにも知らないことなのにいつも口出ししようとする」
　「I メッセージ」
　「わたしは一人になる時間がほしい」「わたしは自分の空間がほしい」「わたしはそのことについてあなたと話したくない」

7. 「You メッセージ」
「あなたの人生はとっても重要なんでしょ。そしてとっても忙しい。あなたは何もする気がないし。そしてわたしのやることがなくなっちゃう。あなたは本当にバカだから」
　「I メッセージ」
　「わたしはあなたにもっと一緒にいてほしいです。」

活動：自分の快適な距離

- ARC のターゲット：感情表現
- 目的：物理的な境界としてのその人の「快適な距離」を探ります。自分の境界の好みを主張する練習をします。
- 材料：細長い紙切れかマスキングテープ，マーカー。
- 教示：メンバーは二人で一組になるか，一人ずつリーダーと組になります。
  ◆ メンバーはパートナーと 3 m くらい離れて向き合います（ほとんどの参加者が必要とする距離よりも充分遠く離れます）。
  ◆ メンバーに向かって，パートナーはゆっくり歩き始めます。メンバーは，心地よい距離になったと感じたらパートナーに「止まって」と言います。
  ◆ パートナーは「この距離が心地よいか，あるいはもう少し自分が近く／遠くに動いたほうがよいか」を確認します。快適な距離が決まったら，リーダーはその距離に紙きれかテープを当て，そのメンバーの名前を書き込みます。それがその人の「物理的に快適な距離」になります。それぞれのメンバーに，少なくとも一つ，新しい条件を考えてもらいます。例えば，組んだ相手が自分の親友，母親，セラピスト，校長，嫌いな子であると仮定したらどうでしょう。また自分の気分がよい時，悪い時，落ち込んでいる時，落ち着かない時にはどうでしょう。その条件でもう一度距離を測り，快適な距離がどう変化するかを確かめます。

- ◆ 一人ひとりの快適な距離（1回目のものと条件を変えたもの）を壁に貼ります。
- 活動後の話し合い：
  - ◆「物理的に必要な距離」とは何でしょう？　参加者はこれをどう理解するでしょう？
  - ◆ わたしたちの必要な距離に影響を与えるのは何でしょう？　答えが出てこなければ，他の人との関係性，今の気分，家族や文化での距離の基準，今の状況などのヒントを与えます。
  - ◆「必要な距離」があなたと他の人たちとで違うのであれば，それはどうやってわかるでしょう？　リーダーは身体の手がかりを示すことができます。もし境界を越えて誰かの個人空間に踏み込んだらどうなりますか？　相手は後ずさりしたり，反り返る，視線を逸らす，苦しそうな表情をするなどがあり，そのような手がかりに注意しましょう。
  - ◆ 誰かと必要な距離が異なる時には，どう対応しますか？　**教えるポイント**：人とのかかわりにおいて，境界というものは，一般に一番遠くに設定する人に合わせるものです。
  - ◆ 例えば，混んだ電車などで，自分の個人空間の中に誰かが偶然侵入してきたことはありますか？　どうしましたか？

活動：心の距離

- ARC のターゲット：感情表現
- 目的：感情の境界としてのその人の「快適な距離」を探り，組んだパートナーとの必要な距離の違いを明らかにします。
- 材料：次第にプライベートな内容になる質問のリスト（下の質問例を参照）。
- 教示：メンバーは二人で組になり，次のように伝えられます。
  - ◆「質問項目のリストを配ります。その質問は一般的なものから徐々にプライベートな内容になりますが，一人ひとりどの質問に答えるかは選ぶことができます。回答者は，答えられる範囲で答えてください。答えるのが難しい質問になったら，パートナーに『もう止めます』と言ってください」。
  - ◆ 一人が終わったら，質問者と回答者の役割を変えて行います。
- 活動後の話し合い：
  - ◆ 答えてもよいと感じた質問はどのくらいありましたか？
  - ◆ 答えられる質問の限界は，パートナーと同じでしたか，違いましたか？　つまり，「止めます」と言った時の質問は，パートナーと同じでしたか？
    - ◦ **教えるポイント**：わたしたちは社会的親密さのやりとりをし，パートナーと同じ程度の親密さに合わせることが多いです。
  - ◆ 答えてもよいと思う質問の数は何に影響されるでしょう？　質問者は誰か，その場の状況，あなたの気分等を考えましょう。この人がパートナーだったら全部の質問に答えられるという人はいますか？　質問に何も答えられない状況とはどんなものでしょう？
  - ◆ 一般的な距離感の話し合いのポイント：あなたの境界を何かが超えてきた時は，どうやってわかりますか？あなたの境界が圧迫されているような時の，気持ちの手がかりにはどんなものがありますか？

心の境界を作ろう：インタビューでの質問例

1. 好きな色は何ですか？
2. 好きな音楽のアーティストは？
3. 今の家族，あるいはあなたが今の家族と思っている人は何人いますか？
4. どんな本に影響を受けましたか？
5. 一番尊敬する人は誰ですか？
6. 家族の中で一番近い人と感じるのは誰ですか？
7. 学校であった一番よい経験は何ですか？
8. 将来の夢は何ですか？
9. 願いが3つかなえられるとしたら，それは何ですか？
10. 一番最初の記憶は何ですか？
11. 学校であった一番嫌な体験は何ですか？
12. 自分自身について他の人に知られたくないのはどんなことですか？
13. 家族の中であなたが一番失望している人は誰ですか？
14. これまでの出来事で一番怖かったことは何ですか？
15. 恥ずかしいことは何ですか？

話し合い：健全な関係

- ARC のターゲット：アイデンティティ，感情表現，トラウマ体験の統合
- 目的：不健全な関係と健全な関係を区別します。
- 材料：大きな付箋，マーカー。
- 話し合いのポイント：
  ◆ 「健全な」関係を持つとはどういう意味ですか？ 健全な関係にはどのような性質がありますか？ 付箋シートに参加者の意見を書きます。
    ○ もしリストに挙がらないのであれば，**尊敬する，爆発しない，適切な役割を果たす**などの性質を加えます。
  ◆ その関係の中であなたが安全ということはどうしてわかりますか？ 「安全」な関係というのはどういう意味ですか？

活動：関係の連続性

- ARC のターゲット：アイデンティティ，感情表現，トラウマ体験の統合
- 目的：不健全な関係と健全な関係を区別します。
- 材料：両端に「健全」「不健全」と記載され連続性を示すための水平線が書かれた紙，あるいはそれを印刷した配布資料。関係性について書かれた記述（下記参照），鉛筆，連続性の線が描かれた大きな付箋，マーカー。
- 教示：下の関係性の事例を一つずつ読みます（グループのメンバーにより4〜6個選ぶか，グループ構成に合わせて適当なシナリオを作ります）。読んだら，参加者にその関係性について健

全か不健全か，その度合いを連続性の線の上にチェックし，数字を使って示します（例：1～5）。

- **活動後の話し合い**：
  - ◆ すべての事例が読まれたら，個々の事例に戻りメンバーに問いかけます。それぞれの事例について，各自がどう評価したか，大きな紙の上に記入していきます。それぞれの評価が異なることを確認し，なぜメンバーがそのような評価をしたかを引き出します。
  - ◆ フォローアップの質問：
    - ○「その関係性が健全か，そうでないかはどうやってわかるのですか？ この事例についてどんなところが印象的でしたか？」
    - ○「関係性が健全であるかどうかの見方に影響したのはどんなことだと思いますか？」（メンバーが家族の規範，文化的基準，対人関係での過去の体験などについて考えることを手助けします。）
    - ○「あなたはどうやって関係性をより健全にできますか？ これについていつもコントロールできますか？」
    - ○「不健全な関係性に留まったことは，今までありましたか？ もしあったら，どんな理由でしたか？ あまり健全でない関係性の中で，自分自身を守るためにできることはありますか？」

関係性の事例：関係の連続性

1. ジョシュアとタニアはデートするようになって6カ月経ちます。二人はともに16歳です。すぐに二人は暇な時はずっと一緒にいるようになりました。そして，タニアが離れて時間を過ごすことがあると，ジョシュアはひどくねたむようになりました。彼女と一緒にいるのが女友達であったり，家族であっても嫉妬しました。ジョシュアは，タニアに自分を愛していると証明してほしいと思っており，また，何か自分に嘘をついているのではないかと疑ってもいました。ときどき「嘘をついている」と彼女を責め，ののしりました。最近，とても怒った時，彼女を壁に押しつけました。後からタニアに謝り，「自分はおまえを本当に愛していて傷つけたくないんだ」と言いました。

2. ケニーはいつもお父さんを尊敬していました。お父さんは一緒にいてくれて，たくさんのこと，例えば車の運転（彼が13歳の時），家の周りの修理とかを教えてくれました。ほとんどの時，ケニーのお父さんは面白くて一緒にいるのは楽しいです。でも，ときには小さいことでケニーにすごく怒ることがあります。ケニーがどうやっていいかがすぐにはわからない時，お父さんは「バカ」「まぬけ」と言います。ケニーは良いお父さんと一緒にいられるよう，ものすごく頑張って，すぐにできるようにしようとします。

3. ジャミーとマリアは小さい時からの友達です。家が隣同士で育ちました。ショッピングモールに行ったり，ただぶらぶらして一緒に過ごすのが好きです。ときどき口喧嘩やお互いに怒ったりもしますが，普段は比較的早く解決します。ジャミーが家のことでいらだっていると，マリアに相談します。マリアはあまりたくさんは言いませんが，ジャミーのことをよく知っているのでわかってくれます。

4. 15歳のラリーはお母さんと13歳の妹のアメリアと住んでいます。ラリーは，毎日放課後夜10時までスーパーマーケットで食品雑貨の袋詰めをして働いています。バイト代の半分は家賃としてお母さんに渡し，毎晩仕事が終わると家に食料を持ってきます。アメリアは学校でトラブルがあり，今日，他の女の子と喧嘩したことにより出席停止になりました。ラリーは家に帰ってきてアメリアが出席停止になったことを知ると非常に怒り，罰として彼女の携帯電話を取り上げました。

5. ジョーとマークはずっと友達です。二人とも高校を卒業し，マークは100マイル離れた大学に進学しました。ジョーは定職に就き，車を持ち両親と住んでいます。毎週，ジョーはマークの大学に車で行き，マークとその友達と過ごし，土曜の夜はマークの学生寮に泊まります。ときどき，マークが勉強をしなければならないのに，ジョーが訪れてパーティーをしたいと言うのでできないことがありました。

6. ジェニファーとトミーはデートを始めて数カ月経ちます。ジェニファーは17歳で今年卒業です。トミーは18歳で仕事をしながら高卒認定のクラスに在籍しています。ジェニファーはスポーツが大好きで季節ごとにチームに入っており，それ以外は勉強かトミーと会うかしています。トミーは夜電話した時にジェニファーが家にいてくれるといいなと思っています。ジェニファーはチームの練習が終わった後，他の女の子たちと寄り道をする機会がありますが，トミーの電話に出られないのは嫌なので，彼女たちには付き合いません。

7. ジョニーとリンジーはデートを始めて1カ月になります。リンジーにとって彼は初めてのボーイフレンドです。リンジーは彼が一日のうち10回以上，家やアルバイト先に電話してくれることにわくわくしています。ジョニーは「君をすごく愛していて心配だから，大丈夫か確かめたくてかけている」と言います。最近ジョニーはもっとたくさんの時間を彼女と過ごしたいから，友達との予定を全部キャンセルしてほしいと言いました。リンジーの両親は，彼女がもう妹の面倒を全然見てくれないことを心配しています。

8. ライアンはお母さん，義理のお父さんと弟のジョーイと生活しています。なんとか家族とやれてはいますが，むしろ友達と過ごすようにしています。家でやらなければならないお手伝いは普通にやっています。平日11時，週末は12時の門限があり，だいたい守れているものの，ときどき破ります。遅く帰ってくると，お母さんとお父さんは怒って外出禁止にしたり，ゲームボーイや何か彼の好きなものを取り上げたりします。ジョーイは自分は16歳なのだからもう少し自由があってもよいと考えており，両親，特に本当のお父さんではない父親に対して怒ります。しかし自分が必要としている時に，両親が助けてくれることはわかっています。去年何か彼がやっていないことで学校でトラブルになった時，両親は学校に行ってしっかり対応してくれました。

9. ジョーダンは13歳で，隣の家に住むレイは17歳です。ジョーダンはいつもレイを尊敬していますが，レイのほうでは彼にほとんど関心を示しません。近頃，レイはジョーダンに，自分や友達の言うこと，例えば，親が見ていない時に家からたばこやビールを持ってくるという要求を聞くならば，一緒に遊んでもよいと言ってくれました。またときどき，レイは友達と笑いながらジョーダンをこき使いますが，ジョーダン自身はすべて遊びの範囲と思っています。最近，レイは別のことで自分たちを助けてくれないかとジョーダンに話を持ちかけました。それは，自分たちがお金持ちの家に押し入る計画があって，それをジョーダンに助けてもらいたいというものでした。

10. ホセとマリーは付き合って9カ月経ちます。ホセは18歳，マリーは17歳で，二人は多くの

時間をともに過ごします。でもたくさんの友達が他にいて，数日あるいは1週間くらい会わないこともあります。それぞれの家族とはうまくやっています。マリーが妊娠するのは嫌なので，お互いを信頼し合っていてもセックスをする時にはコンドームを使っています。

11. ジムは数学の宿題がわからないので困っています。学習室に座ってかれこれ1時間経ちますが，2問以上はできていません。数学の解き方がわからずどんどんいらだってきているのが，周囲からも見て取れます。ついにアルマンがやってきて何が起きているかを知りました。ジムの取組み方を理解すると，アルマンは次の問題をどう解いたらよいかを示しました。しばらくしてジムはアルマンに，国語の時間に書かなければいけない物語のよいアイデアを教えてあげました。

12. リアーナはバレーボールの新人テストに備えて何カ月も練習してきました。そのテストが終わり，結局新人戦のメンバーに選ばれなかったことがわかりました。リアーナはコーチに対しての怒った気持ちと，自分自身に失望した感じで家に帰りました。家に入ると，姉のフリッサがメンバーに選ばれたかどうか聞いてきました。ダメだったと聞いてフリッサは，笑って言いました。「不器用な奴は何をやってもダメだね」。

活動：他の人のよいところをみつけよう

- ARCのターゲット：**感情表現，アイデンティティ**
- **注意**：資料Dワークシートの「他の人のよいところをみつけよう」（p. 349）を参照。
- **目的**：グループメンバーが他の人の肯定的な特質を見定め，それを言う能力を身につけます。他の人から自分がどう見られているかを理解します。
- **材料**：「他の人のよいところをみつけよう」（資料D，p. 349）ワークシート，クレヨン，マーカー。
- **教示**：（グループリーダーが伝えます）「他の人が自分についてよいところを言ってくれたり，自分がやっていることをわかってくれた時に感じる，よい気持ちって皆好きだよね。今日はみんなのお互いに好きなところや，いいなと思っているところをたたえるために，よいところを見つける練習をするよ」。参加者はメンバーそれぞれについて一つのよいところをワークシートに書くように勧められます。それから自分の書いたことを他の人と分かち合います。**注意**：参加者は答えを大人に書いてもらう必要があるかもしれません。あるいは書かずに答えを言うことにするかもしれません。

活動：別バージョン――他の人のよいところをみつけよう

- ARCのターゲット：**感情表現，アイデンティティ**
- **目的**：自分の能力と肯定的な視点を強調します。グループメンバーが他の人の肯定的な特質を見定め，それを言う能力を身につけます。他の人から自分がどう見られているか理解します。
- **材料**：大きな紙（上にメンバーの名前が書かれてあるもの全員の枚数）。メンバーが人のよいところを書くための小さな付箋；ペン，マーカー。
- **教示**：

◆ メンバーに小さな付箋の束とペン，マーカーを渡します。
◆ グループの一人ひとりについて，少なくとも一つ肯定的なことを書くように求めます。コメントは，必ず何か他の人の肯定的なことでなければなりません。無記名でも自分のサインを入れても構いません。
◆ 皆がコメントを書いたら，その付箋を大きな紙に貼りつけます。全部のコメントを貼り出します。グループリーダーはそのすべてが適当で肯定的なものであることを確認します。
◆ それからそれぞれのメンバーのリストに書かれたものを読み上げます。
(他の方法：各メンバーの名前の付いた大きな紙に，それぞれが直接書いていきます。その時は，前に書かれている内容と違うことを書くというルールにします)。
・**活動後の話し合い**：次のような質問をしていきます：「自分について他の人が書いてくれたことで驚いたことはありますか？ あなた自身についてこのようなよいことを聞くとどんな感じですか？」

活動：自分のよいところをみつけよう

・ ARC のターゲット：アイデンティティ（肯定的な自分），感情表現
・ **注意**：この活動は，資料 D ワークシート「自分のよいところをみつけよう」(p. 350) とともに行いましょう。
・ **目的**：自分の能力，肯定的な側面を目立たせます。
・ **材料**：資料 D ワークシート「自分のよいところをみつけよう」，クレヨン，マーカー。
・ **教示**：
　◆ グループリーダー：「ときどき，自分自身の好きなところや自分について誇らしく思うことに注目するのは難しいことがあります。今日は自分のよいところを見つける練習をしたいと思います。これはとても大事なことで，自分自身についてよい感じに思えることを助けてくれます。これから書き入れてもらうためのワークシートを配ります。これはあなたの生活の違う場面，例えば学校，活動，人との関係，住んでいる所でうまくやれていると思っていることに注目するものです。これに書き入れたら，グループで書いたことを分かち合ってもよいし，言わないでいることもできます」。
　◆ ワークシートと筆記具を皆に配ります。皆が書き入れたら，互いに分かち合うことを促します。
　◆ **注意**：参加者は答えを大人に書いてもらう必要があるかもしれません。あるいは書かずに答えを言うことにするかもしれません。
・ **活動後の話し合い**：次のような質問をしていきます：「自分のよいところを見つけていくのはどんな感じでした？ いくつかの場面でうまくやれているところを探してもらいましたが，他のところより答えやすかったところはありましたか？ 答えにくかったところはありましたか？ 自分のよいところを見つけるのはやりにくかったですか？ やりにくかった，あるいは簡単だったのはどうしてでしょう？」。

活動：無人島

- **ARCのターゲット**：司令塔機能，感情表現
- **目的**：問題解決，交渉，「Ｉメッセージ」，葛藤解決などのスキルをグループでの問題解決に使います。
- **材料**：物の名前が書かれているカード40枚。これには必需品（例：食料，マッチ，寝具），個人の持物（例：シャンプー，歯磨き粉），そして「贅沢」な物（つまりiPod，ラジオ，カード）が含まれます。
- **教示**：
  - ◆「みんなは，無人島に打ち上げられたグループのメンバーです。物の名前が書かれたカードを渡しますが，グループとして，そこから10枚を選ぶことができます。カードに書かれた物は，メンバーと一緒に岸に打ち上げられています。グループのみんなとどの10枚を選ぶかを話し合い，その選択の過程で互いに交渉をしてください」。
  - ◆はじめの選択ができたら，リーダーは「チャレンジ」の状況を作ります。例えば，大きな台風が2日間留まり（その意味は，メンバーは食べ物を探しに隠れ場から出ることができなくなることです），気温が下がる（意味は，暖かく過ごせる方法を見つけなければならないことです）というものです。このように尋ねます：「君たちが選んだ物で，どうやってここを生き延びますか？」。グループは5分間，その選んだ物について考え，再度話し合い交渉して選び直し，残されているカードと交換します。
  - ◆リーダーの判断で，さらに難しいシナリオが伝えられるかもしれません。それは，はじめの選択の後，メンバーはカードの交換は認められず，選んだ物だけを使ってそのチャレンジ状況に対応することを，問題解決スキルを使って考えるものです。
    - ○チャレンジ状況の例：
      - ◇「別の島の原住民から攻撃されました」
      - ◇「ようやく集めたすべての食べ物が，野生の猿に持ち去られてしまいました」
      - ◇「メンバーの半分が，生死にはかかわらないけど不快な症状に襲われました（例：うるしによるかぶれ）」
- **活動後の話し合い**：「互いに交渉する過程はどんな感じでしたか？みんなそれぞれが自分の意見を言うことはできましたか？ その交渉は，誰かが「勝つ」あるいは「負ける」感じになりましたか？ グループとして必要な物を選ぶことはうまくできましたか？ どんな要因を考えていましたか？ あなたは別の代わりとなるものを自分で考えたと思いますか，あるいは特定の物を衝動的に選びましたか？ これまでこのグループで習ったどんなスキルを，今回の課題に応用できたと思いますか？」（リーダーはメンバーから出されなかったスキルに注意します）。
- **無人島ゲームのサンプル**：iPod，ゲームボーイ，半分使われた電池，ペットボトルの水6本，ヒマワリの種，野菜の種，20mのロープ，万能ナイフ，防水シート，歯磨き粉，板チョコレート，トイレットペーパー，マッチ，風船ガム，風船，長刃のなた，ダクトテープ（強力粘着性のクロステープ），じゃがいも，カメラ，大きなピザ5枚，各種中華料理が入った大きな紙袋，辞書，百科事典，コンパス，ハリーポッター全巻（本），ボーイスカウトマニュアル，双眼鏡，金

づちと釘，虫眼鏡，日焼け止め，一人につき一組の着替え，トランプ一組，防水毛布，枕一つ，金属のバケツ，石鹸。

活動：自分への影響

- ARCのターゲット：アイデンティティ
- 注意：この活動は，資料Dワークシート「わたしに影響を与えたもの」（p. 351）とともに行いましょう。
- 目的：自分のアイデンティティに影響したものの相対的な重要性を検討し，それを具体的に表します。
- 材料：小さなプラスティック瓶と蓋をするコルクの栓，異なる色の砂（少なくとも6色），小さな漏斗，さまざまなサイズの計量カップとスプーン，紙と鉛筆。
- 別バージョン：砂の代わりに粘土を使うこともできます。その場合，粘土の色と相対的な量が価値観に相当します。特定の物（例：「アイデンティティの石」）を作るという手掛かりを与えるか，あるいは造形物を自由回答の形にすることもできます。
- 教示：リーダーは，例として家族，宗教，近隣，人生の経験などを挙げながら，メンバーに自分に影響を与えた重要な要因を最大6つ考えて選んでもらいます。メンバーはその価値観あるいは信念のそれぞれに合う砂の色を選びます。自分にその価値観がどのくらい強い，重要であるかを計量スプーンを使って量で表します（例：最も重要な信念，価値観は最も大きい計量カップとなります）。そして漏斗を使い，異なる色の砂を瓶に入れていきます。
- 活動後の話し合い：「この影響は，あなたをどのくらい表していますか？ 何か足りないものはありますか？ 何をここに含めるかを選ぶのは大変だったですか？ 他のメンバーと何か共通点，あるいは違いを見つけました？」

活動：自分の盾

- ARCのターゲット：アイデンティティ
- 注意：この活動は，資料Dワークシート「自分の盾」（p. 353-354）とともに行いましょう。
- 目的：自己についての多様な視点を検討します。誰にでも異なる文脈で変化するアイデンティティの側面があることを知ります。
- 材料：紙，色鉛筆，マーカー，クレヨン。
- 教示：盾が4つに区画された略図が渡されます。下のような手がかりを使ってその区画を埋めるように示されます（4つ選びます）。
  ◆ 「友達と一緒にいる時のあなたを象徴するもの」
  ◆ 「知らない子どもと一緒にいる時のあなたを象徴するもの」
  ◆ 「家族と一緒にいる時のあなたを象徴するもの」
  ◆ 「一人でいる時のあなたを象徴するもの」
  ◆ 「学校にいる時のあなたを象徴するもの」

- ◆「このプログラムにいる時のあなたを象徴するもの」
- ◆「自分への期待を象徴するもの」
- ◆「あなたの大事な部分を象徴するもの」
- ◆「あなたの文化を象徴するもの」
- **活動後の話し合い**：この活動へのメンバーの反応はどうでしたか？ 完成するのが簡単な盾の区画はありましたか？ 難しかった区画はありましたか？ 盾の区画で類似の点と異なる点はどんなことですか？ これらの区画それぞれは，どのようにグループメンバーのアイデンティティの異なる側面を捉えましたか？ どこかの区画が他に比べて「本当らしい」と感じることがありましたか？

活動：身体で示す価値観のランク

- **ARCのターゲット**：アイデンティティ
- **目的**：他のグループメンバーからは異なる自分の側面，個人的価値観を検討します。
- **材料**：なし。
- **教示**：二人のグループリーダーが反対のコーナーに立ちます。一人のリーダーは「とても重要」，もう一人は「まったく重要でない」を表します。リーダーは異なる価値の手がかりを示します（例：教育の重要性，家族の重要性，一生懸命働くこと，公平さ，タフであること，強くあること，友達がいること）。メンバーはその価値観がどのくらい自分にとって重要であるか，二人のリーダーの間の目に見えない「線」の上に立って程度を示します。
- **活動後の話し合い**：次のような質問をします：「あなた自身あるいは他の人のことで驚いたことはありましたか？ 考えていたことに比べ，あなたは他のメンバーに近かったですか，それとも遠かったですか？ 価値観のランク付けをするのは難しかったですか，やさしかったですか？ 他の価値観より重要であることを示すのがやさしいものはありましたか？ どの価値観ですか？ あなたの価値観のランク付けに影響したものは何でしょう？」

活動：書いて示す価値観のランク

- **ARCのターゲット**：アイデンティティ
- **目的**：個々に個人の価値観の相対的重要性を検討します。
- **材料**：紙，ペンか鉛筆。
- **教示**：メンバーは紙の中央に，上下に線を一本引きます。リーダーは異なる価値観のリストを示します（例：教育の重要性，家族の重要性，一生懸命働くこと，公平さ，タフであること，強くあること，友達がいること）。メンバーはその言葉を，相対的な重要性に従って，その線に並べていきます。
- **活動後の話し合い**：次のような質問をします。「この中でランク付けするのが難しい価値観はありましたか？ 同じように重要だと感じた価値観はありましたか？ まったく重要でないと感じた価値観はありましたか？ あるいは完全に重要だと思った価値観は？ その違いはどこから来

ると思いますか？　あなたの価値観に影響するのはどんなものですか？

活動：影響の質

- **注意**：この活動は，Janina Fisher, PhD. に教えられたテクニックに基づいています。
- **ARC のターゲット**：アイデンティティ
- **目的**：過去の影響を与えられた関係性を探索し，将来の関係性の重要な質について気づく。
- **材料**：資料 D のワークシート「ポジティブな影響，ネガティブな影響」(p. 352)，ペンと鉛筆。
- **教示**：ワークシートを使い，過去に影響を受けた関係性を確認し，これから作りたいあるいは避けたい将来の関係性について明らかにします。
  - ◆ ワークシートを使い，あなたの人生で最も影響を与えた人を挙げます（ポジティブ，ネガティブの両面で）。**注意**：実際の名前を書き出したくないのであれば，その人を特定するイニシャルや「コード」を使うことができます。
  - ◆ その人の欄の隣のスペースに，その関係性であなたが将来の関係性で経験したい，あるいは避けたい重要な性質を一つ書きます。
- **活動後の話し合い**：「あなたに最も影響を与えた人を明らかにすることはどのくらい大変でしたか？　あるいはやさしかったですか？　おそらく影響を受けている人で，あなたが意識的に上げなかった人はいますか？　重要な性質について明らかにするのはどのくらいやさしい／難しいですか？　これらの性質に当てはまる関係性を今の生活にいくつ持っていますか？　将来，どのような関係性を築きたい，必要と思いますか？

気持ちの道具箱を作る

活動：気持ちの道具箱――紹介

- ARCのターゲット：調整
- 目的：それぞれの参加者が，徐々に気持ちと感情的な体験をコントロールするための「道具箱」を作ることが目的です。
- 材料：段ボール箱，マーカー／ペイント，他の装飾する材料。
- 教示：この活動を紹介します。参加者は段ボール箱を一つ渡され，それを好みで飾ります。次回からのセッションでは，毎回その道具箱に何か一つずつ加えていきます。

セッションで：

- 材料：道具箱に入れる物。
- 教示：グループのセッションの終わりに，各カテゴリーのいろいろな材料を提供します。（例：何種類かの匂いのローション，いくつかの異なるストレスボール，絵葉書）各参加者は，その中から一つを選んで自分の道具箱に入れます。

気持ちの道具箱：中に入れる物の例

- スギ材の四角い木片／球
- リップスティック（好みで）
- 布きれ（ニット，フェルト，ビロードなど）
- 羽　　・固い飴
- カード（自分のよい所を書くためのもの）
- ローションのミニボトル
- 泡のミニボトル
- キラキラ光る小さなポインター
- 「日々の言葉」のミニ本
- 小さなぬいぐるみ
- 絵葉書　　・ライト
- すべすべした小石
- スリンキー（訳注：ばね状の玩具）
- 匂い袋
- ストレスボール／他の感触のボール（例：クッシュボール（訳注：ラテックス性の糸状のものが放射状に放たれてハリネズミのような形をしたもの），ストレッチボール）
- 水ヘビの皮
- ウィッキイスティックス（訳注：カラフルなスティックでくっつくのでさまざまな形を作れる玩具）

筋弛緩法のテクニック

注意：以下は仰向けで横になっている参加者に伝えるものです。座っている場合には，それに応じて言い方を変えましょう。

　楽な姿勢になり力を抜きます。はじめに右手を握り，どんどん固く握ってその固い感じを確かめます。しっかり握って拳の緊張，手や前腕の堅い感じに気づきましょう。そして力を抜きます。右手の緩みを感じて固い時との違いに気づきましょう。もう一度右手でこれを繰り返します。力を抜く時には，緊張させる時と反対であることを意識し，その違いに気づきましょう。これをまた左手で繰り返し，さらに両手で繰り返します。

　両肘を曲げて力こぶを緊張させます。できるかぎり力を入れて固い感じに気づきます。力を抜いて肘を伸ばします。緩む感じにしてその違いを感じます。

　次に頭に注意を向け，できるかぎり固く力を入れて額に皺を寄せましょう。そして力を抜いてリラックスします。自分の額や頭が全部緩むことをイメージしましょう。眉をひそめて額全体の緊張を感じます。緩めます。また額の力が抜けるようにします。

　固く目を閉じます。その緊張に気づきます。リラックスします。ゆったり心地よく目を閉じています。

　歯を食いしばります。できるだけ強く顎に力を入れ，顎全体の緊張に気づきます。そして緩めます。唇が少し離れることに気づきましょう。緊張とリラックスの対比を味わいます。

　舌を口の上のほうに押しつけます。上顎や口の中の圧力を感じます。力を抜きます。次に唇をすぼめて「オー」の形にします。唇を緩めます。額，頭，目，顎，舌，唇がすべてリラックスしている感じに気づきます。

　頭を後ろに押しつけます。首の緊張に気づきましょう。頭を右に転がし緊張に気づきます。次に左に転がしていきます。頭を元に戻し，顎で胸を押すように頭を前に倒します。のどと首の後ろの緊張に気づきます。力を抜いて頭を元の楽な位置に戻します。緩んだ感じを増やしていきます。

　次に肩をすくめます。その力を入れている両肩の間に頭を倒していきます。肩の力を抜きます。肩を床に落としてリラックスします。その緩んだ感じが，首，喉，肩に広がっていきどんどんリラックスしていきます。

　身体全体をリラックスしていきます。ゆったりした感じと身体の重みに気づきましょう。息を吸って肺をいっぱいにします。息を止めます。緊張に気づきましょう。そして吐きます。胸を緩め

息がシューッと出ていきます。リラックスして自然で穏やかな呼吸を続けます。何度かこのパターンの呼吸を繰り返しましょう。息を吐き出す時に身体から緊張感も出ていくことに気づきましょう。次にお腹を固くして保ちます。緊張に気づき，そしてリラックスします。お腹に手を当てます。深くお腹に息を入れ，手が持ち上がることに気づきましょう。そこで一度保ち，リラックスします。空気が出ていく時のリラックスの感じに気づきましょう。次に背中を緊張させずにアーチ形にします。身体の他の部位はできるだけリラックスさせます。腰の緊張に集中します。次に緩めてリラックスの感じを増やしていきます。

　お尻と太ももに力を入れます。踵を床にできるだけ強く押しつけます。リラックスして違いを感じます。つま先を下に曲げてふくらはぎを緊張させます。緊張を確かめましょう。リラックスします。今度はつま先を膝の方に曲げてむこうずねを緊張させます。またリラックスします。

　どんどんリラックスした時の下半身の重さに気づきましょう。足，踵，ふくらはぎ，むこうずね，膝，太もも，お尻がリラックスします。そして緩んだ感じはお腹，腰，胸に広がっていきます。どんどんリラックスしていきます。肩，腕，手のリラックスも増していくことを確かめましょう。もっと，もっとリラックスします。顎と他の顔の筋肉が緩んでリラックスしていく感じに気づきましょう。

　緊張を解いていきましょう。

アイスブレイクの「今日の質問」
グループ開始時の活動

始まりの会

- 目的：グループの一体感を作り，波長合わせをします。情報を共有します。一貫したルーティン／儀式を作ります。
- メンバー全員に，アイスブレイクの今日の質問に答えてもらいましょう（例：「もしあなたが車だったら，どんな車でしょう？」）。

終わりの会

- 目的：グループの一体感を作り波長合わせをします。情報を共有します。一貫したルーティン／儀式を作ります。
- メンバーの間を回り，「今日の始まりの会の時に〇〇さんは『わたしはこういう車です』と言いましたが，何と言ったか覚えていますか？」と各メンバーについて聞きます。
- 「今日のグループ活動の中で，〇〇さんについて知ったことを一つ教えてください」

アイデンティティーに関するアイスブレイクの質問

- もしあなたが楽器だったら，どんな楽器だと思いますか？
- もしあなたが車だったら，どんな車だと思いますか？
- もしあなたが天候だったら，どんな天候だと思いますか？
- もしあなたが雑誌／本のタイトルだったら，どんなでしょう？
- もしあなたが動物だったら，どんな動物でしょう？
- もしあなたが有名人だったら，どんな人でしょう？
- もしあなたが魔法の力を持っていたら，どんな魔法でしょう，そしてなぜですか？
- もし毎日しなくてはいけない活動が一つあるとしたら，どんなことをしたいですか？
- もしあなたが希望する年齢になれるとしたら，何歳になりますか？
- もしあなたが世界中の仕事で，どれでも成功が保証されているとしたら，何をしますか？
- もし人があなたをあらわす言葉を一つだけ使えるとしたら，どんな言葉にしてほしいですか？

関係性に関するアイスブレイクの質問例

次のことを一つ教えてください。

- あなたが友達としてやれている，結構いいところは何ですか？
- 友人関係で，自分がもう少しこうだったらいいなと思うところは何ですか？
- 人との関係で重要なことで，自分がよくなってきたと思うところは何ですか？
- 憧れている人について，どういうところがよいと思いますか？
- 友達と楽しくやりたいことは何ですか？
- あなたが息子／娘（あるいは他の家族）の立場でやれている結構いいところは何ですか？

- あなたが父親／母親になったら，こうなりたいと思うことは何ですか？
- あなたがパートナー，夫／妻になったら，こうなりたいと思うことは何ですか？
- 人との関係に影響するあなたの性質で，これから少し変えていこうと思っているものは何ですか？
- 父親／母親として持ちたくないと思っている性質は何ですか？
- あなたが人生の中で必要と思う友達の数は何人くらいですか？
- あなたが家族とやりたいことは何ですか？
- あなたが家族とやらないほうがよいと思っていることは何ですか？
- 両親／プログラムのスタッフ／先生／セラピスト／大人の性質で，あなたが重要と思うのはどんなことですか？

感情に関するアイスブレイクの質問例

次のことを教えてください。
- あなたが本当にやるのが好きなことは何ですか？
- あなたをリラックスさせるものは何ですか？
- あなたがよい気持ちになった時にやりたいことは何ですか？
- あなたがとても興奮している時にやりたいことは何ですか？
- あなたがいらだった時に，話をしたい人は誰ですか？
- あなたをイライラさせるものは何ですか？
- あなたが誇らしく思うものは何ですか？
- あなたが怖いと思うものは何ですか？
- あなたを気分よくさせるものは何ですか？
- あなたを気分悪くさせるものは何ですか？
- あなたが考えたい時にやりたいことは何ですか？
- あなたが考えたくない時にやりたいことは何ですか？
- あなたの元気をなくさせるものは何ですか？
- あなたを元気にするものは何ですか？
- 本当にうれしいと思っている気持ちを，他の人にわかってもらう方法は何ですか？
- 本当に怒ったりイライラしている気持ちを，他の人にわかってもらう方法は何ですか？
- 放っておいてほしいと思っている気持ちを，他の人にわかってもらう方法は何ですか？
- 友達が欲しいと思っている気持ちを，他の人にわかってもらう方法は何ですか？

グループセッションの例（ある回の実施例）

セッション5：行動，感情とエネルギーの関連についての学習

目的

1. 感情の認識の上級スキルを練習します。行動と感情・エネルギー状態を関連づけます。
2. 自己評価することと感情調整を引き続き練習します。
3. 自己の発達スキルに引き続き取り組みます。

材料

紙の「葉っぱ」，マーカー，紙袋，当てっこクイズのためのいろいろな材料（一人に一つずつ），「旅に出よう」の台本。

概観

1. プログラムのルールとグループの期待についておさらいをします。
2. 始まりの調整活動：「紙袋に何が入っているか触った感覚で当てましょう」
3. はじめのチェックイン：各メンバーに自分の体験を話してもらいます（エネルギーのチェックイン）
4. メンバーはアイデンティティの葉っぱに書き込みます。
5. リーダーは感情と行動とエネルギーの関連に焦点を当てた話し合いとワークシートの課題を進めます。これは前回のグループ活動で行ったものです。
6. 終わりのマインドフルネスタイム：イメージ（「旅に出よう」の台本，p. 323）を使ったリラクゼーションを行います。
7. 終わりのチェックイン：各メンバーに自分の体験を話してもらいます（エネルギーのチェックイン）。

グループ活動

始まりの会：リーダーは，はじめのエネルギーのチェックインを行います。各メンバーに今経験している覚醒レベルを高い，中くらい，低いで確認します。またこの状態は快適か，快適でないかも聞きます。

始まりの調整活動：はじめのエネルギーチェックインに続き，リーダーは始まりの調整活動「袋に何が入っている？」を行います。

> 「今日はわたしたちの触った感覚（触覚）を使って練習します。この紙袋のそれぞれの中に何が入っているか予想します。一人ひとりに紙袋があります。中を見ずに触って，その袋の中に入っているものを当ててください。わかったと思ったら，その袋をリーダーに返してください。時間制限は2分です。時間がきたら，グループの中でその答えを話してください。入っている物が何かを，形，手触り，重さに集中して当てましょう。頑張ってね」。

この調整活動が終わってから再びエネルギーチェックインを行い，活動後にエネルギーがどう変わったかを観察し話し合います。

能力の活動：リーダーはこの「わたしの葉っぱ」のアイデンティティの活動を進めます。これはグループの部屋の「わたしのすべての木」にぶら下げるものです。今日の質問は「あなたが学校で得意なものについて教えてください」です。

自己コントロールの活動：リーダーは感情，エネルギー，行動のつながりについての話し合いを進めます。

> 「先週は気持ちについて話し合いました。気持ちというものは自分自身についてたくさんのことを教えてくれるので，とても重要だということでしたね。ゲームをやりながら，みんなのいろいろな行動に気持ちがどう結びついているかを学びました。今日はもう少し深めていきます。このグループが始まってからずっとエネルギーについて習ってきました。なぜこれをやってきたかと言えば，わたしたちの中にあるエネルギーというものは，考えたり，あるいは考えなかったり，言ったり，感じたりやったりするすべてのことと結びついているからです。今日は，先週話し合った行動に戻り，これと感情だけでなく体に感じているエネルギーにも結びつけていきます」。

　各メンバーは「つながり：エネルギー，気持ち，行動」のワークシート（p. 321）をもらいます。ワークシートを見てください。

終わりの会：リーダーはマインドフルネスタイムを進めます。イメージを使いながらリラックスします（「旅に出よう」の台本を参照）。終わりに最後のエネルギーチェックインをします。リーダーは観察して何か明らかなエネルギーの変化があれば話し合います。

　リーダーはこのグループにメンバーが参加してくれたことをたたえ，宿題のワークシートを配ります。

つながり：エネルギー，気持ち，行動について学びます。

1. **行動**：自分の部屋に一人でいる
   - ①エネルギー　　↑高い　　　　➡中くらい　　　　➡低い
   - ②気持ち　　うれしい　　かなしい　　心配　　イライラ
   - ③このエネルギーレベルはわたしにとって　　☐ 快適　　☐ 快適でない

2. **行動**：泣いている
   - ①エネルギー　　↑高い　　　　➡中くらい　　　　➡低い
   - ②気持ち　　うれしい　　かなしい　　心配　　イライラ
   - ③このエネルギーレベルはわたしにとって　　☐ 快適　　☐ 快適でない

3. **行動**：自分を傷つける
   - ①エネルギー　　↑高い　　　　➡中くらい　　　　➡低い
   - ②気持ち　　うれしい　　かなしい　　心配　　イライラ
   - ③このエネルギーレベルはわたしにとって　　☐ 快適　　☐ 快適でない

4. **行動**：他の人を怒鳴る
   - ①エネルギー　　↑高い　　　　➡中くらい　　　　➡低い
   - ②気持ち　　うれしい　　かなしい　　心配　　イライラ
   - ③このエネルギーレベルはわたしにとって　　☐ 快適　　☐ 快適でない

5. **行動**：学校で頑張ることをあきらめる
   - ①エネルギー　　↑高い　　　　➡中くらい　　　　➡低い
   - ②気持ち　　うれしい　　かなしい　　心配　　イライラ
   - ③このエネルギーレベルはわたしにとって　　☐ 快適　　☐ 快適でない

6. **行動**：叩いたり物を投げる
   ①エネルギー　　　↑高い　　　　　➡中くらい　　　　　➡低い
   ②気持ち　　うれしい　　　かなしい　　　心配　　　イライラ

   ③このエネルギーレベルはわたしにとって　　□ 快適　　　□ 快適でない

7. **行動**：何か悪いことが起こりそうだから寝たがらない
   ①エネルギー　　　↑高い　　　　　➡中くらい　　　　　➡低い
   ②気持ち　　うれしい　　　かなしい　　　心配　　　イライラ

   ③このエネルギーレベルはわたしにとって　　□ 快適　　　□ 快適でない

8. **行動**：友達とシェアする
   ①エネルギー　　　↑高い　　　　　➡中くらい　　　　　➡低い
   ②気持ち　　うれしい　　　かなしい　　　心配　　　イライラ

   ③このエネルギーレベルはわたしにとって　　□ 快適　　　□ 快適でない

9. **行動**：逃げようとする
   ①エネルギー　　　↑高い　　　　　➡中くらい　　　　　➡低い
   ②気持ち　　うれしい　　　かなしい　　　心配　　　イライラ

   ③このエネルギーレベルはわたしにとって　　□ 快適　　　□ 快適でない

10. **行動**：ちょっかいを出して他の人を怒らせる
    ①エネルギー　　　↑高い　　　　　➡中くらい　　　　　➡低い
    ②気持ち　　うれしい　　　かなしい　　　心配　　　イライラ

    ③このエネルギーレベルはわたしにとって　　□ 快適　　　□ 快適でない

「旅に出よう」の台本

　目をつぶって楽にしましょう。わたしたちは休暇の旅に出かけます。そしてこの旅行を味わうために，あなたの豊かな想像力と感性をたくさん使ってみてください。

　海岸にいることを想像しましょう。あなたは裸足で砂の上を歩いています。やわらかくて熱い砂を足に感じましょう。あなたの足の裏の感覚は敏感ですか？　砂はくすぐったいですか？　足の指の間に砂が入っているのが感じられますか？

　あたりを見回してタオルを敷くのに一番よい場所を探しましょう。あなたはタオルを敷いて，その縞模様の色，赤，青，緑，黒に気づきます。海を見ましょう。水平線が見えますか？　水の色はどんなでしょう？　打ち寄せる波は静かですか，それとも波立っていますか？　海辺の風があなたの肌に当たるのに気づきましょう。そして潮の香に気づきましょう。海の空気を味わえますか？

　日焼け止めを取り出して肌に塗っていきます。どんな感触ですか？どんなにおいがしますか？　その香りは何かを思い出させますか？

　砂の上に横になり，身体を楽にしましょう。背中の下の砂をどう感じますか？　身体がリラックスしていることに気づきましょう。太陽があなたの肌に照り付けるのは，どんな感じですか？

　波が海岸に打ち寄せる音を聞きましょう。あなたのまわりの自然の音に耳を傾けましょう。

　この穏やかな感じ，静かさをしばらく楽しみます……

ARC 練習シート：肯定的な行動エネルギーを確かめる

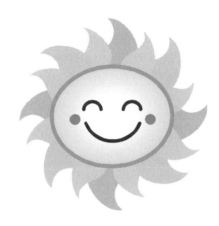

名前：＿＿＿＿＿＿＿＿＿＿＿＿＿＿＿＿＿＿＿　日付：＿＿＿＿＿＿＿＿＿＿＿＿＿

1. わたしはグループ活動に参加しました。

   ＿＿＿＿＿＿＿＿＿＿＿＿＿＿＿＿＿
   （スタッフの確認）

2. わたしは他の人のよいところをみつけました。

   ＿＿＿＿＿＿＿＿＿＿＿＿＿＿＿＿＿
   （スタッフの確認）

3. わたしは自分のよいところをみつけました。

   ＿＿＿＿＿＿＿＿＿＿＿＿＿＿＿＿＿
   （スタッフの確認）

4. わたしは他の人を励ましました。

   ＿＿＿＿＿＿＿＿＿＿＿＿＿＿＿＿＿
   （スタッフの確認）

5. わたしはお手伝いや他のことで誰かを助けました。

   ＿＿＿＿＿＿＿＿＿＿＿＿＿＿＿＿＿
   （スタッフの確認）

資料 D
子ども向けの参考資料と
ワークシート

わたしの気持ち   327
- このワークシートでは，子どもたちがさまざまな気持ちを抱いた時にそれに気づけるよう，基本的な**感情の認識**をターゲットにしています。

どんな気持ちを感じているの？   328
- 子どもたちが絵や雑誌の写真からその人の気持ちに気づいて理解できるよう，他者の基本的な**感情の認識**をターゲットにしています。

気持ちについての理解を深める   329
- 子どもが認識した気持ちの強さと内容を書き出すことで，上級の感情の理解と調整を促します。

気持ちは身体のどこで感じているの？（女の子バージョン）   330
- どのように身体に気持ちが現れるかの認識に焦点を合わせ，**感情の認識**を促します。

気持ちは身体のどこで感じているの？（男の子バージョン）   331
- どのように身体に気持ちが現れるかの認識に焦点を合わせ，**感情の認識**を促します。

自分の気持ちに気づく   332
- 毎日一つの気持ちについて観察し記録することに焦点を合わせ，そのときどきの**感情の認識**ができるようにします。

身体の警報システム   334
- この子ども用参考資料では，トラウマ，危険反応，そしてトリガーについて心理教育します。

わたしの身体の警報システム   337
- 人間の危険反応（闘争―逃走―フリーズ（凍りつく））について，自分自身に起きた例を明らかにします。

間違い警報が鳴るのはどんな時？   339
- 過去の経験に基づき潜在するトリガーを識別できるようにします。

トリガーを見分ける   340
- 状況，反応，そして対処戦略を組み合わせた詳細な方法で，特定のトリガーに引き起こされた反応について調べます。

わたしの言葉ではない手がかり 341
- 自分自身の感情を表現する非言語的な手がかりを理解し，感情面のコミュニケーションについて学べるようにします。

気持ちの強さメーター 342
- 感情の強さを，二方向の目盛り（洪水―凍りつく）で視覚的に理解できる（**調整**）ようにします。

心拍数を測ろう 343
- 覚醒反応（**調整**）について，脈拍／心拍数と活動レベルを具体的に結びつけることで理解を促します。

自分のエネルギーを追跡しよう 344
- さまざまな活動の前と後で覚醒反応と落ち着くレベルを追跡して調べることで，**調整**をサポートします。

自分のエネルギーを下げてみよう 346
- エネルギーを下げるために「気持ちの道具箱」（**調整**）を使う練習をします。

信頼の輪 347
- 「信頼の輪」のエクササイズを通じて対人関係上のリソースに気づける（**感情表現**）ようにします。

会話をはじめよう 348
- 特定の誰かと会話を始める（**感情表現**）過程を想定し評価するよう促します。

他の人のよいところをみつけよう 349
- 他の人の肯定的な特性に気づいたり書き込むことで，他者との肯定的な相互作用（**感情表現**）が促されます。グループの場面で使うと特に役立つでしょう。

自分のよいところをみつけよう 350
- 自分の肯定的な特性を見つけることで自己肯定感や自己効力感を強めます（**自己とアイデンティティ**）。

わたしに影響を与えたもの 351
- このワークシートは，付録Cのグループまたは個別に記述していく“**自分への影響**”と組み合わせて使いましょう。このワークシートと組み合わせて行う活動は，アイデンティティ（**自己とアイデンティティ――自分らしい自分**）に影響を与えるものの探索に役立ちます。

自分へのポジティブな影響，ネガティブな影響 352

自分の盾 353
- このワークシートはアイデンティティの盾（**自己とアイデンティティ――まとまりのある自分**）のモデルを提供し，完成させます。

わたしの気持ち

名前：＿＿＿＿＿＿＿＿＿＿＿＿＿＿＿＿＿＿＿＿＿＿日付：＿＿＿＿＿＿＿＿＿＿＿＿

　今週，下のような気持ちを抱いたのはいつで，どうしてだったか思い出してみましょう。あなたの身体にどんなことが起きていて，周囲でどんなことが起きていたか考えてみましょう。

今週わたしがうれしかったのは……
_____
_____
_____
_____

今週わたしが頭にきたのは……
_____
_____
_____
_____

今週わたしが悲しかったのは……
_____
_____
_____
_____

今週わたしが心配になったのは……
_____
_____
_____
_____

今週わたしが怖かったのは……
_____
_____
_____
_____

どんな気持ちを感じているの？

名前：＿＿＿＿＿＿＿＿＿＿＿＿＿＿＿＿＿＿＿＿＿＿日付：＿＿＿＿＿＿＿＿＿＿

雑誌の中から人の写真を一枚選んで見てみましょう。この人物，キャラクターの気持ちについて考えられることをすべて書いてみましょう。

ここに写真を貼ります。

この人物，キャラクターの気持ちとして考えられるもの：

1. ＿＿＿＿＿＿＿＿＿＿＿＿＿＿＿＿＿＿＿＿＿＿＿＿＿＿＿＿＿＿＿＿＿＿＿
2. ＿＿＿＿＿＿＿＿＿＿＿＿＿＿＿＿＿＿＿＿＿＿＿＿＿＿＿＿＿＿＿＿＿＿＿
3. ＿＿＿＿＿＿＿＿＿＿＿＿＿＿＿＿＿＿＿＿＿＿＿＿＿＿＿＿＿＿＿＿＿＿＿
4. ＿＿＿＿＿＿＿＿＿＿＿＿＿＿＿＿＿＿＿＿＿＿＿＿＿＿＿＿＿＿＿＿＿＿＿
5. ＿＿＿＿＿＿＿＿＿＿＿＿＿＿＿＿＿＿＿＿＿＿＿＿＿＿＿＿＿＿＿＿＿＿＿

気持ちについての理解を深める

名前：_____　日付：_____

どんな気持ち？　_____

次のスケールを使って気持ちの強さを測りましょう。

```
-1     0     1     2     3     4     5     6     7     8     9    10
シャット      低いエネルギー／          中位のエネルギー           高いエネルギー／
ダウン       または穏やか                                      または強い感情
```

その気持ちは好きでしたか，嫌いでしたか？　それはなぜですか？

_____

_____

_____

_____

_____

その時何が起きていましたか？　何がこの気持ちを引き起こしたのだと思いますか？

_____

_____

_____

_____

_____

_____

_____

気持ちは身体のどこで感じているの？（女の子バージョン）

名前：＿＿＿＿＿＿＿＿＿＿＿＿＿＿＿＿＿＿＿＿＿　日付：＿＿＿＿＿＿＿＿＿＿＿

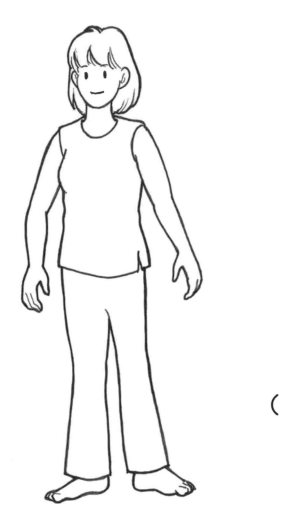

うれしい □
悲しい □
怒り □
心配 □
怖い □
興奮 □
イライラ □
誇らしい □
（　　　　　）□

気持ちは身体のどこで感じているの？（男の子バージョン）

名前：_____　日付：_____

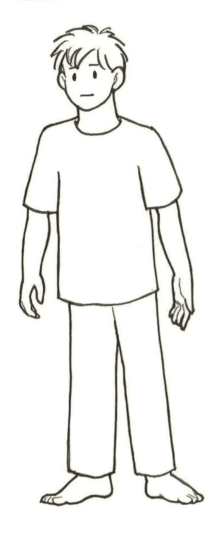

うれしい ☐
悲しい ☐
怒り ☐
心配 ☐
怖い ☐
興奮 ☐
イライラ ☐
誇らしい ☐
（　　　　　）☐

自分の気持ちに気づく

名前：＿＿＿＿＿＿＿＿＿＿＿＿＿＿＿＿＿＿＿＿＿＿日付：＿＿＿＿＿＿＿＿＿＿

　自分の気持ちに向き合うためには，まず自分が**何を**感じているかに気づかなくてはなりません。今週毎日ひとつ気持ちを取り上げて，気持ちの日記を完成させましょう。

第1日：気持ち＿＿＿＿＿＿＿＿＿＿＿＿＿＿＿＿＿＿＿＿＿＿＿＿＿＿＿＿＿＿

いつ感じましたか？（何が起きていましたか？）＿＿＿＿＿＿＿＿＿＿＿＿＿＿
＿＿＿＿＿＿＿＿＿＿＿＿＿＿＿＿＿＿＿＿＿＿＿＿＿＿＿＿＿＿＿＿＿＿＿＿＿

強さは　-1-----0------------------5------------------10

身体のどこで気持ちを感じましたか？＿＿＿＿＿＿＿＿＿＿＿＿＿＿＿＿＿＿＿
＿＿＿＿＿＿＿＿＿＿＿＿＿＿＿＿＿＿＿＿＿＿＿＿＿＿＿＿＿＿＿＿＿＿＿＿＿

第2日：気持ち＿＿＿＿＿＿＿＿＿＿＿＿＿＿＿＿＿＿＿＿＿＿＿＿＿＿＿＿＿＿

いつ感じましたか？（何が起きていましたか？）＿＿＿＿＿＿＿＿＿＿＿＿＿＿
＿＿＿＿＿＿＿＿＿＿＿＿＿＿＿＿＿＿＿＿＿＿＿＿＿＿＿＿＿＿＿＿＿＿＿＿＿

強さは　-1-----0------------------5------------------10

身体のどこで気持ちを感じましたか？＿＿＿＿＿＿＿＿＿＿＿＿＿＿＿＿＿＿＿
＿＿＿＿＿＿＿＿＿＿＿＿＿＿＿＿＿＿＿＿＿＿＿＿＿＿＿＿＿＿＿＿＿＿＿＿＿

第3日：気持ち＿＿＿＿＿＿＿＿＿＿＿＿＿＿＿＿＿＿＿＿＿＿＿＿＿＿＿＿＿＿

いつ感じましたか？（何が起きていましたか？）＿＿＿＿＿＿＿＿＿＿＿＿＿＿
＿＿＿＿＿＿＿＿＿＿＿＿＿＿＿＿＿＿＿＿＿＿＿＿＿＿＿＿＿＿＿＿＿＿＿＿＿

強さは　-1-----0------------------5------------------10

身体のどこで気持ちを感じましたか？＿＿＿＿＿＿＿＿＿＿＿＿＿＿＿＿＿＿＿
＿＿＿＿＿＿＿＿＿＿＿＿＿＿＿＿＿＿＿＿＿＿＿＿＿＿＿＿＿＿＿＿＿＿＿＿＿

第 4 日：気持ち_____

いつ感じましたか？（何が起きていましたか？）_____

_____

強さは　 -1-----0----------------5-----------------10

身体のどこで気持ちを感じましたか？_____

_____

第 5 日：気持ち_____

いつ感じましたか？（何が起きていましたか？）_____

_____

強さは　 -1-----0----------------5-----------------10

身体のどこで気持ちを感じましたか？_____

_____

第 6 日：気持ち_____

いつ感じましたか？（何が起きていましたか？）_____

_____

強さは　 -1-----0----------------5-----------------10

身体のどこで気持ちを感じましたか？_____

_____

第 7 日：気持ち_____

いつ感じましたか？（何が起きていましたか？）_____

_____

強さは　 -1-----0----------------5-----------------10

身体のどこで気持ちを感じましたか？_____

_____

身体の警報システム

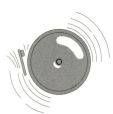
　わたしたちみんなには，危険を知らせる警報システムが備わっています。人類が長い間にわたって生き延びてこられた理由の一つは，わたしたちの脳が，危険が来るかもしれないと周りのサインに気づくからです。それにより身体は，その危険が来た時，太刀打ちできるように準備します。

人間の危険反応

　わたしたちの脳が危険を察知すると，それに対処できるよう身体に準備をさせます。何か危険なことが迫った時，主に3つの対処方法があります。闘う（**闘争**）か，逃げる（**逃走**）か，**フリーズ**するかです。

　危険の種類によって，わたしたちがどう行動するか決まることがあります。例えば，とても小さなリスが襲ってくる時，あなたは闘うかもしれません。それは，あなたのほうがリスより大きいし強いからです。もし道に立っているあなためがけて車がスピードを上げてきたら，あなたはきっと走り出すでしょう。なぜなら，車と戦うことはできないし，そのまま立っていたらひかれてしまうからです。もし大きなクマか他の動物が近くにいるのを見たら，フリーズしてしまうかもしれません。なぜなら，その動物と闘うことはできないし，逃げきれるほど速くは走れないからです。

わたしたちの身体は生き延びるために必要な燃料／エネルギーを供給しています

　自分の身体が**闘う，逃げる，フリーズする**時，そのためにたくさんのエネルギーが必要となります。だから，脳がひとたび危険を察知すると，「行動」「実行」を支配する脳の部位が，身体にたくさんの化学物質を出すようにとのシグナルを送ります。それは自動車の燃料のようなものです。それによってわたしたちは，危険に対処するのに必要なエネルギーをもらえるのです。

鳴りすぎる警報

　警報が鳴ると，わたしたちの脳の「考える」部位は，周りで何が起こっているのかを調べます。もし警報が間違いで実際には危険はない場合，「考える脳」は警報を止め，わたしたちはそれまでしていたことを続けることができます。もし危険があるのなら，「行動する脳」が取って代わり，起こっていることに対処できるよう身体に燃料を供給します。

　しかしときには，危険を知らせる警報が鳴りすぎる場合があります。それは危険な目にたくさんあってきている子どもたちによく起こることです。親に傷つけられたり，

嫌なのに誰かに身体を触られた，誰かが大声で叫んだり争ったりしているところにいた場合です。危険なことにたくさん向き合わなければならなかった子どもたちでは，「考える脳」はいろいろなことを調べるのに疲れてしまい，警報が鳴るとすぐにもっと危険なことを知らせているのではないかと思うようになります。そこで警報が鳴ると「考える脳」はそのままでいて，「行動する脳」を代わりに働かせることになります。

間違い警報

　昔あった嫌なことを思い出させるものを，聞いたり，見たり感じたりした時に，にせの警報が出ることがあります。この思い出させるものはトリガーと呼ばれます。わたしたちの脳は，このような思い出させるものを認識できるようになっています。なぜなら，昔それが周りにあって，危険なことが起こり，急いで反応しなければならなかった体験をしているからです。

　人によってこのトリガーは異なります。これまでたくさん怒鳴られてきた人が誰かの怒鳴り声を聞くと，その人の頭の中で警報が鳴らされ，「行動する脳」のスイッチがオンになるかもしれません。また小さい時，大切に扱われないで育った人では，「自分は一人ぼっちだ」とか「怖い！」と感じた時にもその警報は鳴ってしまうかもしれません。

警報が鳴った時には何が起こっているの？

　一度警報が鳴ると，わたしたちの脳は身体に行動の準備をさせます。そして身体は危険に対処するための準備として「燃料」を満たします。これは例えばクマ，暴走する車，粗暴なリスに出会うなど，本当の危険が迫った時には，とても重要なことです。しかし，周りに本当の危険は何もなく，これが「にせの警報」であれば，役に立つものではありません。あなたが算数の授業を受けていて「何か危険だ！」と思った瞬間，身体に燃料が満たされてしまうことを想像してみてください。

　燃料というものは，わたしたちが闘争，逃走，フリーズするエネルギーとなることを思い出しましょう。もし身体がこのエネルギーで満たされていると，何かしなければ収まらなくなります。だから，突然すごく怒ったり，誰かと口論したり喧嘩したくなる子がいるのです。またある子どもたちは，落ち着かないそわそわした感じになります。陰に隠れたり，できるだけ遠くに行ってしまいたくなる子もいますが，自分でも何でそうしたいかがわかりません。また別の子どもたちは，誰かにスイッチを切られたように突然シャットダウンしてしまいます。これらすべては，身体が「危険だ！」と思ったものになんとか対処しようとしているやり方なのです。

　でも，ときどき警報を鳴らすものは本当の危険でないことがあります。それはただ

わたしたちを嫌な感じにさせたり，以前起きた嫌なことを思い出させるだけなのです。そのような「にせの警報」を持った子どもたちに今何が起きたかは，他の人たちが理解することは難しく，助けてもらえなくなります。そして子どもたちはトラブルに巻き込まれることさえあるのです。

トリガーを理解する

　どんな種類のトリガーがあなたに危険を感じさせるか，そしてそれが周りにある時に，身体はどう反応するかを知っておくことは重要です。みんな違うトリガーを持っていて，警報が鳴った時の反応の仕方も違います。もしあなたの警報を鳴らすものとそれへの反応の仕方がわかれば，考える脳を動き出すようにできます。そして危険が本当の時とにせの時がわかるようにできるのです。

わたしの身体の警報システム

名前：＿＿＿＿＿＿＿＿＿＿＿＿＿＿＿＿＿＿＿＿　日付：＿＿＿＿＿＿＿＿＿＿＿

　わたしたちの身体が危険から守るやり方，闘争，逃走，フリーズの例をそれぞれ一つ考えてみましょう。

<u>闘争反応：</u>

例：あなたが学校へ行く途中，一匹のリスがごみ箱から飛び出してきました。あなたは跳び上がり，リスに大声で叫びました。（**<u>高いエネルギー：闘争</u>**）

1. あなた自身の闘争反応の例を書きましょう。

＿＿＿＿＿＿＿＿＿＿＿＿＿＿＿＿＿＿＿＿＿＿＿＿＿＿＿＿＿＿＿＿＿＿＿＿＿
＿＿＿＿＿＿＿＿＿＿＿＿＿＿＿＿＿＿＿＿＿＿＿＿＿＿＿＿＿＿＿＿＿＿＿＿＿
＿＿＿＿＿＿＿＿＿＿＿＿＿＿＿＿＿＿＿＿＿＿＿＿＿＿＿＿＿＿＿＿＿＿＿＿＿
＿＿＿＿＿＿＿＿＿＿＿＿＿＿＿＿＿＿＿＿＿＿＿＿＿＿＿＿＿＿＿＿＿＿＿＿＿
＿＿＿＿＿＿＿＿＿＿＿＿＿＿＿＿＿＿＿＿＿＿＿＿＿＿＿＿＿＿＿＿＿＿＿＿＿

<u>逃走反応：</u>

例：通りを渡ろうとしたら車がスピードを上げてあなた目がけて走ってきました。急いで歩道に戻り，車をよけました。（**<u>逃走</u>**）

1. あなた自身の逃走反応の例を書きましょう。

＿＿＿＿＿＿＿＿＿＿＿＿＿＿＿＿＿＿＿＿＿＿＿＿＿＿＿＿＿＿＿＿＿＿＿＿＿
＿＿＿＿＿＿＿＿＿＿＿＿＿＿＿＿＿＿＿＿＿＿＿＿＿＿＿＿＿＿＿＿＿＿＿＿＿
＿＿＿＿＿＿＿＿＿＿＿＿＿＿＿＿＿＿＿＿＿＿＿＿＿＿＿＿＿＿＿＿＿＿＿＿＿
＿＿＿＿＿＿＿＿＿＿＿＿＿＿＿＿＿＿＿＿＿＿＿＿＿＿＿＿＿＿＿＿＿＿＿＿＿

フリーズ反応：

例：森を歩いていたら，突然一匹のクマが現れました。クマはあなたより大きく，強く，足が速いことを知っています。そこであなたは完全に静止し静かにして，クマが立ち去り追いかけて来ないようにしました。（**フリーズ**）

1. あなた自身のフリーズ反応の例を書きましょう。

_____
_____
_____
_____
_____

間違い警報が鳴るのはどんな時？

名前：_____ 日付：_____

トリガー　　　　　　　　　　　　　**わたしが思い出すこと……**

1. 人々が大声で叫んでいるのを聞いた　　わたしがひどく怒鳴られた時

2. 一人ぼっちとか無視されたと感じた　　わたしが小さくて，十分に注目してもらえかった時

3. 煙の臭い　　　　　　　　　　　　　　ひどい火事

4. _____
   _____
   _____

5. _____
   _____
   _____

6. _____
   _____
   _____

7. _____
   _____
   _____

8. _____
   _____
   _____

トリガーを見分ける

名前：＿＿＿＿＿＿＿＿＿＿＿＿＿＿＿＿＿＿＿＿＿＿ 日付：＿＿＿＿＿＿＿＿＿＿＿

トリガー：わたしたちの脳の警報システムを鳴らして，生き延びる戦略，闘争―逃走―フリーズに切り替えるものです。自分のトリガーを知りましょう。今週（あるいは最近）トリガーを感じた時に，注目しましょう。

それはどんな状況でしたか？　何があなたのトリガーになったと思いますか？
＿＿

あなたの反応はどんなでしたか？　できるだけたくさん教えてください。

身体：＿＿＿＿＿＿＿＿＿＿＿＿＿＿＿＿＿＿＿＿＿＿＿＿＿＿＿＿＿＿＿＿＿＿＿＿

考え：＿＿＿＿＿＿＿＿＿＿＿＿＿＿＿＿＿＿＿＿＿＿＿＿＿＿＿＿＿＿＿＿＿＿＿＿

気持ち：＿＿＿＿＿＿＿＿＿＿＿＿＿＿＿＿＿＿＿＿＿＿＿＿＿＿＿＿＿＿＿＿＿＿＿

行動：＿＿＿＿＿＿＿＿＿＿＿＿＿＿＿＿＿＿＿＿＿＿＿＿＿＿＿＿＿＿＿＿＿＿＿＿

これは，闘争，逃走，フリーズのどの反応でしたか？　＿＿＿＿＿＿＿＿＿＿＿＿

この時のあなたの覚醒度を測ってください。

```
-1      0      1      2      3      4      5      6      7      8      9     10
シャット        低いエネルギー／            中位のエネルギー              高いエネルギー／
ダウン          または穏やか                                              または強い感情
```

その場で，その気持ちでどうあなたはやり過ごせたのですか？
＿＿
＿＿
＿＿
＿＿

わたしの言葉ではない手がかり

名前：＿＿＿＿＿＿＿＿＿＿＿＿＿＿＿＿＿＿＿＿＿日付：＿＿＿＿＿＿＿＿＿＿＿

　あなたが＿＿＿＿＿＿＿＿＿＿＿＿＿＿＿＿＿＿＿＿＿＿＿＿＿＿＿という気持
　　　　　　　　　　　（気持ちを選びます）
ちであることを，まわりの人たちはどうしてわかるのか，例を挙げて教えてください。

　わたしが＿＿＿＿＿＿＿＿＿＿＿＿＿＿＿＿の時，わたしの顔はこのように見えるかもしれません。＿＿＿＿＿＿＿＿＿＿＿＿＿＿＿＿＿＿＿＿＿＿＿＿＿＿

＿＿＿＿＿＿＿＿＿＿＿＿＿＿＿＿＿＿＿＿＿＿＿＿＿＿＿＿＿＿＿＿＿＿＿＿＿＿

＿＿＿＿＿＿＿＿＿＿＿＿＿＿＿＿＿＿＿＿＿＿＿＿＿＿＿＿＿＿＿＿＿＿＿＿＿＿

　わたしが＿＿＿＿＿＿＿＿＿＿＿＿＿＿＿＿＿の時，わたしの身体はこのように見えるかもしれません。＿＿＿＿＿＿＿＿＿＿＿＿＿＿＿＿＿＿＿＿＿＿＿＿

＿＿＿＿＿＿＿＿＿＿＿＿＿＿＿＿＿＿＿＿＿＿＿＿＿＿＿＿＿＿＿＿＿＿＿＿＿＿

＿＿＿＿＿＿＿＿＿＿＿＿＿＿＿＿＿＿＿＿＿＿＿＿＿＿＿＿＿＿＿＿＿＿＿＿＿＿

　わたしが＿＿＿＿＿＿＿＿＿＿＿＿＿＿＿＿＿の時，わたしの声はこのように聞こえるかもしれません。＿＿＿＿＿＿＿＿＿＿＿＿＿＿＿＿＿＿＿＿＿＿＿＿

＿＿＿＿＿＿＿＿＿＿＿＿＿＿＿＿＿＿＿＿＿＿＿＿＿＿＿＿＿＿＿＿＿＿＿＿＿＿

＿＿＿＿＿＿＿＿＿＿＿＿＿＿＿＿＿＿＿＿＿＿＿＿＿＿＿＿＿＿＿＿＿＿＿＿＿＿

　わたしが＿＿＿＿＿＿＿＿＿＿＿＿＿＿＿＿＿の時，他の人たちはわたしがこの行動をするのを知っているかもしれません。＿＿＿＿＿＿＿＿＿＿＿＿＿＿＿＿＿

＿＿＿＿＿＿＿＿＿＿＿＿＿＿＿＿＿＿＿＿＿＿＿＿＿＿＿＿＿＿＿＿＿＿＿＿＿＿

＿＿＿＿＿＿＿＿＿＿＿＿＿＿＿＿＿＿＿＿＿＿＿＿＿＿＿＿＿＿＿＿＿＿＿＿＿＿

気持ちの強さメーター

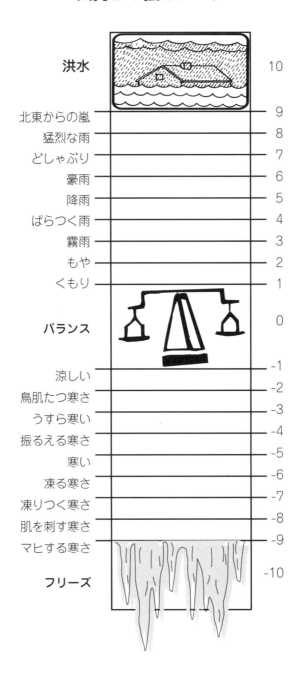

心拍数を測ろう

名前：_____ 日付：_____

わたしの静かにしている時の心拍数は1分間に_____回です。

運動をした後の心拍数は1分間に_____回です。

深呼吸をした後の心拍数は1分間に_____回です。

グラフにプロットしよう！　下のグラフに自分の心拍数を色で塗ってみよう。

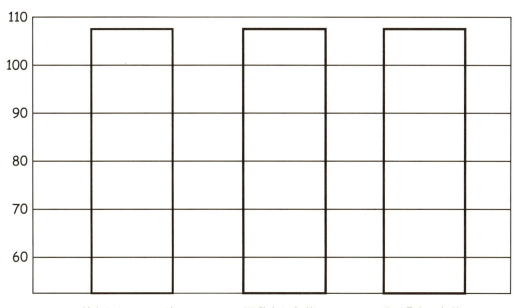

自分のエネルギーを追跡しよう

名前：＿＿＿＿＿＿＿＿＿＿＿＿＿＿＿＿＿＿＿＿＿＿＿日付：＿＿＿＿＿＿＿＿＿＿＿＿

　身体を動かす活動は，自分の気持ちにうまく対処したり，エネルギーをコントロールすることに役立ちます。その活動には，身体の覚醒レベルを<u>上げる</u>ものもあるし，<u>下げる</u>ものもあります。わたしたちはみんな違う反応の仕方をします。いくつかの異なる活動をやってみて，自分の覚醒度やエネルギーレベルにどんな効果があるかを試してみます。このシートであなたの反応を追跡してみましょう。

<u>スタート時点</u>：今どんな気持ちですか？　それは身体のどんな感じからそう思いますか？　書き留めてみましょう。＿＿＿＿＿＿＿＿＿＿＿＿＿＿＿＿＿＿＿＿＿＿＿＿＿＿＿

＿＿

＿＿

今のあなたのエネルギーレベルを次のスケールで測りましょう。

```
-1      0      1      2      3      4      5      6      7      8      9      10
シャット      低いエネルギー        中くらい                   高いエネルギー
ダウン         穏やか              のエネルギー                 強い感情
```

活動1：活動：＿＿＿＿＿＿＿＿＿＿＿＿＿＿＿＿＿＿＿＿＿＿＿＿＿＿＿＿＿＿＿＿＿＿

スタートの時の覚醒レベル：＿＿＿＿＿＿＿＿＿　終了時の覚醒レベル：＿＿＿＿＿＿＿

反応：＿＿＿＿＿＿＿＿＿＿＿＿＿＿＿＿＿＿＿＿＿＿＿＿＿＿＿＿＿＿＿＿＿＿＿＿＿＿＿

＿＿

＿＿

活動2：活動：＿＿＿＿＿＿＿＿＿＿＿＿＿＿＿＿＿＿＿＿＿＿＿＿＿＿＿＿＿＿＿＿＿＿

スタートの時の覚醒レベル：＿＿＿＿＿＿＿＿＿　終了時の覚醒レベル：＿＿＿＿＿＿＿

反応：＿＿＿＿＿＿＿＿＿＿＿＿＿＿＿＿＿＿＿＿＿＿＿＿＿＿＿＿＿＿＿＿＿＿＿＿＿＿＿

＿＿

＿＿

活動3：活動：_____
スタートの時の覚醒レベル：_____終了時の覚醒レベル：_____
反応：_____
_____
_____

活動4：活動：_____
スタートの時の覚醒レベル：_____終了時の覚醒レベル：_____
反応：_____
_____
_____

活動5：活動：_____
スタートの時の覚醒レベル：_____終了時の覚醒レベル：_____
反応：_____
_____
_____

活動6：活動：_____
スタートの時の覚醒レベル：_____終了時の覚醒レベル：_____
反応：_____
_____
_____

自分のエネルギーを下げてみよう

名前：＿＿＿＿＿＿＿＿＿＿＿＿＿＿＿＿＿＿＿＿＿＿＿＿日付：＿＿＿＿＿＿＿＿＿＿＿＿＿

　次の面接までに，少なくとも1回，コーピングスキルを練習してみましょう。あなたが穏やかな時に自分のエネルギーを下げる方法を練習します。

　こんなことを練習してみましょう……
- 肩やひざに重いブランケットや重りを乗せてみます。
- 穏やかで落ち着く音楽を聴きます。
- 砂や石の写真を見て，その細かい部分に集中します。
- ストレスボールを強く握ったり，緩めたりします。
- お腹で呼吸します。

　今週，わたしは自分のエネルギーを下げるために，これを練習しました。

＿＿
＿＿
＿＿
＿＿
＿＿

　これをやって自分のエネルギーが高いところから低くなったのは，こういうことからわかりました。＿＿＿＿＿＿＿＿＿＿＿＿＿＿＿＿＿＿＿＿＿＿＿＿＿＿＿＿＿

＿＿
＿＿
＿＿
＿＿

　このスキルの練習は，この人と一緒にやりました。

＿＿＿＿＿＿＿＿＿＿＿＿＿＿＿＿＿＿＿＿　　　　　＿＿＿＿＿＿＿＿＿＿＿＿＿＿
　　　（名前）　　　　　　　　　　　　　　　　　　　　　（日付）

信頼の輪

名前：＿＿＿＿＿＿＿＿＿＿＿＿＿＿＿＿＿＿＿＿＿日付：＿＿＿＿＿＿＿＿＿＿

あなたの生活，人生のいろいろな人について考えてみましょう。その人たちは，あなたからどのくらい近いか書き込んでみましょう。

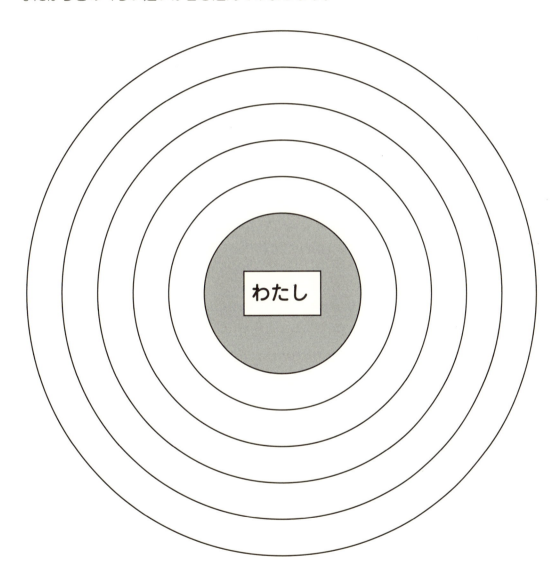

会話をはじめよう

名前：＿＿＿＿＿＿＿＿＿＿＿＿＿＿＿＿＿＿＿＿＿＿＿日付：＿＿＿＿＿＿＿＿＿＿

　自分がどんな気持ちかを話し始める練習を誰か（選びます：＿＿＿＿＿＿＿＿＿さん）とします。＿＿＿＿＿＿＿＿＿＿さんに，前もってどうやって話したいか（例えば，手ぶり，表示，言葉，そのほかを使って）を知らせておきます。次の面接までに少なくとも1回は練習しましょう。

　わたしはこれを＿＿＿＿＿＿＿＿＿＿＿＿＿＿さんと＿＿＿＿月＿＿＿＿日に練習しました。

おぼえておきましょう……
- リラックスした状態（あなたの身体は何を感じていますか？）
- 効果的な状態（自分をコントロールできていますか？）
- よいタイミング（よいタイミングと，あまりよくないタイミングはどんなことでしょう？）
- 適切な相手（誰があなたが求めていることをかなえてくれますか？）
- コミュニケーションの取り方（あなたはどうやったらよいコミュニケーションが取れますか？）

それでどうでしたか？

＿＿＿＿＿＿＿＿＿＿＿＿＿＿＿＿＿＿＿＿＿＿＿＿＿＿＿＿＿＿＿＿＿＿＿＿＿＿＿
＿＿＿＿＿＿＿＿＿＿＿＿＿＿＿＿＿＿＿＿＿＿＿＿＿＿＿＿＿＿＿＿＿＿＿＿＿＿＿
＿＿＿＿＿＿＿＿＿＿＿＿＿＿＿＿＿＿＿＿＿＿＿＿＿＿＿＿＿＿＿＿＿＿＿＿＿＿＿
＿＿＿＿＿＿＿＿＿＿＿＿＿＿＿＿＿＿＿＿＿＿＿＿＿＿＿＿＿＿＿＿＿＿＿＿＿＿＿
＿＿＿＿＿＿＿＿＿＿＿＿＿＿＿＿＿＿＿＿＿＿＿＿＿＿＿＿＿＿＿＿＿＿＿＿＿＿＿
＿＿＿＿＿＿＿＿＿＿＿＿＿＿＿＿＿＿＿＿＿＿＿＿＿＿＿＿＿＿＿＿＿＿＿＿＿＿＿
＿＿＿＿＿＿＿＿＿＿＿＿＿＿＿＿＿＿＿＿＿＿＿＿＿＿＿＿＿＿＿＿＿＿＿＿＿＿＿
＿＿＿＿＿＿＿＿＿＿＿＿＿＿＿＿＿＿＿＿＿＿＿＿＿＿＿＿＿＿＿＿＿＿＿＿＿＿＿
＿＿＿＿＿＿＿＿＿＿＿＿＿＿＿＿＿＿＿＿＿＿＿＿＿＿＿＿＿＿＿＿＿＿＿＿＿＿＿

他の人のよいところをみつけよう

名前：＿＿＿＿＿＿＿＿＿＿＿＿＿＿＿＿＿＿＿＿＿＿日付：＿＿＿＿＿＿＿＿＿＿＿

＿＿＿＿＿＿＿＿＿＿＿＿＿さんについてわたしが好きなことは，＿＿＿＿＿＿＿＿＿＿

＿＿

＿＿＿＿＿＿＿＿＿＿＿＿＿＿＿＿＿＿＿＿＿＿＿＿＿＿＿＿＿＿＿＿＿＿＿＿です。

＿＿＿＿＿＿＿＿＿＿＿＿＿さんについてわたしが好きなことは，＿＿＿＿＿＿＿＿＿＿

＿＿

＿＿＿＿＿＿＿＿＿＿＿＿＿＿＿＿＿＿＿＿＿＿＿＿＿＿＿＿＿＿＿＿＿＿＿＿です。

＿＿＿＿＿＿＿＿＿＿＿＿＿さんについてわたしが好きなことは，＿＿＿＿＿＿＿＿＿＿

＿＿

＿＿＿＿＿＿＿＿＿＿＿＿＿＿＿＿＿＿＿＿＿＿＿＿＿＿＿＿＿＿＿＿＿＿＿＿です。

＿＿＿＿＿＿＿＿＿＿＿＿＿さんについてわたしが好きなことは，＿＿＿＿＿＿＿＿＿＿

＿＿

＿＿＿＿＿＿＿＿＿＿＿＿＿＿＿＿＿＿＿＿＿＿＿＿＿＿＿＿＿＿＿＿＿＿＿＿です。

＿＿＿＿＿＿＿＿＿＿＿＿＿さんについてわたしが好きなことは，＿＿＿＿＿＿＿＿＿＿

＿＿

＿＿＿＿＿＿＿＿＿＿＿＿＿＿＿＿＿＿＿＿＿＿＿＿＿＿＿＿＿＿＿＿＿＿＿＿です。

＿＿＿＿＿＿＿＿＿＿＿＿＿さんについてわたしが好きなことは，＿＿＿＿＿＿＿＿＿＿

＿＿

＿＿＿＿＿＿＿＿＿＿＿＿＿＿＿＿＿＿＿＿＿＿＿＿＿＿＿＿＿＿＿＿＿＿＿＿です。

＿＿＿＿＿＿＿＿＿＿＿＿＿さんについてわたしが好きなことは，＿＿＿＿＿＿＿＿＿＿

＿＿

＿＿＿＿＿＿＿＿＿＿＿＿＿＿＿＿＿＿＿＿＿＿＿＿＿＿＿＿＿＿＿＿＿＿＿＿です。

自分のよいところをみつけよう

名前：＿＿＿＿＿＿＿＿＿＿＿＿＿＿＿＿＿＿＿＿＿＿＿日付：＿＿＿＿＿＿＿＿＿＿

わたしが学校でとてもうまくやれることは，＿＿＿＿＿＿＿＿＿＿＿＿＿＿＿＿＿
＿＿＿＿＿＿＿＿＿＿＿＿＿＿＿＿＿＿＿＿＿＿＿＿＿＿＿＿＿＿＿＿＿＿＿＿＿
＿＿＿＿＿＿＿＿＿＿＿＿＿＿＿＿＿＿＿＿＿＿＿＿＿＿＿＿＿＿＿＿＿＿＿＿＿
＿＿＿＿＿＿＿＿＿＿＿＿＿＿＿＿＿＿＿＿＿＿＿＿＿＿＿＿＿＿＿＿＿＿です。

わたしが自由な時間がある時に，遊びでとてもうまくやれることは，＿＿＿＿＿
＿＿＿＿＿＿＿＿＿＿＿＿＿＿＿＿＿＿＿＿＿＿＿＿＿＿＿＿＿＿＿＿＿＿＿＿＿
＿＿＿＿＿＿＿＿＿＿＿＿＿＿＿＿＿＿＿＿＿＿＿＿＿＿＿＿＿＿＿＿＿＿＿＿＿
＿＿＿＿＿＿＿＿＿＿＿＿＿＿＿＿＿＿＿＿＿＿＿＿＿＿＿＿＿＿＿＿＿＿です。

わたしは他の子にとてもよい友だちだと思ってもらえるのは，＿＿＿＿＿＿＿＿
＿＿＿＿＿＿＿＿＿＿＿＿＿＿＿＿＿＿＿＿＿＿＿＿＿＿＿＿＿＿＿＿＿＿＿＿＿
＿＿＿＿＿＿＿＿＿＿＿＿＿＿＿＿＿＿＿＿＿＿＿＿＿＿＿＿＿＿＿＿＿＿＿＿＿
＿＿＿＿＿＿＿＿＿＿＿＿＿＿＿＿＿＿＿＿＿＿＿＿＿＿＿＿をするからです。

わたしが自分についてとても好きなことの一つは，＿＿＿＿＿＿＿＿＿＿＿＿＿
＿＿＿＿＿＿＿＿＿＿＿＿＿＿＿＿＿＿＿＿＿＿＿＿＿＿＿＿＿＿＿＿＿＿＿＿＿
＿＿＿＿＿＿＿＿＿＿＿＿＿＿＿＿＿＿＿＿＿＿＿＿＿＿＿＿＿＿＿＿＿＿＿＿＿
＿＿＿＿＿＿＿＿＿＿＿＿＿＿＿＿＿＿＿＿＿＿＿＿＿＿＿＿＿＿＿＿＿＿です。

わたしに影響を与えたもの

名前：_____ 日付：_____

取り組み方：わたしたちはみんな，さまざまなものから影響を受けています。下にはあなたがどんな人であるかについて，影響したかもしれないことの例をいくつか挙げてみました。あなたが，最も影響を受けたと感じるものについて，6つ書いてみましょう。そして，それぞれに異なる色を選んで，リストに書き入れましょう（例えば，「家族」は「赤色」，「仲間」は「紫色」といったように）。それらの色を使って，作品を作ったり（カラフルな粘土を使って），アートプロジェクトとして（絵具で絵を描いたり，デッサンしたり，貼り絵をしたりなど），自分に影響を与えたことを表現しましょう。

考えられる影響：
- 家族
- 近所に住む人
- 仲間
- 宗教
- 文化的背景
- あこがれの人
- 音楽
- メディア
- 学校
- 人生経験
- その他？

自分に影響を与えたトップ6：　　　　　**色：**

1.　　　　　　　　　　　　　　　　　　　1.

2.　　　　　　　　　　　　　　　　　　　2.

3.　　　　　　　　　　　　　　　　　　　3.

4.　　　　　　　　　　　　　　　　　　　4.

5.　　　　　　　　　　　　　　　　　　　5.

6.　　　　　　　　　　　　　　　　　　　6.

自分

ポジティブな影響

ネガティブな影響

四角の中に、何があなたに影響を与えた人の名前を書き入れます。

四角の横の線の上に、その人が「自分」に与えた影響の内容について書き入れます。

例えば、左側の四角の中に「おばあちゃん」と書き入れ、横に「思いやり」と書く人がいるかもしれません。それは、その人にとって、おばあちゃんがお世話をしてくれたことが、よい影響を与えてくれたからです。また他の例として、例えば右側の四角に「いとこ」と書いて「不信感」と隣の四角に書き入れる場合もあるでしょう。それは、いとこは信頼できない人、といつも感じていたからです。

自分の盾

取り組み方：わたしたちには，さまざまに異なる性質があります。例えば，いろいろな性格，かかわる人によってふるまい方が異なること，自分の内に秘めていること，外に見せている顔などです。下の盾の絵を使って，自分自身のオリジナルの盾を作りましょう。本書のそれぞれの章のテーマに沿って，自分自身の異なる部分を象徴する絵を描いたり，キーワードを書き入れたりしましょう。

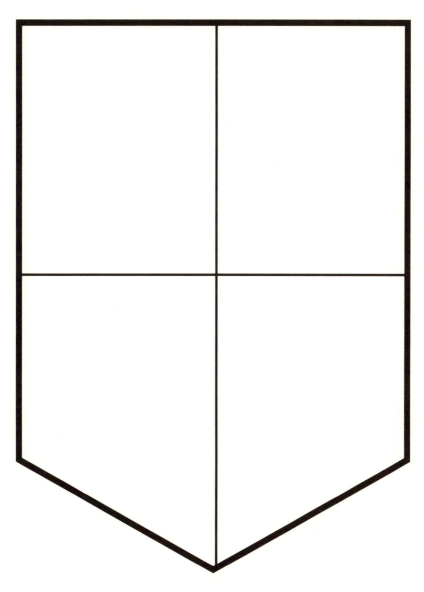

自分の盾

取り組み方：わたしたちには，さまざまに異なる性質があります。例えば，いろいろな性格，かかわる人によってふるまい方が異なること，自分の内に秘めていること，外に見せている顔などです。下の盾の絵を使って，自分自身のオリジナルの盾を作りましょう。本書のそれぞれの章のテーマに沿って，自分自身の異なる部分を象徴する絵を描いたり，キーワードを書き入れたりしましょう。

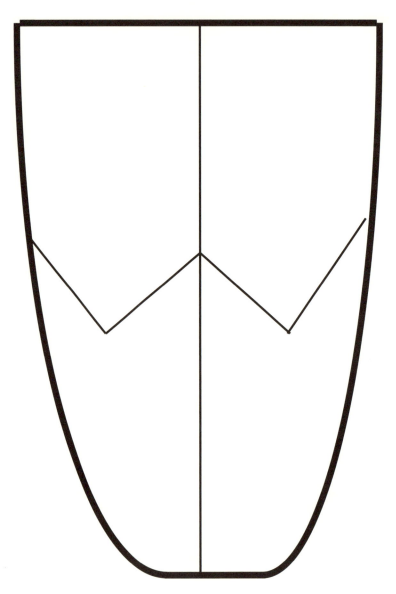

資料 E
施設向けのハンドアウトと
ワークシート

施設職員のセルフケアプラン   357
- この簡単なワークシートは，職員がその場で，そして長期的に使えるセルフケアの具体的プランを身につけるのに役立ちます。

気持ちの道具箱のガイドライン   358
- ここでは「気持ちの道具箱」を使い，施設での調整を目的とした介入のガイドラインの例を述べています。このガイドラインでは子どもが調整の道具を試しに使ってみるのを促す方法の枠組みが示されているとともに，職員と子どもが共通のことば（例：「エネルギー」）を使う手助けにもなります。また，この枠組みは，スタッフが子どもと個別で調整戦略に取り組む時にも役立ちます。

クールダウンする   359
- このワークシートは，小さな行動上の問題で「クールダウン」や「タイムアウト」になった時に，職員と一緒にふりかえりを行うのに使います。子どもが再びうまく集団に戻れるように，感情，エネルギー，コントロールのレベル，そして特別な対処戦略についての認識を促します。

ふりかえりシート   361
- 「クールダウンする」のワークシートと同様，子どもが特別なペナルティや行動制限を受けた時に，職員と一緒に振り返りを行うのに使います。子どもが再びうまく集団に戻れるように，トリガーにつながる行動，感情，エネルギー，コントロールのレベル，そして特別な対処戦略についての認識を促します。

子どもの調整箱   364
- この一連のワークシートは行動上のペナルティや制限を受けた子どもが，感情や行動のコントロールを取り戻した後で，職員と一緒に使うものです。子どもがトリガーとなる行動，身体の手がかり，エネルギーや覚醒のレベル，感情の手がかり，考えの手がかりを見きわめ，今後の対処法をあらかじめ考えたり，リソースとなる人に自分の気持ちを伝えたりするための手助けとなります。

  わたしのエネルギー，感情，行動，考えのつながりを理解する   364
  ペナルティ／タイムアウトを受ける直前に起こっていたこと   365
  身体の警報システム   366
  間違い警報が鳴るのはどんな時？   367
  自分のエネルギーと身体の手がかりに気づく   368

自分の感情の手がかりに気づく　369
自分の行動の手がかりに気づく　370
自分の思考の手がかりに気づく　371
わたしがトリガーにさらされた時　372
調整箱の復習　375

施設職員のセルフケアプラン

名前＿＿＿＿＿＿＿＿＿＿＿＿＿＿＿＿＿＿＿　日付＿＿＿＿＿＿＿＿＿＿＿＿＿＿＿＿＿

　子どもの難しい行動に対処する時に実践する**その場で使える戦略**を2つ書きましょう（例：10まで数える，深呼吸を3回行う，いろはカルタを復唱する）。

1. ＿＿＿＿＿＿＿＿＿＿＿＿＿＿＿＿＿＿＿＿＿＿＿＿＿＿＿＿＿＿＿＿＿＿＿＿＿＿＿
＿＿＿＿＿＿＿＿＿＿＿＿＿＿＿＿＿＿＿＿＿＿＿＿＿＿＿＿＿＿＿＿＿＿＿＿＿＿＿

2. ＿＿＿＿＿＿＿＿＿＿＿＿＿＿＿＿＿＿＿＿＿＿＿＿＿＿＿＿＿＿＿＿＿＿＿＿＿＿＿
＿＿＿＿＿＿＿＿＿＿＿＿＿＿＿＿＿＿＿＿＿＿＿＿＿＿＿＿＿＿＿＿＿＿＿＿＿＿＿

　職場を離れて実践する**長期的な戦略**を2つ書きましょう（例：友人との集まりを持つ，楽しい活動を行う）。

1. ＿＿＿＿＿＿＿＿＿＿＿＿＿＿＿＿＿＿＿＿＿＿＿＿＿＿＿＿＿＿＿＿＿＿＿＿＿＿＿
＿＿＿＿＿＿＿＿＿＿＿＿＿＿＿＿＿＿＿＿＿＿＿＿＿＿＿＿＿＿＿＿＿＿＿＿＿＿＿

2. ＿＿＿＿＿＿＿＿＿＿＿＿＿＿＿＿＿＿＿＿＿＿＿＿＿＿＿＿＿＿＿＿＿＿＿＿＿＿＿
＿＿＿＿＿＿＿＿＿＿＿＿＿＿＿＿＿＿＿＿＿＿＿＿＿＿＿＿＿＿＿＿＿＿＿＿＿＿＿

＿＿＿＿＿＿＿＿＿＿＿＿＿＿＿＿＿＿＿＿　　＿＿＿＿＿＿＿＿＿＿＿＿＿＿＿＿＿＿＿＿
署名（職員）／見直した日付　　　　　　　署名（スーパーバイザー）／日付

気持ちの道具箱のガイドライン

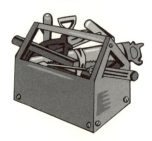

1．子どもは箱の中の道具を使う時は，いつでも助言を受けられるようにしましょう。

2．道具を選ぶ前に職員は「**すぐできるエネルギーチェックイン**」を用いた介入を行いましょう。
「あなたのエネルギーは今どのくらい？　高い？　中くらい？　低い？」

3．職員はエネルギーを変化させる話し合いに，子どもを導きましょう。
「あなたの今のエネルギーレベルを変えるのに，低くしたい？　高くしたい？」

4．職員は子どもが試してみる道具について選択肢と助言を与え，そのエクササイズを**実験**として位置づけましょう。

5．職員は選択した活動を，子どもと一緒に特定の時間に行うようにしましょう。

6．それぞれの活動を行うのに，職員は**エネルギーチェックインを繰り返しましょう。**

7．子どもと職員が「道具を使う時間」を終えることにしたら，子どもは**かかわっている職員に「気持ちの道具」を直接返却**しましょう。

注意：このプロセスは散歩やバスケットボールや造形など活動がもとになる戦略と併用して使うこともできます。

クールダウンする

子どもの名前_____　　　日付_____

手続き：このシートは子どもが失礼な態度をとったり，指示に従わなかったりなど小さな問題行動のためにクールダウンが必要となってグループから離れる際に，職員と子どもが話し合い，職員が記入するものです。

わたしは以下の理由でクールダウンをとることになったことを理解しています。
_____
_____

わたしはクールダウンをとるように言われた時，次のように感じていたと思います。
うれしい・悲しい・怒り・心配　その他　　　　（当てはまるものにすべて丸をつけます）

　　うれしい　　　かなしい　　　イライラ　　　心配

　わたしがグループから離れてクールダウンするのは，自分の気持ち／行動を十分にコントロールできなかったからです。わたしは以下のことをチェックすることで，今現在，自分がコントロールできているかがわかります。
（これらの質問を手がかりにして，現在の子どもの経験を評価するのを手伝いましょう）。

_____わたしのエネルギーレベルは？　　　低い　　中くらい　　高い

_____わたしの身体の感じは？　呼吸（速い・遅い），心拍（速い・遅い），筋肉（ゆでる前のスパゲッティのように硬い・ゆでた後のように柔らかい）_____

_____わたしが今考えていることは？_____

_____わたしが今感じていることは？_____

_____今のわたしのトリガーは？_____

　わたしの自己コントロールは1から5のスケールでは：

1	2	3	4	5
まったくコントロールできていない	あまりコントロールできていない	はっきりしない	まあまあコントロールできている	うまくコントロールできている

（コントロールできていない時とできている時の例：オーバーヒートして爆発しそうなエンジンとスムーズに走っているエンジン。脱線した列車と乗客を乗せて最適なスピードで走っている列車）

職員はわたしが以下のことができる時は自己コントロールできている状態だとわかります。

_____職員の許可が出るまで指定されたクールダウンの場所にとどまる。

_____安全で相手を尊重した態度で職員と話をする。

_____友達ではなく，自分自身に注目する。

_____職員の話に耳を傾ける。

_____職員の指示に従う。

_____今すぐに自分が選んだ「感覚スキル」を実行する（**少なくとも1分間実施し，どのスキルを使ったかをメモする**）。

_____準備が整ったとわたしと職員の合意が得られた時に日課に戻る。

_____その他_____

どうやってわたしは集団の日課に合流する準備が整ったことを職員に表したらよいでしょう？
_____
_____
_____

わたしが落ち着いていられるように，職員に次のように助けてもらいたいです（子どもがここに記入するよう励ましてみましょう。子どもの様子を見て重要だと思ったことを記録しましょう。チェックイン，リマインダー，静かな時間でのゲームなどを考えます）。
_____
_____
_____

集団に戻った時，わたしは落ち着いていられるよう次のことをします。
_____
_____
_____

スーパーバイザーや治療者と，この話し合いでの子どもの反応をふりかえりましょう。そして修復のための取り組みや安全のための取り決め，または，あらかじめ注意しておくべき事柄について決定しておきましょう。

_____
職員名／日時

ふりかえりシート

子どもの名前＿＿＿＿＿＿＿＿＿＿＿＿＿＿＿＿＿＿＿＿＿＿＿＿＿＿＿＿＿＿＿

「わたしが自分をコントロールできていて，再び集団に戻る準備が整っていることは
どうしたらわかるでしょう？」

手続き：このシートはペナルティやタイムアウトが実行された時，職員と子どもが話しあい，職員が記入するものです。集団から離れている状態で記入しなければなりません。

わたしは次の理由でペナルティ／タイムアウトを受けることになったと理解しています。
＿＿＿＿＿＿＿＿＿＿＿＿＿＿＿＿＿＿＿＿＿＿＿＿＿＿＿＿＿＿＿＿＿＿＿＿＿＿＿
＿＿＿＿＿＿＿＿＿＿＿＿＿＿＿＿＿＿＿＿＿＿＿＿＿＿＿＿＿＿＿＿＿＿＿＿＿＿＿
＿＿＿＿＿＿＿＿＿＿＿＿＿＿＿＿＿＿＿＿＿＿＿＿＿＿＿＿＿＿＿＿＿＿＿＿＿＿＿

これはわたしがペナルティを受ける前に起こったことです（当てはまるものすべてにチェックする）。
＿＿＿＿＿誰かがわたしに何かを言った。
＿＿＿＿＿自分が望まないことをするように言われた。
＿＿＿＿＿怖いことが起こった。
＿＿＿＿＿自分がやりたいことができなかった。
＿＿＿＿＿嫌な知らせを聞いた。
＿＿＿＿＿嫌な感じがした。
＿＿＿＿＿**考えるのが好きな**ことが頭に浮かんでいた。
＿＿＿＿＿身体が不快な感じだった。
＿＿＿＿＿**考えたくない**ことが頭に浮かんでいた。
＿＿＿＿＿嫌な記憶があった。
＿＿＿＿＿安全ではない感じがした（なぜなら）＿＿＿＿＿＿＿＿＿＿＿＿＿＿＿＿＿
＿＿＿＿＿その他＿＿＿＿＿＿＿＿＿＿＿＿＿＿＿＿＿＿＿＿＿＿＿＿＿＿＿＿＿＿

わたしはペナルティを受けた時，次のように感じていたと思います：うれしい　悲しい　怒り　心配　その他＿＿＿＿＿＿＿＿＿＿＿＿＿＿＿＿＿＿＿＿＿＿＿＿＿（当てはまるものすべてに丸をつける）

わたしはわたしの感情／行動を十分に自己コントロールできなかったのでペナルティを受けました。わたしは次のことをチェックして，今現在自分がどのくらい自己コントロールできているかを知ることができます。
（これらの質問を手がかりにして，現在の子どもの体験を評価するのを手伝いましょう。必ずしもすべての質問に答える必要はありませんが，より多くの情報を得ることによってプログラムや集団に再び戻れる準備が整っているかが評価しやすくなります）

_____わたしのエネルギーレベルは？　　低い　　中くらい　　高い
_____わたしの身体の感じは？　呼吸（速い・遅い），心拍（速い・遅い），筋肉（ゆでる前のスパゲッティのように硬い・ゆでた後のように柔らかい）
　　　_____
_____わたしが今考えていることは？_____
_____わたしが今感じていることは？_____
_____今のわたしのトリガーは？_____

わたしの自己コントロールは1から5のスケールでは：

1	2	3	4	5
まったくコントロールできていない	あまりコントロールできていない	はっきりしない	まあまあコントロールできている	うまくコントロールできている

コントロールできていない時とできている時の例：オーバーヒートして爆発しそうなエンジンとスムーズに走っているエンジン。脱線した列車と乗客を乗せて最適なスピードで走っている列車。

職員は次のことができる時，わたしが自己コントロールできている状態だとわかります。
_____職員の許可が出るまで指定されたクールダウンの場所にとどまる。
_____安全で相手を尊重した態度で職員と話をする。
_____友達ではなく，自分自身に注目する。
_____職員の話に耳を傾ける。
_____職員の指示に従う。
_____ペナルティを受け入れる（それが適切であれば）。
_____安全計画に従うことを同意する（自分に必要，もしくは，すでに持っていれば）。
_____今すぐに自分が選んだ「感覚スキル」を実行する（少なくとも1分間実施し，どのスキルを使ったかをメモする）。
_____準備が整ったとわたしと職員の合意が得られた時に日課に戻る。
_____その他

どうやってわたしは集団の日課に合流する準備が整ったことを職員に表したらよいでしょう？
_____
_____
_____

　わたしが落ち着いていられるように，職員に次のように助けてもらいたいです（子どもがここに記入するよう励ましてみましょう。子どもの様子を見て重要だと思ったことを記録しましょう。チェックイン，リマインダー，静かな時間でのゲームなどを考えます）：
_____
_____
_____

　集団に戻った時，わたしは落ち着いていられるよう次のことをします。
_____
_____
_____

　スーパーバイザーや治療者とこの話し合いでの子どもの反応をふりかえりましょう。そして修復のための取り組みや安全のための取り決め，または，あらかじめ注意しておくべき事柄について決定しておきましょう。

_____
職員名／日時

子どもの調整箱
子どもの調整箱を完成することで「気持ちの探偵」になります

わたしのエネルギー，感情，行動，考えのつながりを理解する

子どもの名前＿＿＿＿＿＿＿＿＿＿＿＿＿＿＿＿＿＿＿＿＿＿＿

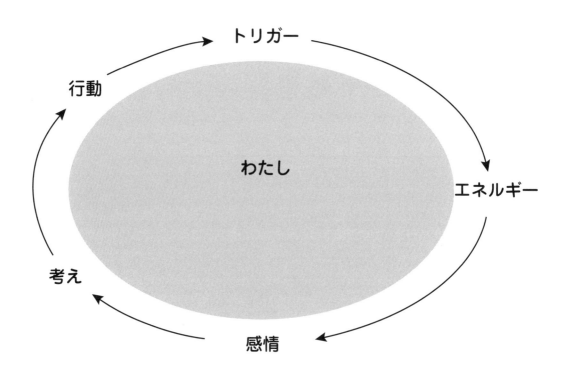

ペナルティ／タイムアウトを受ける直前に起こっていたこと

あなたがペナルティを受ける直前に起こっていたことすべてにチェックを入れましょう。

＿＿＿＿＿誰かがわたしに何かを言った。
＿＿＿＿＿自分が望まないことをするように言われた。
＿＿＿＿＿怖いことが起こった。
＿＿＿＿＿自分がやりたいことができなかった。
＿＿＿＿＿嫌な知らせを聞いた。
＿＿＿＿＿嫌な感じがした。
＿＿＿＿＿**考えるのが好きな**ことが頭に浮かんでいた。
＿＿＿＿＿身体が不快な感じだった。
＿＿＿＿＿**考えたくない**ことが頭に浮かんでいた。
＿＿＿＿＿嫌な記憶があった。
＿＿＿＿＿安全ではない感じがした（なぜなら）＿＿＿＿＿＿＿＿＿＿＿＿＿＿＿＿
＿＿＿＿＿その他＿＿＿＿＿＿＿＿＿＿＿＿＿＿＿＿＿＿＿＿＿＿＿＿＿＿＿＿＿＿

身体の警報システム（スタッフが，子どもに教えたり思い出させたりする）

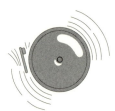
わたしたちみんなには，危険を知らせる警報システムが備わっています。人類が長い間にわたって生き延びてこられた理由の一つは，わたしたちの脳が，危険が来るかもしれないと周りのサインに気づくからです。それにより身体は，その危険が来た時，太刀打ちできるように準備します

間違い警報

- 昔あった嫌なことを思い出させるものを，聞いたり，見たり感じたりした時に，にせの警報が出ることがあります。この思い出させるものはトリガーと呼ばれます。
- 人によって思い出させるものはさまざまです。それは人，場所，匂い，音，感触，味，特定の感情などです。

警報が鳴った時には何が起こっているの？

- 一度警報が鳴ると，わたしたちの脳は身体に行動の準備をさせます。そして身体は危険に対処するための準備として「燃料」を満たします。この「燃料」がわたしたちの身体にエネルギーとして感じられます。
- この燃料は，闘うか逃げるか，フリーズするかのエネルギーを与えます。もし身体がこのエネルギーで満たされていると，何かしなければ収まらなくなります。
  - ◆ だから，突然すごく怒ったり，誰かと口論したり喧嘩したくなる子がいるのです。またある子どもたちは，落ち着かないそわそわした感じになります。
  - ◆ 陰に隠れたり，できるだけ遠くに行ってしまいたくなる子もいますが，自分でも何でそうしたいかがわかりません。
  - ◆ 別の子どもたちは，誰かにスイッチを切られたように突然シャットダウンしてしまいます。
- これらすべては，身体が「危険だ！」と思ったものになんとか対処しようとしているやり方なのです。

間違い警報が鳴るのはどんな時？

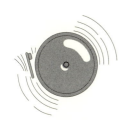
　次のことを考え，スタッフに書いてもらいましょう。ペナルティやタイムアウトになる前にあったこと，このプログラムにやってくる前に起きたことで，何か悪いこと，悲しいこと，怖かったことを思い出させるものについて何でも書き出してもらいます。思い起こすどんなものがあなたに危険を感じさせるか，そしてそのようなものがある時，あなたの身体はどう反応するかについて知ることは重要です。

間違い警報またはトリガー　　　　　　　**思い起こすもの**
1．怒鳴り声や，大声を聞いた時　　　　　　ひどく怒鳴られた時のこと

　このことを考えると今，わたしは次のように感じます

　　うれしい　　　かなしい　　　イライラ　　　心配

2．無視されて一人ぼっちだと感じる時　　　幼い時に十分に注目されなかった
　　　　　　　　　　　　　　　　　　　　時のこと

　このことを考えると今，わたしは次のように感じます

　　うれしい　　　かなしい　　　イライラ　　　心配

スタッフが覚えておくこと：子どもたちのトリガーについて知った時，聞いたことを当然のことであると認め，詳しいことはセラピストに伝えておきましょう。次のように子どもに伝えます。
「あなたは本当に大変なことを乗り越えてきたのだから，＿＿＿＿＿が起きた時に，あなたが，＿＿＿＿＿と感じて＿＿＿＿＿と反応をしたのは理解できるよ。今あなたの過去について多くは話し合えないけど，もしあなたがよければ，今日ここでの話をあなたのセラピストに伝えますね。そうすれば，あなたはセラピストとこれについて話し合えます」。

自分のエネルギーと身体の手がかりに気づく

わたしの警報が鳴った時，わたしのエネルギーは……（丸を付けてください）
  高い   中くらい   低い

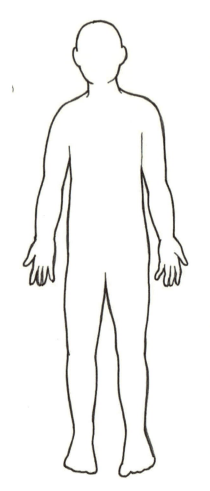

身体が次のような手がかりを示したので，わたしのエネルギーは＿＿＿＿＿であるとわかります。

呼吸
  速い 普通 遅い

心拍
  速い 普通 遅い

筋肉
＿＿＿ゆでる前のスパゲッティみたいに硬い
＿＿＿ゆでた後のスパゲッティみたいにやわらかい

身体の温度
  熱い 温かい 冷たい

他の身体の手がかり＿＿＿＿＿＿＿＿＿＿

自分の感情の手がかりに気づく

警報が鳴って，トリガーにさらされた時，わたしは次のように感じます（当てはまるものすべてに丸をつけてください）

　悲しい　　　怖い／心配　　　怒り／イライラ

　うれしい　　　混乱した　　　がっかりした　　その他（具体的に描く）

わたしは＿＿＿＿＿＿＿＿＿＿＿＿＿＿＿＿と感じているとわかります。なぜなら，次のようだからです。

わたしの行動は＿＿＿＿＿＿＿＿＿＿＿＿＿＿＿＿＿＿＿＿＿＿＿＿＿＿＿＿＿＿

わたしのエネルギーは＿＿＿＿＿＿＿＿＿＿＿＿＿＿＿＿＿＿＿＿＿＿＿＿＿＿＿

わたしの考えは＿＿＿＿＿＿＿＿＿＿＿＿＿＿＿＿＿＿＿＿＿＿＿＿＿＿＿＿＿＿

わたしの身体の感じは＿＿＿＿＿＿＿＿＿＿＿＿＿＿＿＿＿＿＿＿＿＿＿＿＿＿＿

他の手がかりは＿＿＿＿＿＿＿＿＿＿＿＿＿＿＿＿＿＿＿＿＿＿＿＿＿＿＿＿＿＿

自分の行動の手がかりに気づく

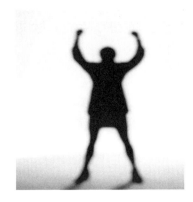

　これらはわたしがトリガーにさらされた時，もしくはとても混乱したことを表す行動です（当てはまるものすべてに丸をつけてください）。

- 職員に「話したい」と頼む。
- 胃痛や頭痛などのために「保健室に行きたい」と頼む。
- 職員の指示に従わない。
- 一人になりたくて自分の部屋に行く。
- 職員に対してわめく。
- 他の子どもに対してわめく。
- 物を壊そうとする。
- 自分を傷つけようとする。
- 誰か他の人を傷つけようとする。

　上記以外でわたしがトリガーにさらされた時，もしくはとても混乱したことを表す「手がかりとなる行動」（職員がリストアップする）

1. _____
2. _____

自分の思考の手がかりに気づく

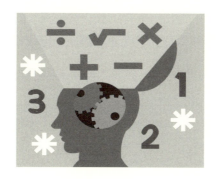

　これらはわたしがトリガーにさらされた，もしくはとても混乱したことを表す考えです（当てはまるものすべてに丸をつけてください）。
- 「職員は意地悪だ，またはわたしをやっつけようとしている」と考える。
- 「他の子どもは意地悪だ，またはわたしをやっつけようとしている」と考える。
- 「自分は悪い，または，馬鹿だ」というように自分についてネガティブなことを考える。
- 「誰も自分のことを気にかけてくれない」と考える。
- 「物事は決してうまくいかない」と考える。
- 自分を傷つけようと考える。
- 他人を傷つけようと考える。
- 逃げ出したいと考える。

　上記以外にわたしがトリガーにさらされた時，もしくはとても混乱したことを表す「手がかりとなる考え」（職員がリストアップする）。

1. _____
2. _____

わたしがトリガーにさらされた時，もしくはとても混乱した時にどんなツールを使えば落ち着いて必要とすることを手に入れられるだろう？

1. 今度トリガーにさらされたり，とても混乱した時のわたしの目標は，_____
   _____
   _____
   です。ペナルティを招くような自分自身や他の人を傷つける行動を取る代わりに目指します。

2. 次に_____が起きた時，何か他のことをする前に「心地よいゾーン」に入れるようにします。
   _____が起きた時，わたしのエネルギーが高い／低い時には，下のリストから選んだことを実行します。_____
   _____
   _____

覚えておこう：あなたには自分が感じていることを変える力があるのです。あなたのエネルギーが**高い**，もしくは**やや高く**，不快で，強い感情がある時は，次の**ツール**のいずれか一つから始め，次いで**低いエネルギー**リストのいずれか一つを試してみましょう。

高いエネルギーリスト：
- 職員に許可を得てから，建物の周りを歩き回る。
- バランスボードを使う。
- 誰かとキャッチボールをする。
- 自分一人でキャッチボールする。
- 適当な場所で走る。
- 10回ジャンピングジャックスをする。
- 10回腕立て伏せをする（職員にはもっとたくさんやってもらいましょう！）。
- ダンスをする。
- 歌を歌う。
- できるだけ強くストレスボールを握る。
- 重りのついたボールを持つ。
- ボディサック（寝袋状で鎮静化させるための道具）に入る。
- または……他の**自分の身体を動かす**方法を考える。

あなたのエネルギーが**低い**，もしくは**やや低く**，不快で，心と体を目覚めさせる必要がある場合は，下記の**ツール**の中から一つ選び，その後で，**高いエネルギー**リストのツールを試してみましょう。

低いエネルギーリスト：
- 静かな音楽を聴く。
- 本を読む。
- 座って，すぐにできるカードゲームを行う。
- シャボン玉を吹く，または，ただゆっくり**呼吸**をする。
- 絵を描く。
- 詩を書く，または日記をつける。
- 孔雀の羽根のバランスを取る（注：手のひらの上に載せてバランスを取る）。
- ぬいぐるみを押しつぶす。
- 「感覚ベルト」をつける（訳注：重りの入ったベルトで腰に巻いて体を活性化させるのに使う）。
- 重りの入ったひざかけを使う。
- クッシュボール（訳注：ゴム製の細糸でできたボール）または他の感覚ツールで遊ぶ。
- ルービックキューブやパズルをする。
- 誰かと話す，または，**身体を目覚めさせる**他の方法を考える。

3. わたしがトリガーにさらされた時，もしくは混乱した時に，職員に次のことをしてもらうと役立ちます。_____
_____
_____

4. わたしが落ち着いている時は，自分が混乱していると誰かに話します。そして次のリソース（対象）の一人または複数の人と話したいと伝えます。

安全なリソース： あなたが心地よく話せる人の中から上位3人を選びましょう。
 1.
 2.
 3.

あなたのリソースを使う：

a．タイミングを図りましょう：職員に助けを求めるのに最適な時はいつでしょう？
 ◆ 他の子どもの調子が悪い時。

◆職員が他の子どもと話をしている時。
　　◆職員が他の職員と話している時。
　　◆職員が「話をしようか？」と聞いてくれた時。
　　◆職員が忙しくしていない時。
　　◆その他_____
 b．わたしが必要としているものを得る時に使うスキル：
　　◆わたしは_____の声のトーンで話します
　　◆わたしが話す時に使う言葉は，
　　_____
　　_____
　　_____

　　◆わたしが示す行動は，_____
　　_____
　　_____
　　_____
　　_____
　　_____

わたしが自分の目標が達成されたと思うのは次の時です。
_____
_____
_____
_____

わたしは自分の目標が達成されると思います。なぜなら，（あなた自身のポジティブな点二つを挙げましょう）
 1．_____
 2．_____

調整箱の復習

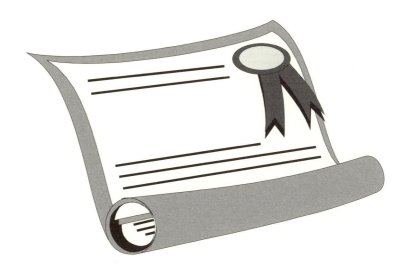

　わたしは_____さんと＿＿年＿＿月＿＿日に「**子どもの調整箱**」を復習しました。

_____　　_____
（子どもの署名）　　　　　　　（養育者の署名と日付）

追加の参考資料

　トラウマ臨床の領域で重要な貢献をし，私たち自身の考え方や臨床実践に影響を与えてくれた，優れた著者，研究者，臨床家は本当に，本当にたくさんいらっしゃいます。文献は多すぎて包括的な参考資料のリストをお示しできないのですが，その中でも私たちに最も影響を与えた文献のいくつかを下に挙げてみました。本書の中で特に引用したものもありますが，他は，直接は引用していないものの，トラウマを経験した子どもたちの治療に向けての私たちの考えやアプローチに大きく影響しているものです。以下の著者の大部分の方たちを，私たちが同僚や教師として受け止めていることは，たいへん幸運なことです。また，まだ直接一緒に仕事ができていない方たちには，その知識を伝えていただいていることに感謝しています。読者の皆様には，これらの参考資料を紐解くことを強くお勧めいたします。

Bloom, S. (1997). *Creating sanctuary: Toward the evolution of sane societies.* New York: Routledge.
Briere, J., & Lanktree, C. (2008). *Integrative treatment of complex trauma for adolescents (ITCT-A): A guide for the treatment of multiply traumatized youth.* Long Beach, CA: MCAVIC-USC, National Child Traumatic Stress Network.
Briere, J., & Scott, C. (2006). *Principles of trauma therapy: A guide to symptoms, evaluation, and treatment.* Thousand Oaks, CA: Sage.
Brom, D., Pat-Horenczyk, R., & Ford, J. (2009). *Treating traumatized children: Risk, resilience and recovery.* New York: Routledge.
Courtois, C. A., & Ford, J. D. (Eds.). (2009). *Treating complex traumatic stress disorders: An evidence-based guide.* New York: Guilford Press.
Damasio, A. (1999). *The feeling of what happens.* San Diego: Harcourt. ダマシオ A，田中三彦訳（2003）無意識の脳　自己意識の脳．講談社．
DeRosa, R., Habib, M., Pelcovitz, D., Rathus, J., Sonnenklar, J., Ford, J., et al. (2006). *Structured psychotherapy for adolescents responding to chronic stress.* Unpublished manual.
Ford, J. D., & Russo, E. (2006). Trauma-focused, present-centered, emotional self-regulation approach to integrated treatment for posttraumatic stress and addiction: Trauma Adaptive Recovery Group Education and Therapy (TARGET). *American Journal of Psychotherapy, 60,* 335-355.
Gil, E. (1991). *The healing power of play: Working with abused children.* New York: Guilford Press.
Herman, J.L. (1992). *Trauma and recovery.* New York: Basic Books. ハーマン J. D.，中井久夫訳（1999）心的外傷と回復＜増補版＞．みすず書房．
Hughes, D. (2006) *Building the bonds of attachment: Awakening love in deeply troubled children.* Lanham MD: Jason Aronson.
Hughes, D. (2007). *Attachment-focused family therapy.* New York: Norton.
James, B. (1989). *Treating traumatized children.* New York: Free Press.

James, B. (1994). *Handbook for treatment of attachment-trauma problems in children.* New York: Free Press.

Kagan, R. (2007a). *Real life heroes: A life storybook for children* (2nd ed.). Binghamton, NY: Haworth Press.

Kagan, R. (2007b). *Real life heroes: Practitioner's manual.* Binghamton, NY: Haworth Press.

Lieberman, A.F., & Van Horn, P. (2008). *Psychotherapy with infants and young children: Repairing the effects of stress and trauma on early attachment.* New York: Guilford Press. リーバーマン A. F. 他，青木紀久代他訳（2014）子ども - 親心理療法——トラウマを受けた早期愛着関係の修復．福村出版．

Monahon, C. (1993). *Children and trauma: A guide for parents and professionals.* San Francisco: Jossey-Bass.

Perry, B., & Szalavitz, M. (2007). *The boy who was raised as a dog, and other stories from a child psychiatrist's notebook: What traumatized children can teach us about loss, love, and healing.* New York: Basic Books. ペリー B. P. 他，仁木めぐみ訳（2010）犬として育てられた少年．子どもの脳とトラウマ．紀伊國屋書店．

Putnam, F.W. (1997). *Dissociation in children and adolescents: A developmental perspective.* New York: Guilford Press. パトナム F. W.，中井久夫訳（2001）解離——若年期における病理と治療．みすず書房．

Saxe, G. N., Ellis, B.H., & Kaplow, J.B. (2007). *Collaborative treatment of traumatized children and teens: The Trauma Systems Therapy approach.* New York: Guilford Press.

Schore, A. (1994). *Affect regulation and the origin of the self: The neurobiology of emotional development.* Hillsdale, NJ: Erlbaum.

Sunderland, M. (2006). *The science of parenting: Practical guidelines on sleep, crying, play, and building emotional well-being for life.* New York: Dorling Kindersley.

Terr, L. (1990). *Too scared to cry: Psychic trauma in childhood.* New York: Harper Collins. テア L.，西澤哲訳（2009）恐怖に凍てつく叫び——トラウマが子どもに与える影響．金剛出版．

van der Kolk, B. (1987). *Psychological trauma.* Washington, DC: American Psychiatric Press. ヴァン・デア・コルク B. A.，飛鳥井望他訳（2004）サイコロジカル・トラウマ．金剛出版．

van der Kolk, B.A., McFarlane, A. C., & Weisaeth, L. (Eds.). (1996). *Traumatic stress: The effects of overwhelming experience on mind, body, and society.* New York: Guilford Press. ヴァン・デア・コルク B. A. 他，西澤哲訳（2001）トラウマティック・ストレス——PTSD およびトラウマ反応の臨床と研究のすべて．誠信書房．

Webb, N.B. (Ed.). (2007). *Play therapy with children in crisis: Individual, group, and family treatment* (3rd ed.). New York: Guilford Press.

参考文献

Abitz, M., Nielsen, R. D., Jones, E. G., Laursen, H., Graem, N., & Pakkenberg, B. (2007). Excess of neurons in the human newborn mediodorsal thalamus compared with that of the adult. *Cerebral Cortex, 17*(11), 2573–2578.

Alink, L., Cicchetti, D., Kim, J., & Rogosch, F. (2009). Mediating and moderating processes in the relation between maltreatment and psychopathology: Mother–child relationship quality and emotion regulation. *Journal of Abnormal Child Psychology, 37*(6), 831–843.

American Psychiatric Association. (2000). *Diagnostic and statistical manual of mental disorders* (4th ed., text rev.). Washington, DC: Author.

Anda, R. F., Croft, J. B., Felitti, V. J., Nordenberg, D., Giles, W. H., Williamson, D. F., et al. (1999).Adverse childhood experiences and smoking during adolescence and adulthood. *Journal of the American Medical Association, 282*(17), 1652–1658.

Anda, R. F., Felitti, V. J., Bremner, J. D., Walker, J. D., Whitfield, C., Perry, B. D., et al. (2006). The enduring effects of abuse and related adverse experiences in childhood: A convergence of evidence from neurobiology and epidemiology. *European Archives of Psychiatry and Clinical Neuroscience, 256*(3), 174–186.

Anthonysamy, A., & Zimmer-Gembeck, M. (2007). Peer status and behaviors of maltreated children and their classmates in the early years of school. *Child Abuse and Neglect, 31*(9), 971–991.

Appleyard, K., Egeland, B., van Dulmen, M., & Sroufe, A. (2005). When more is not better: The role of cumulative risk in child behavior outcomes. *Journal of Child Psychology and Psychiatry, 46*(3), 235–245.

Barnes, J., Noll, J., Putnam, F., & Trickett, P. (2009). Sexual and physical revictimization among victims of severe childhood sexual abuse. *Child Abuse and Neglect, 33*, 412–420.

Beers, S., & De Bellis, M. D. (2002). Neuropsychological function in children with maltreatment-related posttraumatic stress disorder. *American Journal of Psychiatry, 159*, 483–486.

Benoit, D., & Parker, K. (1994). Stability and transmission of attachment across three generations. *Child Development, 65*(5), 1444–1456.

Blaustein, M., & Kinniburgh, K. (2007). Intervening beyond the child: The intertwining nature of attachment and trauma. *British Psychological Society, Briefing Paper 26*, 48–53.

Bolger, K. E., Patterson, C. J., & Kupersmidt, J. B. (1998). Peer relationships and self-esteem among children who have been maltreated. *Child Development, 69*(4), 1171–1197.

Bremner, J. (1999). Does stress damage the brain? *Biological Psychiatry, 45*, 797–805.

Bremner, J. D., Randall, P., Scott, T. M., Capelli, S., Delaney, R., McCarthy, G., et al. (1995). Deficits in short-term memory in adult survivors of childhood abuse. *Psychiatry Research, 59*, 97–107.

Breslau, N. (2001). The epidemiology of posttraumatic stress disorder: What is the extent of the problem? *Journal of Clinical Psychiatry, 62*(17, Suppl.), 16–22.

Brock, K., Pearlman, L. A., & Varra, E. (2006). Child maltreatment, self capacities and trauma symptoms: Psychometric properties of the Inner Experience Questionnaire. *Journal of Emotional Abuse, 6*(1), 103–125.

Campbell-Sills, L., Cohan, S., & Stein, M. (2006). Relationship of resilience to personality, coping, and psychiatric symptoms in young adults. *Behaviour Research and Therapy, 44*, 585–599.

Centers for Disease Control and Prevention. (2005). Adverse childhood experience study: Prevalence of individual adverse childhood experiences. Retrieved July 10, 2008, from *www.cdc.gov/nccdphp/ACE/prevalence.htm*.

Chandy, J. M., Blum, R. W., & Resnick, M. D. (1996). Female adolescents with a history of sexual abuse: Risk outcome and protective factors. *Journal of Interpersonal Violence, 11*(4), 503–518.

Cicchetti, D., & Curtis, W. J. (2007). Multilevel perspectives on pathways to resilient functioning. *Development and Psychopathology, 19*(3), 627–629.

Cicchetti, D., & Rogosch, F. (2009). Adaptive coping under conditions of extreme stress: Multilevel influences on the determinants of resilience in maltreated children. *New Directions in Child and Adolescent Development, 124*, 47–59.

Cicchetti, D., Rogosch, F. A., Lynch, M., & Holt, K. D. (1993). Resilience in maltreated children: Processes leading to adaptive outcome. *Development and Psychopathology, 5*, 629–647.

Cicchetti, D., Rogosch, F. A., & Toth, S. L. (2006). Fostering secure attachment in infants in maltreating families through preventive interventions. *Development and Psychopathology, 18*(3), 623–649.

Cicchetti, D., & Toth, S. (1995). A developmental psychopathology perspective on child abuse and neglect. *Journal of the American Academy of Child and Adolescent Psychiatry, 34*(5), 541–565.

Cicchetti, D., & Toth, S. (2005). Child maltreatment. *Annual Review of Clinical Psychology, 1*(1), 409–438.

Cohen, J. A., & Mannarino, A. P. (2000). Predictors of treatment outcome in sexually abused children. *Child Abuse and Neglect, 24*, 983–994.

Cohen, J. A., Mannarino, A. P., & Deblinger, E. (2006). *Treating trauma and traumatic grief in children and adolescents*. New York: Guilford Press. ジュディス・A・コーエン他，白川美也子他訳（2014）子どものトラウマと悲嘆の治療──トラウマ・フォーカスト認知行動療法マニュアル．金剛出版

Cook, A., Spinazzola, J., Ford, J. D., Lanktree, C., Blaustein, M., Cloitre, M., et al. (2005). Complex trauma in children and adolescents. *Psychiatric Annals, 35*(5), 390–398.

Coster, W., Gersten, M., Beeghly, M., & Cicchetti, D. (1989). Communicative functioning in maltreated toddlers. *Developmental Psychology, 25*(6), 1020–1029.

Crittenden, P. M. (1995). Attachment and psychopathology. In S. Goldberg, R. Muir, & J. Kerr (Eds.), *Attachment theory: Social, developmental, and clinical perspectives* (pp. 367–406). New York: Analytic Press.

Crittenden, P. M., & DiLalla, D. L. (1988). Compulsive compliance: The development of an inhibitory coping strategy in infancy. *Journal of Abnormal Child Psychology, 16*, 585–599.

Cross, T., Bazron, B., Dennis, K., & Isaacs, M. (1989). *Towards a culturally competent system of care* (Vol. I). Washington, DC: Georgetown University Child Development Center, CASSP Technical Assistance Center.

de Bellis, M. D. (2001). Developmental traumatology: The psychobiological development of maltreated children and its implications for research, treatment, and policy. *Development and Psychopathology, 13*, 539–564.

Dexheimer Pharris, M., Resnick, M. D., & Blum, R. W. (1997). Protecting against hopelessness and suicidality in sexually abused American Indian adolescents. *Journal of Adolescent Health, 21*(6), 400–406.

Dinero, R., Conger, R., Shaver, P., Widaman, K., & Larsen-Rife, D. (2008). Influence of family-of-origin and adult romantic partners on adult romantic attachment security. *Journal of Family Psychology, 22*(4), 622–632.

D'Zurilla, T., & Goldfried, M. (1971). Problem solving and behavior modification. *Journal of Abnormal Psychology, 78*, 107–126.

D'Zurilla, T., & Nezu, A. (2007). *Problem-solving therapy: A positive approach to clinical intervention* (3rd ed.). New York: Springer.

Egeland, B., Sroufe, A., & Erickson, M. (1983). The developmental consequences of different patterns of maltreatment. *Child Abuse and Neglect, 7*, 459–469.

Erickson, M. F., Sroufe, L. A., & Egeland, B. (1985). The relationship between quality of attachment and behavior problems in preschool in a high-risk sample. *Monographs of the Society for Research in Child Development, 50*(1–2, Serial No. 209), 147–166.

Felitti, V. J., Anda, R. F., Nordenberg, D. F., Williamson, D. F., Spitz, A. M., Edwards, V., et al. (1998). Relationship of childhood abuse and household dysfunction to many of the leading causes of death in adults: The Adverse Childhood Experiences (ACE) study. *American Journal of Preventative Medicine, 14*(4), 245–258.

Flores, E., Cicchetti, D., & Rogosch, F. (2005). Predictors of resilience in maltreated and nonmaltreated Latino children. *Developmental Psychology, 41*, 338–351.

Ford, J. (2005). Treatment implications of altered affect regulation and information processing following child maltreatment. *Psychiatric Annals, 35*(5), 410–419.

Ford, J., Racusin, R., Daviss, W. B., Ellis, C. G., Thomas, J., Rogers, K., et al. (1999). Trauma exposure among children with oppositional defiant disorder and attention deficit-hyperactivity disorder. *Journal of Consulting and Clinical Psychology, 67*, 786–789.

Ford, J., Stockton, P., Kaltman, S., & Green, B. (2006). Disorders of Extreme Stress (DESNOS) symptoms are associated with type and severity of interpersonal trauma exposure in a sample of healthy young women. *Journal of Interpersonal Violence, 21*(11), 1399–1416.

Fortier, M., DiLillo, D., Messman-Moore, T., Peugh, J., DeNardi, K., & Gaffey, K. (2009). Severity of child sexual abuse and revictimization: The mediating role of coping and trauma symptoms. *Psychology of Women Quarterly, 33*, 308–320.

George, C., & Main, M. (1979). Social interactions of young abused children: Approach, avoidance, and aggression. *Child Development, 50*, 306–318.

Gil, E. (1991). *The healing power of play: Working with abused children*. New York: Guilford Press.

Gil, E. (2006). *Helping abused and traumatized children: Integrating directive and nondirective approaches*. New York: Guilford Press.

Greenwald, R. (1999). *Eye movement desensitization and reprocessing (EMDR) in child and adolescent psychotherapy*. Northvale, NJ: Jason Aronson.

Guber, T., Kalish, L., & Fatus, S. (2005). *Yoga pretzels*. Cambridge, MA: Barefoot Books.

Haggerty, R., Sherrod, L., Garmezy, N., & Rutter, M. (1996). *Stress, risk, and resilience in children and adolescents: Processes, mechanisms, and interventions*. New York: Cambridge University Press.

Haugaard, J. (2004). Recognizing and treating uncommon behavioral and emotional disorders in children and adolescents who have been severely maltreated: Dissociative disorders. *Child Maltreatment, 9*, 146–153.

Hebert, M., Parent, N., Daignault, I., & Tourigny, M. (2006). A typological analysis of behavioral profiles of sexually abused children. *Child Maltreatment, 11*(3), 203–216.

Jaffee, S., Caspi, A., Moffitt, T., Polo-Tomas, M., & Taylor, A. (2007). Individual, family, and neighborhood factors distinguish resilient from non-resilient maltreated children: A cumulative stressors model. *Child Abuse and Neglect, 31*, 231–253.

Kagan, R. (2007a). *Real life heroes: A life storybook for children* (2nd ed.). Binghamton, NY: Haworth Press.

Kagan, R. (2007b). *Real life heroes: Practitioner's manual*. Binghamton, NY: Haworth Press.

Kazdin, A. (1985). *Treatment of antisocial behavior in children and adolescents*. Homewood, IL: Dorsey Press.

Kazdin, A., Esveldt-Dawson, K., French, N., & Unis, A. (1987). Problem-solving skills training and relationship therapy in the treatment of antisocial child behavior. *Journal of Consulting and Clinical Psychology, 55*, 76–85.

Kazdin, A., Siegel, T., & Bass, D. (1992). Cognitive problem-solving skills training and parent management training in the treatment of antisocial behavior in children. *Journal of Consulting and Clinical Psychology, 60*, 733–747.

Kelly, J. F., Morisset, C. E., Barnard, K. E., Hammond, M. A., & Booth, C. L. (1996). The influence of early mother–child interaction on preschool cognitive/linguistic outcomes in a high-social-risk group. *Infant Mental Health Journal, 17*, 310–321.

Kilpatrick, D., Ruggiero, K., Acierno, R., Saunders, B., Resnick, H., & Best, C. (2003). Violence and risk of PTSD, major depression, substance abuse/dependence, and comorbidity: Results from the National Survey of Adolescents. *Journal of Consulting and Clinical Psychology, 71*(4), 692–700.

Kim, J., & Cicchetti, D. (2003). Social self-efficacy and behavior problems in maltreated children. *Journal of Clinical Child and Adolescent Psychology, 32*(1), 106–117.

Kim, J., & Cicchetti, D. (2004). A longitudinal study of child maltreatment, mother–child relationship quality and maladjustment: The role of self-esteem and social competence. *Journal of Abnormal Child Psychology, 32*(4), 341–354.

Kim, J., & Cicchetti, D. (2006). Longitudinal trajectories of self-system processes and depressive symptoms among maltreated and nonmaltreated children. *Child Development, 77*(3), 624–639.

Kinniburgh, K., & Blaustein, M. (2005). *Attachment, self-regulation, and competency: A comprehensive framework for intervention with complexly traumatized youth. A treatment manual*. Unpublished manuscript.

Kinniburgh, K., Blaustein, M., Spinazzola, J., & van der Kolk, B. (2005). Attachment, self-regulation, and competency: A comprehensive intervention framework for children with complex trauma. *Psychiatric Annals, 35*(5), 424–430.

Lansford, J. E., Dodge, K. A., Pettit, G. S., Crozier, J., & Kaplow, J. (2002). A 12-year prospective study of the long-term effects of early child physical maltreatment on psychological, behavioral, and academic problems in adolescence. *Archives of Pediatrics and Adolescent Medicine, 156*, 824–830.

Lieberman, A. F., & van Horn, P. (2008). *Psychotherapy with infants and young children: Repairing the effects of stress and *trauma on early attachment*. New York: Guilford Press.

Liem, J., & Boudewyn, A. (1999). Contextualizing the effects of childhood sexual abuse on adult self- and social functioning: An attachment theory perspective. *Child Abuse and Neglect, 23*, 1141–1157.

Linehan, M. M. (1993). *Skills training manual for treating borderline personality disorder*. New York: Guilford Press.

Lipschitz-Elhawi, R., & Itzhaky, H. (2005). Social support, mastery, self-esteem and individual adjustment among at-risk youth. *Child and Youth Care Forum, 34*(5), 329–346.

Lovett, J. (1999). *Small wonders: Healing childhood trauma with EMDR*. New York: Free Press. ジョアン・ラベット，市井雅哉・伊東ゆたか訳（2010）スモール・ワンダー――EMDR による子どものトラウマ治療，二瓶社

Lynch, M., & Cicchetti, D. (1991). Patterns of relatedness in maltreated and nonmaltreated children: Connections among multiple representational models. *Development and Psychopathology, 3*, 207–226.

Lyons-Ruth, K., Dutra, L., Schuder, M., & Bianchi, I. (2006). From infant attachment disorganization to adult dissociation: Relational adaptations or traumatic experiences? *Psychiatric Clinics of North America, 29*, 63–86.

Lyons-Ruth, K., Yellin, C., Melnick, S., & Atwood, G. (2005). Expanding the concept of unresolved mental states: Hostile/Helpless states of mind on the Adult Attachment Interview are associated with disrupted mother–infant communication and infant disorganization. *Development and Psychopathology, 17*(1), 1–23.

Main, M., & Cassidy, J. (1988). Categories of response to reunion with the parent at age 6: Predicted from infant attachment classifications and stable over a 1-month period. *Developmental Psychology, 24*, 415–426.

Main, M., & Goldwyn, R. (1984). Predicting rejection of her infant from mother's representation of her own experience: Implications for the abused–abusing intergenerational cycle. *Child Abuse and Neglect, 8*, 203–217.

Masten, A. S. (2001). Ordinary magic: Resilience processes in development. *American Psychologist, 56*, 227–238.

Masten, A. S., Best, K. M., & Garmezy, N. (1990). Resilience and development: Contributions from the study of children who overcome adversity. *Development and Psychopathology, 2*(4), 425–444.

Masten, A. S., & Coatsworth, J. D. (1998). The development in competence in favorable and unfavorable environments. *American Psychologist, 53*(2), 205–220.

Matthews, W. (1999). Brief therapy: A problem-solving model of change. *The Counselor, 17*(4), 29–32.

McCann, I. L., & Pearlman, L. A. (1990). Vicarious traumatization: A framework for understanding the psychological effects of working with victims. *Journal of Traumatic Stress, 3*, 131–149.

McElwain, N., Cox, M., Burchinal, M., & Macfie, J. (2003). Differentiating among insecure mother–infant attachment classifications: A focus on child–friend interaction and exploration during solitary play at 36 months. *Attachment and Human Development, 5*(2), 136–164.

Mendez, J., Fantuzzo, J., & Cicchetti, D. (2002). Profiles of social competence among low-income African American preschool children. *Child Development, 73*, 1085–1100.

Mezzacappa, E., Kindlon, D., & Earls, F. (2001). Child abuse and performance task assessments of executive functions in boys. *Journal of Child Psychology and Psychiatry, 42*(8), 1041–1048.

Miller, A. L., Rathus, J. H., & Linehan, M. M. (2006). *Dialectical behavior therapy with suicidal adolescents*. New York: Guilford Press.

Min, M., Farkas, K., Minnes, S., & Singer, L. (2007). Impact of childhood abuse and neglect on substance abuse and psychological distress in adulthood. *Journal of Traumatic Stress, 20*, 833–844.

Mischel, W., Shoda, Y., & Rodriguez, M. L. (1989). Delay of gratification in children. *Science, 244*, 933–938.

Navalta, C., Polcari, A., Webster, D., Boghossian, A., & Teicher, M. (2006). Effects of childhood sexual abuse on neuropsychological and cognitive function in college women. *Journal of Neuropsychiatry and Clinical Neurosciences, 18*, 45–53.

Noll, J., Trickett, P., Harris, W., & Putnam, F. (2009). The cumulative burden borne by offspring whose mothers were sexually abused as children: Descriptive results from a multigenerational study. *Journal of Interpersonal Violence, 24*(3), 424–449.

Ogawa, J., Sroufe, A., Weinfield, N., Carlson, E., & Egeland, B. (1997). Development and the fragmented self: Longitudinal study of dissociative symptomatology in a nonclinical sample. *Development and Psychopathology, 9*(4), 855–879.

Ostby, Y., Tamnes, C. K., Fjell, A. M., Westlye, L. T., Due-Tonnessen, P., & Walhovd, K. B. (2009). Heterogeneity in subcortical brain development: A structural magnetic resonance imaging study of brain maturation from 8 to 30 years. *Journal of Neuroscience, 29*, 11772–11782.

Pearlman, L., & Saakvitne, K. (1995). *Trauma and the therapist: Counter-transference and vicarious traumatisation in psychotherapy with incest survivors.* New York: Norton.

Perry, B. D., Pollard, R. A., Blakley, T. L., Baker, W. L., & Vigilante, D. (1995). Childhood trauma, the neurobiology of adaptation, and "use-dependent" development of the brain: How "states" become "traits." *Infant Mental Health Journal, 16*(4), 271–291.

Piaget, J. (2003). Part I: Cognitive development in children: Development and Learning. *Journal of Research in Science Teaching, 40,* S8–S18.

Piaget, J. (2008). Intellectual evolution from adolescence to adulthood. *Human Development, 51*(1), 40–47.

Piaget, J., Garcia, R., Davidson, P. M., & Easley, J. (1991). *Toward a logic of meanings.* Hillsdale, NJ:Erlbaum.

Piaget, J., & Inhelder, R. (1991). The construction of reality. In J. Oates & R. Sheldon (Eds.), *Cognitive development in infancy* (pp. 165–169). East Sussex, UK: Erlbaum.

Putnam, F. W. (1997). *Dissociation in children and adolescents: A developmental perspective.* New York: Guilford Press.

Pynoos, R., Steinberg, A., & Wraith, R. (1995). A developmental model of childhood traumatic stress. In D. Cicchetti & D. Cohen (Eds.), *Manual of developmental psychopathology: Vol. 2. Risk, disorder, and adaptation* (pp. 72–95). New York: Wiley.

Resnick, M., Bearman, P., Blum, R. W., Bauman, K., Harris, K., Jones, J., et al. (1997). Protecting adolescents from harm: Findings from the National Longitudinal Study on Adolescent Health. *Journal of the American Medical Association, 278,* 823–832.

Reviere, S., & Bakeman, R. (2001). The effects of early trauma on autobiographical memory and schematic self-representation. *Applied Cognitive Psychology, 15*(7), S89–S100.

Rogers, C. (1951). *Client-centered therapy: Its current practice, implications, and theory.* Boston: Houghton Mifflin.

Rothbart, M. K., Ahadi, S. A., & Evans, D. E. (2000). Temperament and personality: Origins and outcomes. *Journal of Personality and Social Psychology, 78,* 122–135.

Runyon, M., & Kenny, M. (2002). Relationship of attributional style, depression, and posttrauma distress among children who suffered physical or sexual abuse. *Child Maltreatment, 7,* 254–264.

Saakvitne, K., Gamble, S., Pearlman, L., & Lev, B. (2000). *Risking connection: A training curriculum for working with survivors of child abuse.* Baltimore: Sidran Institute Press.

Scheeringa, M. S., & Zeanah, C. H. (2001). A relational perspective on PTSD in early childhood. *Journal of Traumatic Stress, 14,* 799–815.

Schore, A. (2001a). The effects of early relational trauma on right brain development, affect regulation, and infant mental health development. *Infant Mental Health Journal, 22,* 201–269.

Schore, A. (2001b). Effects of a secure attachment on right brain development, affect regulation, and infant mental health. *Infant Mental Health Journal, 22,* 7–66.

Shapiro, F. (1995). *Eye movement desensitization and reprocessing (EMDR): Basic principles, protocols, and procedures.* New York: Guilford Press.

Shields, A., Ryan, R., & Cicchetti, D. (2001). Narrative representations of caregivers and emotion dysregulation as predictors of maltreated children's rejection by peers. *Developmental Psychology, 37,* 321–337.

Shoda, Y., Mischel, W., & Peake, P. K. (1990). Predicting adolescent cognitive and self-regulatory competencies from preschool delay of gratification: Identifying diagnostic conditions. *Developmental Psychology, 26*(6), 978–986.

Shonk, S. M., & Cicchetti, D. (2001). Maltreatment, competency deficits, and risk for academic and behavioral maladjustment. *Developmental Psychology, 37,* 3–17.

Simpson, J. A., Collins, W. A., Tran, S., & Haydon, K. C. (2007). Attachment and the experience and expression of emotions in romantic relationships: A developmental perspective. *Journal of Personality and Social Psychology, 92,* 355–367.

Smith, J., & Prior, M. (1995). Temperament and stress resilience in school-age children: A within-families study. *Journal of the American Academy of Child and Adolescent Psychiatry, 34,* 168–179.

Solomon, S. D., & Davidson, J. R. T. (1997). Trauma: Prevalence, impairment, service use, and cost. *Journal of Clinical Psychiatry, 58*(Suppl. 9), 5–11.

Spinazzola, J., Blaustein, M., & van der Kolk, B. (2005). Posttraumatic stress disorder treatment outcome research: The study of unrepresentative samples. *Journal of Traumatic Stress, 18*(5), 425–436.

Spiraling Hearts. (n.d.). *Yoga Bingo.* Available at *www.spiralinghearts.com.*

Stamm, B. H. (Ed.). (1999). *Secondary traumatic stress: Self-care issues for clinicians, researchers, and educators* (2nd ed.). Baltimore: Sidran Institute Press.

Streeck-Fischer, A., & van der Kolk, B. (2000). Down will come baby, cradle and all: Diagnostic and therapeutic implications of chronic trauma on child development. *Australian and New Zealand Journal of Psychiatry, 34*, 903–918.

Tamnes, C. K., Ostby, Y., Fjell, A. M., Westlye, L. T., Due-Tonnessen, P., & Walhovd, K. B. (2009). Brain maturation in adolescence and young adulthood: Regional age-related changes in cortical thickness and white matter volume and microstructure. *Cerebral Cortex*.

Terr, L. (1990). *Too scared to cry: Psychic trauma in childhood*. New York: HarperCollins.

Tinker, R. H., & Wilson, S. A. (1999). Through the eyes of a child: EMDR with children. New York: Norton.

Toth, S., & Cicchetti, D. (1996). Patterns of relatedness, depressive symptomatology, and perceived competence in maltreated children. *Journal of Consulting and Clinical Psychology, 64*(1), 32–41.

Tronick, E. (2007). *The neurobehavioral and social–emotional development of infants and children*. New York: Norton.

Urban, J., Carlson, E., Egeland, B., & Sroufe, A. (1991). Patterns of individual adaptation across childhood. *Development and Psychopathology, 3*, 445–460.

van der Kolk, B. (2005). Developmental trauma disorder: Toward a rational diagnosis for children with complex trauma histories. *Psychiatric Annals, 35*(5), 401–408.

van der Kolk, B., Roth, S., Pelcovitz, D., & Mandel, F. S. (1994). *Disorders of extreme stress: Results from the DSM-IV field trial for PTSD*. Unpublished manuscript.

van IJzendoorn, M. H. (1995). Adult attachment representations, parental responsiveness and infant attachment: A meta-analysis on the predictive validity of the Adult Attachment Interview. *Psychological Bulletin, 117*, 387–403.

Vondra, J., Barnett, D., & Cicchetti, D. (1989). Perceived and actual competence among maltreated and comparison school children. *Development and Psychopathology, 1*, 237–255.

Vondra, J., Barnett, D., & Cicchetti, D. (1990). Self-concept, motivation, and competence among preschoolers from maltreating and comparison families. *Child Abuse and Neglect, 14*, 525–540.

Wakschlag, L., & Hans, S. (1999). Relation of maternal responsiveness during infancy to the development of behavior problems in high-risk youths. *Developmental Psychology, 35*, 569–579.

Webb, N. B. (Ed.). (2007). *Play therapy with children in crisis: Individual, group, and family treatment* (3rd ed.). New York: Guilford Press.

Werker, J. F., & Tees, R. C. (1984). Cross-language speech perception: Evidence for perceptual reorganization during the first year of life. *Infant Behavior and Development, 7*, 49–63.

Werner, E. E., & Smith, R. S. (1980). An epidemiologic perspective on some antecedents and consequences of childhood mental health problems and learning disabilities. *Annual Progress in Child Psychiatry and Child Development*, pp. 133–147.

Werner, E. E., & Smith, R. S. (2001). *Journeys from childhood to midlife: Risk, resilience, and recovery*. Ithaca, NY: Cornell University Press.

Wolff, A., & Ratner, P. (1999). Stress, social support, and sense of coherence. *Western Journal of Nursing Research, 21*(2), 182–197.

Wyman, P. A., Cowen, E. L., Work, W. C., Hoyt-Meyers, L., Magnus, K. B., & Fagen, D. B. (1999). Caregiving and developmental factors differentiating young at-risk urban children showing resilient versus stress-affected outcomes: A replication and extension. *Child Development, 70*, 645–659.

Wyman, P. A., Cowen, E. L., Work, W. C., & Parker, G. R. (1991). Developmental and family milieu correlates of resilience in urban children who have experienced major life-stress. *American Journal of Community Psychology, 19*, 405–426.

Zelazo, P. D. (2001). Self-reflection and the development of consciously controlled processing. In P. Mitchell & K. J. Riggs (Eds.), *Children's reasoning and the mind* (pp. 169–189). London: Psychology Press.

監訳者あとがき

　近年，小児期のトラウマは，成人となってからのうつ病，不安障害，物質依存などメンタルヘルスの問題を引き起こし，身体の健康も損なうことが明らかにされています。また同じうつ病，不安障害，物質依存障害でもトラウマの経験があると重症化し治療反応性が悪いことが示され，生育歴の重要性が強調されるようになりました。小児期に受けたトラウマは，なんとか早いうちにケアすることが重要との認識が高まっています。その際，トラウマ反応について治療者，子ども，養育者が十分に理解し，個人の安全，選択，コントロールを重視するトラウマインフォームドケアが，エビデンスのある治療法として示されています。

　このトラウマインフォームドケアの代表例の一つである「ARC の枠組み」は，子どもと養育者のための包括的な治療の枠組みを示します。これは個別治療，施設での治療プログラム，そして養育システムそのものにも幅広く適用できるものです。強いストレスのある環境に長期間いた子どものトラウマ治療は難しいものですが，本書では視野を広げ，養育者との関係を強め生活全体が子どもを癒しレジリエンスを高めることを目標とし，その子に合った治療戦略を考えるよう促します。

　ご存知のように，わが国の児童虐待対策は，子どもを被害から守る入口のところで長年足踏みしており，児童相談所の虐待相談対応件数は年々増加のままです。悲惨な虐待事例の報道も絶えません。そして注目されにくい，トラウマを受けて家から離され社会的養護にいる子どもたちのケアやそこから社会に歩み出す若者たちへの支援も，極めて貧弱で，早急に有効な対策が打たれなければなりません。そんな問題意識の中，翻訳者の一人が 2013 年秋に米国マサチューセッツ州ブルックラインのトラウマティックセンターの研修に参加しました。著者のブラウシュタイン先生からARC の枠組みのお話をうかがい，治療目標の斬新さに感激しました。原書の日本語版を心待ちにしていましたが一向に出ないため，やむなく私たち東京都の児童相談所（児相）の医師・児童心理司有志が，この翻訳という無謀な事業に立ち上がりました。

　本書を訳してみようと初めに口火を切ったのは駒村樹里さんです。子どもと自然に波長合わせができる臨床家で，ぐいぐいこの企画を進めました。その呼びかけにすぐに応じたのは小平真希さんで，その旺盛な知識欲と行動力で周囲のやる気スイッチをオンにしていきました。また金井一穂さんは難しい訳語の解釈や長い分担箇所にも果敢に取り組んでくれました。児相の泥臭さよりも，京都の文化の香りを放っている人です。伊藤くるみさんは，その前向きの暖かい言葉でいつもメンバーを励まし，煩雑な作業も含めこの企画をじっくり後押ししてくれました。そして児相業務で少々疲れの見えていた筆者も含めた 5 人で，この難事業を高いモチベーションを維持しつつ終えることができました。

　私たちの多くが勤務した東京都児童相談センター治療指導課では，社会的養護にある子どもの宿泊治療を行っています。そこでの経験から，子どもの情緒行動上の問題が改善に向かうのは，関わ

っている施設，児相，治療指導課の職員間の協力関係が良好である時と知りました．本書でまず養育者が自分自身の感情に気づきコントロールできること，またその周囲の関係者も子どもだけでなく養育者も大切に支援することを強調しているところはたいへん納得できるものでした．

　何と言っても，重いトラウマを受けたケースは一例一例が異なっています．本書で述べられているように，すべてに適用できる一つの治療法はありません．私たちはその子の背景，課題についてよく考え，働きかけ，反応を受け止め，また修正して働きかけるという作業を繰り返す必要があります．そして少しでも子どもに変化がもたらされた時，ただトラウマに圧倒されるだけではなく，自分たちでひとつ乗り越えられたことを実感し，達成感を持つことができます．この肯定的な感覚を得ることはトラウマ治療で大切なことと考えます．本書では数々の実践的なツールやアイデアが提供され，現場で柔軟に用いることができます．翻訳にあたっては，支援者がすぐに使ってみたいと思えるよう，読みやすさを目指しました．

　著者のブラウシュタイン先生，キニバーグ先生のこの領域での素晴らしいリーダーシップに敬意を表します．早くから日本のトラウマ・愛着障害の治療の向上にご尽力されてきたヘネシー澄子先生が，前述の研修旅行を企画してくださり，私たちは本書に出会うことができました．推薦文を書いてくださった乳幼児精神医学第一人者の渡辺久子先生，イラストにご協力いただいた黒澤育先生，そして翻訳作業を陰で支えてくれたメンバーそれぞれの家族に感謝します．岩崎学術出版社編集部の清水太郎さん，鈴木大輔さん，長谷川純編集長のご尽力に感謝します．

　トラウマで深く傷付いた子どもと家族，その支援者が，本書 ARC の枠組みの普及によって少しでも元気になってもらえたら幸いです．

2018 年 8 月

伊東ゆたか

索引

あ行

アート　　178
アイコンタクト　　177
合図　　235
アイ・スパイ　　156
アイスブレイク
　　――「今日の質問」　　317
　　――だれだ？　　292
愛着関係　　11
愛着パターン　　18
　　安定型の――　　20
アイデンティティ　　15, 207
　　グループの――　　210
　　施設の――　　223
　　――の発達　　209
アイメッセージ　　172, 177, 301
朝　　104, 280
遊び　　77, 105, 280
アタッチメント　　37, 51, 142
　　回避性の――　　120
アタッチメント，自己調整，能力（ARC）の枠組み
　　34, 184
　　――の積み木の章の読み方　　42
アタッチメントシステム　　51
　　ストレスのある――　　15
アタッチメントの積み木　　38
後戻りの方法　　199
あなた自身のケア　　61, 285
あなた自身への波長合わせ　　60, 284
あなたのゾーンを持ちましょう　　176
安心感　　53
安全　　58, 80
　　――チェック　　106, 281
　　――な場所　　159, 160
　　――な人のリスト　　173, 174
　　――を求める行動　　26
怒り　　55, 154
意味づけのシステム　　22, 229
イメージ　　159
飲酒　　16
運動　　157, 158
運動スキル　　185

影響の質　　313
エネルギー　　126, 150
　　――チェック　　107, 358
円　　149
応答的リスニングスキル　　74, 274
大きい―小さい　　163
お片付け　　108
置き換え　　121, 252
お楽しみ会　　223
落ち着く場所　　95
お手伝い　　105, 187, 280
音　　161
お面　　219
音楽　　179
温度計　　149

か行

解決策を実行　　198
解決志向　　97, 204
解決方法　　197
外在化する子ども　　120
外来診療　　44
解離　　121, 156
過覚醒　　124, 136, 143
学習　　185
覚醒　　71, 126, 154, 268
　　危険反応と――　　268
覚醒レベル　　130, 191, 298
　　最適な――　　118
　　――の変化　　143
過剰にコントロール　　143
家族一緒の時間　　105, 280
家族彫刻　　223
家族の規範　　69
家族の気持ちの絵　　172
価値観　　212
学校　　186
葛藤解決　　206
身体　　129, 131
　　――で示す価値観のランク　　312
　　――の危険　　195
　　――の塗り絵　　292

──への気づき　134
身体の警報システム　130, 268, 294, 334, 366
　　　わたしの──　131, 337
考える脳　130, 269, 334
関係の連続性　305
観察者　234
感情管理
　　セラピスト自身の──　57
　　養育者の──　61
感情状態
　　分裂した──　30
感情耐性　10
感情調整
　　トラウマ　54
感情の自己表現　178
感情の認識　40, 123, 194
　　過覚醒と──　124
　　具体的なやり方（道具）　127
　　グループ療法での応用　139
　　現実に根ざした治療　141
　　個別面接／親子合同面接での応用　138
　　自己調整の積み木と──　40
　　施設での応用　140
　　治療原則の取り入れ方（セラピーの舞台裏）
　　　　124
　　──における養育者の役割　115
　　──のエクササイズ　132
　　──の重要性　123
　　発達段階に応じた配慮　138
　　──へのトラウマの有害な影響　123
　　養育者への教育　127
感情表現　40, 169
　　具体的なやり方（道具）　172
　　グループ療法での応用　180
　　現実に根ざした治療　181
　　個別面接／親子合同面接での応用　179
　　自己調整の積み木　40
　　施設での応用　180
　　治療原則の取り入れ方（セラピーの舞台裏）
　　　　171
　　──における養育者の役割　115
　　──の重要性　169
　　発達段階に応じた配慮　179
　　──へのトラウマの有害な影響　170
　　養育者への教育　172
感知した危険　195
記憶の処理
　　考慮　242
　　ターゲット　243
　　タイミング　242
危機システム　27
危険警報　233, 269
危険反応　27, 130, 268, 334

　　──を抑える　194
儀式　99
気晴らし　61, 285
　　──のリスト　154
気分変動　18
君の頭の中　136
気持ち
　　心地よく効果的に管理　150
　　──の理解，話し方の例　128
気持ちに名前をつける　74, 275
気持ちのカード　132
気持ちの顔　107
気持ちの強弱　148
気持ちのジェスチャー　133
気持ちの探偵　78, 125, 129, 134, 272
気持ちの程度　148, 244
気持ちの道具箱　40, 152, 244, 314
気持ちのなぞなぞ　76
気持ちの本　137
逆境体験　4
休息システム　112
境界線　62, 176
共通言語　165, 254
協働
　　養育者との──　56
今日のニュース　107
距離
　　心の──　304
　　──の取り方　68
筋弛緩　61, 158, 285
　　テクニック　159, 315
クールダウン　80, 359
グラウンディング　156, 195
繰り返し　12, 93
グループ活動（資料C）　290
　　アイスブレイクの「今日の質問」　317
　　活動
　　　「Ⅰメッセージ（アイメッセージ）通訳」
　　　　301
　　　影響の質　313
　　　書いて示す価値観のランク　312
　　　身体，生理学的覚醒レベルの変化に波長を合
　　　　わせる　298
　　　身体で示す価値観のランク　312
　　　身体の塗り絵　292
　　　関係の連続性　305
　　　心の距離　304
　　　自分の快適な距離　303
　　　自分の盾　311
　　　自分のよいところをみつけよう　309
　　　自分への影響　311
　　　信頼の輪　300
　　　だれだ？　292

「闘争，逃走，フリーズゲーム，パート1」：危険な反応を理解する　293
「闘争，逃走，フリーズゲーム，パート2」：トリガーを理解する　295
別バージョン——他の人のよいところをみつけよう　308
ボールまわし　299
他の人のよいところをみつけよう　308
無人島　310
気持ちの道具箱を作る　314
筋弛緩法のテクニック　315
グループセッションの例　319
　ARC練習シート：肯定的な行動エネルギーを確かめる　324
　「旅に出よう」の台本　323
　つながり：エネルギー，気持ち，行動　321
話し合い
　「Iメッセージ（アイメッセージ）」　301
　気持ちの役割と「隠された」気持ち　293
　健全な関係　305
グループ全体での調整　166
グループ療法での応用　45
　感情の認識　139
　感情表現　180
　自己の発達とアイデンティティ　222
　司令塔（前頭葉）機能　204
　調整　166
　トラウマ体験の統合　255
　波長合わせ　79
　養育者の一貫した応答　94
　養育者の感情管理　64
　ルーティン（習慣）と儀式　111
警戒心　38, 54, 71
警告　89
警報システム　128
　身体の——　130, 268, 366
劇　178
結果　197
限界設定　87
　トラウマ反応　90
　——におけるトラウマへの考慮　90, 279
　——の失敗　86
現実感の喪失　17
語彙
　感情体験を表す——　124
効果的でない方法　170
効果的な話し方
　感情の認識　128
構造
　施設における　112
構造化　253
肯定的強化　96
肯定的な感情　140

肯定的な気質　20
肯定的な自分　210, 213
行動管理　86
行動する脳　130, 269, 334
声の調子　175
声のトーン　194
コーピング　16
　解離的な——　16
　原始的な——　16, 118
心地よいゾーン　144, 151, 176
心の距離　304
個人的責任　186, 188, 192
個人のジグゾーパズル　219
個人の内面の能力　10
個人の紋章　218
言葉遊び　133
言葉を繰り返す　74, 274
子ども中心の手法　110
子どもとの波長合わせ　38
子どもの感情表現を知る　73, 273, 287
子どもの言葉を理解する　73, 271
子どもの調整箱　364
子どものトリガーを知る　72, 289
子ども向けの参考資料とワークシート（資料D）　325
　会話をはじめよう　348
　身体の警報システム　334
　気持ちについての理解を深める　329
　気持ちの強さメーター　342
　気持ちは身体のどこで感じているの？　330-331
　自分のエネルギーを下げてみよう　346
　自分のエネルギーを追跡しよう　344
　自分の気持ちに気づく　332
　自分の盾　353
　自分のよいところをみつけよう　350
　自分へのポジティブな影響，ネガティブな影響　352
　心拍数を測ろう　343
　信頼の輪　347
　トリガーを見分ける　340
　どんな気持ちを感じているの？　328
　他の人のよいところをみつけよう　349
　間違い警報が鳴るのはどんな時？　339
　わたしに影響を与えたもの　351
　わたしの身体の警報システム　337
　わたしの気持ち　327
　わたしの言葉ではない手がかり　341
個別面接／親子合同面接での応用　44
　感情の認識　138
　感情表現　179
　自己の発達とアイデンティティ　222
　司令塔（前頭葉）機能　203
　調整　165

トラウマ体験の統合　254
　　　波長合わせ　78
　　　養育者の一貫した応答　93
　　　養育者の感情管理　63
　　　ルーティン（習慣）と儀式　109
ごほうびの表　85
コミュニケーション　73, 174
　　　安全に取る相手　173
　　　言語的——　177
　　　効果的な——　171
　　　——のルールのリスト　175
　　　非言語的——　174
コミュニティー　188
コラージュ　178, 212, 251
今週の気持ち掲示板　140
コンテイナー　90, 249

さ行

罪悪感　18, 80, 86, 169
再演
　　　関係性の——　120
再体験　170
再被害　17
サイン
　　　幼児期の——　77
サポートシステム
　　　養育者の——　62
自意識　221
支援
　　　養育者同士の——　62
自己概念
　　　状況依存的な——　208
　　　ネガティブな——　14
自己効力感　20, 84, 213, 277, 280
自己調整　39, 117
　　　生育歴をふまえた——　118
　　　——の積み木　40
　　　——をサポートするステップ　75
仕事　188
自己同一性　14
　　　ネガティブな——　16
自己の状態
　　　断片化された——　229
　　　——の統合に向けたステップ　231
自己の発達とアイデンティティ　42, 207
　　　具体的なやり方（道具）　211
　　　グループ療法での応用　222
　　　現実に根ざした治療　223
　　　個別面接／親子合同面接での応用　222
　　　施設での応用　223
　　　治療原則のとりいれ方（セラピーの舞台裏）　209

　　　——における養育者の役割　115
　　　能力の積み木　42
　　　——の重要性　207
　　　発達段階に応じた配慮　220
　　　——へのトラウマの有害な影響　208
　　　養育者への教育　210
自己表現　177
自己防御　15, 53, 119
自己理解　207
思春期
　　　アイデンティティの形成　207
　　　イメージする　160
　　　運動　158
　　　感情の認識での配慮　138
　　　感情表現での配慮　179
　　　筋弛緩　159
　　　グラウンディング　157
　　　自己の発達とアイデンティティでの配慮　221
　　　就寝時ルーティン　106, 282
　　　司令塔（前頭葉）機能での配慮　203
　　　深呼吸　156
　　　調整での配慮　165
　　　トラウマ体験の統合での配慮　253
　　　能力　187
　　　——の正常発達　15
　　　——のトラウマによる有害な影響　16
　　　波長合わせでの配慮　78
　　　養育者の一貫した応答での配慮　93
　　　養育者の感情管理での配慮　63
　　　ルーティン（習慣）と儀式での配慮　109
　　　レジリエンス　20
自傷行為　119, 143, 163
　　　——と感情調整　164
自責感　14, 18
施設環境への応用　47
施設での応用　46
　　　感情の認識　140
　　　感情表現　180
　　　自己の発達とアイデンティティ　223
　　　司令塔（前頭葉）機能　205
　　　調整　166
　　　トラウマ体験の統合　255
　　　波長合わせ　79
　　　養育者の一貫した応答　95
　　　養育者の感情管理　64
　　　ルーティン（習慣）と儀式　111
施設向けのハンドアウトとワークシート（資料E）　355
　　　気持ちの道具箱のガイドライン　358
　　　クールダウンする　359
　　　子どもの調整箱　364
　　　　　自分のエネルギーと身体の手がかりに気づく　368

　　　　身体の警報システム　366
　　　　自分の感情の手がかりに気づく　369
　　　　自分の行動の手がかりに気づく　370
　　　　自分の思考の手がかりに気づく　371
　　　　調整箱の復習　375
　　　　ペナルティ／タイムアウトを受ける直前に起こっていたこと　365
　　　　間違い警報が鳴るのはどんな時？　367
　　　　わたしがトリガーにさらされた時　372
　　　　わたしのエネルギー，感情，行動，考えのつながりを理解する　364
　　施設職員のセルフケアプラン　357
　　ふりかえりシート　361
自尊心　14, 20, 213
実践チェックリスト　262
児童期
　　アイデンティティの形成　207
　　イメージする　159
　　運動　158
　　感情の認識での配慮　138
　　感情表現での配慮　179
　　筋弛緩　159
　　グラウンディング　157
　　自己の発達とアイデンティティでの配慮　221
　　就寝時ルーティン　106, 282
　　司令塔（前頭葉）機能での配慮　203
　　深呼吸　156
　　調整での配慮　165
　　トラウマ体験の統合での配慮　252
　　能力　185
　　――の正常発達　13
　　――のトラウマによる有害な影響　14
　　波長合わせでの配慮　78
　　養育者の一貫した応答での配慮　93
　　養育者の感情管理での配慮　62
　　ルーティン（習慣）と儀式での配慮　109
　　レジリエンス　20
自分の盾　218, 311, 353, 354
自分の中身　219
自分のよいところをみつけよう　309, 350
自分らしい自分　210, 220
　　個別性　211
社会的成熟　20
社会的養護　52, 77
シャットダウン　55, 131, 143, 155
ジャンピング・ジャック　154
就寝時　110
　　――のルーティン　105, 281
宿題　91, 92, 105, 280
主体性　11, 13, 41, 192
使用依存的発達　9
賞賛
　　――とトラウマ反応　85

トリガー　86, 278
賞賛と強化　277
　　ガイドライン　84
症状　x, 84, 165
　　身体――　78
状態を変える調整戦略　161
象徴的な物語　250
職員支援　46
食事場面　105, 280
自律　20
自立　188
司令塔（前頭葉）機能　41, 190
　　具体的なやり方（道具）　193
　　グループ療法での応用　204
　　現実に根ざした治療　206
　　個別面接／親子合同面接での応用　203
　　施設での応用　205
　　治療原則の取り入れ方（セラピーの舞台裏）　192
　　――における養育者の役割　115
　　能力の積み木――　41
　　――の重要性　190
　　発達段階に応じた配慮　202
　　――へのトラウマの有害な影響　190
　　養育者への教育　191
神経認知的能力　10
神経の可塑性　9
深呼吸　61, 101, 155, 285
身体的自己　221
心的外傷後ストレス障害（PTSD）　4
心拍数を測ろう　298, 343
信頼の輪　173, 300, 347
心理教育
　　気持ちの――　127
　　トラウマの――　38
数字の尺度　149
スーパーヒーローの自分　215
ストーリーテリング　250
ストップ・スタート　162
ストレスボール　154
スパゲッティ　159
スモールステップ　91
スリーパーツモデル　22
　　――再考　184
スローモー　162
性化行動　119, 135, 143
成功　213
成功体験　210
正常発達
　　思春期の――　15
　　児童期の――　13
　　若年成人期の――　17
　　乳幼児期の――　10

成績　186
性的虐待　255, 270
性同一性　221
責任の外在化　202
世代間の層　83
積極的な選択　196
絶望感　15
セルフケア　65, 70, 285, 357
セルフモニタリング　75, 79, 145
　　──スキル　60
センソリールーム　47, 167
選択　96, 188, 192
　　ネガティブな──　201
選択肢　88, 197
　　──がない　200
　　代替えとなる──　202
前頭前野　27, 41, 190
全部私たちのこと　77
ソーシャルスキル　184, 186, 187
即興劇　139, 180
外側─内側　178

た行

代替えの適応方法　31
体験の調整不全　139
対人関係における脆弱さ　30
対人的能力　10
大脳辺縁系　27, 190, 268
タイミング　90, 174, 279
タイムアウト　62, 89, 94, 279, 286
代理受傷　58, 80
高める調整　144, 147, 157
「旅に出よう」の台本　323
探索　11, 185, 208
断片化　121
　　経験が──　208
チーム作り　199
チェーンブランケット　47, 160
チェックアウト　108
チェックイン　107, 139
注目　85
　　──をはずす　87, 97, 279
調整　40, 142
　　具体的なやり方（道具）　148
　　グループ療法での応用　166
　　現実に根ざした治療　167
　　原始的な──　118
　　個別面接／親子合同面接での応用　165
　　自己調整の積み木──　40
　　施設での応用　166
　　重要な役割　100
　　生理学的な──　164
　　治療原則の取り入れ方（セラピーの舞台裏）　143
　　──における養育者の役割　115, 147
　　──の重要性　142
　　発達段階に応じた配慮　164
　　──へのトラウマの有害な影響　143
　　養育者への教育　147
調整箱　364
治療計画と優先度　264
治療（現実に根ざした治療）　44
　　感情の認識　141
　　感情表現　181
　　自己の発達とアイデンティティ　223
　　司令塔（前頭葉）機能　206
　　調整　167
　　トラウマ体験の統合　256
　　──のルーティン　103
　　波長合わせ　80
　　養育者の一貫した応答　97
　　養育者の感情管理　65
　　ルーティン（習慣）と儀式　113
治療用シート（資料 A）　261
　　実践チェックリスト　262
　　治療計画と優先度　264
強い圧迫　160
強み　49, 213
テーマ
　　発達性トラウマ　230
手がかりの識別　238
手触り　160
ドアの掛札　174, 180
等身大で書き写し　134
逃走　268
　　──反応　288, 337
闘争　268
　　──反応　288, 337
闘争，逃走，フリーズ　27, 130, 195, 268
　　──ゲーム　293
特定の記憶の処理　241, 244
トラウマインフォームドケア　35, 385
トラウマ処理　226, 241
トラウマ体験の統合　42, 226
　　具体的なやりかた（道具）　249
　　グループ療法での応用　255
　　現実に根ざした治療　256
　　個別面接／親子合同面接での応用　254
　　施設での応用　255
　　治療原則の取り入れ方（セラピーの舞台裏）　228
　　──における養育者の役割　115, 229
　　──の重要性　226
　　発達段階に応じた配慮　252
トラウマ治療　247, 257

トラウマによる有害な影響　60, 267
　　思春期の——　16
　　児童期の——　14
　　若年成人期の——　17
　　乳幼児期の——　12
トラウマのサイクルを理解する　58, 276
トラウマの心理教育　38
トラウマ反応　85, 142
トラウマ歴
　　養育者自身の——　56
ドラムをたたく　163
トランプ　137
トリガー　25, 67, 90, 110, 128, 130, 195, 269, 288
　　アタッチメントと——　73
　　外的な——　72
　　賞賛が——　86
　　心理教育　129
　　内的な——　72
　　養育者自身の——　56
　　——を見分ける　131, 340
　　——を理解する　72, 268, 295, 336

な行

内在化　42, 92, 118
仲間関係　21
ナラティブ　242　物語 も参照
二次的外傷　58
二者関係　80
日記　178
　　気持ちの——　137
　　交換——　172
乳児期
　　——の自己調整　117
　　——のレジリエンス　20
入浴　106, 281
認知行動療法
　　トラウマフォーカスト——　249
寝かしつけ　106, 281
粘土　149, 154, 178
燃料　131
脳　194, 296
能力　41, 183

は行

パーソナルスペース　176
パーツ　218
バーンアウト　58
恥　18, 55, 80, 86, 121
バタフライハグ　154, 157
波長合わせ　67, 228, 271
　　アタッチメントの積み木　38

——が難しいトラウマ行動　67
具体的なやり方（道具）　76
グループ療法での応用　79
現実に根ざした治療　80
個別面接／親子合同面接での応用　78
施設での応用　79
治療原則の取り入れ方（セラピーの舞台裏）　68
治療者の——　70
——のエクササイズ　76
発達段階に応じた配慮　77
養育者への教育　71-76
発達課題へのトラウマの影響　183
発達性トラウマ　3, 4
発達の停滞　32
バランス　78, 83
パワーブック　213
反応の抑制　195
低める調整　144, 147, 157
日々のルーティンを作る　104, 280
秘密のシンボル　216
描画　178, 250
表情　194
不安定な子ども　121
風船呼吸　156
フォーミュレーション　48, 231
複雑性トラウマ　10, 35, 37, 227
不公平　121
プライドの壁　210, 214
プライバシー　78, 179
フリーズ　268
　　——反応　288, 338
フリータイム　108
プレイ　178, 250
ブレインストーミング　196
分離と個体化　16, 187
平和な癒しの光　160
ペナルティ　87
ボードゲーム　137, 251
ボールトス　107, 145
ボールまわし　177, 299
他の人のよいところをみつけよう　308, 349
ポケットのテクニック　61, 286
ポストトラウマティックプレイ　245
ボディランゲージ　194
ほどよい混沌　110
ほめ言葉　85, 278
ボリュームを上げる　161

ま行

毎日のリズム　101
まくら呼吸　156
間違い警報　366

──が鳴るのはどんな時？　131, 335, 339, 367
まとまりのある自分　211, 216
麻痺　18, 155, 164
見捨てられる　90, 105, 270, 280
見通し　98, 109, 110
耳を傾ける　274
ミラーリング　76, 169
未来の自分　211
　　　──を描く　219
ムーブメント　178
無人島　310
無力感　13, 192
毛布にくるまる　160
目標を決める　197
文字表現　178
モデリング　91, 118
物語　226, 242
　　　作成技法　249
問題解決スキル　42, 192, 239, 310
　　　適用する機会　199
問題に気づく　194

や行

養育システム　37, 52
養育者
　　　──グループ　64, 79, 94
　　　──の距離の取り方　68
　　　──の困難な場面における反応　55
　　　──のサポートシステム　62
　　　──の役割　115, 216
　　　──への支援と教育　46
養育者の一貫した応答　81
　　　アタッチメントの積み木　38
　　　具体的なやり方（道具）　91
　　　グループ療法での応用　94
　　　現実に根ざした治療　97
　　　個別面接／親子合同面接での応用　93
　　　施設での応用　95
　　　治療原則の取り入れ方（セラピーの舞台裏）　82
　　　──の重要性　81
　　　発達段階に応じた配慮　92
　　　養育者への教育　83
　　　──を困難にするトラウマ行動　81
養育者の感情管理　54, 247
　　　アタッチメントの積み木　38
　　　具体的なやり方（道具）　60
　　　グループ療法での応用　64
　　　現実に根ざした治療　65
　　　個別面接／親子合同面接での応用　63
　　　施設での応用　64
　　　治療原則の取り入れ方（セラピーの舞台裏）　55
　　　──の壁となるトラウマ反応　54

　　　──の重要性　54
　　　発達段階に応じた配慮　62
　　　養育者への教育　59
養育者へのハンドアウトとワークシート（資料B）　265
　　　あなた自身のケア　285
　　　あなた自身への波長合わせ　284
　　　限界設定におけるトラウマへの考慮　279
　　　子どもたちとトラウマ　267
　　　子どもの感情表現を知る　287
　　　子どもの言葉を理解する　271
　　　子どものトリガーを知る　289
　　　子どもはトリガーにさらされると，どのように見えますか？　288
　　　賞賛と強化　277
　　　調整をサポートする　283
　　　トラウマのサイクルを理解する　58, 276
　　　トリガーを理解する　268
　　　日々のルーティンを作る　280
幼児期
　　　アイデンティティの形成　207
　　　イメージする　159
　　　運動　158, 185
　　　感情の認識での配慮　138
　　　感情表現での配慮　179
　　　筋弛緩　159
　　　グラウンディング　157
　　　自己の発達とアイデンティティでの配慮　220
　　　就寝時ルーティン　106, 281
　　　司令塔（前頭葉）機能での配慮　202
　　　深呼吸　156
　　　調整での配慮　164
　　　トラウマ体験の統合での配慮　252
　　　能力　184
　　　──の正常発達　10
　　　──のトラウマによる有害な影響　12
　　　波長合わせでの配慮　77
　　　養育者の一貫した応答での配慮　92
　　　養育者の感情管理での配慮　62
　　　ルーティン（習慣）と儀式での配慮　108
　　　レジリエンス　20
ヨガ　101, 158, 167
抑制された子ども　120, 155, 164
予測　98
　　　トラブルになりやすい場面　92
欲求
　　　情緒的／関係性の──　29
　　　身体的──　29
欲求実現の戦略　28
欲求不満耐性　20, 77
読み聞かせ　106, 281

ら・わ行

ライフブック　217, 220, 247
ラップ　213, 251
ラベリング　78
リーダーについていく　76
離人症　17
リスクとニーズの区別　236
リソース　62, 173, 373
　　　養育者を支援する──　46
リフレクション　117, 146, 228
リフレクション用のレンズ　228, 233, 246, 254
リラクゼーション　101, 106, 167, 281
ルーティン　98, 280
　　　家庭や施設　99
　　　就寝時　105, 281
　　　セルフケアの──　109
　　　治療での──　101
　　　日々の──　104
ルーティン（習慣）と儀式　98
　　　アタッチメントの積み木　39
　　　具体的なやり方（道具）　107
　　　グループ療法での応用　111
　　　現実に根ざした治療　113
　　　個別面接／親子合同面接での応用　109
　　　施設での応用　111
　　　治療原則の取り入れ方（セラピーの舞台裏）　99
　　　──の重要性　98
　　　発達段階に応じた配慮　108
　　　養育者への教育　104
ルール　93, 102, 187
歴史年表　217
レジリエンス　32, 41, 191
　　　子どもの要因　19
　　　背景上の要因　21
　　　発達の中での──　18
練習　181
ロールプレイ　94, 139, 199
ロボットとぬいぐるみ人形　159
ワーキングモデル　19, 24
わたしが必要としていることリスト　177
わたしだけの泡　176
わたしたちが送るメッセージ　177
わたしのすべて　212

数字・アルファベット

2段階の戦略　95
5年後，10年後，20年後　220
ARC
　　　エビデンスに基づいた実践　35
　　　章の読み方　42
　　　使い方　44
　　　──の積み木　37
　　　臨床の原則の翻訳　36
　　　枠組みの役割　35
EMDR　249
Iメッセージ　177, 301
SUDS　244
TF-CBT　249

監訳者略歴

伊東 ゆたか（いとう・ゆたか）
筑波大学医学専門学群卒業
東京女子医科大学小児科，帝京大学医学部精神神経科，ハーバード大学医学部精神科，東京都児童相談センターなどを経て
現　　職　帝京大学医学部精神神経科　病院教授　医学博士
訳　　書　Jラベット著『スモール・ワンダー　EMDRによる子どものトラウマ治療（市井雅哉監訳，二瓶社，2010）』

訳者略歴

伊藤 くるみ（いとう・くるみ）
お茶の水女子大学大学院　児童学専攻修了　臨床心理士　公認心理師
東京都の児童相談所　女性相談センターなどを経て
現　　職　世田谷区児童相談所　児童相談支援専門員（心理）

小平　真希（こだいら・まき）
筑波大学第二学群人間学類卒業
大正大学大学院人間学研究科臨床心理学専攻博士前期課程修了　臨床心理士　公認心理師
現　　職　東京都北児童相談所　児童心理司

金井　一穂（かない・かずほ）
京都大学大学院教育学研究科臨床教育学専攻修了　教育学修士　臨床発達心理士
現　　職　東京都立川児童相談所　児童心理司

駒村　樹里（こまむら・じゅり）
筑波大学大学院人間総合科学研究科生涯発達専攻修了　臨床心理士　公認心理師
現　　職　東京都多摩児童相談所　児童心理司

「付録」内イラストリライト／黒澤　育

実践 子どもと思春期のトラウマ治療
レジリエンスを育てるアタッチメント・調整・能力（ARC）の枠組み
ISBN 978-4-7533-1147-7

伊東 ゆたか 監訳

2018年11月16日　第1刷発行
2021年11月 8 日　第2刷発行

印刷・製本 ㈱太平印刷社
発行 ㈱岩崎学術出版社　〒101-0062　東京都千代田区神田駿河台3-6-1
発行者　杉田　啓三
電話 03(5577)6817　FAX 03(5577)6837
©2018　岩崎学術出版社
乱丁・落丁本はお取替えいたします　検印省略

必携 児童精神医学――はじめて学ぶ子どものこころの診療ハンドブック
グッドマン R.／スコット S. 著　氏家 武／原田 謙／吉田敬子 編
臨床実践への示唆に満ちた新しいスタンダード　●Ｂ５判・336頁

子どものためのトラウマフォーカスト認知行動療法
コーエン J. A. 他編　亀岡智美／紀平省悟／白川美也子 監訳
さまざまな臨床現場における TF-CBT 実践ガイド　●Ａ５判・320頁

不登校の認知行動療法 セラピストマニュアル
C.A. カーニー／A.M. アルバーノ 著　佐藤容子／佐藤 寛 監訳
不登校の子どもを援助する新しいスタンダード　●Ｂ５判・216頁

不登校の認知行動療法 保護者向けワークブック
C.A. カーニー／A.M. アルバーノ 著　佐藤容子／佐藤 寛 監訳
不登校を理解し具体的に解決する保護者のためのワークブック　●Ｂ５判・168頁

「社会による子育て」実践ハンドブック――教育・福祉・地域で支える子どもの育ち
森 茂起 著
厳しい環境下で生きる子どもの育ちを支える　●Ａ５判・256頁

乳幼児精神保健の基礎と実践――アセスメントと支援のためのガイドブック
青木 豊／松本英夫 編著
心の発達の基盤となる乳幼児期を理解し支える　●Ｂ５判・280頁

乳幼児虐待のアセスメントと支援
青木 豊 編著
発達に多大な影響を及ぼす乳幼児期を守る　●Ａ５判・216頁

子どもの臨床アセスメント――１回の面接からわかること
グリーンスパン S. I. 他 著　濱田庸子 訳
臨床面接のエッセンスを凝縮した格好の入門書　●Ａ５判・344頁

メンタライゼーションと境界パーソナリティ障害
ベイトマン A.／フォナギー P. 著　狩野力八郎／白波瀬丈一郎 監訳
入念なリサーチに基づく BPD 治療の理論と実践　●Ａ５判・488頁

実践満載 発達に課題のある子の保育の手だて
佐藤 曉 著
子どもの「困り感」に寄り添うための具体的なヒント集　●Ａ５変・120頁

新装版 CARS――小児自閉症評定尺度
E・ショプラー・他著　佐々木正美監訳
日本の記述例６例を追加した新装版　●Ｂ５判・104頁